Udo Pollmer · Susanne Warmuth

Lexikon der populären Ernährungsirrtümer

Mißverständnisse, Fehlinterpretationen und Halbwahrheiten von Alkohol bis Zucker

Aktualisierte Neuausgabe

Eichborn

1 2 3 4 08 07

Umschlaggestaltung: Christina Hucke
Umschlagfoto: @ Stockfood
Gesamtproduktion: Fuldaer Verlagsanstalt, Fulda
ISBN 978-3-8218-5691-9

Verlagsverzeichnis schickt gern:
Eichborn Verlag, Kaiserstraße 66, 60329 Frankfurt am Main
www.eichborn.de

Inhalt

Es ist angerichtet! Ein Update populärer Ernährungsirrtümer

In einer Neuauflage steckt naturgemäß viel Neues. Wir werden Ihnen einen Strauß neuer Kreationen servieren, einige der altbewährten wurden neu arrangiert und mit aktuellen Informationen nachgewürzt. In den Kernaussagen mußte hingegen nicht viel geändert werden, denn die Forschung hat vieles bestätigt, was in der ersten Auflage nur angedeutet werden konnte – beispielsweise, daß Calciumgaben nicht etwa die Knochen stärken, sondern die Verkalkung fördern. Dumm gelaufen …

Wenig überraschend gibt es noch immer keine Belege dafür, daß das Befolgen einschlägiger Ernährungsvorschriften – sei es Low Fat, Low Carb, Fünf am Tag oder andere phantasievolle Ernährungstips – langfristig zu weniger Pfunden oder gar zu mehr Gesundheit führt. Dafür liegen mittlerweile zahlreiche Studien vor, die zeigen, daß die verfemten Dicken ihren schlanken Altersgenossen am Ende eine lange Nase drehen – und aller üblen Nachrede zum Trotz sogar länger leben als diese.

Das Scheitern ihrer überholten Gewichts- und Ernährungskonzepte scheint deren Verfechter allerdings wenig zu kümmern. Wie gehabt rufen sie in der Öffentlichkeit nach mehr Geld für Programme zur Durchsetzung der gerade aktuellen Ernährungsmarotten (vom Präsidenten der Deutschen Gesellschaft für Ernährung stammt gar die Forderung nach »Zwangsmaßnahmen«), obwohl die Lage hinter den Kulissen offensichtlich immer desperater wird. Bezeichnend dafür ist das Fazit des Jahreskongresses der Deutschen Gesellschaft für Ernährung im Jahr 2007: »Die Ernährungswissenschaft muss sich künftig als Wissenschaft von der Rettung der Volksgesundheit lösen und sollte keine Heilsversprechen mehr abgeben.«

Ja, dann rette sich, wer kann, vor den immer noch herumgeisternden allumfassenden Heilsversprechen der Ernährungswissenschaft – am besten durch Entsorgung sämtlicher Ratgeber der Art »gesund durch gesunde Ernährung«. Dieses Buch bietet Ihnen als erste Hilfe eine bunte Auswahl topaktueller Rettungswesten, dank derer Sie die Flut heilloser Ratschläge ratloser ErnährungsberaterInnen hoffentlich heiter und unbeschadet überstehen. Glück auf!

Gemmingen/Darmstadt, im Herbst 2007
Udo Pollmer
Susanne Warmuth

Essen ist menschlich

»Mir kommt es so vor, als habe die ganze Ernährungsaufklärung in 40 Jahren nur eines erreicht: Die Menschen essen weiterhin, was sie immer gegessen haben. Sie tun es jetzt nur mit schlechtem Gewissen.«
Professor Volker Pudel als Präsident der Deutschen Gesellschaft für Ernährung

»Alles, was Spaß macht, ist entweder verboten, unanständig oder ungesund.« Dieser Stoßseufzer eines Genießers bringt es auf den Punkt. Wir leben fürwahr in lustfeindlichen Zeiten. Die Kirchenoberen werden nicht müde, nach dem Unterleib ihrer Schäfchen zu greifen, und Ernährungsexperten aller Art verbieten uns jetzt auch noch den Mund. Diätpäpste verkünden die neuen Ersatzreligionen und versprechen das ewige Leben in jugendlicher Schönheit – sofern man denn ihre Gebote befolgt. Sie missionieren gegen die Todsünden unserer Ernährung (»zu viel – zu süß – zu fett – zu salzig«) und warnen gebetsmühlenhaft vor dem nahenden Herztod durch das weichgekochte Ei wie weiland die Pfaffen vor Rückenmarksverlust durch Onanieren. Statt Ablaßbriefen für den wohlhabenden Sünder verkaufen die modernen Prediger Vitaminpillen gegen die Angst vor Impotenz und Alter, Formula-Diäten zum Design der Oberschenkel und Rotweinpillen für Banausen.

Das Trommelfeuer an Ernährungsge- und -verboten wirkt. In den USA plagen sich bereits Fünfjährige mit den ersten Diäten. Als Erwachsene zählen sie dann artig ihre Kalorien, prüfen täglich mit der Badezimmerwaage die Standhaftigkeit ihres Glaubens, handhaben die Kalorientabelle wie den Katechismus und beten jeden Blödsinn über kalorienarme Butter, vitalisierte Rohkost und die mehrfach ungesättigten Spekulationen der Experten für gesunde Ernährung nach.

Wären die Menschen aufgrund all der Ratschläge tatsächlich gesünder geworden, niemand würde etwas sagen. Aber nach 40 Jahren unermüdlicher Gehirnwäsche im Namen der Gesundheit lassen die Beweise für den Nutzen der Entsagung noch immer auf sich warten. Statt dessen wächst die Zahl der diätgeschädigten Dicken und der Eßgestörten. Bittere Ironie: Die einzigen, die es geschafft haben, sich mit dem Verstand gegen den Körper durchzusetzen, sind die Magersüchtigen. Sie kontrollieren jeden Happen und achten ständig aufs

Gewicht. Sie kennen die Kalorientabellen auswendig, kauen jeden Bissen zwanzigmal und essen nicht mehr, als sie sich erlauben, egal, ob's Pommes mit Mayo oder Mousse au chocolat gibt. Ihr Wille hat gesiegt – aber um welchen Preis.

Die Umerziehungsversuche auf dem Gebiet der Ernährung müssen scheitern. Zum einen ist der Appetit mit dem Verstand kaum steuerbar – auch wenn wir als wohlerzogene Deutsche lieber an mangelnde Selbstbeherrschung glauben als an einen Mangel an Genußfähigkeit. Essen ist ein Trieb. Die Nahrungsaufnahme, die Auswahl der Speisen, der Appetit sind entwicklungsgeschichtlich älter als die Sexualität. Sie sind im Instinkt verankert und dem Verstand, der Ratio, auf Dauer nicht zugänglich und von ihm langfristig auch nicht steuerbar. Das Sexualverhalten des Menschen erscheint dagegen noch vergleichsweise rational und beeinflußbar. Essen und Trinken sind überlebenswichtige Grundbedürfnisse. Dies hat die Biologie so festgelegt – ob es uns paßt oder nicht. Allein der Tatbestand, daß seit Jahrzehnten Ratschläge auf Ratschläge folgen, Theorien auf Theorien, Diäten auf Diäten, zeigt dem unbefangenen Beobachter, daß hier ein grundsätzlicher Denkfehler vorliegen muß.

Doch das Scheitern hat noch weitere Gründe. Am augenfälligsten ist der Versuch, die ganze Menschheit über einen Kamm scheren zu wollen. Weshalb sollen wir eigentlich alle dasselbe essen – obwohl wir uns nicht nur in Schuhgröße und Kragenweite unterscheiden, sondern ganz genauso in der Arbeitsweise unseres Darms und der Enzymausstattung der Leber? Die eine »gesunde Ernährung« für alle ist eine Illusion. Schließlich würde auch niemand auf die glorreiche Idee verfallen, allen Menschen das Einkürzen der Füße auf Schuhgröße 25 zu empfehlen, nur weil Füße dieser Größe im statistischen Mittel gesünder sind ...

Statistische Korrelationen haben etwas Verführerisches. Sie erzeugen die Vorstellung eines ursächlichen Zusammenhangs, obwohl sie eigentlich nur ein gleichzeitiges Auftreten dokumentieren. In der Ernährungswissenschaft wurde und wird gerne mit Korrelationen gearbeitet und argumentiert. Nun steht die Ernährung stets in enger Beziehung mit dem Wohlstand. Dieser wirkt sich jedoch außerdem noch auf viele, viele andere Faktoren und Merkmale einer Gesellschaft aus, etwa den Umfang des Steuerrechts, die Anzahl der Verkehrsschilder, den Prozentsatz der Scheidungen oder die Ausgaben für den Psychotherapeuten – und die Krankheiten. Deshalb gibt es kaum ein Ernährungsmuster, das sich nicht mit irgendwelchen Krankheiten korrelieren ließe. Dasselbe wäre vermutlich auch mit Automarken, Überstunden oder Fitneßstudios möglich – nur sucht niemand nach diesen Zusammenhängen.

Heißt das etwa, daß alle wissenschaftlichen Daten unglaubwürdig sind? Trotz des alten Insiderwitzes »Traue keiner Statistik, die du nicht selber gefälscht hast« – ganz so düster ist das Bild nicht. Denn auch bei den Studien, mit denen Korrelationen ermittelt werden, gibt es gewaltige Unterschiede in der Aussagekraft – je nach Methode. Für dieses Buch hielten sich die Autoren an den »Goldstandard«, an Interventions- und prospektive Studien. Sie sind nicht nur beweiskräftiger, sondern noch dazu schwerer manipulierbar. Bei rückblikkenden (retrospektiven) Untersuchungen trüben nicht nur Erinnerungslücken der Befragten das Bild, auch lassen sich Datensätze austauschen und durch das Ausprobieren möglichst vieler Korrelationen stets ein paar signifikante Ergebnisse errechnen, die sich dann für neue Theorien eignen. Getreu dem Prinzip: Je öfter man würfelt, desto größer die Chance auf einen Sechser.

Für eine prospektive Studie müssen sich die Forscher zunächst auf eine Hypothese festlegen. Dann verfolgen sie das Verhalten der Teilnehmer über viele Jahre oder gar Jahrzehnte. Die Ergebnisse solcher Studien haben in den letzten Jahren für einige Aufregung unter den Experten gesorgt. Denn meistens erwiesen sich die gängigen Empfehlungen als völlig nutzlos. Ähnliches gilt für Interventionsstudien, bei denen der Erfolg einer Maßnahme gegen ein Scheinmedikament (Placebo) oder eine unbehandelte Kontrollgruppe getestet wird.

Vielleicht sind aber nicht nur die Aussagen der Ernährungsberatung fragwürdig, sondern das ganze Konzept? Ein Mensch, der jeden Bissen unter den Aspekten vermeintlich »gesunder Ernährung« zerkaut, befindet sich in der gleichen Situation wie einer, der Sexualität in erster Linie unter orthopädischen Gesichtspunkten sieht und vorsorglich seine Wirbelsäule entlasten möchte. Die ernährungsbewußte Küche aus den Elfenbeintürmen der Wissenschaft ist, um den australischen Psychophysiker Robert McBride zu zitieren, wie Sex ohne Orgasmus.

Aber woran kann man sich noch orientieren? werden Sie jetzt mit Recht fragen. Unsere Empfehlung: Achten Sie doch mal wieder auf die freundlichen Hinweise Ihres Appetits und benutzen Sie den gesunden Menschenverstand als Korrektiv bei allen Verlockungen und Verboten, gleich welcher Art. Den Autoren läge nichts ferner, als den Inhalt Ihres Kühlschranks zu kritisieren, und wir werden uns hüten, Ihnen etwas zu vermiesen, das Sie bisher mit Appetit genossen haben. Im Gegenteil. Lassen Sie sich vom »Lexikon der populären Ernährungsirrtümer« ruhig lange versagte Genüsse wieder schmackhaft machen: Es ist als reichhaltiges Büffet komponiert. Neben sättigenden Hauptgerichten, wie den Irrtümern rund ums Cholesterin, ums Salz oder den Vitaminbedarf, gibt's allerlei leichte Speisen. Und natürlich dürfen die delikaten Appetithäppchen nicht fehlen: Fördern Trüffel die Potenz? Ist gegen den Kater wirklich kein Kraut gewachsen? Und frißt der Teufel die Fliegen nur in der Not? Nehmen Sie sich ein paar Schmankerln auf den Teller – und naschen Sie. Sie wissen ja: Der Appetit kommt spätestens beim Lesen.

Gemmingen/Darmstadt, im Sommer 2000
Udo Pollmer
Susanne Warmuth

»Es kann als gesichert angesehen werden, und dazu bedarf es keiner Aufklärung: Ernährung ist tödlich! Denn jeder, der sich lange genug ernährt hat, ist bislang gestorben. Wer hingegen aufhört sich zu ernähren, kann zumindest nicht an den Folgen der Ernährung sterben.«

Professor Harald Förster, Universität Frankfurt

Abnehmen
Wer abnimmt, tut seiner Gesundheit etwas Gutes

Gebetsmühlenhaft ermuntern, drängen, beschwören Ärzte und Ernährungsexperten mehr oder weniger dicke Zeitgenossen, ihrer Gesundheit zuliebe abzuspecken. Schließlich gilt Übergewicht als klassischer Risikofaktor für eine ganze Reihe gefürchteter Zivilisationsleiden. Das »Deutsche Ärzteblatt« offeriert eine lange Liste von Krankheiten, die mit Übergewicht korrelieren können: »Übergewicht und Adipositas [Fettsucht] begünstigen die Entstehung kardiovaskulärer [Herz-Kreislauf-] Risikofaktoren ... Das gehäufte Auftreten kardiovaskulärer Risikofaktoren wie Hypertonie [Bluthochdruck], Hyperlipidämie [hohe Blutfettwerte] und Diabetes mellitus [Zuckerkrankheit] erklärt die erhöhte Inzidenz [das vermehrte Auftreten] arteriosklerotischer [auf Gefäßverengungen zurückzuführende] Komplikationen wie Herzinfarkt und Schlaganfall. Außerdem ist Übergewicht mit anderen Krankheiten wie Gallensteinerkrankungen, Venenleiden, Herzinsuffizienz [Herzschwäche], degenerativen Gelenkerkrankungen [Abnutzung], Gicht und bestimmten Karzinomen [Krebs] assoziiert. Diese Begleit- und Folgeerkrankungen haben eine Verkürzung der Lebenserwartung in Abhängigkeit von Ausmaß und Dauer zur Folge.«*

Das klingt bedrohlich. Klar doch, daß jeder, der nicht krank werden oder gar sterben will, etwas gegen seinen im übrigen unästhetischen Bauch oder Reithosenspeck unternehmen sollte. Dabei wird eine ganz entscheidende Frage übersehen: Sind abgespeckte Dicke gesünder als dicke Dicke? Ganz abgesehen von den möglichen Nebenwirkungen einer Abmagerungskur. Das Ziel »Schlankheit« scheint so positiv besetzt zu sein, daß kritische Fragen außerhalb unserer Denkgewohnheiten liegen. Deshalb wollen wir sie hier stellen.

Die bekannteste Nebenwirkung des Abspeckens mit Diäten gleich welcher Art ist der Jo-Jo-Effekt, der mit schöner Regelmäßigkeit zu einem höheren Endgewicht führt. Immerhin hat sich dieser Effekt in der Gemeinde herumgesprochen. Weit seltener erfahren Diätwillige, welche schwerwiegenden gesundheitlichen Folgen das Abnehmen für sie haben kann – unabhängig davon, ob sie das mühsam errungene niedrigere Gewicht auf Dauer halten oder nicht: Herzrhythmusstörungen bis hin zum Infarkt, Gallensteinbildung, Osteoporose und Knochenbrüche, erhöhter Harnsäurespiegel, Störungen der Leberfunktion,

* Die Begriffe in eckigen Klammern wurden von den Autoren ergänzt.

Störungen im Wasser- und Elektrolythaushalt, Verlust von Muskelmasse am ganzen Körper und auch am Herzen, Diabetes, Freßattacken und Eßstörungen.

Stellvertretend für viele andere wissenschaftliche Untersuchungen sei die amerikanische Iowa Women's Health Study mit 35 000 Teilnehmerinnen genannt. Sie belegt, daß sowohl unfreiwilliges Abnehmen (aufgrund von bestehenden Krankheiten) als auch Diäten diverse andere Erkrankungen begünstigen. Menschen, die Diäten absolviert hatten – egal, ob mit oder ohne Erfolg –, erkrankten später vermehrt an Diabetes und erlitten häufiger Herzinfarkte oder Schlaganfälle. Auch Oberschenkelhalsbrüche kamen in dieser Gruppe öfter vor. Der Ernährungswissenschaftler Nicolai Worm urteilt nach einer detaillierten Analyse aller bis 1998 vorliegenden Studien mit insgesamt Hunderttausenden von Teilnehmern, daß »keine einzige davon bisher belegen konnte, daß Abnehmen einheitlich mit einem klinisch relevanten gesundheitlichen Vorteil, das heißt verminderter Sterblichkeit, verbunden ist«.

Bis heute gibt es nicht einmal einen Beweis dafür, daß Übergewichtige durch Abnehmen wenigstens ihr Herz-Kreislauf-Risiko vermindern – weswegen man ihnen meistens zum Abspecken geraten hatte. Im Gegenteil: Häufig nimmt gerade die Sterblichkeit durch Herzinfarkt nach dem Gewichtsverlust zu. In manchen Studien sogar um 50 Prozent und mehr. Es ist dabei egal, ob das Abnehmen durch Crash-Diäten oder angebliche »Soft«- oder »Psycho«-Diäten erfolgte, ob die wohlfeilen Ratschläge von Frauenzeitschriften oder Ortskrankenkassen, von Psychologieprofessoren oder Schauspielern erteilt werden. Der Körper reagiert auf Nahrungsverknappung immer in der gleichen Weise – egal, welche Theorie dahintersteht.

Im »Kassenarzt« wurde angesichts der penetranten Abnehmpropaganda durch Organisationen, die es eigentlich besser wissen müßten, die provokante, aber durchaus ernstgemeinte Frage gestellt »Bringt die AOK die Dicken um?« »Mit ihrer Pfundskur«, so lesen wir weiter, »unterstützt und propagiert die ›Gesundheitskasse‹ äußerst fragwürdige Ernährungsdogmen, deren Befolgung Abspeckwilligen eher zum gesundheitlichen Schaden sein dürfte.« Je mehr Versicherte in die Diätfallen der Krankenkassen tappen, desto besser für deren Mitarbeiter. Denn wenn der Krankenstand steigt, sind wenigstens diese Arbeitsplätze sicher.

Angesichts der nicht ungefährlichen, zum Teil sogar lebensbedrohlichen Begleiterscheinungen von Diäten (von denen Kinder nicht ausgenommen sind) muß die Frage erlaubt sein, wem – außer den Organisationen und Einrichtungen, die damit ihre Brötchen verdienen – der entsagungsvolle Kampf um die Pfunde überhaupt etwas bringt? Vergleicht man die Gefahren von Diäten mit anderen risikoreichen Verhaltensweisen, so lassen sie sich durchaus mit denen des Rauchens vergleichen. Deshalb fordern böse Zungen bereits, daß wenigstens Frauenzeitschriften und Gesundheitssendungen stets mit dem Hinweis versehen werden sollten: »Abnehmen gefährdet Ihre Gesundheit!«

→ **Fettarm**e Diäten sind ideal zum Abnehmen
→ **Schlanke** leben länger
→ Der Film **»Super Size Me«** beweist, daß Fast food dick und krank macht

Literatur:
L. Lissner, K.D. Brownell: Weight cycling, mortality, and cardiovascular disease: a review of epidemiologic findings. In: P. Björntorp, B.N. Brodoff (Eds): Obesity. New York 1992, S.653
J.G. Wechsler et al.: Therapie der Adipositas. Deutsches Ärzteblatt 1996/93/S.B1751
S.A. French et al.: Relation of weight variability and intentionality of weight loss to disease history and health-related variables in a population-based sample of women aged 55–69 years. American Journal of Epidemiology 1995/142/S.1306
M.W. Schwartz, J.D. Brunzell: Regulation of body adiposity and the problem of obesity. Arteriosclerosis, Thrombosis, and Vascular Biology 1997/17/S.233
S. Syngal et al.: Long-term weight patterns and risk for cholecystectomy in women. Annals of Internal Medicine 1999/130/S.471
H.J. Richter: Bringt die AOK die Dicken um? Kassenarzt 2003/H.4/S.14

Wer abnimmt, lebt länger

Ob sich durch Abspecken der aktuelle Gesundheitszustand verbessert, ist eine Sache, ob man deswegen auch tatsächlich länger lebt, eine andere. Doch jahrzehntelang hielt man es offenbar für überflüssig, dieser entscheidenden Frage nachzugehen. Dann endlich, Anfang der neunziger Jahre, überprüfte die amerikanische Gesundheitsbehörde, ob Übergewichtige für das Abnehmen mit mehr Lebensjahren belohnt werden. Dafür analysierte sie sechs Studien, die zwischen 1950 und 1990 durchgeführt worden waren. In der abschließenden Bewertung heißt es lapidar: »Zusammenfassend ergeben sich aus den sechs Studien keine Belege, daß sich durch Gewichtsreduktion die Lebenserwartung von Übergewichtigen verlängert.«

Bei der gleichen Gelegenheit untersuchten die Forscher auch, wie sich Gewichtszunahmen oder Gewichtsschwankungen, die auf den Jo-Jo-Effekt zurückzuführen sind, auf die Lebenserwartung auswirken. Dafür wurden 13 Langzeitstudien ausgewertet. Das Ergebnis war überraschend und schockierend zugleich: »Für das Abnehmen, auch wenn es nur mäßig oder wenig ausgeprägt ist, findet man eine erhöhte Sterblichkeit.« Am längsten leben erstaunlicherweise die, die im Laufe ihres Erwachsenenlebens langsam, aber stetig immer ein bißchen zunehmen.

Der Vorstellung, daß Abnehmen die Lebenserwartung erhöht, liegt ein Trugschluß zugrunde. Selbst wenn »Normalgewichtige« länger leben würden als »Wohlbeleibte«, wer sagt, daß Dicke nach dem Abnehmen tatsächlich die gleiche Lebenserwartung haben wie von Natur aus Schlanke? Ein Windhund wird beim Wettrennen einen Mops überholen, aber hat ein abgemagerter Mops bessere Chancen, den Windhund abzuhängen? Ein »abgemagerter Dicker« ist nun mal etwas anderes als ein schlanker Mensch.

Das bestätigt eine Studie aus Israel. Dort verfolgten die Ärzte fünf Jahre lang das Gewicht von über 9 000 Männern. Mehr als ein Viertel von ihnen hielt in dieser Zeit Diät, teils aus gesundheitlichen Gründen, teils einfach nur, um abzunehmen. In den folgenden 18 Jahren starb jeder Dritte. Ergebnis: Männer, die im Untersuchungszeitraum mehr als fünf Kilogramm abgenommen hatten, hatten ein 30 Prozent höheres Risiko zu sterben als Männer, deren Körpergewicht stabil geblieben war. Um auszuschließen, daß diese starken Gewichtsverluste durch eine Krankheit bedingt waren, rechneten die Autoren noch einmal, ließen aber dieses Mal die Todesfälle der ersten Untersuchungsjahre unberücksichtigt. Das Ergebnis blieb: Gewichtsabnahme – egal, aus welchen Gründen – erhöht die Sterblichkeit.

Das Überraschende: Ganz gleich, ob die Versuchsteilnehmer zu Beginn der Studie unter-, normal- oder übergewichtig waren, die niedrigste Sterblichkeit fanden die Forscher immer bei denjenigen, die im Laufe ihres Lebens ein wenig zugenommen hatten. Das galt auch für fette Menschen! Selbst wer sein Gewicht plus/minus ein Kilo hielt, war – im statistischen Mittel – etwas schlechter dran als diejenigen, die leicht zunahmen.

Im Jahr 2005 wagten sich schwedische Forscher auf dieses in der Öffentlichkeit gern beschwiegene Terrain. Sie publizierten die Daten der sogenannten Nord-Trøndelag Health Study. Dafür waren jeweils 20 000 gesunde Frauen und Männer zehn Jahre lang beobachtet worden. Zunächst: Eine Gewichtszunahme

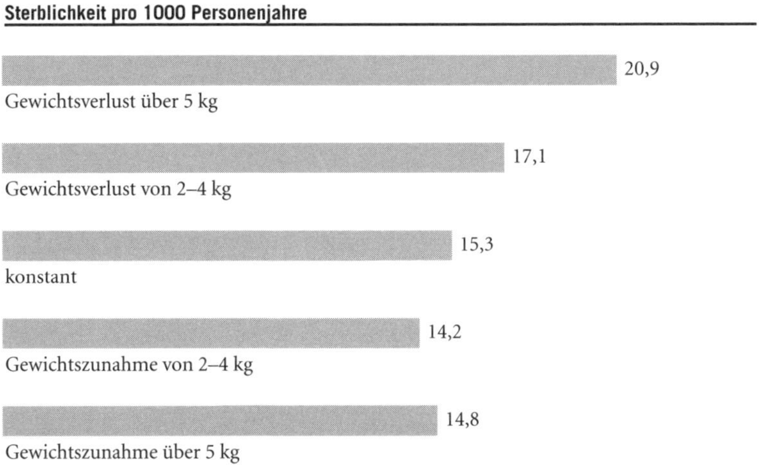

Gewichtsverluste erhöhen die Sterblichkeit. Geringfügige Gewichtszunahmen senken sie. Die Zahlen am Ende der Säule geben an, wie viele Personen aus einer Gruppe von 1000 (rein rechnerisch) pro Jahr sterben.

hatte entgegen der üblichen Propaganda keinerlei nachteilige Folgen für die Sterblichkeit, das heißt im Klartext: Menschen, die im Laufe ihres Lebens zunehmen, sterben nicht früher als andere. Statt dessen verkürzt eine erfolgreiche Gewichtsabnahme das Leben der Gesundheitsbewußten: »Menschen, die abgenommen haben, weisen eine höhere Gesamtsterblichkeit auf als solche mit stabilem Gewicht.« Und die Sterblichkeit war nicht nur ein bißchen, sondern massiv erhöht: Bei Männern stieg sie im Schnitt um 60 Prozent und bei Frauen sogar um 70 Prozent! Je größer der Diäterfolg, desto früher landeten die Teilnehmer auf dem Friedhof. Fast identische Ergebnisse wie aus Israel und Schweden liegen mittlerweile auch aus England und Finnland vor.

Angesichts solcher Folgen kann selbst die Zigarettenindustrie nur noch müde lächeln.

→ **Dicke** müssen früher sterben
→ Mit dem Body-Mass-Index (**BMI**) werden »überflüssige« Pfunde erkannt
→ **Ballaststoffe** haben keine Kalorien

Literatur:
D.F. Williamson, E.R. Pamuk: The association between weight loss and increased longevity: a review of the evidence. Annals of Internal Medicine 1993/119/S.731

N. Worm: Diätlos glücklich – Abnehmen macht dick und krank. Bern 1998
Autorenkollektiv: Abnehmen, um gesund zu sterben. EU.L.E.nspiegel – Wissenschaftlicher Informationsdienst des Europäischen Institutes für Lebensmittel- und Ernährungswissenschaften e.V. 1999, Heft 1
S. Yaari, U. Goldbourt: Voluntary and involuntary weight loss: associations with long term mortality in 9228 middle-aged and elderly men. American Journal of Epidemiology 1998/148/S.546
W.B. Drøyvold et al.: Weight change and mortality: the Nord-Trøndelag Health Study. Journal of Internal Medicine 2005/257/S.338
T.I.A. Sørensen et al.: Intention to loose weight, weight changes, and 18-y mortality in overweight individuals without co-morbidities. PLoS Medicine 2005/2/e171
S.G. Wannamethee et al.: Weight change, weight fluctuation, and mortality. Archives of Internal Medicine 2002/162/S.2575

Acrylamid
Acrylamid in Pommes fördert Krebs

Still ist es geworden um das »Krebsgift«. Kein Wunder: Der Stoff mit dem bedrohlichen Ypsilon wird in immer mehr Produkten entdeckt, und noch dazu in den »falschen«. Gerade hat es den günen Tee erwischt. Japanische Forscher vom »Bundesinstitut für Gemüse- und Teewissenschaften« haben herausgefunden, daß ihr Nationalgetränk »beachtliche Gehalte« jener Substanz aufweisen kann, die vor wenigen Jahren nur Kunststoffchemikern geläufig war. Acrylamid hin, Krebsangst her, niemand vermiest den Japanern ihren geliebten Tee. Auch Italiener, Griechen und Spanier reagierten mit Gelassenheit, als sie erfuhren, daß sogar Oliven reichlich mit Acrylamid gesegnet sein können.

Es sind also beileibe nicht nur Pommes, Chips und Pizza, die unsere Gesundheit mit dem Schlagwort »Krebsgift« bedrohen. Bemerkenswerte Gehalte findet man auch in Lebkuchen, Pflaumensaft oder gebratenen Zwiebeln. Zu den Spitzenreitern zählen Produkte wie Ersatzkaffee oder Diätspekulatius. Doch erstaunlicherweise findet das kaum Widerhall in den Medien. Mag sein, daß die meisten Menschen einen großen Bogen um diese Leckereien machen. Aber es gibt einen Personenkreis, insbesondere Kinder, die tagtäglich Getreidekaffee konsumieren. Nichts wäre einfacher, als den Muckefuck-Müttern einen ordentlichen Mokka zu empfehlen und ihrem Nachwuchs eine heiße Schokolade. Kaffee enthält zwar auch Acrylamid – aber weniger.

Wenn etwas für das Thema Acrylamid typisch ist, dann seine irrationale Behandlung durch Behörden, Verbraucherschützer und Medien. Erinnern Sie sich noch an die dramatischen Ereignisse Ende April 2002? Schwedische Experten hätten Acrylamid in Kartoffelchips und Pommes entdeckt, eine Erkenntnis, die bei den Journalisten auf lebhaftes Interesse stieß. Die zuständigen Behörden traf die Nachricht nach eigenen Worten wie »ein Blitz aus heiterem Himmel«. Doch der plötzliche einsetzende Aktionismus läßt sich nur schwer begründen. Denn all dies war längst bekannt: Genau dieselben schwedischen Forscher hatten ihre Entdeckung bereits zwei Jahre vorher publiziert. Zur Veröffentlichung eingereicht hatten sie ihre Studie bereits 1999. Darin konnte jeder nachlesen, daß beim Erhitzen von Lebensmitteln Acrylamid entsteht und diese Substanz im Blut der Bevölkerung nachgewiesen werden kann. Doch damals interessierte sich niemand dafür. Der »Skandal« brach erst Jahre später los, ohne daß wirklich neue Erkenntnisse vorgelegen hätten. Der Zeitpunkt war klug gewählt. Viele Politiker nutzten sogleich die Chance, um sich nach dem vergeigten BSE-Krisenmanagement wieder als Hort des Verbraucherschutzes darzustellen.

Zugleich war es Wasser auf die Mühlen all jener, die immer schon geahnt haben, daß Pommes »ungesund« sind, aber nicht wußten warum. Der Fettgehalt taugt dafür nicht. Bei Backofenpommes liegt er bei mageren fünf Prozent und selbst McDonalds-Fritten entsprechen mit 16 Prozent dem Fettgehalt einer Butterstulle. Dank Acrylamid konnten die Ernährungswarner endlich den Zeigefinger erheben und ihren Kindern ein ebenso bewährtes wie nahrhaftes Gemüse vermiesen. Hatten die Wissenden nicht seit Jahren gepredigt, es sei besser, Gesundes zu mümmeln wie Knäckebrot, Magerquark oder Radieschen?

Doch dann sickerte durch, daß ausgerechnet Sesamknäcke stark acrylamidbelastet ist. Aber statt nun vor Knäckebrot zu warnen, verstummten die Kassandrachöre, wohl weil das Flaggschiff einer verklemmt-gesunden Kost – Knäcke mit Magerquark und Radieschen – »gesund« bleiben mußte. Sie meldeten sich erst wieder zu Wort, als den Acrylamidfahndern Bratkartoffeln und Rösti ins Netz gegangen waren. Da konnten die Aufklärerinnen ihrer besseren Hälfte endlich mit neuen Drohungen statt nahrhafter Kartoffelgerichte angesäuerte Salatvariationen anempfehlen. Im Advent entpuppte sich dann noch Weihnachtsgebäck aller Art als acrylamidbelastet. Prompt gab das deutsche Verbraucherministerium »Entwarnung«. Schließlich stand das Weihnachtsgeschäft vor der Tür. Wollte man die amtliche Entwarnung wirklich ernst nehmen, so kann sie nur bedeuten, daß Acrylamid mit steigender Dosis harmloser wird.

Dabei ist Acrylamid in höherer Dosis tatsächlich ein Gift. Aus toxikologischer Sicht stehen drei Wirkungen im Vordergrund: Da sind zunächst die neurotoxischen Effekte, namentlich Taubheit in den Fingern, die in chemischen Fabriken an Acrylamidarbeitern beobachtet wurden. Sie waren glücklicherweise in den meisten Fällen reversibel. An zweiter Stelle steht eine typische Gewichtsabnahme. Schlank durch Pommes? Das hat uns gerade noch gefehlt! Was würde denn nun aus den schönen »Fast food macht dick und krank«-Kampagnen? Die Aufklärer verweisen angesichts dieser Datenlage lieber darauf, daß Acrylamid im Tierversuch Krebs auslöst. Dummerweise passiert dies erst in einer Dosis, die um Zehnerpotenzen über den Gehalten im Essen liegt.

Wie krebserregend ist Acrylamid in Pommes für den Menschen tatsächlich? Dazu liegen inzwischen mehrere epidemiologische Studien vor: Die älteste stammt aus Schweden und erschien bereits im Januar 2003. Die Fall-Kontroll-Studie kam anhand von 1000 Krebsfällen zu einem unerwarteten Ergebnis: Wer zeit seines Lebens reichlich Acrylamidhaltiges verzehrt hatte, erkrankte seltener an Darmkrebs als der, der sich solche Genüsse stets versagt hatte. Das Resultat ist signifikant, die Senkung der Krebsrate durch Acrylamid beträgt satte 40 Prozent.

Kurz darauf folgte die zweite Studie, diesmal bereits mit 10 000 Probanden. Getestet wurden gezielt erhitzte Kartoffelprodukte wie Chips, Bratkartoffeln oder Pommes. Gleichgültig, wie man die Statistiken auch drehte und wendete, es kam nichts Belastendes dabei heraus. Die Krebsrate blieb unverändert. Im Mai 2004 wurde die Bedeutungslosigkeit von Acrylamid für Nierenkrebs bestätigt. Im Mai 2005 folgte eine weitere Studie: Diesmal ging es um Brustkrebs. Auch diesmal das gleiche Resultat. Nummer fünf, wir sind bereits im Jahr 2006, befaßte sich – diesmal prospektiv und mit 60 000 Frauen – wieder mit Darmkrebs. Ergebnis: wieder nix.

Warum ist ein krebserregender Stoff auf einmal harmlos? Das hat zwei Ursachen. Erstens findet im menschlichen Körper praktisch keine Umwandlung in Glycidamid statt. Das ist jener Stoff, der im Tierversuch bei hoher Acrylamidzufuhr für die Schädlichkeit verantwortlich ist. Zweitens, weil beim Frittieren, Backen, Kochen eines Lebensmittels viel mehr passiert als nur die Bildung von Acrylamid. Unter den neugebildeten Substanzen sind nicht nur krebserregende, sondern gleichermaßen auch krebsschützende. Als im Rahmen der Acrylamidangst weitere Röstprodukte geprüft wurden, stellte sich heraus, daß zwei von drei untersuchten Stoffen vor Krebs schützten – und zwar schon in minimalen Konzentrationen. Der Schutz war um so ausgeprägter, je dunkler die Röstprodukte und damit je stärker sie erhitzt waren.

Das vorläufige Ende der Acrylamidhypothese läutete Ende 2005 das »Deutsche Ärzteblatt« ein. Darin stellen Ärzte und Biometriker der Medizinischen Hochschule Hannover nach umfangreichen Messungen den Einfluß der Ernährung auf den Acrylamidgehalt des Blutes infrage. Nüchternes Fazit: »Ein Zusammenhang zwischen der Acrylamidbelastung und dem Ernährungsverhalten konnte nicht festgestellt werden.« Die Autoren stellen dafür die hochnotpeinliche Frage, ob das Acrylamid nicht vielleicht vom Körper selbst gebildet wird. Das sei schließlich auch von anderen vergleichbaren Stoffen bekannt.

Bis heute sind für den Menschen keinerlei gesundheitliche Risiken durch tradierte acrylamidhaltige Speisen nachgewiesen oder auch nur wahrscheinlich gemacht worden. Im Gegenteil, wir müssen befürchten, daß die Maßnahmen zur Minimierung des Acrylamidgehalts die Krebsrate sogar erhöhen werden. Aber es kommt noch schlimmer für die Acrylamidaktionisten: Kartoffelprodukte haben in der Vergangenheit immer wieder zu Vergiftungen geführt – aber nicht per Friteuse, sondern aufgrund ihres Gehaltes an natürlichen Toxinen, namentlich an Solanin und vor allem an Chaconin. Meist waren überlagerte Kartoffeln bzw. die Mitverwendung von Schalen und Keimen die Ursache.

Dieselben Gestalten, die vor Acrylamid warnen, empfehlen völlig bedenkenlos den Verzehr von Kartoffeln mit Schale. Und unsere Lebensmittelindustrie bietet so etwas sogar noch extra als Fast food für Kinder an: »Naturchips«, »Wedges« und wie sie alle heißen. Hauptsache, es klingt »ökologisch«, »gesund« oder »vollwertig«. Wo bleibt hier der allseits beschworene »vorbeugende Gesundheitsschutz«, dem sich die Behörden beim Acrylamid so verpflichtet sahen? Warum schweigen die Verbraucherschützer? Hier, verehrte Kolleginnen und Kollegen bei Industrie, Staat und Sonstwas-Schützern, eröffnet sich ein weites und dankbares Betätigungsfeld. Denn hier gab es im Gegensatz zum Acrylamid bereits Todesfälle bei Kindern und Jugendlichen. Aber offenbar ist der »natürliche Tod« durch ein »natürliches Gift« kein Grund zur Sorge.

→ Fast food ist **Junk food**
→ **Zimt**sterne fördern Krebs
→ **Muckefuck** heißt soviel wie »falscher Mokka«

Literatur:
M. Bader et al.: Querschnittsstudie zur ernährungs- und tabakrauchbedingten Belastung mit Acrylamid. Deutsches Ärzteblatt 2005/102/S.2640
L.A. Mucci et al.: Prospective study of dietary acrylamide and risk of colorectal cancer among women. International Journal of Cancer 2006/118/S.169
L.A. Mucci et al.: Dietary acrylamide and risk of renal cell cancer. International Journal of Cancer 2004/109/S.774
L.A. Mucci et al.: Dietary acrylamide and cancer of the large bowel, kidney, and bladder:

Absence of an association in a population-based study in Sweden. British Journal of Cancer 2003/88/S.84
C. Pelucchi et al.: Fried potatoes and human cancer. International Journal of Cancer 2003/105/S.558
M. Habermeyer et al.: Einfluss von Maillard-Reaktionsprodukten auf das Wachstum humaner Tumorzellen. Lebensmittelchemie 2003/57/S.111
K.M. Wilson et al.: Dietary acrylamide and cancer risk in humans: a review. Journal für Verbraucherschutz und Lebensmittelsicherheit 2006/1/S.19
B.G. Gold, H.H. Schaumburg: Acrylamide. In: P.S. Spencer, H.H. Schaumburg: Experimental and Clinical Neurotoxicology. Oxford 2000, S.124
M. McMillan, J.C. Thompson: An outbreak of suspected soloanine poisoning in schoolboys. Quaterly Journal of Medicine 1979/48/S.227
K. Matsui et al.: Toxic dose of unripe potato glycoalkaloids in children and measures against the food poisoning. Shokuhin Eisei Kenkyu 2001/51/S.99

Alkohol
Alkohol ist immer noch eines der größten Gesundheitsrisiken

Wenn Sie schon immer gern ein Schöppchen Wein getrunken oder mal ein lekker Pils gezischt haben, dürfen Sie jetzt erleichtert aufatmen und sich heute abend noch eins genehmigen. Nach jahrzehntelangem erbittertem Kampf gegen den Gesundheitsfeind Nr. 1, den Teufel Alkohol, müssen Ärzte und Ernährungsexperten nun zähneknirschend zugeben, daß sie sich in einem ganz wesentlichen Punkt geirrt haben: Alkohol erhöht nämlich entgegen allen Prognosen die Lebenserwartung.

Kaum ein vermutetes Gesundheitsrisiko wurde so intensiv untersucht wie der Alkohol. Über 100 wissenschaftliche Studien aus den vergangenen 40 Jahren belegen, daß Menschen, die regelmäßig in Maßen Alkohol trinken, durchschnittlich gesünder sind oder länger leben als diejenigen, die auf Alkohol verzichten. Berühmtestes Beispiel ist die Augsburger MONICA-Studie der Weltgesundheitsorganisation WHO. Bei den männlichen Teilnehmern fanden die Forscher die höchste Lebenserwartung, wenn diese täglich 20–40 Gramm Alkohol zu sich nahmen; damit lägen eine halbe Flasche Wein am Tag oder eine

Maß Bier wieder völlig im Rahmen. Bei Frauen waren die förderlichen Mengen um die Hälfte niedriger.

Erst mit über 80 Gramm pro Tag erreichten »Trinker« dieselbe Sterblichkeit wie Abstinenzler – das entspricht immerhin einer Flasche Wein pro Tag. Verständlich, daß die Experten bei solchen Ergebnissen erschüttert waren und (ausnahmsweise) an sich selbst zweifelten. Natürlich wollte sich niemand vorwerfen lassen, dem Alkoholismus Vorschub zu leisten. Zumal die Menge an Alkohol, die sich in den Studien als die gesundheitsförderndste herauskristallisiert hatte, bei vielen Fachleuten für Suchterkrankungen schon als sicheres Zeichen einer Abhängigkeit gewertet wird.

Aber die Erkenntnisse zur positiven Wirkung des Alkohols dürfen als gesichert angesehen werden. Viele der Studien waren prospektiv angelegt, das heißt, die Teilnehmer wurden über Jahre hinweg wissenschaftlich begleitet und nicht etwa einmal rückblickend (retrospektiv) zum Konsumverhalten vergangener Jahre befragt, was eine erhebliche Unsicherheitsquelle darstellt. Auch die Zunahme von Lebererkrankungen bei steigender Alkoholzufuhr ändert nichts am Trend. Denn gleichzeitig nehmen andere, häufige Krankheiten – vor allem Herzinfarkt und Schlaganfall – ab, und das in viel größerem Ausmaß. Die positiven Wirkungen des regelmäßigen Alkoholkonsums überwiegen in aller Regel seine negativen Begleiterscheinungen.

Daß diese Ergebnisse auf Unverständnis stoßen, hängt wohl auch damit zusammen, daß sich viele Experten einfach nicht vorstellen können, wie der Alkohol seine nützlichen Effekte ausübt. Schließlich hat sich die Forschung der letzten Jahrzehnte darauf beschränkt, ausschließlich mögliche Schadwirkungen zu verfolgen. Doch paradoxerweise ist die Naturheilmedizin ohne ihn fast undenkbar. Mit Alkohol werden die Wirkstoffe aus den Heilpflanzen gelöst und dem Organismus zur Verfügung gestellt. In nicht wenigen »rein pflanzlichen« Präparaten (auch homöopathischen) ist Alkohol in deutlich höherer Konzentration enthalten als in üblichen Spirituosen. Was, wenn der Wein zum oder der Schnaps nach dem Essen genau denselben Zweck erfüllt, nämlich dem Körper die hochgelobten pflanzlichen Inhaltsstoffe aus Radi oder Ruccola verfügbar macht? Dann wäre das Obst im Rumtopf besser aufgehoben als in der Salatschüssel.

Vielleicht ist der Wirkungsmechanismus aber noch viel einfacher: Alkohol wird entweder zum Essen, abends nach der Arbeit oder vor dem Einschlafen konsumiert. In allen drei Fällen dient er der Entspannung. Er soll vor allem abends helfen, den Streß des Tages zu lösen, den Ärger verdampfen zu lassen, er soll dem vom Alltag Geplagten helfen, wieder ein ausgeglichener Mensch zu werden. Diese Funktion bedeutet biochemisch betrachtet nichts anderes als eine Senkung des Cortisolspiegels. Dadurch beugen alkoholische Erzeugnisse dem metabolischen Syndrom vor. Es mag jeder selbst entscheiden, ob er Psychopharmaka (Vorsicht: Leberschäden und Suchtgefahr!) einnehmen oder lieber eine Flasche Bier trinken will.

Jetzt werden die Abstinenz-Ideologen und Moralapostel aufspringen und einwerfen, man dürfe den Alkoholmißbrauch doch nicht bagatellisieren und schon gar nicht mit gesundheitlichen Vorteilen »bewerben«. Halt! Mit der gleichen Logik könnte man auch verlangen, daß Apotheker ihren Kunden etwas über Medikamentenmißbrauch und Arzneimittelschäden erzählen – ob die es hören wollen oder nicht. Und warum verpflichtet man nicht die Autoverkäufer, über die scheußlichen Unfälle zu sprechen, die tagtäglich auf unseren Straßen passieren? Auch könnte man jedem Küchenmesser eine aufklärerische Warnschrift mit scheußlichsten Fotos beilegen, daß derlei Geräte leider gelegentlich als Mordwaffen verwendet würden. Damit beim Griff zum Brotmesser auch wirklich jeder daran denkt: Nicht die Gattin – nur das Brot! Ach, übrigens: Abstinenzler haben mehr krankheitsbedingte Fehlzeiten im Job als Menschen, die pro Woche bis zu einer Flasche Whisky leeren. In dieser Studie handelte es sich bei den Abstinenzlern nicht etwa um »trockene« Alkoholiker, sondern um Menschen, die sich ganz bewußt gegen den Alkohol entschieden hatten.

Warum lässt sich hierzulande keine öffentliche Diskussion auf Grundlage sauberer, wissenschaftlicher Daten führen? In den prohibitionsgeprüften, puritanischen USA scheint das inzwischen eher möglich zu sein. Da lesen wir in den »Dietary Guidelines for Americans«: »Bei mäßigem Konsum kann Alkohol positive Wirkung haben. Die niedrigste Gesamtsterblichkeit wurde bei einem bis zwei Drinks pro Tag beobachtet.« An anderer Stelle heißt es »Wer Tätigkeiten ausübt, die Aufmerksamkeit, Präzision und/oder Koordination erfordern, sollte auf Alkohol verzichten« und »Es ist auf keinen Fall empfehlenswert, aus gesundheitlichen Überlegungen mit dem Trinken von Alkohol zu beginnen«. Ein Gläschen in Ehren … aus Freude und Genuß ja – aber bitte nicht wegen der erhofften Gesundheit!

→ Nur **Wein** ist gut fürs Herz
→ Die mediterrane Küche ist das Vorbild für die **Mittelmeerdiät**

Literatur:

US Department of Health and Human Services. Dietary Guidelines for Americans 2005

J. Vahtera et al.: Alcohol intake and sickness absence: a curvilinear relation. American Journal of Epidemiology 2002/156/S.969

J. Kauhanen et al.: Beer binging and mortality: results from Kuopio ischaemic heart disease

risk factor study, a prospective population based study. British Medical Journal 1997/315/S.846
E.B. Rimm et al.: Moderate alcohol intake and lower risk of coronary heart disease: meta-analysis of effects on lipids and haemostatic factors. British Medical Journal 1999/319/S.1523
K. Nanchahal et al.: Alcohol consumption, metabolic cardiovascular risk factors and hypertension in women. International Journal of Epidemiology 2000/29/S.57
R.L. Sacco et al.: The protective effect of moderate alcohol consumption on ischemic stroke. Journal of the American Medical Association 1999/281/S.53
Autorenkollektiv: Wein auf Rezept. EU.L.E.nspiegel – Wissenschaftlicher Informationsdienst des Europäischen Institutes für Lebensmittel- und Ernährungswissenschaften e.V. 1997, Heft 3
H. Brenner et al.: The association between alcohol consumption and all-cause mortality in a cohort of male employees in the German construction industry. International Journal of Epidemiology 1997/26/S.85
C. Power et al.: U-shaped relation for alcohol consumption and health in early adulthood and implications for mortality. Lancet 1988/352/S.877
M. Bobak et al.: Effect of beer drinking on risk of myocardial infarction: population based case-control study. British Medical Journal 2000/320/S.1378

Antioxidanzien
Antioxidanzien fangen Radikale

Im Prinzip stimmt die Aussage, denn die Lebensmittelindustrie macht es seit Jahrzehnten vor. Antioxidanzien sind dort bewährte Zusatzstoffe, die die Haltbarkeit von Lebensmitteln verlängern, sie schützen vor dem Ranzigwerden, vor Farbverlusten oder Geschmacksveränderungen. Allerdings bedarf es dazu besonderer Vorkehrungen. Die wichtigste ist, daß Antioxidanzien nur in geringer Dosis »Radikale fangen«. Sie reagieren schneller mit den Radikalen als die gefährdeten Lebensmittelinhaltsstoffe. Dabei werden sie selbst zum Radikal. Deshalb wirken Antioxidanzien nur in einem engen und niedrigen Konzentrationsbereich. In höherer Dosis schlägt ihre Wirkung ins Gegenteil um: Sie werden zu Prooxidanzien und beschleunigen den Verderb.

Um die Gefahr der Prooxidation einzudämmen, werden zusätzlich sogenannte Synergisten zugesetzt. Synergisten wie Zitronensäure binden kleinste

Spuren von Eisen und Kupfer, die die Wirksamkeit von Antioxidanzien aufheben und diese sogar in Prooxidanzien verwandeln können. Zugleich muß der Säuregrad (pH-Wert) stimmen und das Antioxidans gleichmäßig im Lebensmittel verteilt sein. Und natürlich muß man wissen, welche Radikale man »fangen« will, um das passende Antioxidans nehmen zu können. Nur unter diesen Bedingungen gelingt es, radikalische Reaktionen zu verzögern.

Kein Lebensmittelhersteller wird auf die Idee verfallen, zur Verhinderung der Oxidation Megadosen beliebiger Antioxidanzien zuzusetzen. Ein Vorgehen nach dem Motto »viel hilft viel« würde seine Produkte ruinieren. Deshalb sind die Gehalte an Antioxidanzien in Fertigprodukten fast immer optimal. Wer Vitaminpillen schluckt, hat jedoch keine Möglichkeit, zu kontrollieren, was in seinem Körper tatsächlich passiert. Bereits das im Blut enthaltene Eisen vereitelt die erhoffte antioxidative Wirkung.

→ **Beta-Carotin** schützt Raucher vor Lungenkrebs
→ Antioxidative Vitamine schützen vor **Krebs**

Literatur:
E. Lück, P. Kuhnert: Lexikon Lebensmittelzusatzstoffe. Hamburg 1998
H.G. Classen et al.: Toxikologisch-hygienische Beurteilung von Lebensmittelinhalts- und -zusatzstoffen sowie bedenklicher Verunreinigungen. Berlin 1987
V. Herbert et al.: Vitamin C-driven free radical generation from iron. Journal of Nutrition 1996/126/S.1213S

Die Welt der Radikale, Pro- und Antioxidanzien

Nach einer der vielen Hypothesen zur Krebsentstehung soll »oxidativer Streß« daran schuld sein, daß die Zellen zu wuchern beginnen. Den Streß »machen« sogenannte freie Radikale, die unter anderem die Zellmembranen und die Erbsubstanz schädigen. Ja, in unserem Körper tobt ein ständiger Kampf: die Guten gegen die Bösen, wie im Kino. Die Schurken sind in diesem Fall die Radikale. Sie sind überall und außerdem an allem schuld – am Altern, an der Arterienverkalkung und natürlich am Krebs. Auf der anderen Seite stehen die Antioxidanzien – dazu zählen vor allem die Vitamine C und E sowie das Beta-Carotin – als brave Körperpolizei, die sich nach Kräften bemüht, die aggressiven Radikale unschädlich zu machen.

Im Film käme jetzt eine Rückblende: Wer sind diese Radikale überhaupt, und weshalb sind sie so aggressiv? Sie kennen die Streifen, in denen jemand der Mafia einen Koffer mit Geld entwendet oder per Zufall in den zweifelhaften Genuß der Millionen kommt? Auf einmal sind alle hinter dem Geldkoffer her, und einer entreißt ihn dem anderen. Dabei nehmen nicht selten ein paar Mitspieler, Autos und Einrichtungsgegenstände Schaden. So ähnlich ist es mit Molekülen und ihren Elektronen. Radikale sind gewöhnliche Moleküle, häufig Sauerstoffverbindungen, denen ein Elektron »geklaut« wurde. Dieses Elektron wollen sie nun partout wiederhaben. (Anders als bei der Geschichte mit dem Geldkoffer muß es aber nicht dasselbe Elektron sein.) Und wie die Gangster entfalten sie beachtliche Energie, um dieses Ziel zu erreichen.

Für den Körper sind Radikale nicht grundsätzlich von Schaden. Im Gegenteil, sie sind für ihn sogar so wichtig wie für uns das Geld. Es sollte nur nicht in falsche Hände geraten, sondern vernünftig eingesetzt werden. Radikale sind in so lebenswichtige Prozesse wie die Energiegewinnung und die Abwehr von eingedrungenen Krankheitserregern eingebunden. Dort wird ihr »energisches Temperament« allerdings in Bahnen gelenkt. Die Weitergabe der Elektronen erfolgt »unter Aufsicht« und wie beim Staffellauf von einer Station an die nächste. Sobald ein Radikal entsteht, gibt ein »Hilfsmolekül« ein Elektron ab und sorgt für den nötigen Ausgleich. Diese chemische Reaktion heißt Oxidation, und weil das »Hilfsmolekül« durch sein Eingreifen verhindert, daß andere Moleküle oxidiert werden, nennt man diese Art von Hilfspolizisten »Antioxidanzien« oder »Radikalfänger«.

So wie im richtigen Leben immer wieder mal Geld abhanden kommt, entwischen dem Körper gelegentlich ein paar Gesuchte. Diese »freien« Radikale können dann für Zellmembranen, Proteine oder die Erbsubstanz DNA zur Gefahr werden, wenn sie dort auf »Elektronenklau« gehen. Sie können aus den unterschiedlichsten Quellen stammen. Radikale entstehen bei Verbrennungen (Tabakrauch), durch das Einatmen des Luftsauerstoffs oder durch die Sonnenstrahlen, die unsere Haut erreichen. Deshalb gehören für unseren Körper freie Radikale zum Alltag. Und aus eben diesem Grund verfügt der Körper über zahlreiche Werkstätten, deren Aufgabe darin besteht, alle Zellen und Zellbestandteile zu inspizieren und sie bei Bedarf zu reparieren.

Zurück zur Haupthandlung. Viele Beobachter glaubten, daß der Körper überfordert sein könnte und deshalb Hilfe von außen bräuchte. Deshalb empfahlen sie die Zufuhr antioxidativer Substanzen, wie zum Beispiel von Vitaminen, zur Verstärkung der Körperpolizei und um die Werkstätten zu entlasten. Hätten sie mit ihrer Annahme recht, sollte die Einnahme von Antioxidanzien die Krebsentstehung zumindest verringern. Doch diese Versuche gingen bisher gründlich schief. In manchen Studien starben nicht weniger, sondern mehr Raucher an Lungenkrebs, wenn sie das Antioxidans Beta-Carotin einnahmen. Auch die anderen antioxidativ wirkenden Vitamine hatten keinerlei Nutzen.

Fiasko auf der ganzen Linie. Wie kann das sein? Wo liegt der Denkfehler? In unserem Körper herrscht ein sehr empfindliches Gleichgewicht zwischen oxidierenden und oxidierten Substanzen, und viele können von der einen Form in die andere wechseln und wieder zurück. Wie sie sich im Einzelfall verhalten, hängt von den Reaktionspartnern, vom Milieu (ja, das gibt's in der Chemie auch), vom Sauerstoffgehalt und nicht zuletzt von ihrer Konzentration ab. Gibt man einen Reaktionspartner, zum Beispiel ein antioxidativ wirkendes Vitamin, im Übermaß zu, gerät das Gleichgewicht aus den Fugen. Der Stoff, der eigentlich den oxidativen Streß verhindern sollte, wird dann selbst zum Streßfaktor: weil sich Radikalfänger beim Fangen von Radikalen selbst in »freie Radikale« verwandeln und dann zu all den Schandtaten in der Lage sind, die vorher dem »oxidativen Streß« angelastet wurden.

Es ist wie im wirklichen Leben: Die Bösen sind manchmal doch nicht so übel, und selbst die Helden tragen ein dunkles Hemd unter ihrer weißen Weste. Auf die Umstände kommt es an. Alles andere ist Kino.

Literatur:
E.F. Elstner: Sauerstoffabhängige Erkrankungen und Therapien. Mannheim 1993
P. Sykes: Reaktionsmechanismen der Organischen Chemie. Weinheim 1976
Autorenkollektiv: Antioxidantien-Update: Radikalfänger auf Kundenfang. EU.L.E.nspiegel – Wissenschaftlicher Informationsdienst des Europäischen Institutes für Lebensmittel- und Ernährungswissenschaften e.V. 1999, Heft 9
V. Herbert: The antioxidant supplement myth. American Journal of Clinical Nutrition 1994/60/S.157
I.D. Podmore et al.: Vitamin C exhibits pro-oxidant properties. Nature 1998/392/S.559

O.I. Aruoma: Nutrition and health aspects of free radicals and antioxidants. Food and Chemical Toxicology 1994/32/S.671
Anon.: Vitamine A, C, E und Betakarotin: Wie nützlich sind Antioxidantien? arznei-telegramm 2003/H.11/S.100 & H.12/S.111
S. Heyden: Das Ende der Supplementierung mit antioxidativen Vitaminen. Aktuelle Ernährungsmedizin 2003/28/S.113
G. Bjelakovic, C. Gluud: Surviving antioxidant supplements. Journal of the National Cancer Institute 2007/99/S.742

Wir sollten uns immer reichlich mit Antioxidanzien versorgen

Wenn »Radikalfänger« so wichtig sind, wie die Werbung suggeriert, warum empfiehlt sie dann nicht wirksamere Antioxidanzien als Vitamin C oder E? Viel potenter sind beispielsweise die Zusatzstoffe E 320 (Butylhydroxyanisol) und E 231 (Butylhydroxytoluol). Davon profitieren alle Genießer von Kaugummis, Pommes und Pralinen. Sicher, die E-Nummer nährt den Verdacht, daß es sich um künstliche Antioxidanzien handelt. Richtig. Wenn überhaupt, dann wollen Sie lieber natürliche Stoffe für Ihre Gesundheit? Kein Problem!

Da gäbe es zum Beispiel die zahlreichen phenolischen Verbindungen in Obst, Gemüse und Rotwein, die angeblich das Herz vor Infarkt und den Rest des Körpers vor Krebs schützen. Wenn diese Verbindungen so vorteilhaft sind, dann müßten die Ernährungsexperten zum Konsum jenes Lebensmittels raten, das nach bisheriger Kenntnis am reichhaltigsten damit gesegnet ist: Kakao. Täglich einen Pausenriegel statt einer großen Schüssel Kopfsalat. Die Natur hat aber noch Wirksameres zu bieten: Der stärkste bekannte natürliche »Radikalfänger« ist das krebserregende Kondensat der Zigarette. Es verhindert wie kein anderer Naturstoff die Oxidation des Cholesterins – sogar in Gegenwart so gefährlicher Prooxidanzien wie Kupfer. Mit der gleichen biochemischen Logik, mit der Vitamine verkauft werden, ließen sich auch besonders teerhaltige Zigaretten vermarkten.

Daß ein Stoff antioxidativ wirkt, will also nicht viel heißen. Die chemische Industrie verfügt über eine breite Palette an Antioxidanzien, um damit Autobenzin und Düsentreibstoffe vor Verharzung zu schützen, Trafoöle vor der Schlammbildung oder Plastik vor der Alterung. Allein für Lebensmittel werden über 30 antioxidative Zusatzstoffe verwendet. Die Idee, daß eine antioxidative Wirkung für den Körper stets von Vorteil ist, wird spätestens dann eine riskante Farce, wenn man bedenkt, daß manche Antioxidanzien sogar als Pestizide (zum Beispiel Dithiocarbamate) eingesetzt werden. Andere sind bewährte Arzneimittel, unter anderem Antibiotika (Tetracycline, Penicillin G, Rifampicin und Streptomycin) oder Medikamente gegen die Parkinson-Krankheit (Selegeline) und Epilepsie (Barbiturate). Selbst manche giftigen Naturstoffe besitzen antioxidative Eigenschaften, etwa das Mykotoxin Citrinin, ein starkes Nierengift. Es ist als Antioxidans genauso wirksam wie Vitamin E.

Die Frage, ob eine Substanz ein Antioxidans ist, mag aus technischer Sicht wichtig sein, aus biologischer Sicht erlaubt sie keine Vorhersage der Wirkung im Organismus. Dabei spielt auch keine Rolle, ob ein Stoff natürlichen Ursprungs ist wie Citrinin, naturidentisch wie Vitamin-C-Präparate oder künstlich wie viele Pflanzenschutzmittel.

→ Freie **Radikale** haben im Körper nichts verloren

Literatur:

E.F. Elstner: Der Sauerstoff. Biochemie, Biologie, Medizin. Mannheim 1990

F. Shahidi, M. Naczk: Food phenolics: sources, chemistry, effects, applications. Lancaster 1995

S.L. Wilkinson: Take two cups of coffee and call me tomorrow. Chemical Engineering News 12.4.1999/S.47

J.A. Vinson et al.: Phenol antioxidant quantity and quality in foods: cocoa, dark chocolate, and milk chocolate. Journal of Agricultural and Food Chemistry 1999/47/S.4821

C. Chen, G. Loo: Cigarette smoke extract inhibits oxidative modification of low density lipoprotein. Atherosclerosis 1995/112/S.177

Apfelsaft
Naturtrüber Apfelsaft ist von Natur aus trüb

Soviel wissen auch die Großstadtkinder: »Echter« Apfelsaft ist trüb, denn er kommt ungefiltert direkt aus der Presse in die Flasche. Was sie meist nicht mehr wissen, ist, daß sich die Trübstoffe bei solchen »echten« Säften nach einiger Zeit am Boden der Flasche absetzen. Aber das finden viele Menschen nun wieder eklig. Was tut also der Safthersteller, der seinen Kunden statt der unmodern gewordenen klaren die »natürlichen« trüben Säfte – aber ohne Bodensatz – verkaufen will? Er gibt sich Mühe und verlängert den Produktionsprozeß um ein paar Schritte.

Die Grundlage der allermeisten Säfte ist das Konzentrat. Konzentrat spart Transportkosten, weil es ja überall Wasser zum Verdünnen gibt. Die Herstellung läuft meist gleich ab. Erst werden die gewaschenen Äpfel zerkleinert und zu Mus gemacht. Enzymzusätze sorgen dafür, daß sich die Zellwände des Fruchtfleisches auflösen und selbst zu Saft werden. Das erhöht die Ausbeute. Mit verschiedenen Filtern und in mehreren Stufen trennt man erst die gröberen Fruchtfleischfetzchen, dann den Feintrub und schließlich einen Teil des Wassers vom Saft ab. Die klare und aufkonzentrierte Flüssigkeit wird nun in sogenannten Verdampfern zum Konzentrat eingedickt. Weil dabei auch die Aromastoffe mitverdampfen, müssen diese eigens abgetrennt oder zurückgewonnen werden.

Das aromafreie Konzentrat liefert den Grundstoff für unseren »Apfelsaft«. Durch Zumischen von Aroma und Verdünnen mit Wasser kann jede Firma ihren »eigenen« Markensaft mixen. Er ist allerdings wasserklar und kein bißchen »naturtrüb«. Das Problem läßt sich jedoch mit speziellen Trübungsmitteln lösen, die keinen nennenswerten Bodensatz bilden. Sie erhält man, wenn man beispielsweise die Filterrückstände vermahlt und homogenisiert. Das spart die Entsorgung und erfüllt den Kundenwunsch: Weil sie kleiner und damit leichter sind als die »echten« Trübstoffe, bleiben sie länger in der Schwebe und setzen sich kaum in der Flasche ab. Wenn das noch nicht reicht, helfen mäßige Zusätze an Natriumcarboxymethylcellulose und Propylenglykolalginat, die allerdings in Deutschland verboten sind.

Das wohl pfiffigste Verfahren, um im Naturtrüben zu fischen, steuerte eine deutsche Saftfabrik bei. So wird's gemacht: Äpfel mahlen, mit Ascorbinsäure versetzen und durch ein Sieb passieren. Das Mus mit der gleichen Menge Wasser versetzen, im Vakuum entgasen und erhitzen. Schließlich wird der Brei homogenisiert und der Anteil entfernt, der sich absetzen könnte. Das, was übrigbleibt, macht klare Säfte naturtrüb, und zwar so, daß sie ohne weiteres ein Jahr im Regal stehenbleiben können, ohne unappetitlich zu wirken.

Natürlich ist es auch heute noch möglich, naturtrübe Säfte ohne Trübungsmittel herzustellen, allerdings mit dem Nachteil, daß sie den oft unerwünschten Bodensatz bilden. Wer auf Nummer Sicher gehen will, muß seinen Saft entweder selbst pressen, eine Kelterei auf dem Lande auftun und dabei zusehen, wie die Äpfel in die Flasche kommen, oder einen sogenannten Direktsaft kaufen. Aber auch der wandert nicht immer direkt in die Flasche: Inzwischen gibt es einen lebhaften Handel mit Saft, der tiefgefroren in großen Fässern nach Deutschland geschafft, aufgetaut und abgefüllt wird.

→**»Fünf am Tag«** schützt vor Krebs und anderen chronischen Erkrankungen
→**Trinken**: Man soll trinken, bevor man Durst hat

Literatur:
U. Schobinger: Handbuch der Lebensmitteltechnologie: Frucht- und Gemüsesäfte. Stuttgart 1987
Eckes Aktiengesellschaft: Verfahren zur Herstellung von trubstabilen, naturtrüben Fruchtgetränken sowie danach hergestelltes Fruchtgetränk. Europäische Patentschrift 642 744 vom 22.10.1997

Aromen
Natürliche Aromen stammen aus der Frucht, nach der sie schmecken

Daß Kirschjoghurt aus dem Supermarkt nach Kirschen schmeckt, wird niemand ernsthaft behaupten, der jemals frische Kirschen gekostet hat. Wie sieht es mit anderen Geschmacksrichtungen aus, zum Beispiel Pfirsich, Kokos oder Nuß? Besser? Haben Sie schon mal versucht, selbstgemachten Joghurt mit zerkleinerten Haselnüssen anzureichern? Also, auf diesem Weg kann weder Nuß-

noch sonstiger Fruchtgeschmack in ein Milchprodukt gelangt sein. Der achtel Pfirsich, die paar Kirschen oder Nüsse, die in einem handelsüblichen 150-Gramm-Becher Platz hätten, könnten sich nie und nimmer gegen den Eigengeschmack von Joghurt durchsetzen. Nein, es ist klar und steht ja auch auf den Etiketten: Hier wird mit »natürlichem Aroma« nachgeholfen. Na ja, wenigstens ein natürliches und kein künstliches Aroma!

Doch es irrt, wer glaubt, Pfirsicharoma werde aus Pfirsichen und Nußaroma aus Nüssen gewonnen. Nach dem deutschen Lebensmittelrecht muß ein natürliches Aroma lediglich in der Natur vorkommen, das heißt, es kann auch von ganz anderen Organismen erzeugt werden als von denen, deren Namen es trägt. Und wie überall, wo es auf den Preis ankommt, gehen die Technologen den billigeren Weg: Statt mühsam das Originalaroma aus Früchten zu extrahieren (das wäre ja teurer, als tatsächlich Früchte in den Fruchtjoghurt zu tun!), lassen sie lieber ähnlich schmeckende Substanzen von Bakterien und Pilzen in speziellen Tanks, sogenannten Fermentern, herstellen. Auf diese Weise konnte der Preis für ein Kilogramm Pfirsichgeschmack von 20 000 auf 1 200 US-Dollar gesenkt und die Geschmacksintensität erhöht werden; Produzent des Pfirsicharomas ist der hefeähnliche Pilz *Sporobolomyces odorus.* Der Bodenpilz *Trichoderma viride* macht auf Kokosnuß, der Baumpilz *Trametes odorata* sorgt für Anis- und Honigduft, die Mikroben *Bacillus subtilis* und *Corynebacterium glutamicum* liefern das gewöhnliche Nußaroma.

Die Leute von der Aromenwirtschaft verstehen bis heute nicht, warum die Menschen lieber natürliche Aromen essen als naturidentische. Können Sie das verstehen?

→ **Zimt**sterne fördern Krebs
→ **Zuckerkulör** ist ein natürlicher Farbstoff
→ **Vanillearoma** kommt aus der Vanilleschote

Literatur:
G. Matheis: Natürliche Aromen und ihre Rohstoffe. Dragoco Bericht 1989, Heft 2, S.43
G. Feron et al.: Prospects for the microbial production of food flavors. Trends in Food Science and Technology 1996/7/S.285
Aromenverordnung vom 15.05.2006 (BGBl I S.1127)
U. Pollmer, M. Niehaus: Food-Design: Panschen erlaubt. Stuttgart 2006

Naturidentische Aromen sind identisch mit ihren Vorbildern in der Natur

Der gute alte Orwell hätte seine Freude gehabt an den Definitionen und Sprachregelungen der Lebensmitteljuristen. Während der naive Verbraucher glaubt, »identisch« sei »genau gleich«, darf man in dieser Branche auch »identisch« nennen, was etwas ganz anderes ist – und vielleicht nur so schmeckt »als ob«.

Jedes Aroma – egal, ob Erdbeer, Vanille, Hering oder Schinken – besteht aus vielen Einzelkomponenten, von denen einige stärker hervortreten, sozusagen die charakteristische »Kopfnote« bilden, andere mehr zur Abrundung beitragen, ganz ähnlich wie bei einem Parfüm. Kein Wunder, denn alles, was wir außer den Grundqualitäten süß, sauer, bitter und salzig schmecken, sind Sinneseindrücke, die uns über die Nase, also über den Geruchssinn, erreichen. Typisch auch, daß wir nur ein Gesamtbild wahrnehmen und einen Geschmack, den wir als »Toffee« oder »Waldbeeren« identifizieren, nicht in die Einzelteile auflösen können, aus denen er sich zusammensetzt.

Zunächst heißt »naturidentisch« schlicht »synthetisch«. Als »synthetisch« bezeichnet man alle Stoffe, die zwar in der Natur vorkommen, die aber im Labor auf chemischem Wege nachgebaut wurden. Im Falle von Aromastoffen ist es allerdings gar nicht so einfach, die natürlichen Vorbilder nachzuahmen. Es gibt nämlich Moleküle, die sich zueinander verhalten wie linke und rechte Hand bzw. Bild und Spiegelbild. Das an sich wäre ja nicht schlimm, nur riechen sie auch verschieden! Zum Beispiel das eine nach Orange und das andere nach Terpentin oder nach Flieder bzw. kalter Pfeife oder nach Minze bzw. Kümmel. Mutter Natur schafft es, in den Pflanzen schwerpunktmäßig nur die eine Sorte zu verfertigen – im Gegensatz zur chemischen Synthese, bei der zu gleichen Teilen »Bild« und »Spiegelbild« entstehen. Zwar wäre es möglich, sie aufzutrennen, aber dann wären die »naturidentischen« Aromen ziemlich teuer. Also steckt man das Minze-Kümmel-Aroma beispielsweise in einen Kräuterquark, denn das paßt ja. Und wenn die Kombination mal nicht genehm ist, sucht man nach weiteren Substanzen, die den unerwünschten Beigeschmack kaschieren.

So weit, so gut. Doch »naturidentisch« erlaubt weitere Abweichungen von der »Natur«. Ein Aroma besteht, wie gesagt, aus zahlreichen Aromastoffen. Erst durch die Kombination unterschiedlichster Komponenten entsteht ein Aroma, das typisch nach »Kaffee« oder nach »Erdbeere« duftet. So finden sich im echten Bohnenkaffee Duftstoffe, die für sich allein nach Raubtierurin, Bratfisch oder

Suppenwürze riechen. Das erweitert wiederum die Möglichkeiten der Food-Designer beträchtlich. Denn synthetisch hergestellt, bieten diese Stoffe eine Basis für ein naturidentisches Bratfisch- oder Suppenaroma – unabhängig davon, aus welchen Substanzen Bratfisch- oder Suppenaroma tatsächlich bestehen.

Fassen wir zusammen: Für ein naturidentisches Aroma werden oftmals Aromastoffe synthetisiert, die in dem Aroma, das nachgeahmt werden soll, gar nicht vorkommen. Voraussetzung für die Einordnung als »naturidentisch« ist nur, daß die Stoffe, die man recht und schlecht nachahmt, irgendwo in der Natur ein Vorbild haben. Egal, ob im Kaffee, Bratfisch oder Raubtierurin.

→ Alle **Zusatzstoffe** sind gesundheitlich unbedenklich

Literatur:
G. Reineccius: Source Book of Flavors. New York 1994
P. Werkhoff et al.: Chirospecific analysis in essential oils, fragrance and flavor research. Zeitschrift für Lebensmittel-Untersuchung und -Forschung 1993/196/S.307
K.J. Burdach: Geschmack und Geruch. Gustatorische, olfaktorische und trigeminale Wahrnehmung. Bern 1988
Aromenverordnung vom 15.05.2006 (BGBl I S.1127)
Anon.: Natürlich oder naturidentisch? In: Campus Niederursel. Forschergruppen am Biozentrum. (Broschüre der Johann Wolfgang Goethe-Universität) Frankfurt a. M., 1994, S.20

Backfisch
Der Backfisch hat nichts mit Backen zu tun

… sondern ist ein Fisch, der, weil zu klein und mager, ins Wasser zurückgeworfen wird (»back« = zurück). An diesem populären Irrtum irritiert nicht nur die vermutete Wortbildung aus dem Englischen »back«. Denn der Begriff stammt aus der Mitte des 16. Jahrhunderts, als Anglizismen noch sehr ungewöhnlich waren. Auch die Vorstellung, daß diese Bezeichnung für junge Mädchen abschätzig gemeint sein soll, befremdet. Das altbewährte »Deutsche Wörterbuch« der Brüder Grimm bietet eine plausiblere Erklärung an: Die zarten jungen Fische, die noch nicht zum Sieden taugten, wurden statt dessen gebacken. Das knusprig appetitliche Äußere der Backfische regte wohl den Vergleich an – vor allem wenn man weiß, daß junge Mädchen damals als »Fische« bezeichnet wurden, die man sich angeln müsse.

→ Der **Bismarckhering** hat nichts mit dem Reichskanzler Bismarck zu tun
→ **Muckefuck** heißt soviel wie »falscher Mokka«

Literatur:
A.J. Storfer: Wörter und ihre Schicksale. Gütersloh, ohne Jahr
W. Pfeifer: Etymologisches Wörterbuch des Deutschen. Berlin 1993
J. Grimm, W. Grimm: Der digitale Grimm: deutsches Wörterbuch von Jacob und Wilhelm Grimm. Elektronische Bearbeitung der Erstausgabe. Zweitausendeins, Frankfurt a.M. 2004

Ballaststoffe
Ballaststoffe sind unschädliche Abführmittel

Unter »Ballast« versteht man laut Wörterbuch eine »wertlose Fracht zum Ausgleich des Gewichts oder (bei Schiffen) des Tiefgangs; unnützes Beiwerk, Bürde, Last, Belastung«. Und so werden die Ballaststoffe in der Regel auch empfunden – seien sie in der Nahrung enthalten oder in Form von Weizenkleie, Pektin oder Leinsamen zugesetzt. Ein notwendiges Übel, eine Masse, die unverändert durchläuft und außer einer Vergrößerung der Stuhlmenge nichts bewirkt.

Damit tut man ihnen bitter Unrecht. Denn die Ballaststoffe sind beileibe kein Einheitsbrei, sondern höchst unterschiedliche Substanzen – mit ebenso unterschiedlichen Wirkungen. Viel wichtiger: Ganz nebenbei bringen sie, gleichsam huckepack, häufig noch pflanzliche Abwehrstoffe, Phytoöstrogene und andere sekundäre Pflanzenstoffe, aber auch Rückstände von Pestiziden oder Schimmelgiften mit. Und das sind je nach Pflanze, aus der sie stammen, ganz unterschiedliche Substanzen. Dasselbe gilt auch für ihre Wirkungen. Das Bild vom reaktionslosen Ballaststoffklumpen kann ebensowenig aufrechterhalten werden wie die pauschale Idee vom wundertätigen »Faserstoff«.

Der Darm ist ein ähnlich mißverstandenes »Wesen« wie die Ballaststoffe. Keinesfalls ein tumber Kanal, der mit hartem Faserbesen ausgekehrt werden muß, wie viele Naturheilkundler glauben, wenn sie ihren Patienten ballaststoffreiche Kost empfehlen, um deren Darm »mechanisch zu reinigen«. Im Gegenteil, der Darm ist ein mit einer feinen Schleimhaut ausgekleidetes, hochsensibles Organ, bei dem ein solches Ansinnen nicht unbedingt auf Gegenliebe stößt. Er beherbergt zusätzlich zahlreiche Untermieter, die Darmflora, mit der er arbeitsteilig in lebenslanger Symbiose lebt. Gegen Kost und Logis unterstützen die Mikroben den Darm nicht nur beim Verdauen, sondern sie stehen auch an vorderster Front bei der Abwehr von Krankheitserregern und liefern ihrem Vermieter, dem Menschen, darüber hinaus auch ein paar wichtige Nährstoffe.

Wenn es um die Ballaststoffe geht, hängt alles an diesen Untermietern, denn die Verdauungssäfte des Menschen vermögen den robusten Pflanzenbestandteilen nichts anzuhaben. Die Bakterien hingegen sind in der Lage, einen Teil der Ballaststoffe zu kurzkettigen Fettsäuren abzubauen. Kommen jedoch zu große Ballaststoffmengen auf einmal an, ist auch eine gesunde Darmflora bald überfordert. Statt einer geregelten Verdauung entstehen nicht nur unerwünschte, weil »sozial unverträgliche« Darmgase, sondern auch giftige Gärungsalkohole, die auf Dauer die Darmschleimhaut und das Immunsystem schädigen.

Bis vor wenigen Jahren glaubte man, daß sich der Reizdarm (irritables Kolon) durch eine ballaststoffreiche Ernährung therapieren ließe. Inzwischen wurde man eines Besseren belehrt. Beispielsweise kam es in einer Studie mit 100 Patienten nur bei zehn durch Weizenkleie zu einer Verbesserung ihrer Symptome, während 55 über eine Verschlimmerung klagten. Der Verzehr von Müsli nützte niemandem, aber schadete fast einem Drittel der Patienten. Nicht viel anders bei Obst, vor allem Zitrusfrüchten. Mittlerweile stehen Ballaststoffpräparate im Verdacht, eine Ursache des Reizkolons zu sein. Aus biologischer Sicht kommt diese Erkenntnis alles andere als überraschend: Ballaststoffe enthalten reichlich pflanzliche Abwehrstoffe. Diese reizen den Darm und können Entzündungen verursachen.

Ballaststoffe stehen auch im Verdacht, Osteoporose zu fördern. Bei Frauen, die im Rahmen einer Abmagerungskur täglich 28 Gramm Ballaststoffe (das ist immer noch weniger, als die Deutsche Gesellschaft für Ernährung als Minimum für den Erwachsenen empfiehlt) zu sich nahmen, wurde nach mehrmonatigem Gebrauch eine deutliche Verminderung der Knochendichte beobachtet. Ob dies nur eine Folge des Gewichtsverlustes ist oder mit den Ballaststoffen zusammenhängt, ist noch nicht geklärt. Gesichert ist aber, daß manche Ballaststoffe durch die Bindung von Mineralstoffen den Mineralstoffhaushalt des Körpers nachteilig beeinflussen können. Davon betroffen sind vor allem Calcium, Magnesium, Zink und Eisen.

Menschen, die ihrer Verstopfung mit Ballaststoffen zu Leibe rücken, müssen zudem mit einem Gewöhnungseffekt rechnen, wie bei anderen Abführmitteln auch. Das heißt, immer größere Mengen werden nötig, um die gleiche Wirkung zu erzielen. In extremen Fällen kann es dazu kommen, daß der Darm nicht mehr zu reagieren vermag und die aufquellenden Ballaststoffe große Klumpen (sogenannte Bezoare) bilden oder gar einen Darmverschluß verursachen. Gefährdet sind vor allem Menschen, die schon andere Abführmittel im Übermaß benutzt haben oder bei denen aufgrund von Erkrankungen (zum Beispiel Diabetes) oder Medikamenten (zum Beispiel Psychopharmaka) die Darmbeweglichkeit herabgesetzt ist.

→ **Vollwerternährung** ist ein modernes Ernährungskonzept für jedermann
→ Beim Brot sollte man auf jeden Fall **Vollkorn** kaufen

Literatur:
G.A. Spiller: CRC Handbook of dietary fiber in human nutrition. Boca Raton 1993
H. Freisleben: Kritische Bemerkungen des Mediziners zur sogenannten ballastreichen Kost. Ernährung/Nutrition 1985/9/S.858
J.K. Kang, W.F. Doe: Unprocessed bran causing intestinal obstruction. British Medical Journal 1979/1/S.1249
I.T. Johnson, D.A.T. Southgate: Dietary fiber and related substances. London 1994
U. Rabast, M.L. Götz: Negative Ballaststoffeffekte. Medizinische Klinik 1982/77/S.257
M. Hardt, W. Geisthövel: Schwerer Obstruktionsileus durch Leinsamenbezoar. Medizinische Klinik 1986/81/S.541
A. Avenell et al.: Bone loss associated with a high fibre weight reduction diet in postmenopausal women. European Journal of Clinical Nutrition 1994/48/S.561
K. Pirlet: Zur Problematik der Vollwerternährung. Erfahrungsheilkunde 1992, Heft 5, S.345
C.Y. Francis, P.J. Whorwell: Bran and irritable bowel syndrome: time for reappraisal. Lancet 1994/344/S.39

Ballaststoffe haben keine Kalorien

Wenn sie der unverdauliche Durchlaufposten wären, als den man sie gern hinstellt, wäre das wohl so. Sind sie aber nicht. Mit der Unverdaulichkeit hat es ein Ende, sowie der träge »Ballast« den Dickdarm erreicht. Dort warten bereits Heerscharen hungriger Bakterien darauf, das, was der Mensch übriggelassen hat, für die eigene Ernährung zu nutzen. Wenn das alles wäre, fielen aber immer noch keine Kalorien für die menschliche Energiebilanz an. Doch die Darmflora fährt Überproduktion, um genau zu sein: Sie verbraucht nur ein Minimum dessen, was sie herstellt. Den Rest erhält der Mensch quasi als »Heizkostenzuschuß«.

Die wasserlöslichen unter den Ballaststoffen zum Beispiel baut die Darmflora zum großen Teil zu kurzkettigen Fettsäuren ab, die der Körper zur Energieversorgung nutzen kann. In diese Kategorie gehören die Pektine aus Früchten, die Betaglucane aus Hafer und Gerste, die Verdickungsmittel aus Algen (zum Beispiel Agar-Agar oder Carrageen), Pflanzengummis (wie Guarkernmehl und Johannisbrotkernmehl) und die Schleimstoffe des Leinsamens. Wasserunlöslich dagegen sind Zellulose, Lignin und viele Hemizellulosen, alles Gerüstsubstanzen, die Pflanzen ihre Stabilität verleihen. Sie machen bei Getreideprodukten und Gemüsen den Hauptteil der Ballaststoffe aus. Im Darm quellen sie auf und erhöhen so das Stuhlvolumen. Auch sie können zum Teil von den Bakterien abgebaut werden, allerdings in wesentlich geringerem Umfang als die wasserlöslichen Ballaststoffe.

Ehrlicherweise sollten wir hier auch die tierischen Ballaststoffe erwähnen, deren Existenz die Ernährungsexperten notorisch verschweigen: Es handelt sich um schwerverdauliche Bindegewebe, wie beispielsweise Sehnen oder Knorpel. Der Chemiker unterscheidet dabei die Bestandteile Kollagen und Elastin. Erhitztes Kollagen verzögert wie seine pflanzlichen Pendants die Resorption, während das weitgehend unverdauliche rohe Kollagen sowie das Elastin die Darmtätigkeit anregen. Während der Ballast aus Pflanzen deshalb als »gesund« gilt, firmiert das tierische Bindegewebe als »wertlos« – obwohl beide Stoffgruppen in ihren physiologischen Eigenschaften fast identisch sind. Einen Unterschied könnte man allenfalls darin sehen, daß das »wertlose« Bindegewebe (weil es aus Eiweiß besteht) physiologisch ein klein wenig wertvoller ist als Guarkernmehl, das nur Kalorien liefert.

Aus Tierversuchen, Bilanzstudien und Berechnungen weiß man inzwischen, daß im menschlichen Dickdarm aus pflanzlichem Pektin etwa 70, aus Zellulose immerhin noch 30 Prozent des physikalischen Brennwerts – also die Energie, die beim Verbrennen in einem Kohleofen anfallen würde – als nutzbare Energie gewonnen werden können. Im Schnitt kann man bei den Ballaststoffen eine Energieausnutzung von 65 bis 70 Prozent ansetzen. Das ist alles andere als »nichts«!

Um den Brennwert von Ballaststoffen etwas »greifbarer« zu machen, führten Wissenschaftler der Universität Kiel ein ausgeklügeltes »Fütterungsexperiment« mit 16 Frauen durch. Die Damen erhielten verschiedene Spezialmenüs, angereichert mit jeweils anderen Ballaststoffen. Von jeder Mahlzeit bestimmte man vorher den physikalischen Brennwert und die chemische Zusammensetzung. Um herauszufinden, was der Körper wirklich davon verbraucht, wurden alle Ausscheidungen gesammelt, gefriergetrocknet und ebenfalls analysiert. Das Ergebnis verglich man mit fünf verschiedenen Methoden der Kalorienberechnung (ja, so viele gibt es, weil bis heute kein Ernährungsprofessor weiß, wie viele Kalorien wirklich im Essen stecken). Ergebnis: In den meisten Fällen ergaben die Messungen höhere Werte als die Berechnungen. In den Menüs steckten bis zu sieben Prozent mehr Kalorien drin, als die Kalorientabellen auswiesen.

Die beste Übereinstimmung zwischen vorher berechneten und den chemisch-physikalisch ermittelten Werten gab es, wenn für 10 Gramm Ballaststoffe zehn bis zwanzig Kilokalorien eingesetzt wurden. Das entspricht dem Kaloriengehalt von 10 Gramm Brathähnchen.

→ Anhand von **Kalorien**tabellen läßt sich die Energiezufuhr errechnen
→ **Nährwertempfehlungen** sind wissenschaftlich begründet
→ **Light-Produkte** erleichtern das Abnehmen

Literatur:

K. Loewit: Über die ernährungsphysiologische Bedeutung des Bindegewebes. Zeitschrift für Lebensmittel-Untersuchung und -Forschung 1970/143/S.5

H. Steinhardt: Energetische Bewertung der Ballaststoffe. In: Aktuelle Fragen der Ernährung: Brennwert – Lebensmitteltechnologie – Beurteilung besonderer Ernährungsformen. Symposium der Deutschen Gesellschaft für Ernährung und der Fachgruppe »Lebensmittelchemie und Gerichtliche Chemie« in der GDCh am 13./14.April 1989 in Gießen. Hamburg 1989, S.65

E. Wisker et al.: Einbeziehung der Ballaststoffe in die Berechnung des Brennwertes von Lebensmitteln? Zeitschrift für Lebensmittel-Untersuchung und -Forschung 1993/197/S.233

Bestrahlung
Die Bestrahlung von Lebensmitteln ist in Deutschland grundsätzlich verboten

Das versucht uns die Politik seit Jahren zu suggerieren: Deutschland als Hort redlicher Verbraucherpolitik, die von den Bürokraten in der EU stets von neuem ausgehebelt wird. Die meisten Deutschen essen und trinken seit Jahrzehnten jeden Tag bestrahlte Produkte, ohne es zu wissen. Denn das deutsche Lebensmittelrecht verbot lediglich »eine nicht zugelassene Bestrahlung«. Zugelassen war und ist aber die Bestrahlung zu »Kontroll- und Meßzwecken«. Sie gehört seit der Lebensmittel-Bestrahlungs-Verordnung von 1959 bis zum heutigen Tage zu den erlaubten Ausnahmen.

In diesen Fällen wird die Bestrahlung nicht vorgenommen, um den Pakkungsinhalt zu konservieren, sondern um die Füllhöhe zu kontrollieren. Vieles, was wir aus Dosen und Flaschen konsumieren, läuft nach der Abfüllung durch eine Apparatur, die mit Hilfe eines Gamma- oder Röntgenstrahls prüft, ob auch genug drin ist; denn eine volle Dose fängt mehr Strahlenenergie ab als eine nur zur Hälfte gefüllte. Als Gammastrahler dient vor allem ^{241}Americium. Dieser künstliche Strahler wird pikanterweise in Wiederaufbereitungsanlagen aus plutoniumhaltigen Abfällen gewonnen. Die zulässige Dosis ist zwar minimal, dafür werden aber zahlreiche Produkte bestrahlt, die teilweise in beträchtlichen Mengen (wie Bier) konsumiert werden. Eine Deklaration findet nicht statt.

In der EU gibt es zahlreiche Anlagen, allein in Deutschland arbeiten drei Betriebe, die neben Kosmetika oder Medikamenten auch Lebensmittel mit Caesium, Kobalt oder Elektronen behandeln. Eine Bestrahlung ist hierzulande – einmal abgesehen von der Füllhöhenkontrolle bei Reinheitsgebotsbier und Dosenmilch – offiziell nur bei Kräutern und Gewürzen zulässig und dann auch nur mit Deklaration. EU-weit beläuft sich die bestrahlte Ware jährlich auf 20 000 Tonnen. Doch der Verbraucher bekommt davon herzlich wenig mit. Offenbar schleicht sich – Deklarationsrecht hin oder her – der Hinweis auf eine Bestrahlung auf geheimnisvolle Weise von den Etiketten.

Zu den Produkten, für die irgendwo in Europa eine Bestrahlung zugelassen ist oder praktiziert wird, zählen Leckereien wie Hühnereingeweide, Separatorenfleisch, Aale, Getreideflocken (Müsli!), Blutplasma oder Enzyme. Bei ihren Untersuchungen fand die Baden-Württembergische Lebensmittelüberwachung immer wieder mal bestrahlte Shrimps, Muscheln, Kräuterkäse (nur der

Kräuteranteil), Kräutertee, Asia-Instant-Nudelgerichte (aus China und Korea) sowie Froschschenkel. Betroffen waren – wen wundert's – natürlich auch Ökoprodukte. Außerdem war fast jedes zweite Nahrungsergänzungsmittel bestrahlt oder enthielt bestrahlte Zutaten.

→ Holländische **Tomaten** sind bestrahlt
→ Das deutsche Lebensmittelrecht schützt unsere **Gesundheit**

Literatur:
G. Sprissler: Füllhöhenkontrolle an Abfüll- und Verpackungsmaschinen durch berührungslose Füllhöhen-Kontrolleinrichtung. ZFL – Zeitschrift für die Lebensmittelwirtschaft 1981, Heft 1, S.17
Verordnung über die Behandlung von Lebensmitteln mit Elektronen-, Gamma- und Röntgenstrahlen oder ultravioletten Strahlen. Vom 19. Dez. 1959 idF der Anpassungs-Verordnung vom 16.5.1975 (BGBl I S.1281); ber. BGBl I S.1859
Verordnung über die Behandlung von Lebensmitteln mit Elektronen-, Gamma- und Röntgenstrahlen, Neutronen oder ultravioletten Strahlen. Vom 14.12.2000 (BGBl I S.1830)
Lebensmittel-, Bedarfsgegenstände- und Futtermittelgesetzbuch. Vom 1.9.2005 (BGBl I/S.2618)
IAEA: Database on approvals for irradiated foods. Food & Environmental Protection Newsletter 2006/9/S.21

Beta-Carotin
Beta-Carotin schützt Raucher vor Lungenkrebs

Bei Rauchern ist der Spiegel von Beta-Carotin im Blut erniedrigt. Fragt sich nur warum. An einer mangelhaften Zufuhr kann es nicht liegen. Denn Beta-Carotin ist ein wichtiger Lebensmittelfarbstoff (E 160b), der von der Bonbontüte über Limonaden und Fertiggerichte bis hin zur Butter praktisch allen Lebensmitteln zugesetzt wird, die ein wenig »gehaltvoller«, »fruchtiger«, »sahniger« oder »natürlicher« wirken sollen. Der Farbstoff ist nicht nur die Vorstufe von Vitamin A, er wird seit Jahren unentwegt auch als Antioxidans oder Radikalfänger beworben. Alle Menschen, die unter Streß und Umweltgiften leiden – also besonders die Raucher –, sollten von dieser Maßnahme profitieren.

Finnland-Studie

Lungenkrebs bei den Studienteilnehmern (kumuliert, in Prozent)

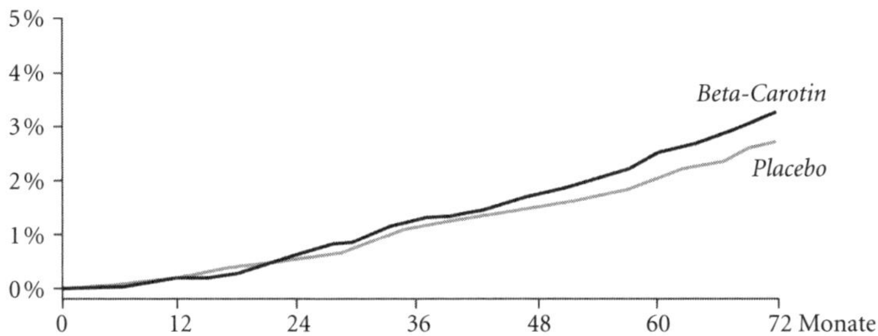

CARET-Studie

Lungenkrebs bei den Studienteilnehmern (kumuliert, in Prozent)

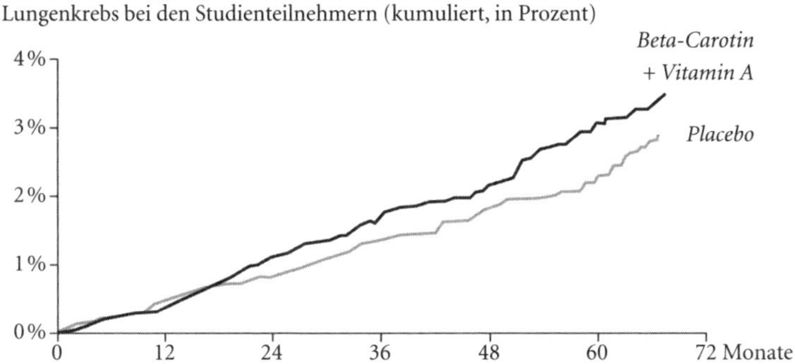

CARET-Studie

Sterblichkeit der Studienteilnehmer (kumuliert, in Prozent)

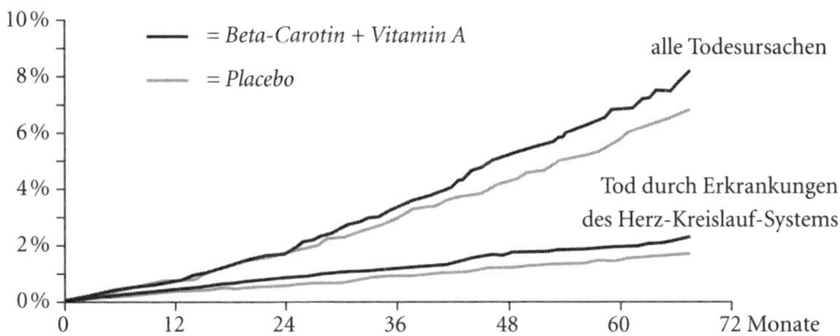

Selten kommen zwei verschiedene Studien so eindeutig zum selben Ergebnis: Raucher, die Beta-Carotin erhalten hatten, erkrankten häufiger an Lungenkrebs. Außerdem war ihre Sterblichkeit insgesamt und bei den Herz-Kreislauf-Krankheiten erhöht.

Damit der Fernsehzuschauer auch weiß, was er sich darunter vorstellen soll, erklärte man ihm, wie im Krimi seien die Radikale die Bösen und die Antioxidanzien die Guten. Und wenn er nur genügend Polizeieinsatzkräfte in Form von Vitaminpillen in der Apotheke kaufe, könne er die bösen Buben in seinem Körper unschädlich machen. Die Botschaft kam an, und die Kassen der Vitaminhersteller begannen zu klingeln wie alle Tage Weihnachten.

Lange Gesichter gab es erst, als sich Ärzte bemühten, den erwarteten Erfolg des Antioxidanzien-Einsatzes auch zu belegen. 30 000 Raucher umfaßte die sogenannte Finnland-Studie. Die Teilnehmer nahmen im Doppelblindversuch acht Jahre lang Beta-Carotin, Vitamin E oder Placebos. Ergebnis: Von den Patienten, die Beta-Carotin erhalten hatten, waren 18 Prozent mehr an Lungenkrebs gestorben als aus den anderen Gruppen. Die niedrigste Sterblichkeit hatten übrigens die Teilnehmer der Placebogruppe, also die Raucher, die keine Extra-Vitamine bekamen.

Das gleiche Ergebnis erbrachte eine amerikanische Interventionsstudie (CARET-Studie). An ihr nahmen 18 000 Menschen teil, die entweder rauchten oder einer Asbestbelastung ausgesetzt waren. Eine Gruppe erhielt eine Kombination aus Beta-Carotin und Vitamin A, die andere ein Placebo. Diese Studie wurde sogar vorzeitig abgebrochen, als sich zeigte, daß in der Vitamingruppe die Lungenkrebsrate um 28 Prozent gestiegen und die Lebenserwartung um 17 Prozent gesunken war. Auch in einer dritten Interventionsstudie mit 22 000 Ärzten (von denen allerdings nur jeder zehnte rauchte) hatten die Raucher, die Beta-Carotin einnahmen, eine geringere Lebenserwartung und eine erhöhte Herzinfarkt- und Krebsrate im Vergleich zu solchen Ärzten, die nur rauchten.

Was war geschehen? Antioxidanzien sind ein eindrucksvolles Beispiel dafür, daß das Prinzip »viel hilft viel« nicht immer zutrifft. Nur in niedriger Dosis können sie einige Radikale unschädlich machen. In hoher Dosis wirken sie genau umgekehrt: Sie wandeln sich vom Antioxidans zum Prooxidans, das heißt, sie tun nun genau das, was sie eigentlich verhindern sollten: Sie provozieren eine besonders starke Bildung von Radikalen. Dieser Effekt ist in der Lebensmittelindustrie gefürchtet. Denn dort werden die Vitamine C und E sowie das Beta-Carotin zur Verlängerung der Haltbarkeit oder Färbung seit vielen Jahren eingesetzt. Und aus diesen Erfahrungen weiß man noch etwas: Antioxidanzien fangen nur dann Radikale ab, wenn weder Sauerstoff noch Eisen da ist. Im eisenhaltigen Blut, das noch dazu in der Lunge Sauerstoff aufnimmt, ist eine massive Radikalbildung vorprogrammiert. Deshalb kommt aus biochemischer Sicht die Zunahme von Lungenkrebs wenig überraschend.

Offenbar versucht der Körper des Rauchers, unnötige Belastungen zu vermeiden und reguliert deshalb seinen Beta-Carotin-Spiegel herunter. Demnach sind niedrige Vitaminspiegel beim Raucher kein Mangel, sondern ein Schutz. Aus diesem Grund, nämlich um Raucher vor einer unnötigen Belastung durch »Radikalfänger« zu schützen, ist es seit 2006 sogar verboten, Tabletten mit mehr als zwei Milligramm Carotin einzufärben. Sonst müßte man ihnen wahrscheinlich vom Verzehr von Gemüse und Bonbons abraten.

→ Freie **Radikale** haben im Körper nichts verloren
→ Wir sollten uns immer reichlich mit **Antioxidanzien** versorgen
→ Antioxidative Vitamine schützen vor **Krebs**

Literatur:
G.S. Omenn et al.: Effects of a combination of beta carotene and vitamin A on lung cancer and cardiovascular disease. New England Journal of Medicine 1996/334/S.1150
The Alpha-Tocopherol, Beta Carotene Cancer Prevention Study Group: The effect of vitamin E and beta carotin on the incidence of lung cancer and other cancers in male smokers. New England Journal of Medicine 1994/330/S.1029
C.H. Hennekens et al.: Lack of effect of long-term supplementation with beta carotene on the incidence of malignant neoplasms and cardiovascular disease. New England Journal of Medicine 1996/334/S.1145
D.I. Thurnham: β-carotene, are we misreading the signals in risk groups? Some analogies with vitamin C. Proceedings of the Nutrition Society 1994/53/S.557
Anon.: Kein Betakarotin für Raucher. arznei-telegramm 2006/37/S.15

Bier
Die Kalorien im Bier machen dick

Fragt sich nur, warum Weintrinker in der Regel schlank bleiben. Und warum gibt es analog zum Bierbauch nicht auch Likörröllchen, Whiskywampe und Spirituosenspeck? Nein, an den Kalorien kann's nicht liegen, denn die stecken in den anderen Alkoholika ja genauso.

Eine Eigentümlichkeit der passionierten Biertrinker bringt uns auf die richtige Spur: Viele von ihnen entwickeln im Laufe der Zeit nicht nur ein »Bäuchlein«, sondern auch einen deutlichen Brustansatz. Zeichen von Verweiblichung! Das kann nur eins bedeuten: Hier sind Sexualhormone im Spiel. Und tatsächlich enthält Hopfen ebenso wie sein nächster Verwandter, der Hanf, reichlich Phytoöstrogene, also Pflanzeninhaltsstoffe mit östrogenähnlicher Wirkung. Natürlich setzt die deutsche Brauwirtschaft solchen imageschädigenden Behauptungen eigene Studien entgegen, denen es – im Gegensatz zu solchen der internationalen Fachwelt – einfach nicht gelingen will, die fraglichen Substanzen zu finden. Verständlich, denn wenn Bier in den Ruf eines »Dickmachers« käme, wären viele Werbemillionen rausgeworfenes Geld, die eigentlich helfen sollten, junge Frauen als Kundinnen zu gewinnen.

Ganz neu sind die Erkenntnisse, daß Bier und insbesondere Hopfen mit den Sexualfunktionen in Zusammenhang stehen, zwar nicht, aber auch die etablierte Medizin neigt eben dazu, volkstümliches Wissen für bloße Phantasie zu halten: Als der Hopfen noch mit der Hand gepflückt wurde, setzte bei den Zupferinnen kurz nach Beginn der Ernte die Monatsregel ein. Jugendliche sollten Hopfentee trinken, um die Onanie aufzugeben (Hopfen dämpft den Sexualtrieb). Der britische Volksmund formuliert den Zusammenhang zwischen übermäßigem Biergenuß und Liebesleben noch drastischer, er spricht vom »brewer's droop«, dem »Brauer-Schlappschwanz«. Stillenden Müttern riet man hingegen zur Halben, um den Milchfluß anzuregen. Inzwischen ist nachgewiesen, daß ein bis zwei Halbe tatsächlich die Prolaktinmenge im Blut verdoppeln. Dieses Hormon regt die Milchbildung an.

Aber wie bringen Hormone Bauch und Brust zum Schwellen? Erinnern Sie sich noch an die Kälbermastskandale vergangener Jahre? Richtig, da waren ebenfalls Sexualhormone und chemische Abkömmlinge davon im Spiel. Bei den weiblichen Sexualhormonen sind die anabolen Effekte, der »Muskelfleischaufbau«, nur schwächer als bei den männlichen. Dafür erhöhen sie die Einlagerung von Fett ins Gewebe. Den unfreiwilligen Mastochsen sei zum Trost gesagt: Bauch und Brüstchen schrumpfen wieder, wenn die Hormone abgesetzt werden – was allerdings den Verzicht auf den schäumenden Gerstensaft voraussetzt.

→ Die EU ist schuld, daß bei uns **Chemiebier** verkauft werden kann
→ **Alkohol** ist immer noch eines der größten Gesundheitsrisiken
→ Nur **Wein** ist gut fürs Herz

Literatur:
E.R. Rosenblum et al.: Isolation and identification of phytoestrogens from beer. Alcoholism: Clinical and Experimental Research 1992/16/S.843
E.R. Rosenblum et al.: Assessment of the estrogenic activity of phytoestrogens isolated from bourbon and beer. Alcoholism: Clinical and Experimental Research 1993/17/S.1207
W. Koch: Östrogene Hormone in Hopfen und Bier. Münchner Medizinische Wochenschrift 1953/95/S.845
S. Possemiers et al.: Activation of proestrogens from hops (Humulus lupulus L.) by intestinal microbiota: Conversion of isoxanthohumol into 8-Prenylnaringenin. Journal of Agricultural and Food Chemistry 2005/53/S.6281
E.R. Grossmann: Beer, breast-feeding, and the wisdom of old wives. Journal of the American Medical Association 1988/259/S.1016
J. Falbe, M. Regitz (Eds.): Römpp Chemie Lexikon. Stuttgart 1990

Bismarckhering
Der Bismarckhering hat nichts mit dem Reichskanzler Bismarck zu tun

Daß ausgerechnet der ordinäre Hering zu der Ehre kam, nach dem Reichskanzler Otto von Bismarck benannt zu werden, mag man heute mit Kopfschütteln bedenken. Tatsache ist aber, daß auf dem Gipfel von Bismarcks Ruhm alles mögliche nach ihm benannt wurde, angefangen von einer Inselgruppe in der Südsee über Azo-Farbstoffe (Bismarckbraun) bis hin zur Seife. Er war damals auch Namenspatron zahlreicher Speisen, etwa des Bismarck-Salates (Rotkohlstreifen mit Kopfsalat, in einer Essig-Öl-Marinade, abgeschmeckt mit Meerrettich) oder von den Seezungenfilets à la Bismarck. Dieses Gericht vermittelt einen guten Eindruck vom Appetit und den kulinarischen Vorlieben des Kanzlers: Grundlage sind Seezungenfilets gefüllt mit einer getrüffelten Fischfarce. An weiteren Zutaten benötigt man Artischocken, Austern, Miesmuscheln, Krabbenschwänze und Pilze. Schließlich wird das Gericht mit einer Weißweinsoße *und* einer Sauce hollandaise übergossen. In ähnlicher Weise traf das italienische »bistecca alle Bismarck« den Geschmacksnerv des Kanzlers: ein Steak mit zwei Spiegeleiern.

Für einen schwergewichtigen Vielfraß, der stets für drei essen konnte, waren derart nahrhafte Gerichte allemal passend. Schon als junger Beamter nahm er zu Empfängen mit Büffet, von deren Ergiebigkeit er nicht überzeugt war, vorsorglich ein paar Stullen mit. Sein Leibarzt erzählte, er habe zum reichhaltigen Frühstück gelegentlich bis zu 16 Eier verspeist. Ein »leichter Lunch« bestand nach Augenzeugenberichten aus Kaviar, Räucheraal, allerlei kalten Speisen, Königsberger Klopsen, Hausmacher Wurst, in Bouillon eingelegten Heringen, Anchovis, Kartoffelsalat und pommerschem Gänsefett.

Für Heringe soll Bismarck nach ähnlichen Verlautbarungen ein ausgesprochenes Faible gehabt haben. Glück für den Stralsunder Fischkonservenfabrikanten Johann Wiechmann, der ein großer Verehrer des Staatsmanns war und ihm zu zwei Gelegenheiten – einmal zum Geburtstag und dann anläßlich der Reichsgründung 1871 – ein Holzfäßchen mit sauer eingelegten Ostseeheringen schickte. Im Anschreiben zur zweiten Sendung bat der Fabrikant »alleruntertänigst« darum, die Heringszubereitung künftig als »Bismarck-Hering« handeln zu dürfen. Der Reichkanzler soll sich in einem persönlichen Brief bedankt und seine Einwilligung gegeben haben. Das jedenfalls versichern die Nachfahren des glücklichen Fischhändlers. Das wertvolle Schriftstück existiert nämlich leider nicht mehr, da es im Oktober 1944 bei der Bombardierung der Hansestadt verbrannt ist. Bis dahin soll es im Kontor der Fabrik gehangen haben.

Sieht man von den Restaurantbesitzern und Fischkonservenherstellern ab, die behaupten, die Namensgebung sei ihre Idee gewesen, wäre auch noch folgende Geschichte möglich, die zwar nicht verbürgt, aber falls sie nicht wahr, dann zumindest gut erfunden ist: Otto von Bismarck soll geäußert haben, wenn der Hering so teuer wäre wie Hummer, gälte er mit Sicherheit in den höchsten Kreisen als Delikatesse. Damit traf der eßbegeisterte Kanzler den Nagel auf den Kopf. Denn besonders edle Speisen wie Hummer oder Austern waren früher typische Arme-Leute-Essen. Die Helgoländer Fischer beispielsweise verspeisten die ungeliebten Hummer aus Rache, weil sie ihnen die Netze zerrissen. Später sorgte der Preis für eine enorme Wertschätzung, die allerdings bisher nur wenig an der tierquälerischen Behandlung der Krustentiere zu ändern vermochte.

→ Das **Chateaubriand** ist eine Kreation des gleichnamigen Dichters
→ Die **Pizza** Margherita soll an die gleichnamige Blume erinnern
→ Der Dresdner **Stollen** kommt aus Dresden

Literatur:
Pers. Mitteilung von Dr. Wernfried und Lisa Böse, geb. Wiechmann, der Urenkelin des Firmenbegründers Johann Wiechmann, am 30.1.2001
G. von Paczensky, A. Dünnebier: Leere Töpfe, volle Töpfe. Die Kulturgeschichte des Essens und Trinkens. München 1994
M. Grauls: Lord Sandwich und Mellie Melba. Wie berühmte Persönlichkeiten auf der Speisekarte landeten. München 1999

Blau
Blausein und Blaumachen haben nichts mit Alkohol zu tun

Wenn heute einer »blaumacht«, so tut er das zwar oft, weil er am Vorabend »blau« war, was allerdings nur indirekt mit der Entstehung des Wortes zu tun hat. Sprachforscher offerieren eine ganze Reihe von absonderlichen Erklärungen für den Zusammenhang von Farbe und Betrunkensein, zum Beispiel die Redensart spiele auf die bläulichroten Nasen der Trinker an oder darauf, daß einem nach Alkoholgenuß »blau vor Augen« würde. Andere glauben, Grund sei die mittelalterliche Kleiderordnung, nach der angeblich am Feiertag ein blaues Gewand anzuziehen war. Nachdem die Handwerker vielerorts montags nicht arbeiten mußten und Handwerkerversammlungen abgehalten wurden, machten sie eben montags blau. Würde die These stimmen, müßte es auch blaue Feiertage und nicht nur Montage geben. Außerdem war auch die Arbeitskleidung vieler Handwerker, z. B. der Blaufärber, gewöhnlich blau.

Plausibler erscheint eine andere Erklärung: Im Mittelalter hatte die Blaufärberei Hochkonjunktur. Um den Farbstoff Indigo aus den Blättern des Färberwaid zu gewinnen, brauchte man sonniges Wetter und frischen Urin. Diese Zutaten waren notwendig, um das Pflanzenmaterial zu vergären und die farblose Vorstufe des Indigo entstehen zu lassen. Nach einigen Tagen konnte man die Brühe zum Färben verwenden. Die Stoffe mußten zwölf Stunden darin eingeweicht und dann ebensolange an die Luft gehängt werden. Erst durch den Zutritt von Sauerstoff entstand die blaue Farbe. Am arbeitsfreien Sonntag blieb das Färbegut länger als sonst in der Küpe, nämlich 24 Stunden. Wenn montags

»Blau gemacht« wurde, konnten die Burschen, während das Zeug an der Luft trocknete, mit Bier, Wein und Schnaps für ordentlich Harndrang sorgen und die nächste Färbepartie ansetzen. Kein Wunder, daß Blau zur Farbe des Alkohols avancierte!

→ Gegen den **Kater** ist kein Kraut gewachsen
→ **Eisbein** hat nichts mit Frost und Eis zu tun

Literatur:
L. Röhrich: Lexikon der sprichwörtlichen Redensarten. Freiburg 1973
E. Heller: Wie Farben wirken. Farbpsychologie, Farbsymbolik, kreative Farbgestaltung. Reinbek 1989
Anon.: 100 Jahre Indigo-Synthese. Am Montag wurde »Blau« gemacht. Ciba-Geigy-Zeitung, Basel, 21.8.1990, S.5
M. Seefelder: Indigo in Kultur, Wissenschaft und Technik. Landsberg 1994

Blutgruppendiät
Die Blutgruppe verrät, welche Nahrungsmittel jemand verträgt

Der amerikanische Arzt Peter D'Adamo macht seit Jahren mit einer sogenannten Blutgruppendiät Furore. Seiner Theorie zufolge sind die verschiedenen menschlichen Blutgruppen zu Zeiten großer Umbrüche in den Lebensverhältnissen unserer Vorfahren entstanden. Dabei hätte sich aus der ursprünglichen Gruppe 0 der steinzeitlichen Jäger beim Übergang zur Landwirtschaft die Blutgruppe A gebildet. Blutgruppe B wiederum sei ein Merkmal von Nomadenvölkern, die sich von Milch und Fleisch nährten. AB sei durch sexuelle Kontakte zwischen Bauern und Nomaden entstanden.

Aus dieser Idee folgert D'Adamo, heutige Menschen seien entsprechend ihrer Blutgruppe am besten an die von ihm vermutete Ernährung ihrer Vorfahren angepaßt – entweder Jäger, Bauer, Nomade oder Promenade. Er empfiehlt daher Personen mit Blutgruppe 0 den Verzehr von Fleisch sowie den Verzicht auf Getreide, der Gruppe A eine eher vegetarische Ernährung und gestattet der

Gruppe B den Genuß von Milch. Soweit seine Theorie. Aber offenbar glaubt er sie selbst nicht. Denn bei den Detailplänen für die einzelnen Blutgruppen schert sich Peter D'Adamo herzlich wenig darum. So verbietet er dem Jäger Schweinefleisch, dem Vegetarier die Spaghetti und dem Milchviehhalter den Blauschimmelkäse.

Dafür hält er aber eine ungewöhnliche biochemische Erklärung für seine Theorie bereit. Schuld an allem seien die Lektine. Das sind besondere Eiweiße, die Lebewesen meist zur Abwehr von Schädlingen und Fraßfeinden bilden und die deshalb von Natur aus in unserer Nahrung enthalten sind. Da man in der Medizin ein paar exotische Lektine verwendet, um die Blutgruppen zu differenzieren, prophezeit Peter D'Adamo beim Verzehr von Lektinen gesundheitliche Schäden, da diese mit den roten Blutkörperchen und anderen Körperzellen reagieren würden. Deshalb teilt er jeder Blutgruppe jeweils andere Lebensmittel zu. Bei der Frage, warum welche Blutgruppe was essen darf und was nicht, läßt er sich aber nicht in die biochemischen Karten gucken.

An den Lektinen kann es jedenfalls nicht liegen. Denn entgegen D'Adamos Theorie reagieren nur ganz wenige Lebensmittellektine tatsächlich blutgruppenspezifisch. Und dort, wo blutgruppenspezifische Lektine vorkommen, wie zum Beispiel in manchen Hülsenfrüchten, sind oftmals Lektine gegen alle Blutgruppen nebeneinander vertreten. Demnach haben seine Empfehlungen offenkundig nichts mit der Blutgruppe zu tun. Fragwürdig ist auch, daß er nicht zwischen rohen und zubereiteten Speisen unterscheidet, obwohl viele Lektine durch Hitze, Fermentation oder Keimung inaktiviert werden. Wenn sie ein Risiko darstellen, dann vor allem für Rohköstler. Ginge es D'Adamo um die Lektine, dann würde er empfehlen, möglichst alles zu kochen oder sonstwie weiterzuverarbeiten, damit jeder Mensch möglichst viele verschiedene Speisen essen kann – gleichgültig welche Blutgruppe er hat.

Die wichtigste Ausnahme zu all dem Gesagten ist das Lektin des Weizens. Es ist hitzestabil, durchdringt problemlos die Darmwand, gelangt in Blutbahn und Lymphe, greift die Bauchspeicheldrüse und den Thymus an, und kann zu allem Überfluß Viren mit dem Blut ins Gehirn transportieren – völlig egal, welche Blutgruppe Sie haben. Es gilt zudem als wichtige Ursache der Darmkrankheit Zöliakie. Durch die klassische Sauerteigführung wurde der riskante Stoff früher weitgehend abgebaut, heute ist er vor allem in Weizenvollkornbrot und Vollkornmüslis wieder präsent. Die Weizenpflanze nutzt das Lektin als Insektengift. Es gibt also gute Gründe, den Hinweis D'Adamos auf die Lektine als mögliche Krankheitsursache ernst zu nehmen. Aber aus seiner Blutgruppendiät wird nichts.

→ **Säure-Basen-Haushalt:** Wir sind alle übersäuert
→ **»Fünf am Tag«** schützt vor Krebs und anderen chronischen Erkrankungen

Literatur:
P.J. D'Adamo, C. Whitney: 4 Blutgruppen – Vier Strategien für ein gesundes Leben. München 1999
A. Pusztai et al.: Antinutritive effects of wheat-germ agglutinin and other N-acetylglucosamine-specific lectins. British Journal of Nutrition 1993/70/S.313
D.L.J. Freed: Do dietary lectins cause disease? British Medical Journal 1999/318/S.1023
J. Muth, U. Pollmer: D'Adamo: Blutgruppendiät. EU.L.E.nspiegel – Wissenschaftlicher Informationsdienst des Europäischen Institutes für Lebensmittel- und Ernährungswissenschaften (EU.L.E.) 2002/8/H.2–3/S.10
D.C. Kilpatrick: Handbook of Animal Lectins: Properties and Biomedical Applications. Chichester 2000
C. Levene et al.: Lectin-blood group interactions. In: R.J. Doyle, M. Slifkin(Eds.): Lectin-Microorganism Interactions. New York 1994/S.327
I.E. Liener: Lectins. In: G.A. Rosenthal, M.R. Berenbaum (Eds.) Herbivores. San Diego 1991/1/S.327
D.L.J. Freed: Dietary lectins and disease. In: J. Brostoff, S.J. Challacombe (Eds.): Food Allergy and Intolerance. London 2002/S.479

BMI
Mit dem Body-Mass-Index (BMI) werden »überflüssige Pfunde« erkannt

Welche Pfunde sind bitte »überflüssig«? Gute Frage. Bislang hing die Einteilung der menschlichen »Fettstufen« vor allem vom gesundheitspolitischen Zeitgeist ab. Per Definition wurde so ein ums andere Mal ein »gesundes« Ideal-, Normal- oder Sonstwasgewicht festgelegt und erklärt, alle, die mehr auf die Waage brächten, schädigten zuvörderst ihre eigene Gesundheit und darüber hinaus gemeinerweise die Gemeinschaft der Versicherten. Das derzeit gängigste Maß für die Beurteilung von Gewicht und Übergewicht ist der sogenannte Body-Mass-Index (zu deutsch Körper-Masse-Wert). Um diesen für sich selbst zu ermitteln, nehme man sein Körpergewicht (in Kilogramm) und teile es durch die Körpergröße (in Meter) im Quadrat. Viel Spaß beim Rechnen!

Am besten vergessen Sie das Ganze gleich wieder, bevor Sie sich noch verrechnen. Denn der BMI sagt rein gar nichts darüber aus, ob Sie »zu dick«, »normal« oder »zu dünn« sind. Die Idee, die hinter dem BMI steckt, ist reichlich hanebüchen, denn jeder Mensch hat einen anderen Fett-, Muskel- und Knochenanteil – egal ob er groß oder klein ist. Wer Körpergröße und Gewicht zueinander ins Verhältnis setzt und daraus ableitet, wie »fett« und damit wie gesund oder krank jemand ist, der könnte mit der gleichen Logik aus dem Verhältnis von Schädelumfang zu Stirnhöhe den IQ und das Honorar von Medizinjournalisten ermitteln.

Würde ein Metzger bei seinen Schlachtschweinen den BMI bestimmen, um den Fettgehalt der Schnitzel zu ermitteln, er würde wegen klinischer Dummheit sofort gefeuert, und das zu recht. Während das Schweinebeispiel sofort einleuchtet, muß man beim Menschen erst die Prominenz bemühen. Nach den BMI-Kriterien wäre Brad Pitt übergewichtig, George Clooney krankhaft fettsüchtig, und der Arnold Schwarzenegger müßte, wie alle Kraftsportler, von einer Ernährungsberaterin schleunigst auf Wasser und Salat gesetzt werden, damit er endlich auf das politisch korrekte Berliner Normalmaß zurechtschrumpft.

Beim BMI geht es nicht um Ihre Gesundheit, sondern ums Geschäft. Mit dem BMI gelingt es mühelos, alle Menschen mit kräftigem Körperbau, insbesondere solche, die körperlich arbeiten, als »übergewichtig« einzustufen. So schafft man es, völlig gesunde Menschen zu diskriminieren, zu verunsichern und sie zu erklecklichen Ausgaben im Namen der Gesundheit zu veranlassen – von Diätprodukten über Sportartikel und Ratgeberliteratur bis hin zu Abnehmkursen. Wenn Angst aufkeimt, verliert der Mensch meist die Fähigkeit, vernünftig zu denken. Dann braucht man nur noch eine Kasse aufzustellen und der Rubel rollt. Und hier geht es nicht um »Peanuts«, sondern um Milliardenumsätze.

Welches Gewicht für einen Menschen »normal« ist, hängt nicht von einer Formel, sondern in erster Linie von seiner Veranlagung ab. Darüber hinaus spielen Alter und Geschlecht eine Rolle. Das zeigen die Messungen von Professor Holle Greil sehr eindrucksvoll, einer Humanbiologin an der Uni Potsdam, die über Jahrzehnte hinweg in Brandenburg repräsentative Bevölkerungsstichproben nach Strich und Faden vermessen hat. Diese sogenannten anthropometrischen Daten wurden ursprünglich für die Bekleidungsindustrie und andere alltagspraktische Anwendungen erhoben und sind damit erheblich vertrauenswürdiger als alles, was die Ernährungsmedizin in dieser Hinsicht zu bieten hat.

Und was zeigen die Biodaten? Erstens: Die Menschen sind verschieden (o, Wunder!). Es gibt veranlagungsbedingte Pykniker (untersetzte Pummel) und veranlagungsbedingte Leptosome (langaufgeschossene Dürrappel) und natürlich alles, was dazwischen liegt. Pummel haben von Natur aus einen höheren Fettanteil, und das ist für sie normal. Zweitens: Alle Menschen, egal ob dick oder dünn, nehmen im Laufe ihres Lebens zu, wobei Pummel aber stets größere Zuwächse verzeichnen als Dürrappel. Dieser Unterschied ist bereits im Kindesalter feststellbar und vergrößert sich mit den Jahren. Drittens: Männer und Frauen parken nicht nur unterschiedlich ein, sie haben auch unterschiedlich hohe Fettanteile im Körper und einen unterschiedlichen Gewichtsverlauf in ihrer Lebenslinie. Und das alles ist NORMAL.

Damit ist jeder Versuch einer Gewichtseinteilung, die Typus, Alter und Geschlecht außer Acht läßt, ad absurdum geführt. Und damit ist auch klar: Wenn sich ein Pummel auf »Normalgewicht« herunterhungert, ist er nicht »normal«, sondern schwer krank. Umgekehrt gilt das für einen Dürrappel, der versucht, dick zu werden – was ihm allerdings in den allermeisten Fällen nicht gelingen wird. Zudem kann das Fett bei Dicken an allen möglichen Stellen sitzen. Da gibt es Herren mit einem Kugelbauch auf zwei Stelzen, Damen mit stolzen Brauereipferdhintern, ostereiförmige Ringertypen oder wabbelige Couch potatoes, denen das Fett über die Knöchel quillt. All das sind ganz verschiedene Symptome unterschiedlicher Stoffwechsellagen. Nur der Laie, oder derjenige, der unbedingt als solcher erkannt werden will, spricht pauschal von »Übergewicht« oder gar von »Fettsucht«. Was für ein Wort! Süchtig nach Fett? Das ist so wahrscheinlich wie Fiebersucht, wenn sich jemand Grippeviren eingefangen hat.

Zur Messung des Fettanteils maß die Fachwelt bislang gerne die Hautfaltendicke: Je mehr Speck unter der Haut, desto übergewichtiger. Doch Jimmy Bill und seine Kollegen vom Imperial College in London sind kürzlich auf einen neuen Dreh gekommen: Sie bestimmten mit dem Kernspintomographen das sogenannte viszerale Fett, also das, was zwischen den inneren Organen steckt. Dabei machten sie eine sensationelle Entdeckung: Auch die Dünnen leiden unter Verfettung! Nun warnen die Doktores die Hageren allen Ernstes davor, sich nicht in falscher Sicherheit zu wiegen: Jede zweite schlanke Frau weise »große Mengen an innerem Fett« auf. Sogar Models waren eindeutig zu fett. Bei dünnen Männern ist die Lage noch dramatischer: Etwa 60 Prozent bunkern in ihrem Körper zuviel versteckte Fette. Dadurch laufen sie Gefahr, an den gleichen Krankheiten zu sterben wie Dicke. Wie furchtbar!

Supergeschäftsidee, Mister Bill! Kernspintomographen in aller Welt werden in Zukunft mehr als ausgelastet sein, weil Heerscharen von verängstigten Schlanken ihr inneres Fett bestimmen lassen wollen. Der Dank Ihrer Kollegen Röntgenologen ist Ihnen sicher. Und die Repräsentanten der Diätindustrie werden Ihnen die Füße küssen, da sie ihre Produkte endlich auch schlaksigen Zeitgenossen zur Beseitigung versteckter Fette andienen können. Wer das nötige Kleingeld hat, kann dann seine klassische (und viel zu billige) Badezimmerwaage durch einen geschmackvoll designten Kernspintomographen fürs Wohnzimmer ersetzen. Doch bevor Sie Ihr Vermögen für den Erwerb eines solchen Geräts investieren, denken Sie bitte daran: Der Fettgehalt des Körpers ist nur für eine einzige Berufsgruppe wirklich von Bedeutung: für Metzger, die eine Sau schlachten wollen.

→ **Abnehmen:** Wer abnimmt, tut seiner Gesundheit etwas Gutes
→ **Schlanke** leben länger
→ **Dicke** müssen früher sterben

Literatur:
H. Greil: Alters-, Geschlechts- und Gruppenspezifik von Körperbau und Ernährungszustand. Curare 1993/16/S.265
H. Greil, M. Möhr: Anthropometrische Charakterisierung der DDR-Bevölkerung. Ernährungsforschung 1996/41 S.79
U. Trippo: Körperbau, Körperzusammensetzung und Ernährungsgewohnheiten bei Erwachsenen in Abhängigkeit von Alter und Geschlecht. Dissertation, Universität Potsdam, 2000
Associated Press: Thin people might be fat on the inside. London, 11. Mai 2007
U. Pollmer: Eßt endlich normal. München 2007
G. Frank: Lizenz zum Essen. München 2007
A. H. Levine et al.: Hypothalamic dysfunction at ideal body weight simulating anorexia nervosa. Journal of Pediatric Endocrinology 1994/7/S.357

Bodenhaltung
Bodenhaltung ist allemal besser als Käfighaltung

Nein, artgerecht war und ist Käfighaltung gewiß nicht: 450 Quadratzentimeter, weniger als die Fläche einer DIN-A4-Seite, wurden einem Batteriehuhn früher von der EU zugestanden. Je vier teilten sich einen Käfig, der Platz reichte kaum zum Umdrehen, geschweige denn, daß die Tiere mal mit den Flügeln schlagen konnten. Heute sind es 530 Zentimeter im Quadrat. Aber ist ihre Lage dank des »verbesserten« Platzangebotes schon spürbar besser?

Im französischen veterinärmedizinischen Forschungszentrum CNEVA ging man dieser Frage nach. Die Wissenschaftler teilten 900 Hühner auf verschiedene Käfiggrößen auf, die dem einzelnen Tier entweder die früher üblichen 450 oder aber – entsprechend einer Empfehlung der EU-Veterinärexperten – 850 Quadratzentimeter gewährten, und beobachteten sie zwei Jahre lang. Das traurige Ergebnis läßt sich in einem Satz zusammenfassen: Größere Käfige geben den Hennen nur mehr Platz zum Kämpfen. Die Sterblichkeit in den größeren Käfigen war fast doppelt so hoch wie in den kleineren, außerdem gingen viermal soviel Eier zu Bruch. Über 80 Prozent der Verluste waren auf Kannibalismus zurückzuführen, das heißt, die Tiere pickten und hackten sich gegenseitig zu Tode.

Das bedeutet natürlich nicht, daß die kleineren Käfige ein Segen waren, sondern es heißt im Grunde nur, daß diese Art der Haltung für Hühner ungeeignet ist. Bleibt die Frage, ob es ihnen in Bodenhaltung besser geht. Dort wird ihnen nicht nur mehr Platz zugestanden, sondern sie können sogar richtig herumflattern. Doch leider tritt das Kannibalismusproblem auch in der Bodenhaltung auf, hier kommen Hauterkrankungen, Milbenbefall und der daraus resultierende Juckreiz als aggressionsauslösende Streßfaktoren hinzu.

Generell sind Krankheiten in der Bodenhaltung häufiger und zudem schwieriger zu bekämpfen, da sich die Tiere über die Einstreu und den eigenen Kot ständig neu infizieren. Das führt dazu, daß Arzneimittel in größerer Menge und über längere Zeit gegeben werden müssen. Bedeutsam für den Verbraucher: Bei dieser Haltungsform werden auch die Medikamente über Streu und Kot von den Hühnern »recycelt«, das heißt erneut aufgenommen. Die Wartefristen, also die Zeit, die vergehen muß, bis die Eier wieder gesammelt und vermarktet werden dürfen, wurden aber an Batteriehühnern ermittelt. Damit sind sie für die Bodenhaltung viel zu kurz. Das ist vermutlich der Grund, warum trotz Einhaltung der Vorschriften bei Eiern von Hühnern aus Bodenhaltung immer wieder Spuren von Antibiotika und Kokzidiostatika nachgewiesen werden. Beim Käfig fällt der Kot durch die Gitterstäbe auf ein Fließband und wird abtransportiert. Damit ist der Infektionsdruck deutlich niedriger.

Außer den möglichen Medikamentenrückständen hat der Verbraucher bei Eiern aus Bodenhaltung auch eine stärkere Keimbelastung zu gewärtigen – selbst wenn die Eier »sauber« aussehen: Im Durchschnitt befinden sich auf der Schale von Eiern aus der Bodenhaltung 1000–10 000mal mehr Keime als bei solchen aus der Legebatterie, wo sie direkt von den Gitterstäben auf das Transportband rollen. Und selbst beim Geschmackstest schneiden die Käfigeier besser ab. Die Käfighalter glauben, das käme daher, daß ihre Batteriehühner gesünder seien. Vielleicht ist den Verbrauchern aber auch nur der Geschmack des Batterieeies vertrauter …

Was können wir daraus folgern? Weder die Käfig- noch die Bodenhaltung ist für Hühner optimal. Mehr Platz – das Hauptanliegen unserer Tierschützer – ist beim Huhn kein verläßlicher Maßstab für die Tierfreundlichkeit. Da Hennen stets bemüht sind, eine Hackordnung auszufechten, bedeutet mehr Platz bei den beiden genannten Haltungssystemen noch lange keine Erleichterung. Im Gegenteil: Gutgemeinter Tierschutz kann die Qual für die Tiere sogar erhöhen.

→ **Freilandhaltung** ist gut für Tier, Umwelt und Mensch
→ **Eier** aus Legebatterien erkennt man an der blassen Dotterfarbe

Literatur:
M. Gledhill: Assault in the battery. New Scientist 25.4.1998/S.13
S. Jodas: Hygienische Maßnahmen in der Geflügelhaltung. Deutsche Geflügelwirtschaft und Schweineproduktion 2000, Heft 19, S.3
AgroNews: Schweiz: Antibiotika-Spuren in elf von 20 getesteten Eiern. 28.4.2000
R. Morgenstern: Woran erkranken die Legehennen? Deutsche Geflügelwirtschaft und Schweineproduktion. Magazin 4.1.1995/S.11
M. Stein: Öko-Eier: mehr Salmonellen, Arzneimittel, Umweltbelastung. EU.L.E.nspiegel, Wissenschaftlicher Informationsdienst des Europäischen Institutes für Lebensmittel- und Ernährungswissenschaften e.V. 1997/3/H./S.10
J. Noser: Kokzidiostatika in Eiern, Geflügelfleisch und Futtermitteln. Mitteilungen aus Lebensmitteluntersuchung und Hygiene 2006/97/S.107

Brot

Brot und Brötchen vom Bäcker enthalten weniger Chemie als Fabrikware

Hat Ihr Bäcker um die Ecke viele verschiedene Brot- und Gebäcksorten im Angebot? Tragen die Brote wohlklingende Bezeichnungen wie Kraftkorn-, Urkorn-, Jogging-, Sovital-, Bergsteiger- oder Adventsbrot? Hängen an den Wänden bunte Plakate, die für diese Brotsorten werben? Stehen in den Auslagen sogar gedruckte Schildchen mit der Aufschrift »Aus eigener Herstellung«? Duftet es womöglich nach frischen Brötchen statt nach Hefe? – Falls Sie einige dieser Fragen mit »ja« beantworten, gehört vermutlich auch Ihr Bäcker zu den 98 Prozent der Zunft, die ihre Produktion aus Fertigmischungen bestreiten, die oft nur noch mit Hefe versetzt und mit Wasser verrührt werden müssen, bevor sie in den Ofen kommen.

»Convenience«, englisch für »Bequemlichkeit«, heißt die Devise. Und wer wollte den Menschen, mithin den Bäckern, das Streben nach Arbeitserleichterung verdenken? Doch die Entwicklung ist mittlerweile so weit fortgeschritten, daß Spötter bereits behaupten, die Arbeit in der Backstube könne man heutzutage getrost dressierten Affen überlassen. Ausbilder hingegen geraten bei der Frage in Erklärungsnotstand, warum jemand fürs Tütenaufreißen eigentlich drei Jahre lernen soll. Die Fertigmischungen sind dank der zugesetzten Feinchemikalien ziemlich idiotensicher: Sie erfordern beim Backen kaum noch handwerkliches Geschick, geschweige denn Fingerspitzengefühl oder Erfahrung.

Für die Gelinggarantie sorgen die Chemiker der Backmittelindustrie. Sie entwickelten viele kleine Helferlein für die Backstube: Mixturen aus Emulgatoren, die Teige maschinenfreundlich und voluminös machen; Schimmelpilzenzyme, die Stärke abbauen oder den Teig erweichen; Phosphate, die die Porengröße steuern; Lipoxygenasen, die Toastbrot weiß erstrahlen lassen; Färbemittel, die hellen Mehlen den Vollkorn-Look verpassen; Bräunungsvorläufer, die für knusprige Rösche sorgen, und nicht zuletzt Aromapräkursoren, die den appetitlichen Brötchenduft in die Backstube zaubern.

Und die Kundschaft? Die verdrückt bundesweit pro Jahr mit ihrem Brot und den übrigen Backwaren Hunderttausende von Tonnen Backmittel und Convenience-Produkte samt Zusatzstoffen. Wesentlichen Anteil an dieser unersprießlichen Situation trägt das deutsche Lebensmittelrecht, denn es befreite die Bäcker von der Deklarationspflicht nahezu aller Zusätze. Mittlerweile versucht die EU zaghaft, ein wenig Licht in das Dunkel deutscher Backstuben zu bringen. Um ihn nicht zu überfordern, verlangt sie, daß der Bäcker wenigstens ein Schildchen mit einem pauschalen Hinweis auf Zusatzstoffgruppen neben der Ware anbringt oder hinter der Theke eine Liste aufbewahrt, die er dem Kunden auf Verlangen zeigt. Diese Liste muß einen kleinen Teil der zahlreichen Feinchemikalien namentlich benennen, das meiste (wie die Mehlbehandlungsmittel) darf weiterhin verschwiegen werden. Und wer weiß schon, ob das, was hinter der Theke im Verborgenen schlummert, auch immer seine Richtigkeit hat.

Etwas anders liegen die Dinge bei den Brotfabriken. In der Regel fahren Sie mit Ware aus der industriellen Fertigung – zumindest was Backmittel und Zusatzstoffe angeht – sogar besser: Da die Ware gewöhnlich vorverpackt ist, muß sie eine Zutatenliste tragen. Auch wenn nach dem Lebensmittelrecht (LMKV § 5, Abs.2, Ziffer 2) all die Stoffe nicht aufgeführt werden müssen, die die maschinelle Verarbeitung erleichtern – und das sind immer noch einige –, hatte die Zutatenliste doch einen positiven, »erzieherischen« Wert. Da der Kunde Zusatzstoffe ablehnt, bemühten sich viele Brotfabriken, ihre Etiketten »verbraucherfreundlicher« zu gestalten und verzichteten auf unnötige Additive.

Dabei kam den Großbäckern entgegen, daß es sich für Fabriken »rechnet«, bei den für die Massenproduktion benötigten Mengen an Grundstoffen das eine oder andere Backmittel wegzulassen. Da die Teige, die in einer industriellen Backstraße verarbeitet werden, nicht auf die Maschinen, Gegebenheiten und Eventualitäten von zigtausend unterschiedlichen Backstuben vorbereitet sein müssen, können sie deutlich weniger »Nothelfer« enthalten. Und noch etwas: In vielen Fällen ist die klassische Methode (zum Beispiel Sauerteig) immer noch am billigsten. So tat in diesem Falle auch der Preisdruck das Seine zur Senkung des Backmitteleinsatzes, denn Brotfabriken, die an die Handelsketten liefern, müssen billiger produzieren als Bäcker.

Natürlich kommt aus den Brotfabriken kein »klassisches« handwerkliches Brot. Aber diese Produkte enthalten im Durchschnitt weniger Chemie als die vom »kleinen Bäcker um die Ecke«. Wenn Sie allerdings auf »richtiges«, traditionell Gebackenes Wert legen, bleibt Ihnen nur, nach den zwei Prozent Stecknadeln im Heuhaufen zu suchen.

→ **Frische:** Beim Bäcker ist die Ware besonders frisch
→ Das **Etikett** verrät, was in Lebensmitteln drin ist
→ Alle **Zusatzstoffe** sind gesundheitlich unbedenklich

Literatur:
M. Schneider: Die Crux mit den Zusatzstoffen: Jetzt europaweit. Back Journal 1998, Heft 1, S.44
Anon.: Sind Müller Schneider? brot und backwaren 2000, Heft 5, S.22
U. Pollmer, W. Wirtz: Brot in Not. Chancen 1988, Heft 2, S.30
U. Pollmer, M. Niehaus: Food-Design: Panschen erlaubt. Stuttgart 2006

BSE
Der Rinderwahn wurde durch infiziertes Fleischmehl verursacht

Nach der in Deutschland quasi offiziellen Theorie sind an der Seuche skrupellose britische Produktionsmethoden schuld: Schafe, die an Scrapie erkrankt waren, wurden zu Fleischmehl verarbeitet und dieses dann an Pflanzenfresser wie Rinder verfüttert. Wenn das nicht pervers ist! Aber die Strafe folgte auf dem Fuß. Zigtausende vegetarischer Kühe verfielen prompt dem Wahnsinn. Für die deutsche Landwirtschaft war BSE zunächst ein Glücksfall. Unauffällig konnte man von den eigenen Fleischskandalen ablenken und dabei der lästigen Konkurrenz jenseits des Ärmelkanals noch eins auswischen. Welcher Verbraucher wußte schon, daß Hochleistungsrinder überall auf der Welt fünf Prozent Fleischmehl in den Trog bekamen? Und daß das britische BSE-Fleischmehl nach dem Fütterungsverbot in Großbritannien immer noch nach Deutschland exportiert wurde?

Trotzdem ist es aus mehreren Gründen mehr als zweifelhaft, ob BSE eine Folge der Verfütterung von Fleischmehl scrapiekranker Schafe ist:

- Bisher ist es nicht gelungen, mit Schaf-Scrapie Rinder-BSE zu erzeugen. Zunächst scheiterten die Fütterungsversuche. Als die Forscher daraufhin das Hirn scrapiekranker Schafe direkt ins Gehirn von Kälbern spritzten, traten andere Encephalopathien auf. Diese hatten keine Gemeinsamkeiten mit BSE. Statt dessen wurde das Downer-Syndrom beobachtet, das es zu allem Überfluß bei uns längst gibt. Auch eine zweite Überimpfung auf die nächste Generation änderte nichts am Krankheitsbild.
- Wenn in England ein paar scrapiekranke Schafe die Rinderherden derart durchseuchen konnten, wie riskant muß dann erst Tiermehl sein, das aus BSE-Kadavern hergestellt wurde? Als britisches BSE-Pulver auf dem Höhepunkt der Seuche in alle Welt geliefert wurde, blieben die zu erwartenden BSE-Massenausbrüche in Indonesien, Thailand, Frankreich, Rußland, Schweden, Indien, Saudi-Arabien usw. aus.
- Die Tatsache, daß in England zigtausende Kühe erkrankten, die noch Jahre nach dem Tiermehlverbot geboren wurden, läßt sich nicht mit den unvermeidlichen Restbeständen an Futter erklären. Auch die Schweizer mußten diese Erfahrung machen. Zu allem Überfluß erkrankten viele Tiere, die niemals Fleischmehl oder Fertigfutter erhalten hatten und aus gesunden Herden stammten.

Damit scheidet Tiermehl als Ursache der Rinderwahnepidemie in Großbritannien aus.

Für Scrapie konnte man schon vor Jahrzehnten in Island einen natürlichen Infektionspfad dingfest machen. Weil die Schafhaltung dort erheblich unter der Krankheit litt, versuchte man sie auszurotten, indem man ausnahmslos alle Schafe auf der Insel – etwa eine viertel Million – tötete. Anschließend wurde der Bestand mit gesunden Tieren wieder aufgebaut. Als Scrapie bald darauf erneut in großem Stil auftrat, begann man nach einem natürlichen Reservoir des Erregers zu suchen. Mit Erfolg. Es zeigte sich, daß die Krankheit von blutsaugenden Milben übertragen wird, die normalerweise auf Mäusen leben. Ähnliche natürliche Übertragungswege sind auch für andere spongiforme Encephalopathien vorstellbar. Neben Milben kämen bespielsweise Flöhe und Zecken als Überträger der Erreger in Frage. Das würde ganz nebenbei erklären, wie sich spongiforme Encephalopathien in freier Wildbahn verbreiten, fernab von Tiermehl. Dort ist dieser Krankheitstyp gar nicht so selten: Unter den nordamerikanischen Hirschen beispielsweise sollen mancherorts bis zu drei Prozent der Tiere erkrankt sein.

Bei der britischen BSE-Krise scheinen die Erreger statt Futtermitteln oder Milben einen viel direkteren Weg zum Rind »gewählt« zu haben: Sie wurden wahrscheinlich per Injektionsnadel übertragen. Wie Dokumente des britischen BSE-Ausschusses belegen, hat man in Großbritannien jahrzehntelang die Schädel von Schlachttieren gespalten und die Hypophysen entnommen, um daraus Hormonextrakte herzustellen. Etwa 400 Stück ergeben ein Kilo. Diese Extrakte wurden in England Anfang der achtziger Jahre in großem Stile Zuchtrindern und Milchvieh injiziert.

Nun ist BSE beileibe keine neue Krankheit, es hat sie schon immer gegeben, wenn auch selten. Damit ist es praktisch unvermeidbar, daß eines Tages die Hypophyse eines kranken Rindes Verwendung findet. Da die Hypophysen nicht einzeln extrahiert werden, sondern in größeren Chargen, genügt bereits eine einzige eines erkrankten Rindes, um eine große Zahl von Hormonspritzen zu verunreinigen. Werden die infizierten Rinder später erneut zur Gewinnung von Hormonen herangezogen, ist ein seuchenartiges Auftreten vorprogrammiert – exakt so wie in Großbritannien. Selbst wenn die ersten Fälle durch Tiermehl oder auch Hirnfett entstanden wären, wäre die Krankheit ab dann auf diesem Wege weiterverbreitet worden.

Die Hypophysen dienten auch noch zur Herstellung anderer Arzneimittel: Oxytocin, das den Rindern gewöhnlich nach dem Kalben appliziert wird, damit sie schneller mehr Milch geben. Oder FSH, das bei Fruchtbarkeitsstörungen ein gefragtes Medikament ist. Die Anwendung am Einzeltier liefert sogar eine Erklärung dafür, warum meist nur ein bis zwei Tiere in einer Herde erkranken. Natürlich konnte dieser Zusammenhang den Fachleuten nicht verborgen bleiben, so daß sie schließlich auf die etwas teureren gentechnisch hergestellten Hormone zurückgriffen. Mit dem Verzicht auf »natürliche« Hypophysenextrakte sank die Zahl der infizierten Tiere.

Warum hält sich die Futtermittelhypothese trotzdem bis heute so hartnäkkig? Weil jeder große Skandal einen Schuldigen braucht: Im Mittelalter schlug man im Anschluß an Seuchen jene Mitmenschen tot, die durch ihr gotteslästerliches Verhalten den Zorn des Herrn über das Volk gebracht hatten. Wir Heutigen haben glücklicherweise nur unsere Rinderherden massakriert, um den Volkszorn zu besänftigen. Als passende Ursache für moralisches Versagen bot sich das Tiermehl an: Hat man nicht unschuldige vegetarische Rinder gezwungen, ekelhaftes Tiermehl zu fressen? Pfui Spinne! Eine Professorin der Kulturwissenschaften bestand in einer Fernsehdiskussion darauf, daß Wahnsinn die zwangsläufige Folge sei, »wenn man Vegetarier zu Kannibalen macht – das wisse man doch!«.

Die »moralische Theorie« vom lieben Gott, der kleine Sünden sofort bestraft und große mit Inkubationszeiten wie bei BSE ausstattet, hat natürlich einen ziemlich irdischen Hintergrund: das liebe Geld. Denn wenn sich bestätigen sollte, daß die Krankheit durch Hypophysenpräparate verbreitet wurde, dann stünde die britische Pharmaindustrie am Pranger und wäre womöglich auch noch regreßpflichtig. So bezahlen Europas Verbraucher den Skandal über ihre Steuern und den Fleischpreis. Nicht zuletzt geht es bei alledem auch um die Eitelkeiten der Experten: Allein der Gedanke an die Übertragung des Erregers durch Hypophysenextrakte oder gar Milben würde das Ansehen und die Kompetenz der Fachwelt, die innig an Prionen glaubt, schwer beschädigen. Da bekämpfen sie lieber mit dem Geld anderer Leute und moralischer Inbrunst ein Phantom.

→ Der **Rinderwahn**sinn kommt aus England
→ Die Profitgier der Hersteller ruiniert die **Lebensmittelqualität**
→ **Heilige Kuh:** Würde man in Indien die heiligen Kühe schlachten, ginge es den Menschen dort besser

Literatur:
R. Bradely: Animal prion diseases. In: J. Collinge, M.S. Palmer (Eds): Prion diseases. Oxford 1997, S.89

W.K. Müller: Experimental studies on several aspects of multiple sclerosis in Iceland. Research Institute Nedri As, Bulletin No.31, Hveragerdi 1979
F.O. Bastian: Review of theories on the nature of the transmissible agent. In: F.O. Bastian (Ed): Creutzfeldt-Jakob disease and other transmissible spongiform encephalopathies. St. Louis 1991, S.49
U. Pollmer: BSE: Zeit der Stille. EU.L.E.n-Spiegel – Wissenschaftlicher Informationsdienst des Europäischen Institutes für Lebensmittel- und Ernährungswissenschaften e.V. 2006/12/H.5/S.9
R.C. Cutlip et al.: Intracerebral transmission of scrapie to cattle. Journal of Infectious Diseases 1994/169/S.814
R.C. Cutlip et al.: Second passage of a US scrapie agent in cattle. Journal of Comparative Pathology 1997/117/S.271
D. MacKenzie: Vets may have spread mad cow disease. New Scientist 14.8.1999, S.24
H.M. Wisniewski et al.: Mites as vectors for scrapie. Lancet 1996/347/S.1114
M. Purdey: Are organophopsphate pesticides involved in the causation of bovine spongiform encephalopathy (BSE)? Hypothesis based upon a literature review and limited trials on BSE cattle. Journal of Nutritional Medicine 1994/4/S.43
D. MacKenzie: Tomorrow the world. Have contaminated feed exports spread BSE across the globe? New Scientist 10.2.2001, S.10
Institute of Food Science & Technology: Bovine Spongiform Encephalopathy (BSE): Part 1/2. London 1999
A. Maddocks: The BSE Inquiry / Witness Statement 467 vom 16.6.1999: http://www.bse.org.uk/witness/htm/stat467.htm
H. Diringer: Proposed link between transmissible spongiform encephalopathies of man and animals. Lancet 1995/346/S.1208
U. Gebhardt: Offene Fragen bei BSE & Co. Naturwissenschaftliche Rundschau 2006/59/S.331

Calcium
Calcium stärkt die Fingernägel

Niemand weiß so genau, aus welcher »Küche« dieses Gerücht eigentlich stammt. Aber es wird eifrig wiederholt und gerne als Verkaufsargument für Nahrungsergänzungsstoffe, kurz Supplemente, benutzt. Zehen- und Fingernägel gehören wie die Haare zu den sogenannten Hautanhangsgebilden. Ihre Festigkeit verdanken sie dem Keratin, einem stabilen und trotzdem elastischen Eiweißstoff. Was das aber mit dem Calcium zu tun haben soll, bleibt rätselhaft: Denn Nägel enthalten im Gegensatz zu den calciumreichen Knochen nur 0,03 Prozent dieses Minerals.

Doch die Mär vom fingernägelstärkenden Calcium läßt sich nicht ausrotten und auch Ärzte werden von ihren Patienten oft danach gefragt. Deshalb nahm ein australischer Wissenschaftler die Frage in eine Studie auf, die er im Rahmen seiner Osteoporoseforschungen durchführte. Eine Gruppe von über 600 älteren Damen erhielt ein Jahr lang ein Calciumpräparat oder ein Scheinmedikament (Placebo). Am Ende des Untersuchungszeitraums wurden die Frauen gefragt, ob sich der Zustand ihrer Finger- und Zehennägel verändert habe.

Ergebnis: 60 Prozent der Frauen, die Calcium eingenommen hatten, beobachteten keine Veränderung, 28 Prozent berichteten eine Verbesserung und 12 Prozent eine Verschlechterung. Klingt gar nicht so schlecht – aber die Frauen, die das Scheinmedikament geschluckt hatten, machten exakt dieselben Angaben … Ein schöner Beweis dafür, daß der angebliche Zusammenhang zwischen den brüchigen Fingernägeln und dem Calciummangel ein reines Phantasiegebilde ist.

→ Milch schützt vor **Osteoporose**

Literatur:
I.R. Reid: Calcium supplements and nail quality. New England Journal of Medicine 2000/343/S.1817

Champagner
Champagner ist eine französische Erfindung

Ein solch prickelndes Vergnügen kann nach landläufiger Vorstellung nur aus dem sinnenfreudigen Frankreich stammen. Und verständlicherweise wird die Legende vom blinden Mönch Dom Pérignon, der den Champagner erfunden haben soll, dort heute mit Hingabe gepflegt. Aber es war alles ganz anders.

Im 17. Jahrhundert wurde Wein aus der Champagne faßweise nach England geliefert. Das geschah meist im Winter, deshalb kann man davon ausgehen, daß so manche noch nicht vollständig abgeschlossene Gärung durch die Kälte unterbrochen wurde. Dort angekommen füllten die Engländer den Wein in Flaschen um, die sie mit Naturkorken verstöpselten. Wenn es nun im Frühjahr oder in der Schänke wärmer wurde, erwachte die Hefe aus ihrem »Winterschlaf« und setzte mit dem Restzucker eine Nachgärung in Gang. Die dabei entstehende Kohlensäure entwich beim Öffnen der Flasche mit einem kräftigen Plopp. Die Briten fanden an dem zischend aufbrausenden Trunk und dem Kitzeln auf der Zunge offenbar solchen Gefallen, daß sie den merkwürdig veränderten Wein nicht wegschütteten, sondern darauf sannen, die Menge an prikkelnder Kohlensäure gezielt zu mehren.

Dem britischen Weinexperten Tom Stevenson zufolge reichte der Engländer Christoph Merret bereits 1662 ein Schriftstück bei der Royal Society ein, in dem beschrieben wird, wie man Wein durch Zuckerzugabe zu einer zweiten Gärung und damit zum Schäumen bringen kann. Da man allerdings den biochemischen Hintergrund der Gärung nicht verstand, waren die Zuckerzugaben eher dem Zufall überlassen, was zur Folge hatte, daß etwa ein Drittel der Flaschen vorzeitig explodierte.

Der französische Ordensmann Dom Pérignon dagegen trat sein Amt als Kellermeister der Abtei Hautvillers erst 1668 an – sechs Jahre zu spät, um den Champagner zu erfinden. Das größte Verdienst, das dem Mönch zugeschrieben wird, ist die Verwendung des Korkens. Ohne dichten Verschluß gibt es keinen Champagner. Bis zu seiner Zeit wurden in Frankreich die Weinflaschen mit einem hanfumwickelten Holzstopfen verschlossen, ungeeignet, um die entstehende Kohlensäure »einzufangen«. Die Praxis, Flaschen gasdicht zu verkorken, war in England längst zum Verschließen von Bierflaschen eingeführt. Vielleicht erfuhr der Gottesmann davon durch seine britischen Weinkunden. Vielleicht haben ihm aber auch die Handelsreisenden der Korkproduzenten aus dem Nachbarland Spanien einfach nur ein paar Stöpsel aufgeschwatzt.

Es gibt kaum einen Handgriff in der Champagnerherstellung, der nicht Dom Pérignons Idee sein soll. Aber nicht einmal die Kellertechnik, wie etwa das Rüttelpult, kann ihm ernsthaft zugerechnet werden. Sie ist wohl eine Erfindung jener deutschen Kellermeister, die in den Anfangsjahren der Champagnerproduktion, als die Technik noch entwickelt werden mußte, im Dienst der heute großen Häuser standen. Champagner war damals vor allem ein Exportprodukt. Die französischen Gourmets konnten ihm nur wenig abgewinnen, und wenn, dann tranken sie ihn als süßen Dessertwein.

Das aus kulinarischer Sicht entscheidende Verdienst kommt nun wieder den Briten zu: Sie haben mit ihrer Vorliebe für den hochwertigen, nicht süßen »Brut« bzw. »Extra Brut« dafür gesorgt, daß aus dem Dessertwein echter Champagner wurde. Das europäische Gemeinschaftswerk krönten die Franzosen im nachhinein mit der hübschen Legende vom blinden Kellermeister Dom Pérignon, der so zum Nationalhelden aufstieg. 1823 – gut 100 Jahre nach dessen Tod – wurde die Abtei samt ihren Weinbergen von der Firma Moët & Chandon gekauft. Mag sein, daß die Legende von der Erfindung des Champagners in Hautvillers ein ganz klein wenig damit zu tun hat …

→ **Alkohol** ist immer noch eines der größten Gesundheitsrisiken
→ **Sekt** ist deutscher Schaumwein
→ Nur **Wein** ist gut fürs Herz

Literatur:
H. Dohm: Sekt. Zwischen Kult und Konsum. Neustadt an der Weinstraße 1981
T. Stevenson: Champagner. München 1987
T. Stevenson: World encyclopedia of champagne and sparkling wine. London 1998

Chateaubriand
Das Chateaubriand ist eine Kreation des gleichnamigen Dichters

Dieses Filetsteak ist heute fast das einzige, was noch an den 1848 verstorbenen Dichter François-René Chateaubriand erinnert. Dabei gilt es als Ironie der Geschichte, daß einem Manne irrtümlicherweise der Ruhm zuteil ward, Taufpate einer Delikatesse gewesen zu sein, der selbst nichts von gutem Essen hielt und sich von Milchspeisen nährte.

Lepelletier rühmt den Philosophen: »O Ironie, o Dank der Völker! Ein Beefsteak mit Kartoffeln ist vielleicht alles, was eines Tages übrigbleibt von einem Atlas an Gedanken, einem Archimedes der Philosophie. Eine Welt trug er in seinem gewaltigen Gehirn … und das ganze Ergebnis: ein Name auf der Speisekarte. C'est la gloire.« Noch ungerechter handelte die Nachwelt am echten Erfinder des Gerichts, einem berühmten Koch namens Chabrillon, der aber offenbar nicht berühmt genug war, um zu verhindern, daß sein Name zu Chateaubriand verballhornt wurde.

Populärer als diese wurde eine ganz andere Darstellung und damit auch ein anderer Koch. Nach dieser Version habe Chateaubriand bei seinem kurzen Intermezzo in London seinen Leibkoch Montmirel gebeten, eine Speise zu erfinden, die das berühmte englische Steak in den Schatten stellen sollte. Es heißt, Montmirel habe ein Lendenstück genommen, das er zwischen zwei Steaks briet. Dabei durchtränkten die Steaks mit ihrem Saft die Rinderlende, die als einziges serviert wurde. Vom Schriftsteller Chateaubriand selbst ist leider keine Zeile zum »Steak à la Chateaubriand« überliefert. Und genau das spricht gegen diese Interpretation. Denn der selbstverliebte Autor war stets um seine Berühmtheit und Bedeutung bemüht. Warum sollte er etwas verschweigen, das er selbst angeregt hatte und als eigenes Verdienst hätte ausgeben können?

→ **Muckefuck** heißt soviel wie »falscher Mokka«
→ **Leipziger Allerley** ist ein Eintopf aus Sachsen

Literatur:

A.J. Storfer: Wörter und ihre Schicksale. Gütersloh, ohne Jahr
M. Grauls: Lord Sandwich und Mellie Melba. Wie berühmte Persönlichkeiten auf der Speisekarte landeten. München 1999

Chemiebier
Die EU ist schuld, daß bei uns Chemiebier verkauft werden darf

»Das Reinheitsgebot dient dem Gesundheits- und Verbraucherschutz.« Mit diesem Argument versuchten die Vertreter der Bundesrepublik Deutschland, das Importverbot für nicht nach deutschem Recht gebraute Biere aus den anderen Ländern der europäischen Gemeinschaft zu rechtfertigen. Die Vertreter der EU-Kommission bemühten sich im Gegenzug, vor dem Europäischen Gerichtshof nachzuweisen, daß es sich um ein vorgeschobenes Argument handelt, das in Wirklichkeit die einheimischen Brauereien vor der ausländischen Konkurrenz schützen soll.

Schade, daß die Argumente der EU-Kommission in Deutschland so wenig Gehör fanden – sie hätten so manch eine überhebliche nationale Attitüde in Sachen deutscher Reinheit dämpfen können. Wenn es die deutsche Regierung mit dem Gesundheitsschutz der Bürger so ernst nimmt, fragten die Kläger, warum gibt es dann beispielsweise nur ein Reinheitsgebot für Bier, aber keines für Wein (Stichwort: Kopfschmerzspätlese) und schon gar keines für alkoholfreie Getränke wie Limo oder Cola? Dabei wären doch Kinder und Jugendliche, die Hauptkonsumenten von Erfrischungsgetränken, eine besonders schützenswerte Gruppe. Vor allem nachdem sie reichlich umstrittene Inhaltsstoffe wie Phosphat (beeinträchtigt die Knochenbildung) oder auch Koffein (putscht auf) enthalten. Wegen des Koffeins dürfen die meisten Kinder nicht mal Kaffee trinken. Klingt irgendwie nach Doppelmoral.

Warum wohl sind nach dem deutschen Biersteuergesetz – entgegen dem Reinheitsgebot in seiner strengsten Fassung! – neben Gerste zwar andere einheimische Getreidearten, nicht jedoch Reis und Mais als Bierrohstoffe zulässig? Ganz einfach: In Bayern sollten Roggen und Weizen der Brotbereitung vorbehalten bleiben, deshalb wurde vor allem die Gerste zum Brauen genutzt. Reis und Mais konnte man dagegen getrost verbieten, da sie hierzulande als Biergrundstoffe sowieso unüblich sind. Gleichzeitig wird damit der Import solcher Biere verhindert, obwohl Reis und Mais in anderen Ländern traditionell zur Bierbereitung dienen und diese Getränke weder mehr noch weniger gesundheitsschädlich sind als ihre deutschen Pendants. Also diene diese Vorschrift ganz klar dem Schutz der Brauereien und nicht dem des Biertrinkers, argumentierte die EU-Kommission. Und überhaupt: Glaubt die Bundesregierung eigentlich, andere Staaten seien noch weniger um das Wohl ihrer Bürger besorgt?

Wenn eine deutsche Brauerei etwas produzierte, das nicht vom weitgefaßten §9 Biersteuergesetz abgedeckt war, dann konnte der Bundesminister der Finanzen gemäß §10 Biersteuergesetz im Einzelfall noch »Ausnahmen zulassen, soweit dadurch eine Vernichtung wertvoller Wirtschaftsgüter verhindert wird und Benachteiligungen anderer Hersteller nicht zu erwarten sind«. So durfte Pansch mit behördlicher Genehmigung zum wertvollen Wirtschaftsgut mutieren und stillschweigend unters Volk gebracht werden. Glücklicherweise hat die EU diesem merkwürdigen »Schutz des Verbrauchers« mittlerweile einen Riegel vorgeschoben.

Noch weitere Ausnahmen vom Reinheitsgebot gefällig? Für obergärige Biere kann laut Reinheitsgebot neben Gerste auch Rüben- und Rohrzucker – natürlich nur »technisch reiner« – verwendet werden. Im übrigen erlaubt das Lebensmittelrecht sogar die Verwendung von »Süßstoff«, auch nicht gerade ein Aushängeschild für Reinheit. Anstelle von Hopfen können auch »Hopfenauszüge« in den Kessel wandern, die oft genug unter Einsatz von Lösungsmitteln gewonnen wurden. Selbstverständlich sind Klärmittel für Würze und Bier erlaubt, wenn sie »bis auf gesundheitlich, geruchlich und geschmacklich unbedenkliche, technisch unvermeidbare Anteile wieder ausgeschieden werden«. Gibt es im Brauwesen eigentlich »geschmacklich bedenkliche Zusätze« – oder was will uns dieser Paragraph sagen?

Ein Schuß »Farbebier« darf ein Helles in ein Dunkles verwandeln. Das von Spöttern als »Reinheitsgebotsfarbe« titulierte Erzeugnis ist der Grund, warum so viele Brauereien »dunkle« Biersorten anbieten, die völlig anders schmecken als das echte Dunkle, wie es noch vor einigen Jahrzehnten gebraut wurde. Das Malz wird mit Schwefel, das fertige Bier mit Hilfe des schier unaussprechlichen Polyvinylpolypyrrolidons haltbar gemacht. Daß sich unsere Hefen nicht gegen eine gentechnische Bearbeitung gewehrt haben, muß man wohl nicht extra betonen. Alles ganz natürlich.

Damit gerät der Vorwurf ins Schwanken, nur andernorts würde »Chemiebier« gebraut, der edle Gerstensaft also unnötigerweise mit ekelhaften Zusatzstoffen malträtiert. Mit diesem scheinheiligen Argument könnte man genausogut fordern, daß Brot wieder nur aus Roggenmehl, Sauerteig und Wasser hergestellt werden soll – auch hier sind alle anderen Zusätze eigentlich unnötig. Die Verbraucher hätten sicher nichts dagegen. Gute Gründe für die Gesundheit gäbe es auch. Und was die Zusatzstoffe angeht: Warum sollen eigentlich all die wunderbaren Substanzen, die laut Lebensmittelgesetz bei der Verwendung in Lebensmitteln gesundheitlich unbedenklich sind, auf einmal im Bier schädliche Wirkungen entfalten?

Kurz und schlecht: Die Attacken auf die Importbiere und das Werben mit dem deutschen Reinheitsgebot sind die reine Heuchelei. In Wahrheit sollen nur die Wettbewerber vom lukrativen deutschen Markt ferngehalten werden.

PS: Natürlich trinken auch wir lieber ein »reines« Bier, so wie wir lieber ein »reines« Brot essen. Was an dieser Diskussion so ärgerlich ist, ist daß die Argumente ganz gezielt nur für ein Produkt und eine Interessengruppe eingesetzt werden. Es wäre doch ehrlicher, wenn neben Wasser, Gerstenmalz, Hopfen und Hefe auch die Verwendung von Glattwasser, die radioaktive Bestrahlung zur Füllhöhenkontrolle oder die Turbogärung des Bieres auf dem Etikett bzw. bei

Faßbier am Ausschank deklariert würde. Dann könnte jeder selbst entscheiden, wie er sein Bier (gepanscht) haben möchte.

→ Die **Bestrahlung** von Lebensmitteln ist in Deutschland grundsätzlich verboten

→ Das **Reinheitsgebot** garantiert seit jeher die Reinheit des deutschen Bieres

Literatur:

Klageschrift der Kommission der Europäischen Gemeinschaft vom 4.7.1984 gegen die Bundesrepublik Deutschland wegen Anwendung des Reinheitsgebotes für Bier auf Einfuhren aus den anderen Mitgliedstaaten. Az. 200060, Luxemburg 9.7.84

K. Hackel-Stehr: Das Brauwesen in Bayern vom 14. bis 16.Jahrhundert, insbesondere die Entstehung und Entwicklung des Reinheitsgebotes (1516). Dissertation TU Berlin 1987

Biersteuergesetz vom 14.3.1952 (BGBl I S.148)

Verordnung zur Durchführung des Vorläufigen Biergesetzes. i.d.F. vom 29. Juli 1993 (BGBl I S.1422)

H.H. Fensterer: Das Gebot der Reinheit des Bieres. Zeitschrift für das gesamte Lebensmittelrecht 1985/12/S.301

Neumarkter Lammsbräu: Richtlinien für die Herstellung von Ökobieren. Neumarkt/Opf. 1993

Cholesterin
Cholesterin ist schädlich

Welch seltsame Vorstellung! Wenn es Ihnen gelänge, mit Hilfe eines Zauberspruchs alles Cholesterin aus Ihrem Körper zu verbannen, bliebe von Ihnen vermutlich nicht viel mehr als ein nasses Häuflein Elend zu Füßen Ihres Skeletts. Eine Hauptaufgabe des Cholesterins ist es nämlich, die Membranen der Körperzellen zu stabilisieren, die ohne diesen Zusatz so beweglich wären wie ein Ölfilm auf dem Wasser. Cholesterin sorgt in den Membranen für das richtige Maß an Festigkeit und Elastizität: Es schützt die roten Blutkörperchen vor dem Zerfließen, es wird für den Neuaufbau von Immunzellen gebraucht, und es hält die Isolierschicht der Nervenzellen, die sogenannte Myelinscheide, zusammen, ohne die keine Übertragung von Nervensignalen möglich wäre. Es gibt kein Vitamin, das in seiner Bedeutung für den Organismus dem lebensnotwendigen Cholesterin das Wasser reichen könnte.

Manche Organe enthalten – läßt man den Wassergehalt unberücksichtigt – beträchtliche Mengen an Cholesterin: Beim gesunden Herzen macht es satte zehn Prozent aus, dennoch wurde seine Funktion dort bis heute nicht erforscht. Beim Gehirn sind es sogar zehn bis 20 Prozent. Inzwischen mehren sich die Hinweise, daß Cholesterin für die Entwicklung des kindlichen Gehirns – und der Intelligenz – große Bedeutung besitzt. Der Säugling ist noch nicht in der Lage, Cholesterin selbst zu synthetisieren, der lebenswichtige Stoff wird ihm deshalb in erheblicher Menge über die Muttermilch zugeführt. Diese Erkenntnisse sind zum Glück für die Flaschenkinder bei einem Babykosthersteller auf fruchtbaren Boden gefallen, der mittlerweile seine Produkte damit anreichert – allerdings ohne es werblich hervorzuheben.

Die Nebennieren bestehen gar zur Hälfte aus Cholesterin. Das ist für ein hormonbildendes Organ eigentlich wenig erstaunlich: Immerhin werden aus Cholesterin viele wichtige Hormone und andere »Funktionsträger« unseres Körpers hergestellt: Sexual- und Streßhormone und Vitamin D für Haut und Knochen, aber auch die Gallensäuren zur Fettverdauung und Lipoproteine für den Fetttransport im Blut.

Wegen der vielfältigen und bedeutsamen Aufgaben des Cholesterins verläßt sich der Körper nicht auf eine Zufuhr von außen, sondern produziert es selbst: bei einem gesunden Menschen zwischen einem und 1,5 Gramm pro Tag. Leber und Dünndarm sind die wichtigsten körpereigenen Cholesterinfabriken. Von dort geht es ins Blut, wo es an Transportproteine gebunden wird. Mit deren Hilfe gelangt das Cholesterin schließlich an die Stellen, wo es gerade gebraucht wird. Wie bei einer richtigen Fabrik regelt das Angebot die Nachfrage: Ist viel Cholesterin vorhanden, etwa weil von außen welches zugeführt wird, wird die Produktion zurückgefahren. Sinkt der Blutspiegel ab, weil sich der Mensch bewußt cholesterinarm ernährt, dann wird die Produktion angekurbelt.

So sorgt der Körper dafür, daß er nicht nur ausreichend mit Cholesterin versorgt ist, sondern auch dafür, daß die Menge an Cholesterin möglichst konstant bleibt. Dabei zirkulieren gewöhnlich nur etwa zwei Prozent in der Blutbahn, der Rest »sitzt« in den Zellen und erfüllt dort seine lebenswichtigen Aufgaben. Deshalb sagt der Cholesterinspiegel im Blut herzlich wenig über das Cholesterin im Körper aus.

→ **Eier** erhöhen den Cholesterinspiegel
→ **Fettbewußte** Ernährung schützt das Herz und erhöht so die Lebenserwartung
→ **Ernährungsbedingte Krankheiten:** 60 Prozent aller Krankheiten sind ernährungsbedingt

Literatur:
H. Greiling, A.M. Gressner: Lehrbuch der Klinischen Chemie und Pathobiochemie. Stuttgart 1989
S.L. Boleman et al.: Pigs fed cholesterol neonatally have increased cerebrum cholesterol as young adults. Journal of Nutrition 1998/128/S.2498
R.V. Farese, J. Herz: Cholesterol metabolism and embryogenesis. Trends in Genetics 1998/14/S.115
H. Glatzel: Sinn und Unsinn in der Diätetik. München 1978
M. Accad, R. Farese: Cholesterol homeostasis: a role for oxysterols. Current Biology 1998/8/S.R601
Autorenkollektiv: Säuglingskost: Mit dem ersten Schrei ins Leben ... EU.L.E.nspiegel – Wissenschaftlicher Informationsdienst des Europäischen Institutes für Lebensmittel- und Ernährungswissenschaften e.V. 1999, Heft 7

Das Cholesterin aus der Nahrung erhöht den Blutwert

Cholesterin ist für unseren Körper ein so wichtiger Werkstoff, daß er sich lieber nicht auf Einfuhren verläßt, sondern ihn selbst herstellt. Zwischen 1 000 und 1 500 Milligramm beträgt die Tagesproduktion, je nach Erfordernissen. Dazu kommen aus der Nahrung noch einmal 500 bis 800 Milligramm hinzu. Bei allzu üppiger Versorgung verhängt der Körper einen Importstopp: Selbst bei einer massiven Zufuhr kann er die Aufnahme auf 300 Milligramm drosseln. Bleibt die Zufuhr von außen jedoch unter dem Limit, dann wird die Eigenproduktion angekurbelt.

Wie gering der Einfluß tierischer Fette ist, demonstrieren anschaulich Gesellschaften, in denen überwiegend Fleisch, Innereien und Fett verzehrt werden. Die Bewohner der Polarregion, die Inuit, ernähren sich bei traditioneller Lebensweise fast ausschließlich von Meeressäugern wie Robben und Walen, die mit dicken Fettschichten isoliert sind, sowie von fettem Fisch. Sie führen sich mit der Nahrung ein Vielfaches an Cholesterin zu wie die Europäer, und trotz-

Der Einfluß des Nahrungscholesterins auf das Blutcholesterin

Männer	Gruppe 1	Gruppe 2	Gruppe 3	Gruppe 4
Nahrungscholesterin in Milligramm proTag	bis 379	379–487	487–631	über 631
Gesamtcholesterin (Median) in Milligramm pro Deziliter	209,0	209,0	208,0	208,0

Frauen	Gruppe 1	Gruppe 2	Gruppe 3	Gruppe 4
Nahrungscholesterin in Milligramm proTag	bis 313	313–410	410–529	über 529
Gesamtcholesterin (Median) in Milligramm pro Deziliter	208,0	214,0	210,0	209,0

Erfolg cholesterinsenkender Maßnahmen in verschiedenen Ländern

Studie *	Probanden	Art	Dauer	Cholesterinsenkung
Großbritannien *(UK Heart-DPP)*	1278	Diät	5–6 Jahre	- 0,9 %
Europa *(WHO)*	1898	Diät	4 Jahre	- 4,0 %
USA *(MRFIT)*	6424	Diät	6 Jahre	- 2,0 %
Großbritannien *(Diet & RT)*	982	Diät	2 Jahre	- 3,5 %
Finnland *(Nord-Karelien)*	2535	Umerziehung	10 Jahre	- 2,0 %
USA *(Stanford)*	490	Umerziehung	5,5 Jahre	- 0,6 %
Großbritannien *(UK Heart-DPP)*	5373	Diät und Umerziehung	5–6 Jahre	+ 1,0 %
Europa *(WHO)*	824	Diät und Umerziehung	4 Jahre	- 2,1 %
Schweden *(Göteborg)*	1473	Diät und Umerziehung	10 Jahre	- 0,2 %

**) In Klammern die Namen der jeweiligen Studie*

dem liegt ihr Cholesterinspiegel niedriger. Auch die Massai, ein afrikanisches Hirtenvolk, leben vorwiegend von tierischen Produkten: Außer großen Mengen Milch (bis zu fünf Litern pro Tag) nehmen sie noch Fleisch und Blut ihrer Rinder zu sich. Tierisches Fett macht zwei Drittel ihrer Gesamtkalorienmenge aus, und prompt liegen ihre Serumcholesterinwerte unter denen von Amerikanern oder Europäern.

Obwohl es genügt hätte, ein einschlägiges Lehrbuch zu konsultieren, um von Zweifeln an der Cholesterinhypothese erfüllt zu sein, machten sich Deutschlands Ernährungsexperten dennoch die Mühe herauszufinden, ob das, was für alle Menschen auf dem Globus gilt, egal wo sie leben und was sie essen, auch hierzulande seine Richtigkeit hat. Seither kann man den peniblen Tabellen der »Verbundstudie Ernährungserhebung und Risikofaktoren-Analytik«, abgekürzt VERA, entnehmen, daß die untersuchten knapp 2000 Personen, gleichgültig, ob sie viel oder wenig Cholesterin mit der Nahrung aufgenommen hatten, alle im Schnitt denselben Gesamtcholesterinwert aufwiesen.

Dieses Gleichgewicht zwischen Zufuhr von außen und körpereigener Produktion nennt man Homöostase. Und deshalb lassen sich die Cholesterinwerte bei den meisten Menschen nicht – oder höchstens kurzfristig – mit Messer und Gabel beeinflussen. Unser Körper versucht, auf lange Sicht den von ihm erwünschten Mittelwert zu halten. Aus diesem Grund sind in der Vergangenheit die meisten Versuche gescheitert, durch »herzfreundliche Ernährung« den Cholesterinspiegel zu senken (siehe Tabelle). In der ärztlichen Praxis nutzt man das »kulinarische« Vorspiel nur, um den von gescheiterten Diätversuchen zermürbten Patienten endlich teure Cholesterinsenker verordnen zu können.

→ **Fettbewußte** Ernährung schützt das Herz und erhöht so die Lebenserwartung

Literatur:
M. Kohlmeier et al.: Verbreitung von klinisch-chemischen Risikoindikatoren in der Bundesrepublik Deutschland. VERA-Schriftenreihe Band VII, Niederkleen 1993
M. Kestin et al.: Effect of dietary cholesterol in normolipidemic subjects is not modified by nature and amount of dietary fat. American Journal of Clincial Nutrition 1989/50/S.528
W.E. Stehbens: Diet and atherogenesis. Nutrition Reviews 1989/47/S.1
U. Ravnskov: Mythos Cholesterin – die zehn größten Irrtümer. Stuttgart 2002
L.E. Ramsay et al.: Dietary reduction of serum cholesterol concentration: time to think again. British Medical Journal 1991/303/S.953
I.U. Haq et al.: The effects of dietary change on serum cholesterol. Proceedings of the Nutrition Society 1995/54/S.601

Zeugen der Anklage: Die Framingham-Studie

Die Framingham-Studie ist ein echter Klassiker, sie gilt als »Urmutter« der prospektiven Studien, und das ist gewiß ihr größtes Verdienst. Prospektive Studien sind Forschungsprojekte, die eine ausgewählte Gruppe von Probanden über längere Zeit begleiten und dabei immer wieder Daten zu einer vorher formulierten Fragestellung sammeln. In diesem Fall wurde seit 1948 ein Bevölkerungsquerschnitt der amerikanischen Kleinstadt Framingham, etwa 5 000 Personen, zur Frage »Was sind die Risikofaktoren für Herz-Kreislauf-Erkrankungen?« immer wieder untersucht und befragt. Die Studie läuft immer noch, 1971 wurden weitere 5 000 Personen, die Kindergeneration, einbezogen, und die Enkelgeneration soll bald folgen. So weit, so gut. Eigentlich ein phantastisches Projekt. – Nur war bereits 1960 (!) klar, daß es zwischen Cholesterin und Arteriosklerose keinen Zusammenhang gibt. Warum wurde das Gegenteil behauptet, und warum hat niemand die Fälschung bemerkt?

In den meisten wissenschaftlichen Arbeiten werden wohlweislich nicht die Originaldaten, sondern in der Regel nur zusammengefaßte Werte von ausgewählten Teilgruppen oder Teilfragestellungen publiziert. Damit ist es sehr schwierig, den Wahrheitsgehalt der Schlußfolgerungen zu überprüfen. Weil die Framingham-Studie mit staatlichen Geldern gefördert wurde, mußten ihre Originaldaten jedoch in der Bücherei des Kongresses aufbewahrt werden. Das nahm Professor Herbert Immich zum Anlaß, einmal selbst Einblick in die erhobenen Daten zu nehmen. In einer Analyse für das Fachblatt »Versicherungsmedizin« schreibt er:

»Bei den Männern der jüngsten Kohorte (30–34 Jahre) [eine Kohorte ist eine definierte Untergruppe, hier die Altersklasse] betrug der Median [ein statistisch bearbeiteter Durchschnitt] unter Koronarsklerose 250 mg/dl [Cholesterinwert: Milligramm pro Deziliter Blut], unter Gesunden 240 mg/dl. Bei den Männern der ältesten Klasse (60–62) betrug der Median unter Koronarsklerose 235 mg/dl, unter den Gesunden 242 mg/dl. In den übrigen 5 Männer- und in allen 7 Frauenkohorten überlappten sich die Cholesterinverteilungen unter Koronarsklerose und unter Gesunden vollständig.« Diese Verteilung erlaubt nur einen Schluß: »Die Doktrin findet also in den Originaldaten keine Stütze; ein überhöhter Cholesterinspiegel erhöht die Inzidenz [die Häufigkeit] der Koronarsklerose nicht.«

Bei der gleichen Gelegenheit fand Immich auch des Rätsels Lösung für eine Ungereimtheit in der Fachpresse, die die Cholesterin-Hypothese seinerzeit im deutschsprachigen Raum bekannt gemacht hatte. In dem Aufsatz, der 1964 in der »Schweizerischen Medizinischen Wochenschrift« erschien, ist eine Abbildung zu sehen, die zeigt, wie die Häufigkeit von Koronarsklerose mit steigenden Cholesterinwerten zunimmt. In der Bildüberschrift heißt es, dies seien die Daten von 2123 Männern und Frauen. Immich wurde stutzig, weil zu diesem Zeitpunkt mehr als doppelt so viele Personen an der Framingham-Studie teilnahmen. Die Originaldaten brachten die Mogelei ans Licht: Die Graphik zeigte nur die Werte von Männern und keineswegs die von Männern und Frauen! Für Frauen bestand überhaupt kein Zusammenhang zwischen Cholesterin und Koronarsklerose.

Gewiß wäre es ein leichtes, jetzt über »Dichtung und Wahrheit« in der Medizin zu scherzen. Aber die Sache ist bitterernst. Schließlich wurden aufgrund solcher unverantwortlichen Manipulationen Millionen von Menschen zu Kranken abgestempelt und völlig unnötigerweise mit Diäten und/oder Medikamenten traktiert.

Die Nordkarelien-Studie

Anfang der siebziger Jahre hatte Finnland weltweit die höchste Herzinfarktrate. Innerhalb des Landes nahm die Provinz Nordkarelien die Spitzenposition ein. Um dem abzuhelfen und gleichzeitig zu demonstrieren, daß durch Vermindern von Risikofaktoren die Sterblichkeit aufgrund von koronaren Herzkrankheiten gesenkt werden kann, startete die finnische Regierung im Jahr 1972 ein gigantisches Aufklärungs- und Umerziehungsprogramm, um herauszufinden, ob dabei die erwünschten Wirkungen eintreten.

Die nordkarelischen Probanden beiderlei Geschlechts sollten möglichst mit dem Rauchen aufhören, Margarine statt Butter essen und ihre Blutdruck- und Cholesterinwerte senken. Darin wurden sie mit Rat und Tat unterstützt. Als Kontrolle diente eine etwa gleich große Gruppe von Menschen aus der Nachbarprovinz Kuopio, die von dem Präventionsprogramm verschont blieb. Alle fünf Jahre wurden die insgesamt 10 000 Teilnehmer in beiden Provinzen nach ihren Rauchgewohnheiten befragt, Cholesterin- und Blutdruckwerte wurden bestimmt, Herzinfarkt- und Todesfälle aus den jeweiligen Registern ermittelt.

Das Programm wurde ein voller Erfolg: In der nordkarelischen Gruppe sanken die Raucherzahlen sowie Cholesterin- und Blutdruckwerte binnen fünf Jahren höchst eindrucksvoll. Über alle zahlenmäßigen Einzelheiten wurde und wird in vielen Artikeln berichtet. Es lebe die Prävention! Doch was die meisten Artikel verschweigen: In Kuopio sank die Herzinfarktrate – ganz ohne Umerziehung – stärker als in Nordkarelien: bei Männern um 25 Prozent (18 Prozent in Nordkarelien), bei Frauen um 36 Prozent (gegenüber 32 Prozent). Aber auch bei der Gesamtsterblichkeit schnitt Kuopio besser ab: Bei Männern sank sie zwar in beiden Provinzen gleichermaßen um 16 Prozent, bei Frauen in Kuopio aber um 24 Prozent gegenüber 19 Prozent in Nordkarelien.

Wenn man bedenkt, daß viele Menschen in Nordkarelien das Rauchen aufgaben, gibt es für das schlechtere Abschneiden im Vergleich zu den Menschen in Kuopio eigentlich nur eine Erklärung: Fettbewußte Ernährung verkürzt das Leben.

Literatur:

H. Immich: Cholesterin und Koronarsklerose. Versicherungsmedizin 1997/49/S.86

J. McCormick, P. Skrabanek: Coronary heart disease is not preventable by population interventions. Lancet 1988/II/S.839

E. Vartiainen et al.: Twenty-year trends in coronary risk factors in North Karelia and in other areas of Finland. International Journal of Epidemiology 1994/23/S.495

Je niedriger der Cholesterinspiegel, desto besser

Wären erhöhte Blutcholesterinwerte für Arteriosklerose und koronare Herzerkrankungen, einschließlich Herzinfarkt, verantwortlich, dann sollten Menschen mit niedrigen Cholesterinspiegeln gesünder sein und länger leben. Oder? – Falsch! Das Versprechen derer, die zur Cholesterinsenkung raten, gilt nicht für die Lebenserwartung insgesamt, es bezieht sich nur auf Erkrankungen des Herz-Kreislauf-Systems. Die äußerst spannende Frage »Woran stirbt man denn dann, wenn man nicht durch einen Infarkt das Zeitliche segnet?« wird weder gestellt noch beantwortet. Vielleicht schützt ein niedriger Cholesterinspiegel vor Herzinfarkt und erhöht im Gegenzug das Risiko, an Krebs zu sterben?

Genau das zeichnet sich als »Abfallprodukt« der vielen in den letzten 30–40 Jahren durchgeführten Cholesterinstudien ab. Das amerikanische National Heart, Lung and Blood Institute ließ 19 Studien analysieren, um den gesundheitlichen Nutzen der Cholesterinsenkung zu belegen. Diese sogenannte Meta-Analyse erfaßte insgesamt 650 000 Menschen und 70 000 Todesfälle. Die Ergebnisse lassen sich anschaulich in vier Graphiken zusammenfassen. Männer und Frauen sind getrennt aufgeführt.

Bild 1 zeigt, welchen Einfluß der Blutcholesterinspiegel auf das Risiko hat, an einer Erkrankung des Herz-Kreislauf-Systems zu sterben. Um einen Maßstab zu haben, setzt man das Risiko bei einem Cholesterinwert von 160–199 Milligramm pro Deziliter Blut willkürlich als 1 fest. Für Männer wächst das Herztod-Risiko zwischen 200 und 240 Milligramm pro Deziliter deutlich an, bei mehr als 240 Milligramm pro Deziliter hat es sich um 50 Prozent erhöht. Das Herztod-Risiko bleibt für Frauen in dem dargestellten Ausschnitt von 160–240 Milligramm Cholesterin pro Deziliter Blut fast gleich.

Bild 2 zeigt, welchen Einfluß der Blutcholesterinspiegel auf das Risiko hat, an einer Krebserkrankung zu sterben. Wieder liegt das relative Risiko 1 bei 160–199 Milligramm Cholesterin pro Deziliter Blut. Was sehen wir? Bei Werten unter 160 steigt das Krebstod-Risiko deutlich an, während es bei Werten über 200 ganz langsam abfällt.

Bild 3 zeigt, welchen Einfluß der Blutcholesterinspiegel auf das Risiko hat, aus einem anderen Grund zu sterben (also alle Todesursachen außer Krebs und Erkrankungen des Herz-Kreislauf-Systems). Das relative Risiko 1 ist wieder willkürlich auf 160–199 Milligramm Cholesterin pro Deziliter Blut festgelegt.

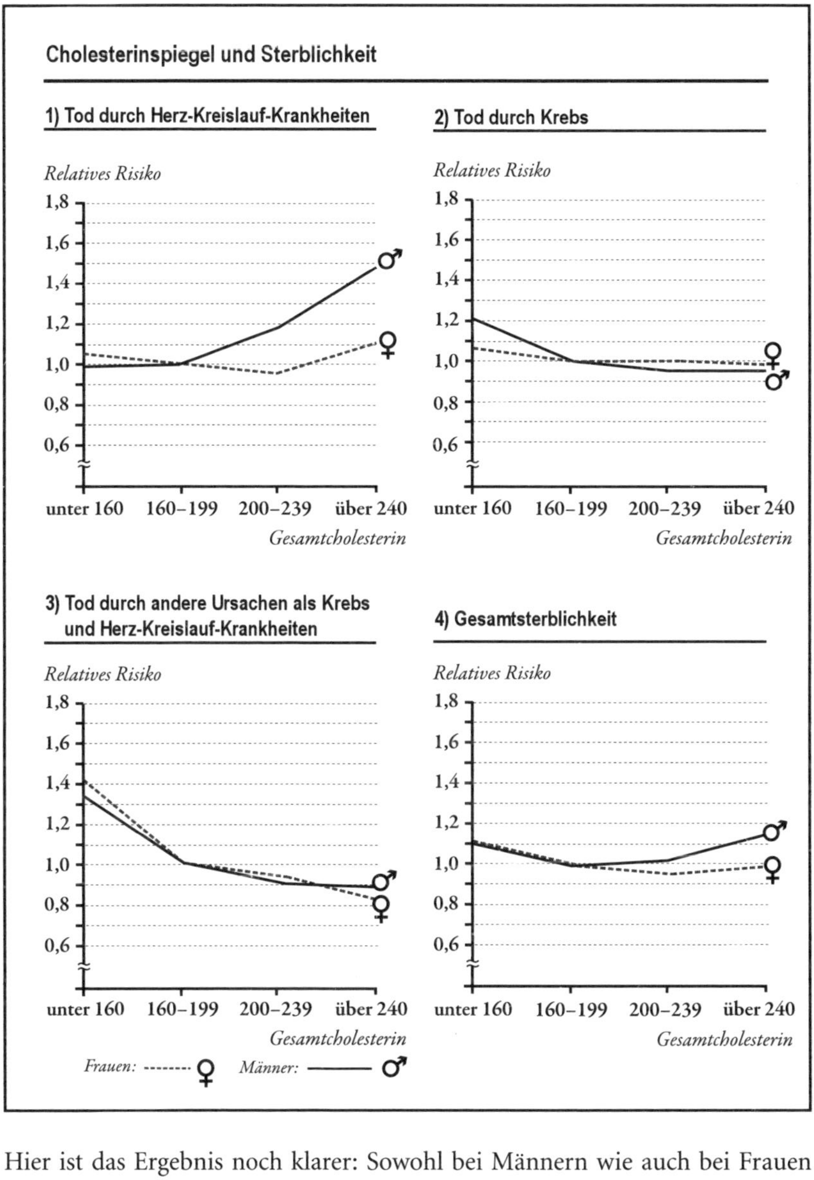

Hier ist das Ergebnis noch klarer: Sowohl bei Männern wie auch bei Frauen sinkt das »Tod-anderer-Ursachen«-Risiko über 160 deutlich ab, während es unter 160 steil ansteigt.

Bild 4 schließlich zeigt, welchen Einfluß der Blutcholesterinspiegel auf das Sterberisiko insgesamt hat (also alle Todesfälle aller Todesursachen zusammengenommen). Bei Frauen ergibt sich gar kein Zusammenhang zwischen Gesamtcholesterin und Sterblichkeit. Und für Männer ist das Sterberisiko bei Werten unter 160 Milligramm Cholesterin pro Deziliter Blut genauso hoch wie bei Werten über 240.

Auch andere Meta-Analysen kamen zu vergleichbaren Ergebnissen. Eine fand neben einem leichten Rückgang der Todesfälle durch Herzkrankheiten eine Zunahme der Krebstoten um satte 43 Prozent. Was lehrt uns das? Erhöhte Cholesterinspiegel korrelieren allenfalls bei Männern mit dem Risiko, an einer Erkrankung des Herz-Kreislauf-Systems zu sterben. Dafür sinkt die Sterblichkeit durch »andere Krankheiten«. Bei niedrigen Cholesterinspiegeln steigt andererseits das Risiko, wegen Krebs, Schlaganfall oder anderer Todesursachen das Zeitliche zu segnen. Sie können sich's also aussuchen.

→ **Fettbewußt**e Ernährung schützt das Herz und erhöht so die Lebenserwartung
→ **Japan** beweist, daß eine fettarme Ernährung vor Herzinfarkt schützt

Literatur:
D. Jacobs et al.: Report of the conference on low blood cholesterol: mortality associations. Circulation 1992/86/S.1046
S.B. Hulley et al.: Health policy on blood cholesterol: time to change directions. Circulation 1992/86/S.1416
D. Borgers: Cholesterin: Das Scheitern eines Dogmas. Berlin, ohne Jahr
D. Borgers, M. Berger: Cholesterin – Risiko für die Prävention und Gesundheitspolitik. Berlin 1995
H. Iso et al.: Serum cholesterol levels and six-year mortality from stroke in 350977 men screened for the multiple risk factor intervention trial. New England Journal of Medicine 1989/320/S.904
C.G. Isles et al.: Plasma cholesterol, coronary heart disease, and cancer in the Renfrew and Paisley survey. British Medical Journal 1989/298/S.920
G. Wannamethee et al.: Low serum total cholesterol concentrations and mortality in middle aged British men. British Medical Journal 1995/311/S.409
A.G. Dyker et al.: Influence of cholesterol on survival after stroke: retrospective study. British Medical Journal 1997/314/S.1584
A.W.E. Weverling-Rijnsburger et al.: Total cholesterol and risk of mortality in the oldest old. Lancet 1997/350/S.1119
M. Eichholzer et al.: Association of low plasma cholesterol with mortality for cancer at various sites in men: 17-y follow-up of the prospective Basel study. American Journal of Clinical Nutrition 2000/71/S.569

Niedrige Cholesterinspiegel machen Freude!

Ist es nicht ein gutes Gefühl zu wissen, der eigene Cholesterinspiegel ist in Ordnung? Noch dazu, wenn er eher am unteren Ende der Skala liegt. Doch wer zu den Glücklichen zählt, hat meistens nichts mehr zu lachen. Denn mit dem sinkenden Cholesterinspiegel steigt die Zahl der Selbstmorde und Unfälle. Laut einer einschlägigen Meta-Analyse um bis zu 76 Prozent. Dieser auf den ersten Blick merkwürdige Effekt kann in Anbetracht der wichtigen Funktion des Cholesterins für das Nervensystem nicht wirklich überraschen.

Wie eine großangelegte holländische Untersuchung mit 30 000 Teilnehmern feststellte, geht ein niedriger Cholesterinspiegel mit niedrigen Serotoninpegeln im Gehirn einher. Serotonin ist ein Botenstoff, der unsere Stimmungslage beeinflußt. Viel Serotonin wirkt ausgleichend, ein Mangel macht depressiv bzw. verhindert, daß aggressives Verhalten unterdrückt wird. Eine starke Senkung des Cholesterinspiegels könnte also durchaus aggressive und selbstzerstörerische Verhaltensweisen nach sich ziehen.

Diesen Schluß bestätigen italienische, französische und deutsche Forscher. Bei den Probanden, die zwischen 1967 und 1994 an einer französischen Studie zu Risikofaktoren für Herz-Kreislauf-Krankheiten teilgenommen hatten, lag die Selbstmordrate um so höher, je niedriger ihr Cholesterin war. Als besonders gefährdet erwiesen sich Personen, deren Cholesterinspiegel innerhalb kurzer Zeit stark gesenkt worden war. Umgekehrt hatten die Ärzte in einer italienischen Notfallklinik von 331 Patienten, die wegen eines Selbstmordversuchs eingeliefert worden waren, Blutproben untersucht und sie mit denen anderer Patienten verglichen. Auch hier lagen die Cholesterinwerte der Selbstmordkandidaten hochsignifikant niedriger als die der Kontrollgruppe. Selbst deutsche Forscher bestätigten bereitwillig »den bekannten Zusammenhang zwischen Depression und niedrigem Cholesterin«. Bei der Suche nach der Ursache kamen sie zu dem peinlichen Schluß, daß Depressionen, wie sie durch Cholesterinsenkung bewirkt werden, wiederum das Risiko erhöhen, einen Herzinfarkt zu erleiden.

Verehrte Leserinnen und Leser, sollte Sie das Gefühl beschleichen, daß es in einem Irrenhaus womöglich vernünftiger zugeht als auf einem Kardiologenkongreß, können wir Ihnen leider nicht widersprechen. Aber vielleicht sind manche Ärzte auch nur Opfer ihrer eigenen Theorien und Therapien? Schließlich ist bekannt, z. B. aus der Framingham-Studie, daß die intellektuellen Fähigkeiten mit den Blutfetten korrelieren. Je niedriger deren Werte, desto größer die intellektuellen Defizite. Es hat schon seinen guten Grund, warum das menschliche Gehirn – läßt man das Wasser unberücksichtigt – vor allem aus Cholesterin und tierischen Fetten besteht. Wer glaubt, dieses entfernen zu müssen, darf sich nicht wundern, wenn mit der Hirnmasse auch die geistige Vitalität schrumpft.

→ **Cholesterin** ist schädlich
→ Wer seine **Risikofaktoren** senkt, beugt Krankheiten vor

Literatur:
P.K. Elias et al.: Serum cholesterol and cognitive performance in the Framingham Heart Study. Psychosomatic Medicine 2005/67/S.24
M.F. Muldoon et al.: Lowering cholesterol concentrations and mortality: a quantitative review of primary prevention trials. British Medical Journal 1990/301/S.309
H. Iso et al.: Serum cholesterol levels and six-year mortality from stroke in 350977 men screened for the multiple risk factor intervention trial. New England Journal of Medicine 1989/320/S.904
M. Zureik et al.: Serum cholesterol concentration and death from suicide in men: Paris prospective study I. British Medical Journal 1996/313/S.649
M. Gallerani et al.: Serum cholesterol concentrations in parasuicide. British Medical Journal 1995/310/S.1632.
P.H.A. Steegmans et al.: Low serum cholesterol concentration and serotonin metabolism in men. British Medical Journal 1996/312/S.221
R.D. Eastham, J. Jancar: Serum cholesterol in mental retardation. British Journal of Psychiatry 1969/115/S.1013
Y. Beigel et al.: Effects of hypocholesterolemic dietary and drug therapy on measures of dysphoric emotions. European Psychiatry 1998/13/S.288
D. Kopf et a.l: Lipid metabolism and insulin resistance in depressed patients. Journal of Clinical Psychopharmacology 2004/24/S.527

Cola
Das Cola-Rezept ist streng geheim

Nur so viel ist bekannt: Es trägt den Namen »Formel 7x100« und liegt in einem Banktresor in Atlanta. Und weil es so geheim ist, muß Supermann jede Nacht dreimal um den Globus zischen, um die Abfüllanlagen in aller Herren Länder mit einem Spritzer des kostbaren Geheimnisses zu versorgen. Wie sonst könnten Tag für Tag Abermillionen Liter der braunen Brause abgefüllt und unter die Menschheit gebracht werden, wenn doch niemand weiß, wie's gemacht wird?

Der Mythos von der Geheimformel verwundert, schließlich wird zur Herstellung der ungeheuren Mengen an Cola-Sirup einiges Personal benötigt: Einkäufer für die Rohstoffe, Experten für die Qualitätsprüfung, Spezialisten für das Mixen der Ingredienzen, Forscher, die die Rezeptur an den technischen Fortschritt anpassen. Und keiner der zahllosen Spezialisten weiß, was er tut, nur weil im Tresor ein Rezept vor sich hindämmert? Ratlos stehen die analytischen Chemiker in ihren High-Tech-Labors vor einer koffeinhaltigen Limonade und haben plötzlich vergessen, wie man Aromen analysiert.

Natürlich ist das Unsinn. Auch wenn die Geheimniskrämerei in den Gründerjahren wichtig gewesen sein mag, so ist das Rezept für unsere modernen Cola-Getränke etwa genauso »geheim« wie das für Leberwurst (siehe dort). Aber warum wohl hat das Unternehmen selbst nach Kräften zur Legendenbildung beigetragen? Vielleicht wollten gewitzte Produktmanager mit dem Märchen vom Geheimrezept ihre braungefärbte Brause mit einem Mythos umfloren, der ihr magische Eigenschaften verleiht, so wie der Zaubertrank dem Asterix übermenschliche Kräfte. Ein intelligenter Marketing-Gag wäre es auf jeden Fall. Vielleicht aber enthält die Mixtur tatsächlich ein (offenes) Geheimnis, das die Beliebtheit des Getränks erklären hilft …

Heute machen wir uns unsere Cola selber

Für 10 Liter braune Brause nehme man:

8,8	Liter	Wasser
1070	Gramm	Zucker
90	Gramm	Kohlendioxid (E 290)
18	Gramm	Zuckerkulör (E 150d)
5	Gramm	Orthophosphorsäure (E 338)
3	Gramm	Zitronensäure (E 330)
2	Gramm	Saccharoseacetatisobutyrat (SAIB)
2	Gramm	Koffein und Theobromin
10	Gramm	Aromamix

Der Aromamix ist das Kernstück des »Cola-Geheimnisses«.
Er besteht aus:

34,5 %	Colasamenextrakt
15 %	Limetten-Destillat
10 %	Zitronenschalen-Destillat
8,5 %	Kakao-Destillat
7 %	Kaffee-Destillat
5 %	Mate-Destillat
4 %	Mandarinenblätter-Tinktur
3 %	Johannisbrot-Tinktur
3 %	Bittere-Orangen-Tinktur
2 %	Kokainfreie Cocablätter-Tinktur
1,7 %	Ingwer-Tinktur
1 %	Zitwer-Destillat
1 %	Holunderblüten-Tinktur
1 %	Mazisblüten-Tinktur
1 %	Kalmus-Tinktur
1 %	Mimosenbaumrindenextrakt
0,5 %	Ysopkraut-Tinktur
0,5 %	Zimtextrakt
0,3 %	Vanilleextrakt

Diese Rezeptur kann durch folgende Mischung ätherischer Öle verstärkt werden:

50 %	Zimtöl
15 %	destilliertes Limettenöl
15 %	Zitronenöl
10 %	Orangenöl
5 %	Ingweröl
5 %	Korianderöl

Der Aromamix enthält neben den Aromen noch Lösungsvermittler wie Propylenglykol oder Glycerin, Verdickungsmittel wie Xanthan, Gerbstoffe wie Tannine, die als Fixateure wirken, und Konservierungsmittel wie Natriumbenzoat, so daß der eigentliche Gehalt an ätherischen Ölen nur einen Teil der Mischung ausmacht.

Anbieter von Marken-Colas beliefern ihre Abfüllbetriebe gewöhnlich mit Zwei-Komponenten-Systemen, die erst bei der Sirupherstellung vermischt und mit Wasser verdünnt werden. Die eine Komponente enthält vor allem die Aromatopnote und die Lösungsvermittler, die andere die Säure-Phosphatlösung mit Farbstoff, Gerbstoffen und Restaroma.

→ **Leberwurst:** Kalbsleberwurst enthält Kalbsleber
→ **Zuckerkulör** ist ein natürlicher Farbstoff

Literatur:

J.E. Karg: Zur Erstellung von Coca und Cola Aromen. Riechstoffe, Aromen, Kosmetica 1978/28/S.146

M. Bomio: Magic Ingredients. International Food Ingredients 1994, Heft 3, S.37

A.J. Mitchell: Formulation and production of carbonated soft drinks. New York 1990

Autorenkollektiv: Cola: der Flaschengeist. EU.L.E.nspiegel – Wissenschaftlicher Informationsdienst des Europäischen Institutes für Lebensmittel- und Ernährungswissenschaften e.V. 1998, Heft 6

Coca-Cola hatte nie etwas mit Kokain zu tun

Das aus den Blättern des südamerikanischen Coca-Strauches gewonnene Kokain stand ganz sicher Pate an der Wiege des Erfolgs. Die spanischen Eroberer hatten beobachtet, daß die Indios Coca-Blätter kauten, um Hunger zu dämpfen und Müdigkeit zu überwinden. Diese Erkenntnis nutzte Mitte des 19.Jahrhunderts ein französischer Apotheker und mischte Coca-Extrakt in Wein. Der nach ihm benannte »Vin Mariani« erfreute sich schon bald größter Beliebtheit.

Dieser potenten Droge sprachen damals Émile Zola, Jules Verne und Henrik Ibsen ebenso begeistert zu wie der Komponist Charles Gounod oder die Schauspielerin Sarah Bernhardt. Vom »Vin Mariani« ließ sich Thomas Edison inspirieren, ihn genossen die Queen, der Zar und drei Päpste in vollen Zügen. Einer von ihnen, Papst Leo XIII., war von der Kokain-Alkohol-Mixtur so angetan, daß er Mariani eine Goldmedaille verlieh. In Deutschland wurde sogar das Militär hellhörig. 1886 empfahl die »Allgemeine Militär-Zeitung« den Coca-Wein als »neues Verpflegungsmittel im diesjährigen Manöver«.

Und wie jedes erfolgreiche Produkt fand auch der »Vin Mariani« kurze Zeit später einen Nachahmer: Der Amerikaner John Stith Pemberton, ein morphiumabhängiger Pharmazeut, stellte um 1880 eine ähnliche Mixtur her und verkaufte sie als »Pemberton's French Wine Coca«. Das weinhaltige Produkt stieß alsbald auf den wachsenden Widerstand der amerikanischen Abstinenzler-Bewegung. Das Kokain jedoch stand damals in gutem Ruf, es sollte vor allem Alkoholismus heilen. So ließ Pemberton den umstrittenen Alkohol weg, kreierte einen Kokain-Drink ohne Wein und nannte ihn »Coca-Cola«. Er bewarb seine Kreation konsequent als »Functional food«: Coca-Cola sei eine »wertvolle Hirnnahrung, die alle möglichen nervösen Symptome: nervöse Kopfschmerzen, Neuralgien, Hysterie und Melancholie, zur Heilung bringen könne«.

Der wichtigste Inhaltsstoff von Coca-Cola war damals tatsächlich das Kokain. Kaum verwunderlich, daß das Unternehmen bald viele treue Kunden besaß, die sehnsüchtig auf die nächste Lieferung ihres Stärkungsmittels warteten. Von den koffeinhaltigen Cola-Nüssen, die den zweiten Teil des Produktnamens bilden, war dagegen vermutlich gar nichts drin, doch mit ihnen ließ sich gut werben, da man ihnen ähnlich positive Effekte auf die Gesundheit nachsagte wie heute den Multivitaminsäften. Das Koffein bezog der Hersteller lieber vom Darmstädter Pharmakonzern Merck.

Als Kokain verboten wurde, schien das Aus für Coca-Cola, den Gesundheitstrank, gekommen. Um den Geschmack nicht zu ändern, nahm man ab 1903 Coca-Blätter, denen jedoch zuvor das Kokain entzogen worden war. Doch damit brach die alte Zielgruppe weg und man brauchte dringend eine neue. Nun nahm die Werbung Jugendliche ins Visier, die sich vom anhaltenden Ruch des Verbotenen, der Coca-Cola umgab, angezogen fühlten. Das war die Geburtsstunde eines Erfrischungsgetränks, das auch ohne Alkohol und Kokain ein Welterfolg wurde.

→ **Alkohol** ist immer noch eines der größten Gesundheitsrisiken
→ **Kaffee** macht süchtig

Literatur:
M. Pendergast: For god, country and Coca-Cola: The unauthorized history of the world's most popular soft drink. London 1994

Cola verdankt seinen Erfolg dem guten Marketing

Die Werbemanager von Coca-Cola sind überzeugt, der Erfolg der braunen Brause sei ihr Verdienst. Psychologen hingegen sind davon überzeugt, daß uns Cola nur deshalb so begehrenswert erscheint, weil es ein »verbotenes« Getränk war. Aber vielleicht liegt es doch am Rezept: Außer Zucker und Koffein – beide erhöhen den Pegel des Botenstoffs Serotonin im Gehirn und wirken damit stimmungsaufhellend (siehe »Kaffee macht süchtig«) – enthält Cola eine komplexe Mischung von Aromastoffen, darunter einen Extrakt aus der Muskatnuß mit den Wirkstoffen Myristicin und Elemicin. Diese Substanzen werden in der Leber in Amphetamine wie MMDA umgewandelt, die chemisch mit der Modedroge Ecstasy (MDMA) eng verwandt sind.

Nach Angaben des amerikanischen Amphetamin-Spezialisten Professor Alexander Shulgin wirkt MMDA ähnlich wie Cannabis oder Psilocybin. MMDA entspannt und vermittelt – im Gegensatz zu Ecstasy – ein wohliges »Sonntagnachmittags-Gefühl, bei dem man sich zurücklehnen und das Leben genießen möchte«. Im Grunde ist das alles nichts Neues: Schon die Nonne Hildegard von

Bingen schwärmte um das Jahr 1100 für die psychotropen Wirkungen von Muskat: Er »öffnet sein Herz [das des Essers] und reinigt seinen Sinn und bringt ihm einen guten Verstand«. Insbesondere Muskatplätzchen machen »seinen Geist fröhlich«.

So verwundert die Beliebtheit des Produkts kaum. Der Welterfolg von Cola hat also auch eine pharmakologische Basis. Die Marketingstrategen können sich aber zugute halten, daß ihre Ideen mit darüber entscheiden, wie groß der Anteil der umworbenen Marke am Cola-Markt ist.

→ Markenartikel sind besser als **No-name-Produkte**

Literatur:
K. Randerath et al.: Flavor constituents in cola drinks induce hepatic DNA adducts in adult and fetal mice. Biochemical and Biophysical Research Communications 1993/192/S.61
H. von Bingen: Heilmittel, Buch 1, Von den Pflanzen. Übers. L.M. Portmann. Basel 1982
A. Shulgin, A. Shulgin: Pihkal – a chemical love story. Berkeley 1992
U. Braun, D.A. Kalbhen: Nachweis der Bildung psychotroper Amphetamin-Derivate aus Inhaltsstoffen der Muskatnuß. Deutsche Medizinische Wochenschrift 1972/97/S.1614

Croissant
Das Croissant ist eine französische Erfindung

Das Frühstückshörnchen, Symbol des Savoir-vivre der Franzosen, stammt aus Wien, genauer, aus dem 17. Jahrhundert, als die Türken die Hauptstadt der Habsburger belagerten. Ihr Feldzeichen war der türkische Halbmond. Nachdem die Türken geschlagen und abgezogen waren, formten findige Bäcker die feindlichen Feldzeichen aus feinem Blätterteig nach. Seither tauchen die Österreicher jeden Morgen das Symbol der Besiegten als Hörnchen in ihren Kaffee – den sie von den Türken erbeuteten und zunächst für Kamelfutter hielten. »Auch Völkerfeindschaft und Chauvinismus«, meint dazu Gert von Paczensky, »können wie Liebe durch den Magen gehen.«

→ **Champagner** ist eine französische Erfindung
→ **Kaugummi** ist eine amerikanische Erfindung
→ **Leipziger Allerley** ist ein Eintopf aus Sachsen

Literatur:

G. von Paczensky, A. Dünnebier: Leere Töpfe, volle Töpfe. Die Kulturgeschichte des Essens und Trinkens. München 1994

Diät
Diäten machen schlank

Die gute Nachricht ist: Es liegt nicht an der fehlenden Willenskraft, wenn der Zeiger der Waage nach der Diät wieder nach oben wandert. Und die schlechte: Alle Versuche, das Gewicht dauerhaft absenken zu wollen, sind bei einem gesunden Körper zum Scheitern verurteilt.

Abnehmen ist evolutionsmäßig unerwünscht. Mutter Natur und im Einklang mit ihr der liebe Gott gaben nämlich die Devise aus: »Wachset und mehret euch!« Unterhalb eines gewissen Gewichts klappt es mit der Vermehrung nicht mehr – gut zu beobachten bei vielen Hochleistungssportlerinnen, Magersüchtigen und Rohköstlerinnen, die keine Menstruation mehr haben (siehe »Rohkost ist gesünder als Totgekochtes«). Außerdem kann auch der Tüchtigste nur überleben, wenn er in der Lage ist, Notzeiten zu überbrücken, und danach möglichst rasch wieder in den Vollbesitz seiner Kräfte kommt. Deshalb ist das Festklammern an jedem erworbenen Gramm Körpergewicht eine unverzichtbare Überlebensstrategie. Die moderne Überflußgesellschaft existiert noch nicht einmal 100 Jahre – und selbst das nur für einen kleinen Prozentsatz der Erdenbewohner. Aus evolutionärer Sicht noch kein Anlaß, die bewährte Strategie zu ändern.

Unbeeindruckt vom gerade angesagten Schönheitsideal interpretiert der Körper eine sinkende Kalorienzufuhr als Notfall der Alarmstufe rot. Deshalb trifft er, ohne lange zu fackeln, Vorkehrungen, um das Schlimmste zu verhindern. Erstens: Er senkt den Grundumsatz, also den Energieverbrauch im Ruhezustand, das spart Kalorien-Brennstoff. Zweitens: Er nutzt jedes bißchen Nahrung bis zum letzten aus, um auch wirklich keine der rar gewordenen Kalorien zu verschwenden. Drittens: Er steigert die Eßlust, damit sich der Mensch gefälligst drum kümmert, den Schwund wieder auszugleichen. Ein Grund, weshalb sich bei Diäthaltenden und Eßgestörten alle Gedanken um das Essen drehen.

Menschen können durchaus längere Zeit mit sehr wenig Nahrung auskommen und auf diese Weise deutlich an Gewicht verlieren. Allerdings behält der Körper die optimierte Verwertungsstrategie für Nahrung in weiser Voraussicht auch dann noch bei, wenn die Not bzw. die Diät längst ein Ende hat und wieder mehr Kalorieneinnahmen verbucht werden. Weiß er denn, wann die nächste Mißernte oder Hungersnot ins Haus steht? Die interne Regulation ist außerdem so eingestellt, daß mindestens das Ausgangsgewicht wieder erreicht wird. Im Wiederholungsfalle wird es jedesmal sogar ein bißchen mehr, damit man beim nächsten Mal mehr zuzusetzen hat. Die Konsequenz trägt den schönen Namen »Jo-Jo«-Effekt und bedeutet »Diät macht dick«, ob Sie wollen oder nicht.

→ **Übergewicht:** Essen macht dick
→ **Abnehmen:** Wer abnimmt, tut seiner Gesundheit etwas Gutes
→ **Blutgruppendiät:** Die Blutgruppe verrät, welche Nahrungsmittel jemand verträgt

Literatur:
M.W. Schwartz, J.D. Brunzell: Regulation of body adiposity and the problem of obesity. Arteriosclerosis, Thrombosis, and Vascular Biology 1997/17/S.233
R.L. Leibel et al.: Changes in energy expenditure resulting from altered body weight. New England Journal of Medicine 1995/332/S.621
M. Korkeila et al.: Weight-loss attempts and risk of major weight gain: a prospective study in Finish adults. American Journal of Clinical Nutrition 1999/70/S.965
J. Flier, E. Maratos-Flier: Energy homeostasis and body weight. Current Biology 2000/10/S.R215

Dicke
Dicke essen mehr als Dünne

Nein, das tun sie nicht. Die meisten Dicken essen im Durchschnitt sogar weniger als dünne Zeitgenossen. Das ist das immer wieder überraschende Ergebnis zahlreicher Studien. Hier eine kleine Übersicht:

Autoren der Studie		pro Tag verzehrte Kalorien
Beaudoin und Mayer	58 schlanke Frauen	2198
	59 übergewichtige Frauen	1964
Lincoln	98 schlanke Männer u. Frauen	3319
	101 übergewichtige Männer u. Frauen	3144
Baecke et al.	47 schlanke Männer	3070
	27 übergewichtige Männer	2983
	50 schlanke Frauen	2280
	45 übergewichtige Frauen	2045
Kromhout	202 schlanke Männer	3149
	202 übergewichtige Männer	2916
Braitmann et al.	708 schlanke Männer	2389
	79 übergewichtige Männer	2411
	1246 schlanke Frauen	1689
	245 übergewichtige Frauen	1525
Romieu et al.	45 schlanke Frauen	1684
	47 übergewichtige Frauen	1635

Aber weshalb sind die Dicken dann dick, wenn sie doch weniger essen, und warum nehmen sie nicht ab? Ernährungsexperten haben eine ganz eigene Erklärung für dieses Phänomen entwickelt. Damit ihre Theorien nicht ins Wanken geraten, schufen sie den Begriff des »Underreporting«. Demnach essen Dicke doch mehr, aber sie verheimlichen es im Gegensatz zu den Schlanken, die angeblich stets genau wissen, was sie gespeist haben, und darüber kaloriengenau Auskunft geben. Das mag im Einzelfall zutreffen, kann aber obige Befunde kaum erklären. Biochemische Untersuchungen des Stoffwechsels legen eine ganz andere Interpretation nahe.

Offenbar gibt es so etwas wie eine Grundeinstellung für die »Futterverwertung«. Der Tagesbedarf an Kalorien, den der Körper sozusagen zur Besitzstandswahrung braucht, heißt Grundumsatz. Der Grundumsatz ist jedoch keine feste Größe und schon gar nicht bei allen Menschen gleich, sondern schwankt in einem weiten Bereich – viel stärker als die Schuhgröße. Der Volksmund spricht ganz zu recht von guten und schlechten »Futterverwertern«: Der eine ißt wie ein Scheunendrescher und kriegt trotzdem nichts auf die Rippen, der andere spart sich die Kalorien vom Mund ab und hat Mühe, sein Gewicht zu halten.

Dem Phänomen der Viel- und der Wenigesser gingen Wissenschaftler der Universität von Quebec (Kanada) nach. Dort wurden 80 Frauen minuziös untersucht. 40 davon stuften sich selbst als »Wenigesserinnen« ein, die anderen 40 bezeichneten sich als »Vielesserinnen«. Alle diese Frauen waren gesund, rauchten nicht, hatten seit langem ein stabiles Gewicht, ohne Diät zu halten, und waren körperlich nicht außergewöhnlich aktiv. Ergebnis der Untersuchung: Obwohl die »Vielesserinnen« täglich 900 Kilokalorien mehr zu sich nahmen und sich nicht mehr als die anderen bewegten, waren sie im Schnitt um 4,5 Kilogramm leichter als ihre Kolleginnen. Ihr Körperfettanteil betrug gut 28 Prozent im Vergleich zu fast 33 Prozent bei den »Wenigesserinnen«.

Ein einfacher physikalischer Zusammenhang liefert eine plausible Erklärung für dieses vordergründig merkwürdige Phänomen: Menschen mit wenig Unterhautfettgewebe haben große Wärmeverluste, weil sie schlecht isoliert sind. Die Heizkosten sind jedoch der größte Brocken in der Kalorienbilanz, das heißt, es muß möglichst rasch nachgelegt werden, damit die Kerntemperatur nicht sinkt. Kein Wunder also, wenn Hagere essen können, sooft und soviel sie wollen – sie nehmen schlicht deshalb nicht zu, weil die Kalorien sofort verheizt werden. Dicke hingegen sind gut isoliert, was es dem Körper erlaubt, Kalorien zu sparen. Wird die Versorgung knapp, können Menschen, die leicht Unterhautfettgewebe aufbauen, mit jeder Diät ein wenig zunehmen: Der Körper vermindert die Durchblutung der Außenbereiche, insbesondere von Armen und Beinen und schon hat er genug Energie übrig, um den lebenswichtigen Rest, nämlich den Leib besser zu isolieren.

Daneben spielt die hormonelle Regulation für den Grundumsatz eine Rolle, die je nach Veranlagung und Lebenssituation verschieden sein kann. In der Tiermast nutzt man diesen Tatbestand und dopt das Vieh mit Sexual-, Streß- oder Schilddrüsenhormonen. Durch die verbesserte Futterverwertung läßt sich ein beträchtlicher Masteffekt erzielen, was erhebliche Einsparungen bei den Futterkosten mit sich bringt. Dieses Phänomen kennen viele Frauen aus eigener Erfahrung: Dank der Hormone in der Antibabypille erhöht sich das Gewicht gewöhnlich um ein paar Kilo. Die Einnahme von Schilddrüsenpräparaten zur Gewichtsmanipulation ist weit verbreitet. Und daß Streßhormone, namentlich das Cortisol, zu Fettsucht am Rumpf führen können, ist ebenfalls lange bekannt.

Die wirksamste Methode, den Grundumsatz zu senken und dabei gleichzeitig die Nahrungsauswertung zu steigern, sind nach wie vor Maßnahmen zur Gewichtskontrolle. In einer prospektiven Studie wurde die Gewichtsentwicklung von fast 600 Gymnasiastinnen verfolgt, die sich bewußt darum bemühten, ihr Gewicht unter Kontrolle zu halten, genau so wie es heute von Schülern gefordert wird. Innerhalb von nur vier Jahren war jedes zehnte Mädchen übergewichtig, während es bei der Vergleichsgruppe der unbekümmerten Esserinnen nur jede dreißigste war. Die häufigsten Maßnahmen, die Übergewicht förderten, waren Diäten und Sport (!). Am meisten nahmen die Mädchen zu, die Appetitzügler (!) und Abführmittel einnahmen.

Fazit: Wer zur Korpulenz neigt und Kalorien spart – egal wie schlau die Methode auch klingen mag –, lehrt seinen Körper, Fett zu bunkern. Wer dürr ist, kriegt auch mit reichhaltiger Kost nichts auf die Rippen. Das ist halt Schicksal.

→ **Übergewicht**: Kummerspeck kommt von Schokolade
→ Mit dem Body-Mass-Index (**BMI**) werden »überflüssige« Pfunde erkannt
→ **Magersucht** ist die Folge von sexuellem Mißbrauch

Literatur:
P. Björntorp: Etiology of the metabolic syndrome. In: G.A. Bray, C. Bouchard (Eds.): Handbook of obesity. Etiology and pathophysiology. New York 2004, S.787
V. George et al.: Further evidence for the presence of »small eaters« and »large eaters« among women. American Journal of Clinical Nutrition 1991/53/S.425
E. Stice et al.: Naturalistic weight-reduction efforts prospectively predict growth in relative weight and onset of obesity among female adolescents. Journal of Consulting and Clinical Psychology 1999/67/S.967
G.A. Bray: Obesity. In: M.L. Brown (Ed.): Present knowledge in nutrition. Washington 1990, S.23

Dicke müssen früher sterben

Dünne aber auch. Und ihre Überlebenschancen sind bei Herzproblemen deutlich schlechter als die von Wohlbeleibten ... In Medizinerkreisen macht sich daher seit einiger Zeit panische Erklärungsnot breit, denn das »Fettleibigkeitsparadox« stellt populäre Lehrbuchweisheiten auf den Kopf. Der Grund: Immer mehr Studien bescheinigen Dicken nach »kardiovaskulären Ereignissen« ein längeres Leben als Normal- oder gar Untergewichtigen. Und das keineswegs nur im Land der unbegrenzten Möglichkeiten.

Im Sommer 2007 erregte eine Pressemeldung aus Bad Krozingen Aufsehen. Dort hatte man knapp 1700 Patienten, die mit Angina pectoris oder einem leichten Herzinfarkt eingeliefert worden waren, einige Jahre nachbeobachtet. Zum Zeitpunkt der Aufnahme war ein Drittel der Patienten unter- bis normalgewichtig (BMI 18,5–25), also so rank und schlank wie es sich der Arzt von seinen Patienten wünscht. Die Hälfte »litt« an Übergewicht (BMI 25-30) und der Rest wurde sogar als fettleibig klassifiziert (BMI über 30). Drei Jahre nach dem Infarkt waren von den Fetten aber nur 3,6 Prozent verstorben, von den Dicke schon 7,7 Prozent und von den Schlanken hatten stolze 9,9 Prozent Löffel und Pillendöschen abgegeben. An den schockierenden Daten änderte sich auch nach diversen statistischen Massagen nichts.

Dabei bestätigt die Krozinger Studie nur, was bereits ein Jahr zuvor ein Forscherteam der Mayo Clinic in Rochester, im Rahmen einer Meta-Analyse, also einer gemeinsamen Auswertung aller vorliegenden Studien, ermittelt hatte: Untergewichtige Herzpatienten haben die kürzeste Lebenserwartung. Ihre Sterblichkeit liegt fast 40 Prozent höher als bei Normalgewicht. Die niedrigste Sterblichkeit und damit die höchste Lebenserwartung hatten die Übergewichtigen, also die Dicken (BMI 25–30). Selbst die Fetten (BMI über 30) schnitten immer noch besser ab als die »Normalos«. Hier fragt sich ein aufmerksamer Medienkonsument natürlich, wo da wohl gemogelt wurde. Die Antwort tut uns schrecklich leid: Es hat alles seine Richtigkeit. Die statistischen Berechnungen erfolgten nach den Regeln der evidenzbasierten Medizin, die Daten sind altersstandardisiert, die Raucher wurden vorher herausgerechnet usw. Nimmt man die Rohdaten der 250 000 Teilnehmer, fällt das Ergebnis für die Dünnen erheblich schlechter und für die Fetten noch besser aus.

Angesichts solch dramatischer Zahlen drängen sich Fragen auf. Die erste: Wie kann das sein? Aber das ist eigentlich ganz einfach: Es handelte sich um

Das Sterberisiko von Herzpatienten

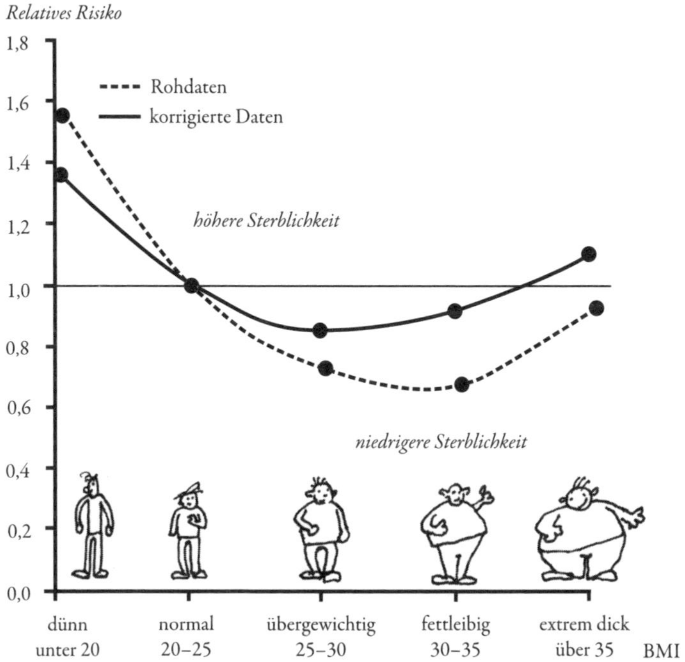

Wird das Sterberisiko für normalgewichtige Herzpatienten gleich 1 gesetzt, dann liegt das für untergewichtige bei 1,37 - also 37 Prozent über Normalgewicht. Für übergewichtige Herzpatienten sinkt der Wert dagegen auf 0,87 und selbst fettleibige bleiben mit einem Sterberisiko von 0,93 noch hinter den Normalgewichtigen zurück. Betrachtet man statt der korrigierten Daten die Rohdaten (gestrichelte Linie), dann sieht man noch deutlicher, dass Dicke länger leben.

Menschen mit Herzproblemen, also Personen, jenseits der Lebensmitte. Wenn dicke Senioren krank werden, haben sie etwas zuzusetzen. Dürren dagegen geht eine schwere Erkrankung schnell an die Substanz. Und was ist mit den vielen Studien, die angeblich zeigen, daß Dicke viel früher das Zeitliche segnen? Um es klar zu sagen: Die sind in der Meta-Analyse schon alle miterfaßt! Es gibt keine weiteren, ordentlich durchgeführten und ausgewerteten Studien mit gegenteiligen Ergebnissen. Und warum hört man davon nichts in den Medien? Weil es in Zeiten der Dickenhatz nicht opportun ist. Reicht man die Daten an die Gesundheitsredaktionen weiter, reagieren die Verantwortlichen mit ungläubigem Staunen bis hin zur unverhohlenen Empörung. Tags darauf können Sie auf der Wissenschaftsseite Ihrer Zeitung lesen, das Allerschlimmste seien »die Leugner« des drohenden Untergangs durch »Übergewicht«.

Zurück zum Thema. Was lehrt uns diese Meta-Analyse? Wenn füllige Menschen statistisch zwar etwas häufiger Herzinfarkte und ähnliches bekommen als schlanke, sie diese Erkrankungen aber weitaus häufiger überleben als die mit dem angeblich gesunden Gewicht, kann an den gängigen Theorien und Einteilungen etwas nicht stimmen. Doch die Experten deuten die Sache anders. Sie meinen, die Dicken hätten nur deshalb bessere Überlebenschancen, weil es bei ihnen mehr Risikofaktorenschräubchen zum Manipulieren gegeben habe (Hungern und Joggen zwecks Gewichtsabnahme, Margarine zur Cholesterinsenkung, Diabetes- und Blutdruckbehandlung). Den bedauernswerten schlanken Patienten habe man dagegen nur vom Rauchen abraten können.

Diese Argumentation muß man sich auf der Zunge zergehen lassen: Die Schlanken sterben, weil sie zuwenig Risikofaktoren haben. (Man könnte auch fragen: Warum haben die überhaupt einen Infarkt bekommen?) Die Dicken überleben, weil sie viele Risikofaktoren haben, denen man therapeutisch zu Leibe rücken könnte. Aber was passiert, wenn ich es schaffe, die Risikofaktoren eines dicken Herzpatienten auf die eines normalgewichtigen herunterzuschrauben? Ist er dann gesund oder tot? Dieser spannenden Frage will man nun in Bad Krozingen nachgehen: »In einer umfangreicheren Studie«, so lesen wir in einem Focus-Artikel, » will [das Forscherteam] herausfinden, wie sich eine Gewichtsveränderung nach dem Mini-Infarkt auf die Überlebensrate auswirkt. Steigt sie beispielsweise, wenn Dicke abspecken, oder sinkt sie womöglich?«

Bis das Ergebnis vorliegt, wird *gesunden* Dicken mit Geldstrafen (Krankenkassenbeiträge), Demütigungen (»unbeherrschte Esser«), Diskriminierungen (Berufsverbote) und Todesdrohungen (»So fett wie Sie sind, haben Sie eh nicht mehr lange zu leben«) geraten, ihre Risikofaktoren rechtzeitig vor einem Koronarereignis abzubauen. Fragt sich nur wozu? Damit sie im Falle eines Falles genauso rasch das Zeitliche segnen wie ihre von Natur aus risikofaktorenarmen dünnen Leidensgenossen? Das wäre eine neue Variante der unendlichen Geschichte »Kostensparen im Gesundheitswesen«.

→ Mit dem Body-Mass-Index (**BMI**) werden »überflüssige« Pfunde erkannt
→ **Abnehmen:** Wer abnimmt, lebt länger
→ Wer seine **Risikofaktoren** senkt, beugt Krankheiten vor

Literatur:
A. Romero-Corral et al.: Association of bodyweight with total mortality and with cardiovascular events in coronary artery disease: a systematic review of cohort studies. Lancet 2006/368/S.666
H.J. Büttner et al.: The impact of obesity on mortality in UA/non-ST-segment elevation myocardial infarction. European Heart Journal 2007 Jun 20 [Epub ahead of print]
Anon.: Herzinfarkt: Dicker Vorteil für Moppel. Focus vom 20.06.2007, http://www.focus.de/gesundheit/ratgeber/herz/news/tid-6629/herzinfarkt_aid_63893.html
Anon.: Herzinfarkt: Adipöse mit besseren Überlebenschancen nach Revaskularisierung. Ärzteblatt vom 20.06.2007

Dicke Deutsche
Die Deutschen sind die dicksten Europäer

So tönte es im April 2007 allerorten aus von Grauen erregten Gesundheitsredaktionen. Glücklicherweise präsentierte Verbraucherminister Horst Seehofer postwendend einen Plan, um die Nation vor dem Platzen zu bewahren. Doch wie war es zu dieser schockierenden Nachricht gekommen? Hatten sich die Medien vielleicht doch einen verspäteten Aprilscherz erlaubt? Nein, viel schlimmer: Es handelte sich um die alltägliche »kritische Berichterstattung« in Sachen Ernährung und Gesundheit.

Die Journalisten verwendeten einfach ein paar Zahlen, die zuvor von der International Association for the Study of Obesity (Internationale Vereinigung zur Erforschung der Fettleibigkeit, abgekürzt IASO) veröffentlicht worden waren. Das Gesamtwerk, von den Redaktionen zur »Studie« hochstilisiert, besteht aus zwei kleinen Tabellen und ist mitnichten eine Studie. Viel mehr handelt es sich, klar erkennbar, um eine Zusammenstellung von Zahlen aus unterschiedlichsten Erhebungen. Hinter dem Zahlensammelsurium stecken – wie man der Fachpresse entnehmen konnte – die Gelder von Pharma-Unternehmen, die Appetitzügler verkaufen. Aus solchen Daten destillierten die Journalisten dann die Meldung, in Deutschland wögen drei Viertel aller Männer und mehr als die Hälfte der Frauen zu viel, weshalb die Nation im europäischen Dicken-Ranking den Spitzenplatz belege.

Wohlgemerkt: Die IASO hatte sich gehütet, diesen Unfug selbst zu behaupten – denn offenbar ging das sogar einer Marketingorganisation von Pharma-Firmen gegen die Berufsehre. Aus den Anmerkungen am Fuß der Tabelle geht hervor, daß die Daten nicht altersstandardisiert sind und mit unterschiedlichen Methoden an verschiedenen Bevölkerungsgruppen zu unterschiedlichen Zeitpunkten erhoben wurden. Für jeden, der zu lesen versteht, heißt das: So, wie sie sind, besagen die Zahlen rein gar nichts.

Die deutschen Angaben stammen übrigens aus einer telefonischen Umfrage. Doch wer Zeit und Lust hatte, die Fragen zu beantworten, war leider noch nicht dick genug. Da bei Telefonumfragen bekanntlich nicht immer die Wahrheit erzählt wird, hat man die Antworten nach oben »korrigiert«, bis sie den Erwartungen entsprachen. Ja, mit solchen »Daten« wurde Deutschland zur dicksten Nation Europas gekürt! Das Erschreckende dabei ist, daß nicht nur einzelne Zeitungen die haarsträubende Story ungeprüft druckten, sondern daß zahllose Redaktionen unisono politisch opportunen Unsinn verbreiteten, ohne daß Gegenstimmen laut geworden wären.

→ **Dicke** müssen früher sterben
→ **Schlanke** leben länger

Literatur:

U. Pollmer: Dick durch dünne Daten. EU.L.E.nspiegel – Wissenschaftlicher Informationsdienst des Europäischen Instituts für Lebensmittel- und Ernährungswissenschaften (EU.L.E.) 2007/13/H.2/S.24

iaso: Adult overweight and obesity in the European Union (EU25). http://www.iotf.org/documents/Europeandatatable_000.pdf

J. Kuhn: Adipositas: Berichterstattung zwischen Aufklärung und Vernebelung. LZG Gesund in Bayern, Mai/Juni 2007, S. 4

K. Flegal et al.: Excess deaths associated with underweight, overweight, and obesity. JAMA 2005/293/S.1861

W. Wayt Gibbs: Übergewicht überbewertet? Spektrum der Wissenschaft 2005, H. 10, S. 24

Eier
Eier erhöhen den Cholesterinspiegel

Vor einigen Jahren erlangte ein alter Herr medizinische Berühmtheit. Sein Fall fand nicht nur in die Fachblätter, sondern auch in viele Tageszeitungen Eingang: Der gute Mann hatte nachweislich 15 Jahre lang jeden Tag zwei Dutzend Eier verspeist. Allen medizinischen Theorien zum Possen lag sein Cholesterinspiegel aber unter 200 Milligramm pro Deziliter Blut. Natürlich kann eine solche Anekdote ein wissenschaftliches Dogma nicht anfechten, da muß schon statistisches Geschütz aufgefahren werden.

Wahr ist, daß Eier ähnlich wie Muttermilch relativ viel Cholesterin enthalten: pro Ei um die 200 Milligramm. Kein Wunder, daß Eier von den Ernährungsexperten ganz oben auf den Index gesetzt wurden. Glaubten sie doch offenbar, das Cholesterin würde schnurstracks aus dem Ei in die Blutbahn wandern und dort mit jeder Mahlzeit den Cholesterinspiegel unvermeidlich um diese Menge erhöhen. Wie immer gab es auch hier ein paar Unverdrossene, die der unbequemen Frage nachgingen: »Stimmt das überhaupt?«

Eine Forschungsgruppe an der University of Missouri-Columbia ließ über 100 Testpersonen drei Monate lang jeden Tag zwei Eier essen. Vor und nach diesem Versuchsabschnitt waren Eier für jeweils drei Monate vom Speiseplan gestrichen. Ansonsten aßen die Probanden, was sie normalerweise auch aßen. Ergebnis: Geringfügige, statistisch nicht signifikante Unterschiede in den Cholesterinspiegeln.

Nicht einmal die berühmte Framingham-Studie, die gern als Kronzeugin der Anklage zitiert wird, vermochte einen Zusammenhang zwischen Eiern, Blutcholesterin und dem Tod durch Herz-Kreislauf-Erkrankungen herzustellen. Eine Teilgruppe von fast 1 000 Personen hatte hier detailliert ihre jeweiligen Ernährungsgewohnheiten zu Protokoll gegeben. Dabei schwankte der Eierkonsum zwischen 0 und 24 Eiern pro Woche. Als man nach einigen Jahren die Ernährungsgewohnheiten mit den Todesursachen der Studienteilnehmer abglich, fand man keinen Zusammenhang zwischen dem Eierkonsum und koronaren Herzkrankheiten bzw. Herzinfarkt. Aber so leicht läßt sich das medizinische Establishment nicht von Studien beeindrucken, die das Geschäft mit der Angst verderben könnten.

Versuchen wir es also mit der geballten Kraft von prospektiven Studien mit großen Teilnehmerzahlen: An der Health-Professionals-Follow-Up-Studie nahmen über 50 000 Männer teil, die sämtlich in Gesundheitsberufen tätig waren.

Die zweite Studie umfaßte mehr als 120 000 Krankenschwestern und ging deshalb als Nurses-Health-Studie in die Medizingeschichte ein. Die Teilnehmer beider Studien mußten über 8 bzw. 14 Jahre regelmäßig einen ausführlichen Fragebogen ausfüllen und über ihre Ernährungsgewohnheiten, ihren Lebensstil und ihre Krankheiten Auskunft geben. Da die Menge der verzehrten Eier abgefragt worden war, konnte ermittelt werden, ob ein Zusammenhang zwischen Eierkonsum und Herzinfarkt bzw. Schlaganfall besteht. Die Antwort lautet ganz klar: nein. Egal, wie viele Eier die Menschen genossen, es hatte keinerlei Einfluß auf Schlaganfall oder Herzinfarkt.

Inzwischen wollten es auch die Japaner genauer wissen. Ergebnis der prospektiven Nippon-Data80-Studie: Je mehr Eier ältere Japanerinnen aßen, desto höher ihre Lebenserwartung. Die Sterblichkeit von Frauen, die wenig Eier aßen, war doppelt so hoch wie jene, die sich regelmäßig ein Ei gönnten. Bei den Männern fand sich kein Unterschied – insofern ebenfalls kein Grund, den Eierkonsum einzuschränken. Den (statistisch) positiven Effekt von Eiern auf die Lebenserwartung von älteren Frauen versuchen die Fachleute nun damit zu erklären, daß das Ei vor allem das »gute« Cholesterin und das »gesunde« Beta-Carotin im Körper ein klein wenig ansteigen läßt. Man hätte das auch einfacher sagen können: Wer sich »gesund« (= cholesterinarm) ernährt, gefährdet seine Gesundheit.

→ Das **Cholesterin** aus der Nahrung erhöht den Blutwert
→ **Fettbewußte** Ernährung schützt das Herz und erhöht so die Lebenserwartung

Literatur:
F. Kern: Normal plasma cholesterol in an 88-year-old man who eats 25 eggs a day. New England Journal of Medicine 1991/324/S.896
M.A. Flynn et al.: Effect of dietary egg on human serum cholesterol and triglycerides. American Journal of Clinical Nutrition 1979/32/S.1051
T.R. Dawber et al.: Eggs, serum cholesterol, and coronary heart disease. American Journal of Clinical Nutrition 1982/36/S.617
F.B. Hu et al.: A prospective study of egg consumption and risk of cardiovascular disease in men and women. Journal of the American Medical Association 1999/281/S.1387
Y. Nakamura et al.: Egg consumption, serum cholesterol, and cause-specific and allcause mortality: the National Integrated Project for Prospective Observation of Non-communicable diseases and its trends in the aged, 1980 (NIPON DATA80). American Journal of Clinical Nutrition 2004/80/S.58
C.M. Greene et al.: Plasma LDL and HDL characteristics and carotenoid content are positively influenced by egg consumption in an elderly population. Nutrition and Metabolism 2006/3:e6

Braune Eier sind natürlicher als weiße

Weshalb eigentlich? Vermutlich ein Fehlschluß in dem Versuch, ernährungspolitisch korrekt zu denken: Wenn brauner Zucker »gesünder« ist als weißer, und dunkles Mehl »besser« ist als weißes, dann müssen zwangsläufig auch braune Eier »natürlicher« sein als weiße. Die Farbe Weiß ist beim Essen zum Inbegriff der unnatürlichen Verfeinerung geworden.

Den Hühnern allerdings geht solch feinsinniges Unterscheiden im wahrsten Sinne des Wortes am A... vorbei: Sie legen die Eier – unabhängig von der gerade vorherrschenden Ideologie – in der Farbe, die in ihrem Erbgut festgeschrieben ist. Je nach Rasse kann die Schale alle Schattierungen von Weiß bis Dunkelbraun annehmen. Aber die meisten Hühner legen nun mal weiße Eier. »Braunleger« sind nicht nur seltener, sondern auch weniger produktiv und damit für Hühnerfarmen nicht so interessant. Ihre Haltung lohnt sich nur, wenn die Eier einen höheren Preis erzielen – und das tun sie aufgrund ihres Natur-Images.

Die Farbe der Schale bringt ein besonderes Problem mit sich. Eier werden vor dem Verkauf durchleuchtet. Damit will man unappetitliche Beigaben erkennen, wie Bluteinschlüsse oder Fleischflecken, die beim Kunden Widerwillen auslösen könnten. Bei braunen Eiern sind solche Zugaben schwerer zu erkennen als bei weißen, so daß sie häufiger »durchrutschen« und doch auf dem Frühstückstisch landen.

Sind braune Eier wirklich besser im Geschmack? Unter anderem dieses Kriterium wurde während einer landwirtschaftlichen Ausstellung getestet (siehe Seite 136). Ergebnis: Einem Drittel der Befragten schmeckten die braunen Eier besser, ein Drittel bevorzugte die weißen, die übrigen waren unentschieden. Ansonsten hängt der Eiergeschmack im wesentlichen vom Gesundheitszustand und vom Futter der Hühner ab. Doch erfahrungsgemäß werden vom Kunden Lebensmittel mit kräftigerer Farbe auch als intensiver schmeckend empfunden.

→ Brauner **Zucker** ist vollwertiger als weißer
→ **Weißmehl** ist eine Erfindung moderner Großmühlen

Literatur:
E. Kallweit et al.: Qualität tierischer Nahrungsmittel. Stuttgart 1988

Wenn Eier nach Fisch schmecken, war Fischmehl im Hühnerfutter

Das kann sein, muß aber nicht. In aller Regel verlangen die Handelsketten von ihren Lieferanten einen Verzicht auf Fischmehl bzw. erlauben nur die Fütterung von Mengen, die geschmacklich nicht mehr wahrnehmbar sind. Wesentlich häufiger sind Erkrankungen der Hühner schuld: bakterielle Infektionen oder Parasiten in den Eileitern. Der Fischgeschmack und -geruch geht auf Trimethylamin zurück, eine Substanz, die beim Abbau stickstoffreicher Eiweißverbindungen entsteht.

Bei manchen Hühnerrassen kann die Fütterung mit Raps zu »Riecheiern« führen, dies trifft vor allem auf »Braunleger« zu, wie es in einer Firmenschrift für die Branche heißt. Ungünstigen Einfluß auf den Geschmack der Eier haben zudem »größere Mengen Eicheln, Maikäfer, frische Zwiebeln und Knoblauchschalen … Steckrüben und Kohl« sowie Baumwollsaaten, Bohnen, Hirse und Roggen, die allenfalls in begrenztem Umfang und möglichst »getoastet«, das heißt mit Hitze vorbehandelt, verwendet werden sollten. Soweit die Empfehlungen der Fachpresse. Bleibt zu hoffen, daß sich Ihr Eiermann daran hält.

→ **Frische** Eier schmecken am besten
→ **Vanillearoma** kommt aus der Vanilleschote

Literatur:

E. Kallweit et al.: Qualität tierischer Nahrungsmittel. Stuttgart 1988
S. Scholtyssek: Fütterung und innere Eiqualität. Deutsche Geflügelwirtschaft und Schweineproduktion 1988, Heft 5, S.131

Eisbein
Eisbein hat nichts mit Frost und Eis zu tun

Einem populären Irrtum zufolge hat das Eisbein, auch »Schweinshaxe« genannt, seinen Namen vom Hüftknochen des Tieres, dem »os ischium«, wie der Lateiner sagt. Daraus wurde im Dänischen »isben«, im Schwedischen »isben« und im Niederländischen »Ijsbeen«. Und daraus wiederum sei das Deutsche »Isbein« hervorgegangen, eine Version, die insbesondere von den Brüdern Grimm im »Deutschen Wörterbuch« verbreitet wurde.

Diese Ableitung klingt ziemlich gekünstelt, da »Eisbein« nun mal nicht die Hüfte des Schweines meint, sondern das Fleisch um das Schienbein. Eine andere Erklärung ist viel naheliegender: Aus den gespaltenen Röhrenknochen wurden seit germanischer Zeit bis in die Neuzeit Schlittschuhe hergestellt. Theodor Storm erwähnt in einer Novelle noch die Verwendung von Knochen zum Eislaufen. Einer neueren Schrift des TU Berlin entnehmen wir folgende Erklärung: »Das Eisbein, eines der Berliner Lokalgerichte, kam auf kuriosem Weg zu seinem Namen. Im 17. Jahrhundert hatten holländische Einwanderer das Eislaufen nach Berlin gebracht. Für die Kufen benutzte man damals häufig Knochen aus den Hinterbeinen der Schweine – eben Eisbeine.«

→ Der **Bismarckhering** hat nichts mit dem Kanzler Bismarck zu tun
→ Das **Chateaubriand** ist eine Kreation des gleichnamigen Dichters

Literatur:
A.J. Storfer: Wörter und ihre Schicksale. Gütersloh, ohne Jahr
G. Drosdowski et al.: Duden Etymologie. Das Herkunftswörterbuch der deutschen Sprache. Mannheim 1963
J. Grimm, W. Grimm: Der digitale Grimm: deutsches Wörterbuch von Jacob und Wilhelm Grimm. Elektronische Bearbeitung der Erstausgabe. Zweitausendeins, Frankfurt a.M. 2004
C. Gutknecht : Pustekuchen! Lauter kulinarische Wortgeschichten. München 2002

Enzyme

Enzyme sind Mutter Naturs kleine Helfer für alle Lebenslagen. Die Eiweißmoleküle sorgen dafür, daß die zahllosen Aufbau-, Umbau- und Abbau-Prozesse in Pflanzen, Tieren und Mikroben rasch und geordnet ablaufen. Viele chemische Umsetzungen in unserem Körper würden ohne die Vermittlung von Enzymen gar nicht oder nur sehr langsam stattfinden.

Früher bezeichnete man Enzyme auch als »Fermente«. Das wohl bekannteste Ferment ist das Lab aus dem Kälbermagen, das zur Käseherstellung gebraucht wird. Ein anderes, vielleicht nicht namentlich, aber aufgrund seiner Aktivität bekanntes Enzym ist die Alkoholdehydrogenase. Sie sorgt dafür, daß der Alkohol im Blut abgebaut wird. Pepsin und Trypsin arbeiten bei der Verdauung von Fleisch mit. Amylasen spalten im Speisebrei die Stärke und Lipasen die Fette.

Bei der Lebensmittelproduktion bedient man sich heute gerne und reichlich dieser biochemischen Spezialwerkzeuge. Aufgrund der Fortschritte der Biotechnologie werden die meisten Enzyme inzwischen gentechnisch aus Mikroorganismen hergestellt. Eine kleine Übersicht:

Alkalasen entfernen die rote Farbe aus dem Blut. Damit läßt sich Blut, das in großen Mengen auf den Schlachthöfen anfällt, als farbloses Plasma unbemerkt anderen Lebensmitteln beimengen.

Amylasen halten Brötchen länger frisch.

Amyloglucosidasen verwandeln Altbrot in ein Süßungsmittel für die Herstellung von süßen Teilchen.

Chlorogensäure-Esterasen machen den Kaffee magenfreundlich.

Chymosin-Käse wurde früher mit dem enzymreichen Magensaft (Lab) von Kälbern dickgelegt, in den siebziger Jahren folgten Enzymextrakte aus Mikroorganismen, und seit 1990 wird sogar ein Kälbermagen-Enzym mittels Mikroben gentechnisch hergestellt.

Collagenasen aus den inneren Organen von Krabben helfen, die Kaviarkörner unverletzt aus dem klebrigen Bindegewebe herauszulösen.

Dextranasen erleichtern die Herstellung von Kristallzucker aus Zuckerrüben.

Glucoseisomerasen wandeln Traubenzucker in Fruchtzucker um.

Glucoseoxidasen entfernen Sauerstoff aus dem Kopfraum von Flaschen und Gläschen und verzögern so den Verderb. Außerdem verhindern sie Verfärbungen bei der Gewinnung von Trocken-Ei.

Hemicellulasen erhöhen die Ausbeute beim Kaltpressen von Olivenöl.

Lipasen spalten nicht nur im Verdauungstrakt die Fette, sie sind auch ideal zur Produktion von natürlichen Käse- und Fischaromen aus Käse- und Fischabfällen.

Lipoxygenasen stammen meistens aus Sojamehl und werden gerne zur Bleichung von Mehl für Toastbrot verwendet.

Lysozym erhöht die Haltbarkeit von Emmentaler und Konfekt. Es verbessert außerdem den Geschmack von Erbsen in Fertiggerichten.

Papain ist der Wirkstoff in »Fleischzartmachern«; er wird aus der Papaya gewonnen.

Pectinasen erhöhen durch Aufspalten der Rohfaser in Obst und Gemüse die Ausbeute an Apfelsaft und Karottenbrei.

Pullulanasen erleichtern die Herstellung von Glucosesirup, einem wichtigen Süßungsmittel, aus Mais.

Sulfit-Oxidasen entfernen den Schwefel aus totgeschwefelten Weinen.

Transglutaminasen erleichtern die Herstellung von Formfleisch und von besonders cremigen Joghurts.

Xylanasen ermöglichen die Gewinnung von Alkohol aus Holz und machen Knäckebrot knuspriger.

Literatur:

Fachgruppe Lebensmittelchemie und gerichtliche Chemie in der GDCh (Ed): Enzympräparate. Schriftenreihe Lebensmittelchemie, Lebensmittelqualität Bd. 5. Hamburg 1983

J.R.Whitaker et al (Eds): Handbook of Food Enzymology. New York 2003

U. Pollmer, M. Niehaus: Food-Design: Panschen erlaubt. Stuttgart 2006

Ernährungsbedingte Krankheiten
60 Prozent aller Krankheiten sind ernährungsbedingt

Falsche Ernährung gilt landläufig als eine der wichtigsten Krankheitsursachen. Das offizielle Organ der Deutschen Gesellschaft für Ernährung (DGE), die »Ernährungs-Umschau«, bezifferte die volkswirtschaftlichen Verluste aufgrund von Krankheitskosten im Jahr 1994 auf über 100 Milliarden D-Mark jährlich. Inzwischen waren weitere Hiobsbotschaften von anderen mehr oder weniger seriösen Organisationen zu hören, die Kosten von bis zu 150 Milliarden Euro berechnet haben wollen. Die DGE ist – sicherlich im Einklang mit anderen Mahnern – nach wie vor der Auffassung, daß »intensive Bemühungen um eine echte Prävention« nicht nur einen beträchtlichen Teil der Kosten einsparen helfen könnten, sie seien auch »die aussichtsreichsten Maßnahmen, um dem einzelnen viel Leid zu ersparen«.

Die DGE stützt sich bei dieser Einschätzung auf die Studie »Ernährungsabhängige Krankheiten und ihre Kosten«. Darin finden sich säuberlich aufgelistet nach Krankheitsbildern die Gesamtausgaben für Behandlungen, Reha-Maßnahmen usw. So weit, so gut. Der springende Punkt dabei: Wann ist eine Krankheit »ernährungsbedingt«? In dieser Studie wurden beispielsweise alle Fälle von Herz-Kreislauf-Versagen – also auch die von über Neunzigjährigen – als vermeidbare Folge falscher Ernährung eingestuft! Dazu kommen zahlreiche weitere Leiden, bei denen seit langem und bisher erfolglos über eine Verbindung zur Ernährung spekuliert wird, wie Osteoporose oder verschiedene Arten von Krebs. Sie wurden ebenfalls komplett und nicht etwa nur anteilig als Ernährungsfehler gewertet. Es erscheint zwar plausibel, die Kosten für Karies dazuzuzählen, aber dürfen gleich alle Zahn- und Kieferbehandlungen plus sämtliche Kosten für alle denkbaren Magen- und Darmkrankheiten in denselben Topf geworfen werden? Sogar eine Erbkrankheit, die Phenylketonurie, wurde in das Zahlenwerk geschmuggelt. Addiert man dann noch Autoimmunkrankheiten wie Diabetes Typ 1 dazu, kommt man ganz leicht über die magische Grenze von 100 Milliarden D-Mark oder auch 150 Milliarden Euro – ganz wie's beliebt.

Andere Einflüsse, wie die genetische Veranlagung, wurden bei der Berechnung erst gar nicht berücksichtigt. Dafür wird beispielsweise behauptet, daß bei täglichem Karottenkonsum 65 Prozent aller Lungenkrebsfälle verhütbar gewesen wären; daneben verblaßt sogar der Einfluß des Rauchens … Mehr als peinlich überdies, daß sich die Autoren regelmäßig bei der Prozentrechnung vertan haben. Da kommt es schon mal vor, daß die Ernährung zu mehr als 100 Prozent an einer Erkrankung schuld ist. Professor Harald Förster von der Universität Frankfurt hat für solch höheren Blödsinn nur noch Ironie übrig: »Es kann als gesichert angesehen werden, und dazu bedarf es keiner Aufklärung: Ernährung ist tödlich! Denn jeder, der sich lange genug ernährt hat, ist bislang gestorben. Wer hingegen aufhört, sich zu ernähren, kann zumindest nicht an den Folgen der Ernährung sterben.«

Zweifel bestehen nicht nur am Anteil der Ernährung an Krankheiten, sondern auch an der Richtigkeit der Diagnose. Wenn über Neunzigjährige aus Altersschwäche das Zeitliche segnen, wird für den Totenschein mühelos auf »Arteriosklerose« erkannt. Viele Angaben auf Totenscheinen sind Verlegenheitsdiagnosen, unter anderem, weil Patienten, die an den Folgen einer Operation gestorben sind, eher unter »Herzversagen« als unter »Operationskomplikation« gebucht werden. Und wenn die Ernährungsexperten diese Erkrankung für ernährungsbedingt halten, hätten die Patienten rein statistisch gesehen mit Vollkornbrot, Radieschen und Magerquark bis zum Jüngsten Gericht fröhlich weiterleben können.

Basis des Irrtums ist eine stillschweigende Vereinbarung: Eine Krankheit gilt dann als ernährungsabhängig, wenn die Mehrzahl der Experten, die auf der Grundlage der behaupteten Zusammenhänge ihr Geld verdienen, diese Ansicht teilen. Aus demselben Grunde herrscht auf Kongressen von Psychologen Einigkeit darüber, daß die Mehrzahl aller Krankheiten psychisch bedingt ist, auf Veranstaltungen von Mikrobiologen hört man, daß nicht nur Grippe und Aids, sondern auch Diabetes, Arteriosklerose und Herzinfarkt die Folge von Infekten sind, während die Umweltmediziner überzeugt verkünden, eine wachsende Zahl von Krankheiten sei umweltbedingt. Dabei werden von allen besonders gern Leiden vereinnahmt, die als Zivilisations- oder Wohlstandskrankheiten gelten.

Wohlstand bedeutet aber nicht nur mehr und »besseres« Essen, längeres Leben und andere Krankheitsbilder. Fast alle typischen Merkmale des Wohlstands lassen sich mit ein bißchen Mathematik mit den sogenannten Zivilisationskrankheiten korrelieren: die Dichte der Verkehrsschilder und der Arztpraxen, die Menge an verkauftem Hundefutter, Farbfernsehern und Gartenzwergen, die Zahl der Studienabbrecher oder der Hygienestandard, der Benzinverbrauch, das Müllaufkommen und der Umfang des Steuerrechts. Doch das bleibt bei Ernährungsstudien fast immer außen vor. Der Zeitgeist hat sich auf der Suche nach einer Ursache anders entschieden: Schuld am Infarkt (oder was auch immer) ist ein Mangel im Überfluß. Haben wir womöglich unterschwellig ein schlechtes Gewissen, weil es uns – zumindest in den Industrienationen – heute besser geht als allen vorangegangenen Generationen? Suchen wir selbstquälerisch nach einem Haken im Glück? Essen bedeutet immer auch Lustgewinn, und das Versagen von Lust ist eine harte Strafe – die Strafe für das unverdiente Glück Wohlstand?

Wenn Brustkrebs oder Schlaganfall statistisch zunehmen (aber tun sie das wirklich? Werden sie vielleicht nur öfter diagnostiziert? Oder werden wir heute schlicht alt genug, um diese Krankheiten zu bekommen, während die Menschen früherer Jahrhunderte wegen aus heutiger Sicht relativ banaler Infektionskrankheiten im jugendlichen Alter das Zeitliche segneten? Siehe hierzu das »Lexikon der Fitness-Irrtümer«), hat das etwas Beängstigendes. Es erinnert uns an unsere eigene Sterblichkeit. Entschlossen sagen wir den modernen Todesursachen den Kampf an. Ein »Sieg« könnte uns die Angst vor Infarkt oder Krebs nehmen. Zumindest so lange, bis uns die Experten mit der »beängstigenden Zunahme« einer neuen Todesart wie Alzheimer konfrontieren, logischerweise einer weiteren Folge unseres modernen Lebens. Jede Krankheit, die »besiegt« ist, zieht eine neue und absolut tödliche nach sich. – Darauf können Sie Gift nehmen.

→ **Gesunde Ernährung**: Wer gesund ißt, ist gesünder
→ **»Fünf am Tag«** schützt vor Krebs und anderen chronischen Erkrankungen
→ **Ökotrophologie:** Die Ernährungswissenschaft ist eine Wissenschaft

Literatur:

L. Kohlmeier et al.: Ernährungsabhängige Krankheiten und ihre Kosten. Schriftenreihe des Bundesministeriums für Gesundheit, Band 27, Baden-Baden 1993

H. Förster: Ernährungsabhängige Krankheiten und ihre Kosten: Kritische Bewertung. Schriftenreihe des Bundes für Lebensmittelrecht und Lebensmittelkunde, Heft 120, Bonn 1995

S. Fankhänel: Ernährung und Gesundheit. Ernährungs-Umschau 1994/41/S.139

U. Pollmer et al.: Lexikon der Fitneß-Irrtümer. Mißverständnisse, Fehlinterpretationen und Halbwahrheiten von Aerobic bis Zerrung. Frankfurt a.M. 2003

Essen
Der Mensch ist, was er ißt

Das dachten wohl auch die Kannibalen: Deshalb aßen sie vorzugsweise die Hirne und Herzen ihrer im Kampf getöteten Feinde, um sich deren Kampfesmut oder Listenreichtum als Braten einzuverleiben …

Aber mal ganz im Ernst, schon ein kurzer Blick in die Kochtöpfe rund um den Globus zeigt die Absurdität solcher Gleichsetzungen: In China genießt man gemästete Skorpione, in Korea Hundebraten, in der Türkei Hammelkeule, in Indonesien Affenhirn, in Venezuela Taranteln, in Kamerun Schlangeneintopf, in Argentinien Rindersteaks, in Frankreich Schnecken, in Australien Kängururuhs und in Deutschland Wildschweinragout. Verrät uns diese keineswegs repräsentative Auswahl tatsächlich etwas über Körper, Geist und Charakter der Menschen, denen angesichts solcher Leckerbissen das Wasser im Mund zusammenläuft? Wissen wir jetzt, wer die größten Sprünge macht, wer die spinnertsten und wer die schweinischsten Gedanken pflegt, wer sich durchs Leben schlängelt oder schleimt? Nein, die einzige Schlußfolgerung aus den gesammelten globalen Eßgewohnheiten der Menschen ist die Erkenntnis, daß *Homo sapiens* ein Allesfresser ist – und dabei bestens gedeiht.

Der populäre Spruch, der heute gerne von den Gesundheitsaposteln deklamiert wird, stammt von Ludwig Feuerbach (1804–1872). Dem Philosophen ging es allerdings nicht um Ernährungsaufklärung, wie wir sie heute erleben, im Gegenteil, er redete sogar dem Genuß das Wort (der nach damals herrschender Auffassung den Tatbestand der Todsünde Völlerei erfüllte): »Es ist keineswegs unmoralisch, Leckerbissen zu speisen …« und von pauschalen Ernährungsvorschriften hielt er rein gar nichts, weil jeder seine eigenen Lieblingsspeisen und seine eigene Glückseligkeit habe. Andererseits, so Feuerbach, gebe es wohl kaum ein Nahrungsmittel, das nicht von irgendjemanden *nicht* vertragen würde. Solches Denken war nicht nur zu seiner Zeit revolutionär.

Nichtsdestotrotz glaubte er, daß zumindest eine Speise, die damals noch recht neu war, ungesund sei. Heroisch kämpfte Feuerbach gegen die Kartoffel; nach seinen Worten ein »unmenschliches und naturwidriges Nahrungsmittel«. Er wußte sich mit seinem harten Urteil in bester Gesellschaft mit anderen Kartoffelexperten wie Goethe oder Leibniz. Die Kartoffel sei nicht zuletzt die Ursache des schmählichen Verlaufes der Märzrevolution von 1848. Was könne man schon von einem Volk »aus Kartoffelstopfern« erwarten? Seine Empfehlung für eine politisch effektivere Verpflegung: »Ja, es gibt einen Stoff, der der Bürge einer besseren Zukunft ist, den Keim zu einer neuen, ... umso solideren Revolution enthält: Es ist der Erbsenstoff.« Schließlich enthielte die Hülsenfrucht in Form von Phosphor jede Menge Hirnnahrung. Damit muß sie das ideale Brainfood für Philosophen und aufbegehrende Bürger sein. Auch Philosophen können irren.

Dabei beschäftigte Feuerbach eigentlich eine ganz andere Frage. Was unterscheidet die Menschen von den Göttern? Zur Klärung zitiert er Homer: »In der Ilias heißt es ausdrücklich: ›Nicht essen die Götter Brot, noch trinken sie funkelnden Wein, deswegen haben sie kein Blut und heißen Unsterbliche.‹ Sie essen Ambrosia; Ambrosia aber bedeutet den Alten unsterbliche Speise ... Gott ist, was er ißt; er ißt Ambrosia, ... also ist er ein Unsterblicher, ein Gott.« Wir Menschen dagegen essen »Sterbliches«, Nahrung, die unserem sterblichen Körper dient. Da aber die Nahrung eine wesentliche Vorbedingung unserer Existenz ist, kritisiert Feuerbach die Philosophenkollegen, die die Bedeutung des Essens negieren, die die Menschen buchstäblich ohne Brot lassen. Und er kritisiert gleichermaßen die Religion, die Entsagung statt Sättigung fordert, um das gefräßige Volk zu bessern. Feuerbach ist nicht die Sättigung ein Dorn im Auge, sondern der Hunger, unter dem viele seiner Zeitgenossen litten. Essen – im Sinne einer ausreichenden Versorgung mit Nahrung – das war für Ludwig Feuerbach das Politikum:

»Die Lehre von den Nahrungsmitteln ist von großer ethischer und politischer Bedeutung. Die Speisen werden zu Blut, das Blut zu Herz und Hirn, zu Gedanken und Gesinnungsstoff. Menschliche Kost ist die Grundlage menschlicher Bildung und Gesittung. Wollt ihr das Volk bessern, so gebt ihm statt Deklamationen gegen die Sünde bessere Speisen. Der Mensch ist, was er ißt.« – Bertolt Brecht faßte es kürzer: »Erst kommt das Fressen, dann kommt die Moral.«

Literatur:

H. Lemke: Feuerbachs Stammtischthese oder der Ursprung des Satzes: »Der Mensch ist, was er isst«. Aufklärung und Kritik 2004/11/S.117

Feuerbach im Kontext: Werke und Briefwechsel. CD-ROM: Volltextausgabe der Werke und der Briefe Ludwig Feuerbachs auf der Grundlage der Ausgabe »Ludwig Feuerbachs Sämmtliche Werke«, hrsg. von Wilhelm Bolin und Friedrich Jodl (Stuttgart 1903-1910, 10 Bände), der Jugendschriften (Band 11) sowie der um Ergänzungen erweiterten »Ausgewählten Briefe von und an Ludwig Feuerbach«, hrsg. von Wilhelm Bolin (Leipzig 1904, 2 Bände) (Band 12 und 13). Karsten Worm Infosoftware, ISBN 3-932094-43-3

Etikett
Das Etikett verrät, was in Lebensmitteln drin ist

Woran erkennt man den kritischen Verbraucher im Supermarkt? – Er steht vor den Regalen und studiert mit ernster Miene die Zutatenlisten auf den Verpackungen. Schließlich will man ja wissen, was drin ist. Doch weil die Verbraucher keineswegs nur im medizinischen Sinn allergisch auf E-Nummern, Konservierungsmittel und künstliche Aromen reagieren, zählt die Kreativität – auch und gerade im sprachlichen Bereich – zu den geschätztesten Tugenden in der Lebensmittelbranche.

Wollen mal sehen: Auf der Zutatenliste stehen die Zutaten. Klar, denn die müssen alle und ohne Ausnahme deklariert werden. Der Haken: Nicht auf der Zutatenliste stehen die Nichtzutaten. Was bitte ist eine »Nichtzutat«? Zunächst einmal eine pfiffige juristische Wortschöpfung. Was auf den ersten Blick so widersinnig klingt, hat eine fiese Logik: Zutaten, die keine sind, brauchen auch nicht auf der Zutatenliste zu erscheinen. Wenn alle Zutaten deklariert werden müssen, liegt es nahe, solche, die nicht deklariert werden sollen, zu »Nichtzutaten« zu machen. Und so geschah es.

Die geheimnisvolle Zauberformel der Juristen heißt »LMKV §5, Abs.2, Ziffer 2«. Dabei handelt es sich ebensowenig wie bei der »Nichtzutat« um einen Begriff aus Orwells »Neusprech«, sondern lediglich um die Abkürzung für »Lebensmittelkennzeichnungsverordnung«, gefolgt vom fraglichen Paragraphen. Und der besagt, daß nicht der verwendete Stoff darüber entscheidet, was eine Zutat und was eine Nichtzutat ist, sondern seine jeweilige Funktion im Endprodukt.

Zu den Nichtzutaten zählen etwa die vielen Substanzen, die die Maschinengängigkeit der Rezeptur gewährleisten sollen. Wenn man in der Bäckerei Emulgatoren benötigt, damit die Teige die Hochgeschwindigkeitsmixer aushalten, dann haben diese ihre Funktion erfüllt, sobald der Mix in den Ofen kommt. Also sind es Nichtzutaten. Oder wenn die Festigkeit des Teiges mit Cystein reguliert wird, einer Aminosäure, die heute gentechnisch aus dem Darmbewohner *E. coli* gewonnen wird, hat das im Gebäck keine technologische Wirkung mehr. Die Folge: keine Deklaration. Auch die zahlreichen Enzyme – heute meistens aus gentechnischer Produktion – haben nach dem Erhitzen des Produkts keine technologische Funktion mehr – sind also Nichtzutaten und damit von der Kennzeichnungspflicht freigestellt.

Konservierungsmittel sind ein weiteres dankbares Kapitel im Buch der

Nichtzutaten. Limonaden und andere Getränke in PET-Flaschen werden gerne mit Dimethyldicarbonat haltbar gemacht. Dieses »Kaltentkeimungsmittel« wirkt, indem es sich schnell zersetzt. Damit ist es deklarationsfrei. Oder: Die Fruchtzubereitung für einen Joghurt wurde mit einem Konservierungsmittel haltbar gemacht. Im fertigen Joghurt verwandelt es sich in eine Nichtzutat, weil die Dosis nicht ausreicht, um den ganzen Joghurt vor Verderb zu schützen. Die Deklaration lautet folgerichtig: »Ohne Zusatz von Konservierungsmitteln«.

Technische Hilfsstoffe müssen ebenfalls nicht auf dem Etikett erscheinen. Es handelt sich um Stoffe, die zur Herstellung benötigt werden, im Endprodukt aber weitgehend verschwunden sind – oder zumindest sein sollten. Wenn Speiseöl mit Leichtbenzin extrahiert, Kaffee mit Lösungsmitteln entkoffeiniert oder Bier mit Polyvinylpolypyrrolidon stabilisiert wurde, sollten die Wundermittel, nachdem sie ihre Schuldigkeit getan haben, von der Bildfläche verschwunden sein. Davon, daß das nicht immer klappt, künden dann kleinere und größere Skandale, etwa wenn in Marmelade beträchtliche Mengen an nichtdeklariertem Entschäumer gefunden werden.

Das sich über Jahrzehnte hinziehende diplomatische Tauziehen zwischen EU und Bundesregierung um die Deklaration trägt immer mehr Früchte. Während sich die Bundesregierung im Hintergrund als Meister im Ausbremsen betätigte, um die Geheimniskrämerei öffentlichkeitsscheuer Wirtschaftsgruppen im Dunkel des deutschen Lebensmittelrechts nicht zu stören, gelang es der EU beispielsweise, die sogenannte 25-Prozent-Regel auszuhebeln. Hinter dieser juristischen Finesse konnten sich Hersteller verstecken, die »unerwünschte« Zusatzstoffe nicht deklarieren wollten. Allerdings hatten diese Erfolge auch ihren Preis: Um es immer allen recht zu machen, wurde ein Wust von Regularien geschaffen, die nicht nur für den Verbraucher, sondern auch für jeden kleineren Betrieb undurchsichtig bleiben müssen.

→ Alle **Zusatzstoffe** sind gesundheitlich unbedenklich
→ Natürliche **Aromen** stammen aus der Frucht, nach der sie schmecken

Literatur:
A.H. Meyer: Lebensmittelrecht. Textsammlung. München 2007
U. Pollmer, M. Niehaus: Food-Design: Panschen erlaubt. Stuttgart 2006

Was auf dem Etikett steht, muß auch drin sein

Mag ja sein, daß nicht alles auf dem Etikett steht, was in einem Nahrungsmittel drin ist. Aber umgekehrt wird doch wohl hoffentlich drin sein, was in der Zutatenliste aufgeführt ist? Typischer Fall von denkste. Denn die Niederungen unseres Lebensmittelrechts sind dicht gesäumt mit verdeckten Fußangeln für den gutgläubigen Bürger.

Weil Verbraucher hinter jedem Wort mit Ypsilon, das ein wenig chemisch klingt, einen gesundheitsgefährdenden Stoff argwöhnen und deshalb Kaufverzicht üben könnten, mußte der Gesetzgeber Mittel und Wege finden, um solche Verkaufshindernisse entweder von der Deklaration zu befreien, wie im Falle des Backmittels Cystein, oder durch unverfänglichere Bezeichnungen zu ersetzen. Andernfalls wäre eine Zulassung für die Lebensmittelwirtschaft völlig wertlos. Beispiel: Ascorbylpalmitat. Es wird gerne Wurstwaren zugesetzt, um die Haltbarkeit zu erhöhen. Auch dann, wenn eine Deklaration unumgänglich ist, sucht man die anrüchige Schreibweise vergeblich auf den Etiketten. Statt dessen prangt dort das Wort »Ascorbinsäure«, hinter dem sich das hochgeschätzte Vitamin C verbirgt. Chemisch sind die beiden Stoffe zwar miteinander verwandt, aber eben nicht dasselbe.

Beliebt und zulässig ist die Deklaration »natürlicher« Rohstoffe: Setzt der Hersteller zum Beispiel statt frischem Obst gut abgelagertes und mit Antioxidanzien stabilisiertes Fruchtpulver ein, darf er dennoch »Früchte« aufs Etikett schreiben – und diese vor allem in ihrer frischesten und appetitlichsten Form auf der Verpackung abbilden. Das erspart es ihm außerdem, das zugesetzte Wasser anzugeben. Das gleiche gilt für viele andere Verarbeitungsprodukte. Milchpulver plus Wasser heißt nach der Verarbeitung wieder »Milch«, obwohl sich der Rohstoff durch den Trocknungsvorgang in seiner Zusammensetzung deutlich verändern kann.

Wenn es darum geht, den umstrittenen Geschmacksverstärker Glutamat einzuschleusen, entwickelt manch ein Hersteller ungeahnte Phantasie. Dazu gehört der Aufdruck »ohne Zusatz von Glutamat«, obwohl im Zutatenverzeichnis »Hefeextrakt« auftaucht – der in aller Regel wegen seines Glutamatgehaltes zugesetzt wird. Und welcher Verbraucher kommt schon auf die Idee, daß selbst hinter einem »Trockenmilcherzeugnis« der Geschmacksverstärker stecken könnte? Mit ein paar technischen Kunstgriffen läßt sich aus Milchpulver tatsächlich ein Produkt erzeugen, das einen hohen Gehalt an Glutamat aufweist. Wäre es echtes Milchpulver, läge die Deklaration »Milch« viel näher.

→ Alle **Zusatzstoffe** sind gesundheitlich unbedenklich

Literatur:
A.H. Meyer: Lebensmittelrecht. Textsammlung. München 2007
U. Pollmer, M. Niehaus: Food-Design: Panschen erlaubt. Stuttgart 2006

Fast food
Fast food ist ein typisches Produkt des Industriezeitalters

Aus welcher Zeit stammt wohl der folgende Reisebericht? »Es gibt viele Köche, die draußen auf der Straße prächtige Fleischstücke kochen, in der Nacht wie am Tag, in großen Kupferkesseln. Und kein Bürger, wie reich er auch sein mag, kocht bei sich zu Hause. So halten es alle Heiden; sie lassen ihr Essen in diesen Basars holen, wie sie es nennen. Oft setzen sie sich einfach auf die Straße und essen dort.« Nun, die Schrift datiert aus dem 14. Jahrhundert. Den italienischen Augenzeugen beeindruckten die vielen Straßenimbisse in Kairo so sehr, daß er annahm, niemand koche mehr zu Hause.

Schnellimbisse gab es bereits im 6. Jahrhundert v. Chr. in Babylon ebenso wie in Hellas oder im römischen Reich. Im Han-China konnte man auf den Märkten fertigen Keng-Eintopf kaufen, eine Art Ragout mit Reis und Hirse. Er war beliebt, weil er zu Hause zu lange gebraucht und zuviel Brennholz erfordert hätte. Manche Imbißbuden waren auf gebratene Krabben spezialisiert, andere auf eingelegten Fisch, heißen Kuchen oder gefüllte Teigtaschen.

Bei den Hellenen speiste das einfache Volk in Garküchen, die Suppen und Breie feilboten. Auch Würstchenbuden sorgten für das leibliche Wohl. Allerdings wurde die Wurst – meist aus Esel oder Hund – zuweilen mit Undefinierbarem gestreckt. Wer sichergehen wollte, konnte sich getrost einem anderen Fast-food-Stand zuwenden. Dort duftete es unverwechselbar nach mit Blut und Fett gefülltem Ziegenmagen, gegrillt auf glühender Holzkohle. Im alten Rom waren die Imbißbuden für Proletarier lebensnotwendig, weil sie in ihren winzigen Wohnungen keine Möglichkeit hatten zu kochen. Die Armen speisten vorzugsweise Schweinefleisch, vielleicht sogar Schnitzel und Hackbraten.

Gert von Paczensky rückt zurecht: »Ob in China, Rom oder anderswo, am Schnellimbiß und in den Garküchen kauften nicht nur die Armen. Die Köche boten keineswegs nur einfache und billige Nahrung an. Von den arabischen Garköchen, die ihre Läden auf den großen Märkten hatten, berichten verschiedene Quellen, wie gut das schmeckte, was sie zubereiteten ... fast alle Haushalte kauften zumindest einen Teil der Speisen schon fertig zubereitet.« Auch in Deutschland gab es zumindest im späten Mittelalter Fast food: Fahrbare Pastetenöfen boten auf der Straße heiße Leckerbissen feil.

Lediglich in einigen alten Kulturen des Orients war Essen auf dem Markt oder der Straße aus magischen Gründen verpönt – eine Denkweise, an die heute moderne Wissenschaftler mit ihrer Angst vor dem Untergang der Eßkultur anknüpfen.

→ Fast food ist **Junk food**

Literatur:
A. Homolka: Zück die Finger und iß. Frankfurt a. M. 1989
R.V. Scheiper: So aßen und tranken die Griechen. H & R Contact 1999, Heft 79, S.18
G. von Paczensky, A. Dünnebier: Leere Töpfe, volle Töpfe. Die Kulturgeschichte des Essens und Trinkens. München 1994
R. Hodges: The decline of Rome to a fast food empire. Nature 1984/309/S.211

Fett

Die Fett-Saga

Die traurige, aber wahre Geschichte des bösen Nahrungsfetts hätte durchaus das Zeug, zu einem Vierteiler »Aufstieg und Niedergang eines Ernährungsmythos« verarbeitet zu werden. Das Drehbuch liegt weitgehend vor. Es wurde am 30. März 2001 unter dem Titel »The Soft Science of Dietary Fat« in der renommierten Zeitschrift »Science« veröffentlicht. Wir geben eine kurze Zusammenfassung:

Teil 1: Wie alles begann – das Fettgespenst erhebt sich

Der Zweite Weltkrieg war vorüber, allerorten blühte das Leben wieder auf, Wohlstand begann sich zu entwickeln. Da tauchte plötzlich wie aus dem Nichts ein neues Gespenst auf und fällte scheinbar gesunde Männer mittleren Alters. Reihenweise Herzinfarkte aus heiterem Himmel! Woher kam diese Epidemie? Zu den ersten, die das Nahrungsfett verdächtigten, gehörte der Biochemiker Ancel Keys. Er forderte auch gleich, den Fettanteil in der Ernährung auf 30 Prozent der konsumierten Kalorien zu beschränken – ohne allerdings greifbare Beweise für diesen Zusammenhang zu haben.

Als Keys in seiner 1952 durchgeführten Sieben-Länder-Studie feststellte, daß die Herzinfarktrate um so höher ist, je mehr Fett in einem Land verzehrt wird, sah er sich bestätigt. (Wie wir heute wissen, lassen sich solche Ergebnisse durch Auswahl der »richtigen« Länder nach Belieben erzeugen. Untersucht man die These dagegen innerhalb der Bevölkerung eines Landes, lösen sich die Korrelationen schnell in Luft auf.) 1961 leitete Keys aus den Daten der Framingham-Studie einen Zusammenhang zwischen der Höhe des Cholesterinspiegels und der Herzinfarktrate her (zur Fälschungstechnik siehe Seite 77). Damit schaffte er es auf die Titelseite des »Time Magazine«.

Doch es gab auch Gegenpositionen, zum Beispiel Edward H. Ahrens, der Grundlagenforschung zum Stoffwechsel von Fetten und Cholesterin betrieb. Er und einige Kollegen warnten 1969 in einem Bericht für das National Heart Institute davor, daß sich eine fettarme Ernährung negativ auf Nerven, Zellmembranen und Blutgerinnung auswirken könnte. Um Vor- und Nachteile einer solchen Maßnahme gegeneinander abwägen zu können, wären umfangreiche Studien mit Zehntausenden von Teilnehmern nötig, die man über Jahre hinweg beobachten müßte. Das amerikanische Gesundheitsministerium schätzte die Kosten einer solchen Untersuchung auf eine Milliarde Dollar und beschloß, für einen Bruchteil davon lieber ein paar kleinere Studien durchführen zu lassen.

Teil 2: Die Politik übernimmt die Initiative – oder wie das Leben so spielt

In dieser Situation traf es sich, daß Senator George McGovern vom Ausschuß für Ernährung und menschliche Bedürfnisse (Nutrition and Human Needs) gerade auf der Suche nach einem neuen Betätigungsfeld war. Dieser Ausschuß, der einst eingerichtet worden war, um die Unterernährung in den USA zu beseitigen, stand Mitte der siebziger Jahre kurz vor der Auflösung. McGovern wollte den Posten nur ungern aufgeben, und so widmete sich der Ausschuß dann eben der Überernährung.

McGoverns Ausschuß beauftragte den von wissenschaftlichen Kenntnissen völlig unbeleckten Journalisten Nick Mottern, die ersten Ernährungsrichtlinien für die Vereinigten Staaten zu verfassen. Dieser ließ sich zum Thema Fett von Mark Hegsted beraten, einem Ernährungswissenschaftler, der unerschütterlich an die Vorteile einer fettreduzierten Ernährung glaubte. Also schrieb Mottern wie ihm geheißen, die Amerikaner sollten vorsorglich weniger Fett essen und vor allem tierische Fette meiden.

Als der Ausschuß Anfang 1977 seine »Dietary Goals« (Ernährungsziele) veröffentlichte, hagelte es von allen Seiten Kritik. Edward Ahrens mahnte, solche Empfehlungen seien mit einem Großversuch gleichzusetzen, bei dem die Bürger die Versuchskaninchen darstellten. Es meldeten sich auch Vertreter der Molkereien und Fleischverarbeiter zu Wort, die aus naheliegenden Gründen gegen die Richtlinien waren. Eine revidierte Ausgabe der »Dietary Goals« erschien, die Kritik blieb. Nun hätten diese ersten Ernährungsrichtlinien mit der Auflösung des McGovern-Ausschusses Ende 1977 in der Versenkung verschwinden können, wenn sich nicht zwei amerikanische Einrichtungen bemüßigt gefühlt hätten, darauf zu reagieren – allerdings völlig gegensätzlich.

Carol Tucker Foreman vom Landwirtschaftsministerium, eine aktive Verbraucherschützerin, hielt es für die Pflicht ihrer Behörde, die Empfehlungen des McGovern-Ausschusses in Politik umzusetzen. Sie wußte um die laufenden wissenschaftlichen Kontroversen, aber sie vertrat den Standpunkt: »Ich muß jeden Tag essen und meine Kinder auch. Also sagt mir, was die Datenlage hergibt.« Das hing natürlich davon ab, wen man danach fragte – und Carol Tucker Foreman fragte Mark Hegstedt. Entsprechend fielen die »Dietary Guidelines for Americans« aus, die das Landwirtschaftministerium bald darauf herausgab.

Drei Monate später hielt die Ernährungssektion der amerikanischen Akademie der Wissenschaften (NAS Food and Nutrition Board) dagegen. Diese Institution erarbeitet regelmäßig die quasi amtlichen Empfehlungen für die Nährstoffzufuhr (Recommended Dietary Allowances). In ihrem Ratgeber »Towards Healthful Diets« (etwa: Wie wir uns gesünder ernähren können) verlautbarte die Akademie, die einzige gesicherte Empfehlung, die man einem gesunden Menschen geben könne, sei die, aufs Gewicht zu achten. Alles andere, Nahrungsfett eingeschlossen, würde sich schon selbst regeln.

Dieser Rat wurde – vor allem von der Presse – äußerst ungnädig aufgenommen. »Unverantwortlich« war der Tenor der Journalisten, die zuvor den McGovern-Bericht und die »Dietary Guidelines« gelesen hatten. Als dann noch jemand aus dem Landwirtschaftsministerium bei der Presse durchblicken ließ, daß sich das Food and Nutrition Board aus Industriespenden finanzierte, gab es kein Halten mehr. Ein ungeheurer Sturm der Entrüstung brach los. Das Food and Nutrition Board hatte seine Glaubwürdigkeit verloren und die »Dietary Guidelines« von Mark Hegstedt wurden zur offiziellen amerikanischen Gesundheitspolitik erhoben. Motto: »Eat less fat. Live longer!« (Iß weniger Fett und du lebst länger!)

Teil 3: Wissenschaftlermühlen mahlen langsam

Anfang der achtziger Jahre konnten die ersten sechs Langzeitstudien, die beweisen sollten, daß weniger Fett ein längeres Leben bedeuten, ausgewertet werden. Aber sie brachten nicht das erhoffte Ergebnis. In Honolulu, Puerto Rico, Chicago und Framingham hatte man die Herzinfarkte gezählt, aber nirgendwo fand sich der Beweis, daß Männer, die weniger Fett essen, tatsächlich länger lebten oder seltener einen Infarkt erlitten. In einer anderen Studie (MRFIT) waren mehrere Risikofaktoren gleichzeitig untersucht worden: Die Teilnehmer aßen weniger Fett, hörten auf zu rauchen und nahmen Medikamente gegen hohen Blutdruck. Wenn aus den Ergebnissen überhaupt etwas abzulesen war, dann daß der Verzicht auf Fett das Leben verkürzt.

Die sechste Studie versuchte, den Cholesterinspiegel der Teilnehmer zu senken – allerdings nicht via Ernährung, sondern allein mit Pillen. Nach sieben Jahren hatte man die Wahrscheinlichkeit, an einem Herzinfarkt zu sterben, von 2,0 auf geschlagene 1,6 Prozent gesenkt. Dieses Ergebnis wurde von den Autoren der Studie als der große Durchbruch gefeiert. Daß nur Männer mit exorbitant hohen Cholesterinspiegeln an der Studie teilgenommen hatten, hinderte die Autoren nicht an der Schlußfolgerung, von solchen Maßnahmen könnten genauso Frauen und Menschen mit niedrigeren Cholesterinspiegeln profitieren. Noch ungenierter war die Folgerung durch den Leiter der Studie, Basil Rifkin, daß eine fettarme Ernährung (zur Aufklärung dieses Irrtums siehe Seite 74) natürlich genauso gut sei wie Tabletten. Die Medien freuten sich über die klaren Aussagen des Professors und verbreiteten bereitwillig die Schlagzeile: »Es stimmt! Cholesterin ist wirklich ein Herzkiller.«

Doch es bröckelte auch an anderen Fronten: »Zuviel Fett löst Krebs aus« und »Fettarme Diäten sind gut zum Abnehmen« (siehe dort) waren zwei weitere beliebte Fettarien. Es dauerte 15 Jahre und kostete Hunderte Millionen an Forschungsgeldern, bis der World Cancer Research Fund zusammen mit dem American Institute for Cancer Research 1997 einen Expertenbericht mit dem Fazit veröffentlichte, es gebe weder überzeugende, ja noch nicht einmal wahrscheinliche Gründe für die Annahme, daß Nahrungsfett Krebs erzeuge. Und mehrere sorgfältig durchgeführte Abspeckstudien kamen alle zum gleichen Ergebnis: Mit fettarmer Diät verlieren die Teilnehmer am Anfang ein paar Kilo und nach ein, zwei Jahren ist alles wieder beim Alten.

Andererseits stießen die Forscher immer wieder auf böse Überraschungen. 1986, ein Jahr nachdem die US-Gesundheitsbehörde NIH ihr nationales Cholesterin-(Um-)Erziehungsprogramm gestartet hatte, das alle Amerikaner ab dem 2. Lebensjahr zu fettarmer Ernährung anhielt, reiste der Epidemiologe David Jacobs nach Japan. Wie er mit Erstaunen feststellte, riet man den Menschen dort, ihren Cholesterinspiegel zu erhöhen! Weil niedrige Cholesterinspiegel nämlich mit einem erhöhten Schlaganfallrisiko einhergingen. Wieder zu Hause durchforstete Jacobs die Daten der MRFIT-Studie – und sah die Japaner bestätigt. Doch nicht nur das: Auch die Lebenserwartung von Männern mit weniger als 160 Milligramm pro Deziliter Cholesterin im Blut war deutlich verkürzt. Jacobs informierte das National Heart Lung and Blood Institute über seine Entdeckung. Auf einer Konferenz, die das NHLBI 1990 einberief, wurden 19 Studien aus aller Welt vorgelegt und diskutiert, die alle das Gleiche zeigten: Bei Frauen wird die Lebenserwartung nicht vom Cholesterin beeinflußt. Bei Männern verringern niedrige Cholesterinwerte zwar das

Herzinfarktrisiko, erhöhen aber das Schlaganfallrisiko. Entscheidend: Insgesamt sinkt die Lebenserwartung (die Details finden Sie auf Seite 81). Die frühen Warnungen von Ahrens waren also berechtigt: Die Reduzierung der Fettzufuhr ist ein Gesundheitsrisiko.

Teil 4: Das Ende vom Lied oder Wo bleibt das Happy End?

Eine Ära ist zu Ende. 50 Jahre Fett-Hysterie liegen hinter uns. Jetzt gilt es, aus den Fehlern zu lernen und Schadensbegrenzung zu betreiben. Denn folgenlos ist die gesundheitliche Umerziehung nicht an den Menschen vorübergegangen. Der größte Denkfehler war vermutlich der zu glauben, man müsse nur die fetten Nahrungsmittel vom Speisezettel streichen und dann würden die Menschen schon schlanker werden. Aber es zeigte sich, daß sie den Fettmangel automatisch mit Kohlenhydraten kompensieren. Und nun befürchten die Experten, daß ihr Ratschlag, aufs Fett zu verzichten, das Übergewicht in den USA nur vermehrt hat, verbunden mit dem sogenannten »metabolischen Syndrom«. Die Folge: ein erhöhtes Risiko für Herz-Kreislauf-Erkrankungen und Diabetes – also genau das, was sie mit ihrer fettarmen Kost hatten verhindern wollen.

Wie tröstlich, jetzt von einem der führenden Köpfe der American Heart Association (AHA) zu hören, es sei wissenschaftlich naiv zu glauben, daß eine einzige Ernährungsweise für alle Menschen gleich gesund sei. »Ob etwas so Komplexes wie die Nahrungsfette ›gut‹ oder ›schlecht‹ ist, hängt letztendlich von den individuellen Gegebenheiten ab«, sagt Ron Krauss, Vorsitzender des Komitees für Ernährungsrichtlinien bei der AHA.

Literatur:
G. Taubes: The Soft Science of Dietary Fat. Science 2001/291/S.2536

Fettarm
Fettarme Diäten sind ideal zum Abnehmen

»Laßt dicke Männer um mich sein!« ruft Shakespeares Cäsar aus (1. Akt, 4. Szene), wohl ahnend, daß ihm schon bald ein dürrer Hecht gefährlich werden würde. Wir wissen nicht, ob Cassius, der Kopf der Verschwörung, gerade eine fettarme Diät hinter sich hatte, zumindest hat er sich so benommen: verkniffen, freudlos, bösartig.

Diäten – und zwar vor allem solche mit sehr wenig Fett – verderben nämlich die Stimmung. Offenbar hängt der Serotoninspiegel im Gehirn in irgendeiner Weise mit der Menge an Cholesterin im Blut zusammen. Jedenfalls fielen bei vielen Studien zur Cholesterinsenkung die hohen Unfall- und Selbstmordraten unter den Teilnehmern auf. Um die Probe aufs Exempel zu machen, manipulierten britische Forscher den Fettgehalt von Lebensmitteln, die sie zwei Gruppen von Probanden über vier Wochen zum ausschließlichen Konsum zur Verfügung stellten. Was die Testpersonen nicht wußten: Bei den einen machte Fett 41 Prozent der Nahrungsenergie aus, bei den anderen nur 25 Prozent.

Mit einem speziellen psychologischen Fragebogen wurde die Seelenlage der Teilnehmer vor und nach dem Versuch ermittelt. Es zeigte sich, daß bei den Magerköstlern die Werte für depressive Stimmung etwas, die für Feindseligkeit und Wut stark gestiegen waren. Die Kollegen mit der fetteren Nahrung blieben ganz gelassen. – Vielleicht hätte Cäsar den Cassius einfach öfter mal zum Schweinshaxenessen einladen sollen.

Und noch ein Effekt überraschte die Forscher dieser und anderer Studien unangenehm: Während der fettarmen Diät sank nur das »gute« HDL-Cholesterin ab, Gesamt- und »böses« LDL-Cholesterin blieben gleich, und die Triglyzeride, eine weitere unerwünschte Blutfettgruppe, stiegen an. Das heißt, durch eine fettarme Diät verändern sich die berühmten Risikofaktoren für Herz-Kreislauf-Erkrankungen genau in die falsche Richtung …

Bei längerer Dauer der Diät kann es überdies zur Bildung von Gallensteinen kommen – weil die Fette fehlen, die die Leerung der Gallenblase stimulieren. Gallenkoliken gehören zu den häufigsten und schmerzhaftesten Folgen eines allzu eifrigen Zählens von Fettaugen. Etwa 10 bis 25 Prozent aller übergewichtigen Patienten leiden in den ersten Monaten nach einer solchen Diät unter Gallensteinen.

Ach ja, noch was: Mit Diäten kann man überhaupt nicht dauerhaft abnehmen.

→ **Diäten machen** schlank
→ **Übergewicht**: Essen macht dick
→ Je niedriger der **Cholesterin**spiegel, desto besser
→ **Abnehmen:** Wer abnimmt, tut seiner Gesundheit etwas Gutes

Literatur:
M.W. Schwartz, J.D. Brunzell: Regulation of body adiposity and the problem of obesity. Arteriosclerosis, Thrombosis, and Vascular Biology 1997/17/S.233
A.S. Wells et al.: Alterations in mood after changing to a low-fat diet. British Journal of Nutrition 1998/79/S.23
H.N. Ginsberg et al.: Effects of reducing dietary saturated fatty acids on plasma lipids and lipoproteins in healthy subjects. Arteriosclerosis, Thrombosis, and Vascular Biology 1998/18/S.441
L. Berglund et al.: HDL-subpopulation patterns in response to reductions in dietary total and saturated fat intakes in healthy subjects. American Journal of Clinical Nutrition 1999/70/S.992
D. Festi et al.: Gallbladder motility and gallstone formation in obese patients following very low calorie diets. International Journal of Obesity 1998/22/S.592

Fettbewußt
Fettbewußte Ernährung schützt das Herz und erhöht so die Lebenserwartung

Diese These erfreut sich ähnlicher Beliebtheit wie »Wer seinen Cholesterinspiegel senkt, senkt sein Herzinfarktrisiko«. In den USA wurde sie in ihrer erweiterten Form »Eat less fat. Live longer« (Iß weniger Fett und du lebst länger) zum Motto der Gesundheitspolitik. Mit der Idee der »fettbewußten Ernährung« begann die Diätrevolution ihre Kinder zu fressen. Denn ursprünglich war die Kampagne gegen Cholesterin und tierische Fette ein Schachzug der Margarinewirtschaft gegen die Molkereien, die Butter verkauften. Doch die Freude über den Marketingerfolg währte nicht ewig. Denn die Forderung, den Fettverzehr generell zu senken, trifft seither auch die Margarinewirtschaft selbst.

30 Jahre intensiver aufklärerischer und erzieherischer Arbeit an der nimmersatten Öffentlichkeit mußten ins Land gehen, ehe sich eine Gruppe von Wissen-

schaftlern daran machte, die vorliegenden Forschungsergebnisse zum Thema »Herz und Fett« systematisch zu sichten. Der Recherchezug durch die medizinische Fachliteratur erbrachte nicht weniger als 16 821 Arbeiten. Doch diese Studien wurden erst einmal auf ihre Aussagekraft geprüft. Die wichtigsten Bedingungen, die erfüllt sein mußten: Die Studie dauerte mindestens sechs Monate, hatte eine Kontrollgruppe und enthielt Daten zu Sterblichkeit und Herz-Kreislauf-Erkrankungen. Nun blieben von den knapp 17 000 medizinischen Fachveröffentlichungen gerade mal 27 übrig, die wenigstens formal wissenschaftlichen Anforderungen genügten. Davon mußten bei genauerer Prüfung abermals 16 ausscheiden, so daß am Schluß immerhin noch 11 Versuchsreihen mit Patienten verwertbar waren.

Der Erfolg fettarmer Ernährung

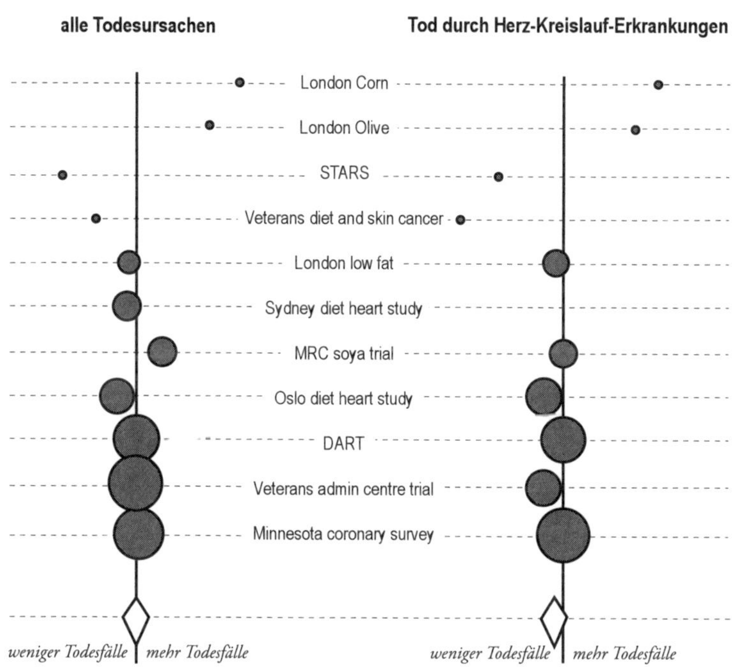

Jede Studie ist durch einen Kreis dargestellt. Je größer der Kreis, desto mehr Teilnehmer hatte die Studie (und desto aussagekräftiger ist sie). Liegen die Kreise links von den senkrechten Mittelachsen war die Sterblichkeit in den jeweiligen Studien niedriger. Liegen sie rechts von der Achse, hat die Kontrollgruppe besser abgeschnitten. Die Raute am unteren Ende ist der Durchschnitt aller Studien.

Ergebnis: Wer sich »fettbewußt« ernährt, stirbt statistisch etwas seltener an den Folgen einer Erkrankung des Herz-Kreislauf-Systems als ein unbekümmerter Normalesser, aber er lebt trotzdem nicht länger als dieser. Die Gesamtsterblichkeit ist in beiden Gruppen nämlich praktisch gleich.

Bei genauerer Betrachtung erkennt man, daß sich die Autoren trotz Meta-Analyse immer noch redlich bemüht haben, das peinliche Ergebnis nicht ganz so vernichtend aussehen zu lassen: Denn unter den ausgewählten Studien ist eine (die Oslo Diet-Heart Study), bei der die Menschen statt weniger Fett eine Extraportion fetten Fisch erhalten hatten – die also genau genommen nicht miteinbezogen werden dürfte. Die Fettzugabe senkte nicht nur die Herzinfarktrate, sondern auch die Gesamtsterblichkeit. Wenn man die Oslo Diet-Heart Study bei der zusammenfassenden Analyse wegläßt, fällt das Ergebnis für die »fettbewußte Ernährung« noch schlechter aus.

Für den Verbraucher mag dieses ernüchternde Resultat (das nebenbei bemerkt von der sonst sehr eifrigen Gesundheitspresse größtenteils mit eisigem Schweigen übergangen wurde) überraschend klingen, halten die meisten Menschen die Empfehlungen zur »fettbewußten« Ernährung doch für gesichertes Wissen der Medizin. Zu ihrer Rechtfertigung beriefen sich die Ärzte in der Vergangenheit vor allem auf zwei Studien, die Framingham-Studie und die Nordkarelien-Studie (siehe Kasten, S. 77). Pikanterweise sind beide Studien mittlerweile als Musterbeispiele für Fälschung und Betrug in die Fachliteratur eingegangen. Die anderen populären Studien wie Sieben-Länder oder MRFIT wurden mit ähnlich faulen Tricks zusammengebastelt. (Details können Sie dem Buch »Mythos Cholesterin« des schwedischen Arztes und Epidemiologen Uffe Ravnskov entnehmen.)

Wie man den ganzen Hype wirklich einordnen muß, hat Professor Michael Berger erklärt, Fachmann für Stoffwechselkrankheiten und Ernährung von der Universität Düsseldorf: »Der vielfach als ein gesundheitspolitisches Lamento beklagte Anstieg der Herz-Kreislauf-Erkrankungen zur Todesursache Nummer 1 in den sog. Industrieländern ist die unausweichliche Folge der Verdoppelung der Lebenserwartung in den letzten 100 Jahren, einer der spektakulärsten Erfolge unserer Gesellschaft. So stellen die Herz-Kreislauf-Erkrankungen heutzutage typische Todesursachen im Greisenalter dar: Das mittlere Sterbealter der Menschen, für die ein Tod an Herz-Kreislauf-Erkrankungen attestiert wird, liegt deutlich über der mittleren Lebenserwartung. Diese Erkrankungen als ernährungsabhängig und damit als durch eine Umstellung des Ernährungsverhaltens der Bevölkerung präventierbar hinzustellen, muß als grotesk anmuten.« Ein einsamer Rufer in der Wüste der Fett- und Cholesterin-Hysteriker.

→ **Japan** beweist, daß fettarme Ernährung vor Herzinfarkt schützt
→ Die richtigen Fettsäuren machen das **Olivenöl** so wertvoll

Literatur:
L. Hooper et al.: Dietary fat intake and prevention of cardiovascular disease: systematic review. British Medical Journal 2001/322/S.757
M. Gurr: The facts behind the dietary fatty acids and heart disease controversy. 4. Trends do not support a major role for saturated fatty acids in CHD development or prevention. Lipid Technology 1994/6/S.143
U. Ravnskov: The questionable role of saturated and polyansaturated fatty acids in cardiovascular disease. Journal of Clinical Epidemiology 1998/51/S.454
U. Ravnskov: Mythos Cholesterin – die zehn größten Irrtümer. Stuttgart 2002
M. Berger: Kosten ernährungsbedingter Krankheiten in Deutschland. Lebensmittelchemie 1994/48/S.39
W.E.M. Lands et al.: Changing dietary patterns. American Journal of Clinical Nutrition 1990/51/S.991

Fleisch
Wer Fleisch und Wurst meidet, ist sicher vor BSE

Als Ende 2000 die ersten deutschen BSE-Fälle gemeldet wurden, mieden die deutschen Verbrauchern Rouladen und Gulaschsuppen wie der Teufel das Weihwasser. Nur: Konsequenterweise hätten sie dann aber auch auf Lamm, Schwein, Geflügel und »Gatterwild« verzichten müssen, denn bei diesen und noch einigen anderen Tierarten treten ebenfalls typische BSE-ähnliche Erkrankungen auf. Auch beim Menschen kennt man mehrere derartige Krankheiten dieser Art wie Kuru oder die Fatale Familiäre Insomnie. Die häufigste ist aber die Creutzfeld-Jakob-Krankheit (CJK). Bei einer Analyse der Ernährungsgewohnheiten von Patienten mit »transmissiblen spongiformen Encephalopathien« (übertragbare schwammförmige Hirnerkrankungen) zeichnete sich eine interessante Häufung ab: Viele von ihnen waren Hirnliebhaber – seien es die Hirne von lieben verstorbenen Anverwandten wie auf Papua-Neuguinea (Kuru), die Hirne von Schweinen und wilden Eichhörnchen wie in bestimmten amerikanischen Bundesstaaten oder die Hirne von Schafen wie mancherorts auf dem Balkan (CJK).

Angesichts dieser Daten lag es natürlich nahe, die Herstellung von Hirnwurst zu verbieten. Um so mehr als zeitversetzt zur BSE-Epidemie in Großbritannien ein neues Krankheitsbild auftrat. Weil es zwar Ähnlichkeiten mit der Creutzfeldt-Jakob-Krankheit aufwies, aber nicht mit ihr identisch war, nannte man es »neue Variante der Creutzfeldt-Jakob-Krankheit« (vCJK). Von 1995 bis heute wurden über 100 Fälle registriert, die bei weitem überwiegende Zahl in Großbritannien. Es gibt guten Grund für die Annahme, daß ein ursächlicher Zusammenhang mit BSE besteht.

Insofern war es nur logisch, daß die Verbraucher einen großen Bogen um Rindfleisch machten. Doch gegen die Vorstellung, von Steaks oder Knackwurst könne man sich mit »BSE« infizieren, spricht die Tatsache, daß von vCJK fast ausschließlich Jugendliche betroffen waren. Das ist insofern merkwürdig, weil »normale« CJK-Patienten gewöhnlich in fortgeschrittenem Alter erkranken. Wären Hirnwurst oder Steaks die Ursache, dann müßten aber alle Altersgruppen betroffen sein. Zudem sank die Zahl der Todesfälle in Großbritannien kontinuierlich: Von 28 Fällen im Jahr 2000 auf fünf im Jahr 2005. Hätten sich die Menschen am Höhepunkt der BSE-Krise infiziert, müßten die Fallzahlen angesichts der langen Inkubationszeit derzeit noch steigen.

Gerade wegen der langen Inkubationszeit müssen sich die Jugendlichen wohl oder übel in früher Kindheit angesteckt haben. Das deutet auf Säuglingskost als Ursache. Britische Hersteller wollten offenbar den Ängsten der Mütter vor »künstlichen Emulgatoren« Rechnung tragen. Es heißt, sie hätten statt dessen Hirn verwendet, um auf »natürlichem Wege« eine sämige Konsistenz der Gemüsebreie zu erzielen. Als man die Gefahr erkannt hatte, fand diese Praxis ein jähes Ende. Da sich bei den Jugendlichen, die in England an der neuen Variante der Creutzfeldt-Jakob-Krankheit starben, keinerlei tragfähige Verbindung zum Verzehr von Fleisch und Wurst fand – es waren sogar Vegetarier darunter – bietet die Gläschenkost die bisher einzige plausible Erklärung.

Der weltweit wichtigste Übertragungsweg der Krankheit führt uns aber nicht zu Gemüsebreien oder Fleischwurst, sondern gleich zum Arzt, insbesondere zu solchen Medizinern, die mit Hirn hantierten. Bis heute gibt es über 400 Fälle von »iatrogener CJK«. »Iatrogen« heißt, die Ansteckung erfolgte im Zuge ärztlicher Maßnahmen. Transplantierte Horn- und Hirnhäute, neurochirurgische Instrumente und Elektroden, die Epilepsiepatienten zu Therapiezwecken ins Hirn geschoben werden, konnten als Infektionsquellen ausgemacht werden. Den bedeutendsten Anteil hatten jedoch Hormone. Aus den Hirnanhangsdrüsen (Hypophysen) von Leichen wurden verschiedene Hormone gewonnen, unter anderem solche für Fruchtbarkeitsbehandlungen. In England erkrankten durch Hormonextrakte mindestens 38 Patienten. In Australien wurden 2 000 Frauen wegen Unfruchtbarkeit mit Hypophysenhormonen behandelt; die Drüsen waren zuvor illegal Leichen entnommen worden. Auch hier kam es zu Todesfällen durch CJK.

Die größte Tragödie spielte sich in Frankreich ab, wo in den achtziger Jahren 1 200 kleinwüchsige Kinder mit Wachstumshormonen aus Leichenhypophysen behandelt wurden. Die Folge: Über 80 Kinder erkrankten seither an CJK, die meisten sind bereits verstorben. Offensichtlich befand sich unter den Hypophysenspendern mindestens ein unerkannter Fall von CJK. Doch selbst nach Bekanntwerden der Gefahr verkaufte die staatliche französische Zentralapotheke ihre verseuchten Hormonextrakte unbeeindruckt weiter. Die Hormonbehandlung hatte, wie sich inzwischen herausstellte, bei Zwergwuchs keinerlei therapeutischen Effekt. Allerdings zogen es unsere Medien vor, nicht darüber zu berichten, obwohl die Zahl der Fälle nur unwesentlich geringer und die Umstände nicht weniger dramatisch waren als die der britischen vCJK-Opfer, die regelmäßig das Abendprogramm des Fernsehens bereicherten. Sollte es etwa gestört haben, daß die Todesfälle zufälligerweise der Tatsache geschuldet waren, daß man in Frankreich explizit auf das (harmlose) gentechnische Präparat verzichtet hatte?

Ein Ergebnis dieser skandalösen Vorfälle ist zumindest, daß die genannten Hormone seither fast nur noch gentechnisch hergestellt werden – außer für unsere Sportler, die undefinierbare Ware günstig aus dem Ostblock beziehen und als Doping- und Muskelmittel spritzen. Diese Praxis dürfte derzeit die wichtigste Infektionsquelle darstellen. Insofern sind heute nicht Wurst oder Rinderbraten ein Wahnsinnsrisiko, sondern sportlicher Ehrgeiz und der unbedingte Wille zum Sieg.

→ **BSE**: Der Rinderwahn wurde durch infiziertes Fleischmehl verursacht
→ Die **Vogelgrippe** wird von Zugvögeln verbreitet
→ **Gammelfleisch** landet vor allem im Sonderangebot

Literatur:
P. Brown et al.: »Friendly fire« in medicine: hormones, homografts, and Creutzfeldt-Jakob disease. Lancet 1992/340/S.24
I. Zerr, S. Poser: Spongiforme Enzephalopathien des Menschen. Epidemiologie und klinische Charakteristika. Bundesgesundheitsblatt – Gesundheitsforschung – Gesundheitsschutz 2001/44/S.341
J. Collinge: Variant Creutzfeldt-Jakob disease. Lancet 1999/354/S.317
D. Concar, D. MacKenzie: Suspect steak. New Scientist 31.3.2001, S.5

U. Pollmer: BSE: Zeit der Stille. EU.L.E.n-Spiegel – Wissenschaftlicher Informationsdienst des Europäischen Institutes für Lebensmittel- und Ernährungswissenschaften e.V. 2006/12/H.5/S.9
P. Aldhous: French officials panic over rare brain disease outbreak. Science 1992/258/S.1571
A. Dorozynski: Hormone scandal hits France. British Medical Journal 1997/314/S.165
A.J. Swerdlow et al.: Creutzfeldt-Jakob disease in United Kingdom patients treated with human pituitary growth hormone. Neurology 2003/61/S.783
M. Kamin, B.M. Patten: Creutzfeldt-Jakob disease. Possible transmission to humans by consumption of wild animal brains. American Journal of Medicine 1984/76/S.142
J.R. Berger: Creutzfeldt-Jakob disease and eating squirrel brains. Lancet 1997/350/S.642
M. Alter: Creutzfeldt-Jakob disease: Hypothesis for high incidence in Lybian Jews in Israel. Science 1974/186/S.848
P. Adlard, M.A. Preece: Safety of pituitary growth hormone. Lancet 1994/344/S.612
M. Ragg: Australian human pituitary hormone and CJD injury. Lancet 1994/344/S.531

Fliegen
In der Not frißt der Teufel Fliegen

Warum eigentlich nur dann? Ernährungsphysiologisch ist der Unterschied zwischen einer Melone mit Parmaschinken und einer Schüssel wurmbewohnter Himbeeren eher unbedeutend. Aber viele unserer Zeitgenossen ekeln sich schon, wenn sie in ihrem Vollkornreis einer Mehlmotte ansichtig werden. Mit Eifer spritzen die Landwirte das Kleinvieh im Obst tot, die Bäcker haben den Kakerlaken den Kampf angesagt, und die Müslihersteller vergiften regelmäßig ihre Dörrobstmotten. Andernorts sieht man das viel unverkrampfter. Warum nicht alle Plagegeister, die einem die Nahrung wegfressen, einfach als Eiweißzulage mitverzehren?

Zum Speiseplan vieler Völker gehören nicht nur die biblischen Heuschrecken, von denen sich auch Johannes der Täufer ernährt haben soll. Am Amazonas serviert man besonders geschätzten Gästen gebratene Vogelspinnen. Junge Kambodschaner stehen auf gegrillte Taranteln, die sollen angeblich die Potenz stärken. In australischen Supermärkten geht man »back to the roots«: Dort liegen die dikken »Witchetty grubs« abgepackt im Kühlregal, engerlingähnliche Schmetterlingsraupen, die schon die Vorväter der Ureinwohner aßen. In Ostafrika schlemmt man Kungu-Kuchen, Klopse aus Myriaden zerdrückter Mücken. In Japan stellen lizensierte Zaza-mushi-Fänger einem Mittelding zwischen Drahtwurm und Kellerassel nach, um es zu horrenden Preisen zu verkaufen.

»Ein Mistkäfer oder der weiche Körper einer Spinne haben«, so berichtet beispielweise der britische Käfergourmet Bristowe, »wenn geröstet, ein knuspriges Äußeres und ein weiches Inneres von der Konsistenz eines Soufflés, das keineswegs unangenehm ist.« Die Tierchen werden gesalzen, mit Kräutern und Chili gewürzt und mit Curryreis gegessen. Termiten schmecken wie Kopfsalat, die Riesenspinne Nephila erinnert an rohe Kartoffeln, und manche Wasserwanzen bestechen durch ihr Gorgonzola-Aroma. Gebratene peruanische Bockkäferlarven (englisch »Chiro worms«) sehen nicht nur aus wie kleine Bratwürste, sie duften auch so. Kurzum: Die Menschen essen Wanzen, Maden, Spinnen und Skorpione durchaus nicht nur, um dem Hungertod zu entgehen, sondern auch, weil es ihnen richtig gut schmeckt.

In klassischen Zeiten war auch Europa ein Zentrum des Insektengenusses. Dem griechischen Dichter Aristophanes (geb. 445 v. Chr.) galten Heupferde als »vierflügeliges Geflügel«. Das Universalgenie Aristoteles (geb. 384 v. Chr.) riet, bei Zikaden vor der Paarung die Männchen zu fangen, danach jedoch die Weibchen, die dann – weil voller weißer Eier – schmackhafter seien. Die Römer standen den Griechen im Genießen nicht nach, sie delektierten sich vor allem an »cossus«, vermutlich war damit die Raupe des Weidenspinners gemeint. Aus uns unbekannten Gründen geriet diese Art der Feinschmeckerei hierzulande mit der Zeit fast völlig in Vergessenheit.

Die Anzeichen mehren sich allerdings, daß uns eine Renaissance der Entomophagie, wie das Verspeisen von Insekten und Spinnentieren hochwissenschaftlich genannt wird, bevorsteht. Andernorts genießen dergleichen Köstlichkeiten hohes Ansehen und wachsende wirtschaftliche Bedeutung. Mexikanische Biologen entdeckten auf dem Speisezettel ihrer Landsleute immerhin 78 verschiedene Arten Holzwürmer, Wasserkäfer, Maden und Grashüpfer. 20 Tierchen haben es sogar zu Marktrelevanz gebracht und werden gehandelt wie bei uns Eier oder Kaviar.

In China werden bereits Skorpione mit industriellen Produktionsmethoden, sprich in Massentierhaltung, gezüchtet. In Nigeria denkt man über die industrielle Mast von »Mopanewürmern« nach, den Raupen einer Schmetterlingsart, die dort traditionell verzehrt werden und aufgrund ihres Eiweißgehalts Schweinefleisch vergleichbar sind (Motto: »So wertvoll wie ein kleines Steak«).

Nach den Nährwertanalysen sind Käfer und Maden »gesund« und »vollwertig«. Sie enthalten neben Vitaminen jede Menge Eiweiß, oftmals wertvoller als

Nährstoffgehalte von Insekten und anderen Nahrungsmitteln

Nahrungsmittel je 100 g	Energie (kcal)	Eiweiß (g)	Fett (g)
Macrotermes subhyalinus (Termite)	612	38,4	46,1
Rhynchophorus phoenicis (Rüsselkäfer)	562	20,3	41,7
Passalus spec. (Zuckerkäfer)	552	26,0	44,0
Brachygastra mellifica (Honigwespe)	522	53,0	30,0
Schistocerca spec. (Heuschrecke)	427	61,0	17,0
Usta terpsichore (Pfauenspinner)	371	44,1	8,6
Sojabohnen	335	36,9	18,1
Weizenvollkorn	302	11,5	2,0
Schwein (mager)	111	20,9	3,0
Rindfleisch	106	22,4	1,7
Pute (Brust)	105	24,1	1,0
Kabeljau	74	17,7	0,4
Karotten	26	1,0	0,2
Feldsalat	14	1,8	0,4

das von Soja oder Weizen. Und so manches Fast food, wie etwa die beliebten Termiten, können es in Sachen Fett mit unseren Pommes aufnehmen. Ganz zu schweigen von den süßen Snacks aus Honigameisen mit ihren fast 80 Prozent zuckersüßen Kohlenhydraten. Dazu kommen reichlich Ballaststoffe in Form von Chitin aus dem Insektenpanzer.

Bevor Sie sich beim Gedanken an Vogelspinnen und Skorpione mit Grausen abwenden, denken Sie daran, daß wir deren nächste Verwandte durchaus mit Genuß verspeisen und uns dieses Vergnügen sogar etwas kosten lassen. Zu den Gliedertieren gehören neben Insekten und Spinnen auch Krabben, Krebse, Hummer und Langusten.

→ **Kannibalismus** ist eine seltene Ausnahmeerscheinung

Literatur:
V.M. Holt: Why not eat insects? 1885, Reprint, British Museum (Ed.), London 1988
P. Menzel, F. D'Aluisio: Man eating bugs. The art and science of eating insects. Berkeley 1998
J.F. Santos Oliveira et al.: The nutritional value of four species of insects consumed in Angola. Ecology of Food and Nutrition 1976/5/S.91
J. Ramos-Elorduy et al.: Nutritional value of edible insects from the state of Oaxaca, Mexiko. Journal of Food Composition and Analysis 1997/10/S.142
K.K. Kodondi et al.: Vitamin estimations of three edible species of Attacidae caterpillars from Zaire. International Journal of Vitamin and Nutrition Research 1987/57/S.333

Kohlenhydrate (g)	Calcium (mg)	Eisen (mg)	Vit. B_1 (mg)	Vit. B_2 (mg)
8,0	40	7,5	0,13	1,1
24,8	186	13,1	3,02	2,24
27,0	n.b.	n.b.	n.b.	n.b.
14,0	n.b.	n.b.	n.b.	n.b.
17,0	n.b.	n.b.	n.b.	n.b.
26,3	355	35,5	3,67	1,9
31,8	255	9,0	0,99	0,52
70,2	45	3,0	0,48	0,14
–	3	1,0	0,9	0,23
–	4	2,0	0,23	0,26
–	n.b.	1,0	0,05	0,08
–	25	0,44	0,06	0,05
8,3	40	2,0	0,07	0,06
2,2	35	2,0	0,07	0,08

M. Harris: Wohlgeschmack und Widerwillen. Die Rätsel der Nahrungstabus. Stuttgart 1988

Deutsche Forschungsanstalt für Lebensmittelchemie (Ed.): Souci – Fachmann – Kraut: Die Zusammensetzung der Lebensmittel. Nährwert-Tabellen 1989/90. Stuttgart 1989

K. Ruddle: Human use of insects: examples from the Yukpa. Biotropica 1973/5/S.94

J.C. Brand: Australian indigenous foods – the commercial potential. Food Australia 1989/41/S.600

E. Bartelett: Turkey. New Scientist 28.12.1996, S.558

Z. Zhang et al.: Exploring the protein resource of house fly larvae for mankind latend food. Shipin Gongye Keji 1997, H.6, S.67

Z. Yang et al.: Nutritional components of the larvae of tenebrio molitor L. and its control. Kunchong Zhishi 1989/36/S.97

K. Milton: Comparative aspects of diet in Amazonian forest-dwellers. Philosophical Transactions of the Royal Society of London B 1991/334/S.259

H. Scherf: Insekten als Nahrungsmittel in Nigeria. Naturwissenschaftliche Rundschau 1995/48/S.59

Freilandhaltung
Freilandhaltung ist gut für Tier, Umwelt und Mensch

Hennen, die beschützt von einem stolzen buntgefiederten Hahn im Misthaufen scharren oder in der Sonne ein Staubbad nehmen, sind für uns das Sinnbild für ein intaktes landwirtschaftliches Ökosystem. Welcher Unterschied zu der Quälerei in den finsteren Legebatterien! Leider sieht die Realität deutlich anders aus als die Wunschvorstellung des tierliebenden Eieressers.

Anläßlich der Mitgliederversammlung des »Wirtschaftsverbandes Eier und Geflügel Sachsen-Anhalt« berichtete Dr. Karin Böhland über ihre Erfahrungen mit verschiedenen Haltungssystemen: Bei Boden- und Käfighaltung liegen die Verlustraten mit höchstens 10 Prozent etwa gleich hoch, während die Verluste in der Freilandhaltung über 20 Prozent betragen. Krankheiten, die in der modernen Käfighaltung fast nicht mehr existieren – vor allem Parasitosen –, kommen in der Freilandhaltung jetzt wieder zum Ausbruch. Damit verringert sich der Arzneimitteleinsatz nicht etwa, sondern verlagert sich in andere Bereiche.

Selbst wenn die Hühner bei dieser Haltungsform tatsächlich »glücklicher« sein sollten (was angesichts der unnatürlich großen Herden sehr unwahrscheinlich ist), für die Umwelt stellt sie eine echte Belastung dar. Im Gegensatz zu den Käfighennen setzen die Freilandhühner ihre Kothäufchen mitten in die Landschaft. Aber während die Fäkalien aus der Käfighaltung gesammelt, getrocknet und als Dünger verwendet werden können, besteht in der Freilandhaltung keine Chance, der Exkremente wieder habhaft zu werden. Und sie wirken auch nicht als Dünger im Auslauf – dort, wo Hennen in größerer Zahl gehalten werden, wächst bestimmt kein Gras mehr, das man düngen könnte.

Der Stickstoff aus dem Hühnermist steigt zum Teil als Lachgas in die Atmosphäre. Der andere Teil wird als Nitrat vom Regen in den Boden gewaschen und belastet das Grundwasser. Arbeiter und Nachbarschaft leiden unter Geruchsbelästigung und mit dem Staub verwirbelten Pilzsporen und Bakterien. Auch sie treten bei der Freiland- und der Bodenhaltung in deutlich höheren Konzentrationen auf als bei der hygienischeren Käfighaltung. Rund um die Anlagen leiden die Anwohner vermehrt unter Allergien und Bronchitis. Werden Seuchen eingeschleppt, sind sie schwer zu kontrollieren, weil sie schnell an andere Interessenten wie Spatzen, Tauben oder Krähen weitergereicht werden, die sich ebenfalls fürs Hühnerfutter interessieren.

Natürlich findet es jeder Mensch, dem das Wohl der Tiere am Herzen liegt, nur vernünftig, wenn die EU für Auslaufhaltungen mindestens zehn Quadratmeter pro Huhn fordert. Doch Hühner denken anders als Tierschützer. Für sie ist der Aufenthalt in offenem Gelände wie einer Wiese ein Graus: Ihre Vorfahren schätzten das schützende Blätterdach über sich. Offenes Gelände bedeutet Gefahr und damit Streß für das Huhn. Deshalb hocken lieber alle beieinander – und natürlich möglichst nahe am Stall, wo's Futter und Wasser gibt. Doch auch hier gibt's Streß: Denn Hühner brauchen eine Hackordnung, nach der sie sich regelmäßig gegenseitig eins auf den Deckel geben. Bei 5 000 Hennen, weiß kein Huhn, welchen Status seine Nachbarinnen haben. Deshalb sind die Hennen nicht nur ängstlich, sondern auch aggressiv. Kannibalismus ist daher eines der Hauptprobleme der Massenfreilandhaltung. Für die Tiere ist die in ihrer derzeitigen Form sogar noch schlimmer als die Käfighaltung.

Alle diese Argumente taugen nicht, die Käfighaltung zu legitimieren. Denn wir sollten unser Nutzvieh, das für uns lebt, so behandeln, daß wir Menschen uns dessen nicht schämen müssen. Es ist deshalb notwendig, über neue Haltungssysteme nachzudenken – und endlich die Voliere mit einem Besatz von etwa 12 Hühnern akzeptieren. Die Mehrkosten pro Ei sind minimal, Tierverluste selten, weil das Sozialsystem der Hennen stabil ist, eingeschleppte Krankheiten lassen sich besser kontrollieren, die Eier sind hygienischer und auch die Umwelt profitiert von dieser Form der Stallhaltung.

→ **Bodenhaltung** ist allemal besser als Käfighaltung
→ Die **Vogelgrippe** wird von Zugvögeln verbreitet

Literatur:

W. Brade: Haltung von Legehennen, Eiqualität und Verbraucher. Tierärztliche Umschau 1999/54/S.270, S.341

M. Gledhill: Assault in the battery. New Scientist 25.4.1998, S.13

H. Bartussek: Freilandhaltung von Nutztieren: eine unbekannte Wissenschaft und ein Umweltproblem. Ökologie & Landbau 1998, Heft 107, S.31

M. Stein: Öko-Eier: mehr Salmonellen, Arzneimittel, Umweltbelastung. EU.L.E.nspiegel – Wissenschaftlicher Informationsdienst des Europäischen Institutes für Lebensmittel- und Ernährungswissenschaften e.V. 1997/3/H.2/S.10

M. Hirsch: Erkrankungen nehmen in der Freilandhaltung zu. Deutsche Geflügelwirtschaft und Schweineproduktion 2000, Heft 15, S.5

S. Jodas: Hygienische Maßnahmen in der Geflügelhaltung. Deutsche Geflügelwirtschaft und Schweineproduktion 2000, Heft 19, S.3

Frische
Frische Eier schmecken am besten

Sie kennen diesen Test sicher: Legt man ein frisches Ei in eine mit Wasser gefüllte Schüssel, bleibt es gerade am Boden liegen. Bei einem älteren Ei hebt sich der stumpfe Pol, da es eine größere Luftkammer besitzt. So weit, so gut. Nur: Nicht alle Eier mit einer kleinen Luftkammer sind frisch ... Denn natürlich wissen auch die Eierproduzenten um dieses Phänomen, schließlich versucht die Lebensmittelüberwachung, durch Messung der Luftkammergröße das Alter der Eier zu ermitteln. Entsprechend trachten die Eierexperten danach, die Luftkammer durch geschickte Steuerung der Lagerungsbedingungen klein zu halten. Dies gelingt, indem man Zusammensetzung, Temperatur und Feuchtigkeit der Lagerungsatmosphäre manipuliert.

Sicherer lassen sich frische von alten Eiern beim Aufschlagen unterscheiden: Ein frisches Ei besitzt ein deutlich gewölbtes Eidotter mit einer festen Membran und ein Eiklar mit zwei verschiedenen Zonen. Bei einem alten Ei läuft das Eiklar weit auseinander, ohne daß man unterschiedliche Partien erkennen könnte, das Eidotter ist flach und platzt schnell auf.

Aber schmeckt denn ein frisches Ei nun tatsächlich besser? – Nach Meinung von Fachleuten braucht ein Ei zehn Tage, um sein volles Aroma zu entwickeln Eine billige Ausrede, um Zeit zu schinden? Offenbar nicht: Bei einer landwirtschaftlichen Ausstellung durften Besucher hartgekochte Eier verkosten und angeben, welche ihnen am besten schmeckten. Was sie nicht wußten: Die Eier waren 3, 14 oder 21 Tage alt.

Die Auswertung der Antworten von 3 000 Testessern ergab, daß den meisten Menschen die 14 Tage alten Eier am besten schmeckten. Auf Platz 2 rangierten die drei Tage alten Eier, das Schlußlicht bildeten die 21-Tage-Eier. Gewohnheit kommt als Erklärung weniger in Frage, denn dann müßten die 21-Tage-Eier deutlich vor den 3-Tage-Eiern liegen ...

→ Braune **Eier** sind natürlicher als weiße
→ Wenn **Eier** nach Fisch schmecken, war Fischmehl im Futter

Literatur:
W. Ternes et al. (Eds.): Ei und Eiprodukte. Berlin 1994
E. Kallweit et al.: Qualität tierischer Nahrungsmittel. Stuttgart 1988

Frischfisch ist frischer als Tiefkühlfisch

Im Prinzip ist der Fall klar: Nur Frischware ist frisch. Die Tiefkühlung ist und bleibt eine Konservierungsmethode. Und gleichzeitig ist auch das Gegenteil wahr. Betrachten wir einmal den langen Weg eines Herings vom Fangschiff auf unseren Tisch: Da geht der Fisch kurz vor Island ins Netz. Er wird nun von Fischers Fritze auf Eis gelagert und darf die weitere Fangsaison rund um die Insel geschlagene sieben Tage lang begleiten, um dann erneut eine siebentägige Rückreise nach Bremerhaven anzutreten. Nach dem Umladen auf den Waggon liefert die Deutsche Bahn das leichtverderbliche Gut eines schönen Tages – mit einer halben Stunde Verspätung – am Zielbahnhof ab. Bis die Ware endlich beim Händler ist und von dort mit dem Verkaufswagen nach einer gemütlichen Überlandfahrt interessierte Frischfischkäufer findet, kann natürlich noch dauern. Aber auf die paar Tage kommt es jetzt schon nicht mehr an. Tiefkühlfisch wird hingegen direkt nach dem Fang auf dem Schiff verarbeitet und tiefgefroren. Fazit: Je weiter ein Ort vom Meer entfernt ist, desto frischer ist Tiefkühlfisch.

→ Deutscher **Kaviar** steht dem russischen in nichts nach

Beim Bäcker ist die Ware besonders frisch

Frischer geht's doch gar nicht, oder? Vor den Augen des Kunden werden in gläsernen Backöfen knusprige Brötchen, rösche Brezeln oder leckere Apfeltaschen gebacken und noch warm in die Tüten gepackt. Die Anbieter werden nicht müde, sich allerorten als »Frische-Bäcker« anzupreisen. In vielen Fällen wäre ein wenig mehr Bescheidenheit angebracht, denn bei den Teiglingen für die Schaubäckerei handelt es sich in der Regel um vorgefertigte Tiefkühlware aus der Fabrik. Zur Herstellung benötigt man außer den üblichen Backmitteln noch weitere, spezielle Zusatzstoffe, um die Teige und Füllungen »gefrier-taustabil« zu bekommen – damit sie nicht schmecken »wie aufgebacken« oder damit die saftige Füllung beim Auftauen nicht den Teig durchweicht.

Aber längst bedienen sich nicht nur Brezelbuden, Tankstellen und Croissanttheken im Bahnhofsbereich solcher Produkte. Ob Ciabatta, Plunder, Baguette, Bagels, Berliner oder Körnerbrötchen – nahezu alle Kleingebäcke werden den Bäckern als Tiefkühlteiglinge angeboten – und massenhaft gekauft. Inzwischen ordern nahezu alle Bäckereien TK-Teiglinge (meist für wenige Cent pro Stück), die sie in aller Regel zum Preis traditioneller Handwerksware weiterverhökern. Neben den klassischen Bäckereiprodukten finden nicht nur warme Snacks, wie Pizzataschen, sondern auch immer mehr TK-Brote den Weg in die Handwerksbetriebe. Längst gibt es auch für Biobäcker Öko-Fertigmischungen, TK-Croissants, Topfentaschen oder Dinkel-Käsetörtchen mit bekannten Biosiegeln.

»Je weiter dabei der Conveniencegrad fortgeschritten ist, desto leichter lassen sich etwaige Fehlerquellen im Herstellungsprozeß minimieren«, erläutert das Branchenblatt »brot & backwaren« die Ursachen des Booms. Zudem sei »die Zeitersparnis von bis zu zwei Stunden ein ganz wesentlicher Faktor«. Viele Bäcker würden inzwischen sogar bei Brötchen auf »die garantierte Konstanz der Qualität« der Fabrikware schwören. Wer weiß, vielleicht gab es ja trotz idiotensicherer Backmischungen immer noch Probleme beim Umrühren? Oder wie dürfen wir folgenden Hinweis in einem »Jahrbuch der Bäckereitechnik und –Technologie« verstehen? »Vieles, was heute tiefgekühlt daherkommt, liegt qualitativ weit über dem Level des durchschnittlichen Bäckerladens. Das sehen die klassischen Bäckerverbände nicht gern, und noch weniger geben sie es zu.« Da fragt sich die Branche natürlich, wie lange der Verbraucher wohl noch »die Handwerkerpreise bezahlen soll, wo es doch im Supermarkt eine ganz ähnliche Qualität zu günstigeren Preisen gibt«.

→ **Brot** und Brötchen vom Bäcker enthalten weniger Chemie als Fabrikware

Literatur:
Anon.: Top Secret: Der coole Boom. brot & backwaren 2000, Heft 3, S.26
Anon.: Manche mögen's kalt. brot & backwaren 2001, Heft 9, S.30
Anon.: Geheime Giganten. In: Jahrbuch der Bäckereitechnik und -technologie 2007/S.50

Frischkornbrei
Der Frischkornbrei ist die natürliche Nahrung des Menschen

»Laßt unsere Nahrung so natürlich wie möglich!« lautet die Ernährungsregel Nr. 1 der Vollwertköstler. An Ratten hatte Professor Werner Kollath vor 70 Jahren gezeigt, daß die Tiere vor Siechtum und frühem Tod geschützt waren, wenn sie täglich etwas geschrotetes und eingeweichtes Getreide bekamen. Aus diesen Versuchen folgerte Kollath, daß es für den Menschen außer »Getreide und Milch wohl nichts gibt, was für sich allein auf die Dauer die Erhaltung von Leben und Gesundheit herbeizuführen vermag«. Schließlich enthält der Frischkornbrei alle Vitalstoffe, die so ein Korn zum Keimen braucht, in ihrer ursprünglichen Form. Und so wurde er zum Nonplusultra der Vollwertkost. Eine natürliche Ernährung im Zeitalter von Fertigsuppen und Fast food.

Dieser Ansatz, der so einfach und pragmatisch klingt, befriedigt die Sehnsucht des Großstadtmenschen nach der reinen, unverfälschten, guten Natur. Dennoch bleibt er nur ein schwärmerisches Ideal, denn die Natur besitzt keine moralischen Kategorien, sie ist nicht gut an sich. Was in der Natur für ein Lebewesen gut ist, kann für ein anderes schlecht sein. Beim Kampf ums Überleben versuchen alle Pflanzen, alle Tiere, einen kleinen Vorteil, einen kleinen Vorsprung herauszuschinden, um ihren Widersachern zu entkommen oder ihnen zumindest das Leben schwerzumachen – und sei es, indem sie ihnen den Appetit verderben oder die Verdauung behindern.

Auf diese letzte Strategie haben sich die Pflanzen verlegt, da sie ihren Feinden nicht davonlaufen können. Sie investieren deshalb sogar einen beträchtlichen Anteil ihrer Körpersubstanz, etwa fünf Prozent der Trockenmasse, in die Abwehr von hungrigen Mitgeschöpfen. Stacheln und Dornen gehören ebenso zum Arsenal wie bittere oder gar giftige Substanzen. Die meisten Stoffe verfolgen jedoch subtilere Verteidigungsmaßnahmen: Sie sollen den Fraßfeinden auf den Magen schlagen bzw. deren Verdauung beeinträchtigen (z. B. mit Blähungen) und sie so veranlassen, sich doch bitte nach einer bekömmlicheren Nahrungsquelle umzusehen.

Natürlich besitzen auch die von uns Menschen als Nahrungsmittel hochgeschätzten Getreide – jahrtausendelanger Züchtung zum Trotz – einen wirksamen Selbstschutz. Am bekanntesten ist wohl das Phytin; es sitzt wie die meisten anderen Abwehrstoffe in den Randschichten des Korns. Phytin bindet Zink, Calcium oder Magnesium fest an sich. Ihm ist weder mit Einweichen über Nacht noch mit Erhitzen beizukommen.

Dieser Zusammenhang ist jedem Schweinemäster geläufig. Nicht nur, daß zuviel Getreide den Tieren schadet, erfahrene Mäster füttern Zink zu, obwohl Vollkorn reichlich davon enthält. Selbst der robuste Verdauungstrakt des Schweins vermag das Getreide nur sehr begrenzt aufzuschließen. Eine vergleichbare Erfahrung machte Kollath übrigens auch mit seinen Ratten. Seine Experimente funktionierten nur dann, wenn er die Nager in Zinkkäfigen hielt. »Die Verwendung dieser Käfige ist Voraussetzung für das Gelingen der Versuche«, schrieb er 1950. Der Tatbestand, daß die Experimente schon bei Verwendung anderer Käfige scheiterten, hätte Kollath davor warnen müssen, aus seinen Resultaten allgemeingültige Empfehlungen für den Menschen abzuleiten.

Neuere Untersuchungen legen außerdem den Schluß nahe, daß Ratten als Versuchstiere offenbar wenig geeignet sind, wenn es um Fragen der Verdauung geht. So verdauen sie beispielsweise Gerstenflocken 10- bis 20mal effektiver als Menschen. Diese Fähigkeit mancher Nagetiere wird auf die dichte Besiedelung des Dünndarms mit Mikroorganismen zurückgeführt, der beim gesunden Menschen ziemlich keimarm ist. Rinder oder Vögel, die mit Getreide bestens gedeihen, verfügen über einen spezialisierten Verdauungstrakt: Wiederkäuer beherbergen im Pansen besondere Mikroorganismen, die die Schalen aufschließen. Körnerfressende Vögel besitzen einen Kropf, in dem sie das Getreide vorweichen, und einen Muskelmagen, der Steinchen enthält, um es fein zu zerreiben.

Und der Mensch? Er erfand Mühle und Gärbottich. Damit erschließt sich der Sinn des Bäckerhandwerks und der Müllerei. Gemahlenes Korn ist besser verdaulich als geschrotetes. Die klassische Sauerteigbereitung entspricht der Vorverdauung im Pansen. In der feuchtwarmen Umgebung quellen die zerkleinerten Körner auf und bieten den zugesetzten Mikroorganismen so mehr Angriffsfläche. Sie wecken beispielsweise das Enzym Phytase aus dem Dornröschenschlaf und bauen gemeinsam mit ihr das Phytin ab. Dieser Vorgang dauert in der Backstube etwa 20 Stunden. Selbst wenn man einen gewissen Eiweißverlust beim Backen einkalkuliert, ist die Kosten-Nutzen-Bilanz für den Menschen positiv, denn ohne die aufwendige Zubereitung könnten wir die Inhaltsstoffe des Korns nur zu einem geringen Teil nutzen.

Erstaunt es da eigentlich noch, daß nirgendwo sonst auf der Welt rohe Körnerbreie gegessen wurden oder werden, sondern sich die Menschen überall die Mühe machen, Weizen, Dinkel und Roggen zu mahlen, zu darren, zu fermentieren, zu kochen und zu backen? Auch Werner Kollath hat sich darüber gewundert, daß er nur gekochte Haferbreie vorfand – noch dazu aus entspelztem Hafer. Leider blieb ihm die Einsicht verwehrt, daß es einen guten Grund haben muß, warum selbst in Zeiten, als es noch keine Maschinen gab und jede Arbeitskraft wichtig war, überall auf der Welt haltbares Weizenkorn unter großem Aufwand in leichtverderbliches Gebäck verarbeitet wurde.

→ **Vollwerternährung** ist ein modernes Ernährungskonzept für jedermann
→ **Kochen:** Vergiß den Kochtopf! Gekochtes ist wertlos
→ **Weißmehl** ist eine Erfindung moderner Großmühlen

Literatur:
S. Fairweather-Tait, R.F. Hurrell: Bioavailability of minerals and trace elements. Nutrition Research Reviews 1996/9/S.295
W. Kollath: Der Vollwert der Nahrung, Gesamtausgabe. 2.Aufl. Heidelberg 1983
W. Kollath: Die Ordnung unserer Nahrung. Heidelberg 1977
F. Meuser, U. Meissner: Verfahrenstechnische Maßnahmen zur Verbesserung des Phytatabbaus bei der Vollkornbrotherstellung. Ernährung/Nutrition 1987/11/S.102
U. Pollmer et al.: Prost Mahlzeit – Krank durch gesunde Ernährung. Köln 1994
M. Roe et al.: Is the rat a suitable model for humans on studies of cereal digestion? European Journal of Clinical Nutrition 1996/50/S.710
M. Torre et al.: Effects of dietary fiber and phytic acid on mineral availability. Critical Reviews in Food Science and Nutrition 1991/31/S.1

Fruchtsaft
Fruchtsaft ist das ideale Getränk für groß und klein

Obst ist gesund – und demzufolge besitzen auch Fruchtsäfte die höheren Nährwert-Weihen. Da kaum jemand an dieser Ernährungsweisheit im Range eines Dogmas zweifelt, gibt es nur wenige Versuche, ihre tatsächliche Bedeutung für die Gesundheit zu überprüfen. Kritisch unter die Lupe genommen werden natürlich immer nur die vermeintlich bösen Sachen wie Fleisch, Eier und Alkohol.

Was wäre zum Beispiel, wenn nicht diese drei, sondern Orangen und Zitrussäfte für die Zunahme von Osteoporose, Arthritis, Diabetes, Krebs und Herz-Kreislauf-Erkrankungen verantwortlich wären? Für sie gilt genau die gleiche Argumentation wie für die verteufelten Nahrungsmittel: Seit Ende der vierziger

Jahre hat sich die Zahl der Menschen, die regelmäßig Zitrusprodukte verzehren, vervielfacht. Parallel dazu nahmen die »Zivilisationskrankheiten« zu. Es existiert sogar eine plausible Erklärung für diesen Zusammenhang: Zitronensäure und Vitamin C erhöhen die Eisenaufnahme aus dem Darm. Vielleicht spielt ja ein Überangebot an Eisen bei den genannten Erkrankungen eine Rolle.

Da sie nicht nach einem Zusammenhang zwischen Fruchtsaft und Krankheit suchen, stolpern Forscher meistens nur versehentlich darüber. Zum Beispiel als man bei *Nicht*raucherinnen nach einer Verbindung zwischen Lungenkrebs und Ernährung fahndete. Überraschenderweise zeigte sich, daß das Erkrankungsrisiko um so höher war, je mehr Orangensaft und Zitrusfrüchte die Frauen konsumiert hatten. In einer anderen Studie zum Thema Nierensteine beeinflußte nicht nur die Trinkmenge das Auftreten der Steinchen, sondern auch die Getränkeauswahl. Wohl dem, der sich – gegen die gängigen Empfehlungen – für Kaffee, Tee, Wein und Bier entschieden hatte: Die nämlich senkten das Risiko, im Gegensatz dazu war es bei häufigem Konsum von Apfel-, Grapefruit- und Tomatensaft deutlich erhöht.

In doppelter Hinsicht unerwartet fielen die Ergebnisse einer Osteoporose-Studie mit 65 000 Frauen aus: Während das Wundermittel Calcium in keinster Weise vor Oberschenkelhalsbrüchen schützte, nahm mit der Aufnahme von Magnesium, Eisen und Vitamin C – beliebte Zusätze in Säften aller Art – die Zahl der gebrochenen Knochen signifikant zu.

Vor allem gesundheitsbewußte Eltern drücken ihren Sprößlingen gerne eine Flasche mit verdünntem Fruchtsaft in die Hand. Viele Mütter haben sich von der Ernährungsberatung bereits soweit ins Bockshorn jagen lassen, daß sie Kindern deren traditionelles Grundnahrungsmittel Milch vorenthalten! Aber viele Fruchtsäfte – vor allem Apfelsaft – enthalten Sorbit, einen unverdaulichen Zuckeralkohol. Auch Fruchtzucker kann vom noch nicht ausgereiften Verdauungssystem eines Babys kaum verarbeitet werden. Deshalb bekommen viele Kleinkinder von Fruchtsaft Bauchweh, Blähungen und Durchfall – da mag der Saft so naturrein sein, wie er will.

Wie man des Guten zuviel tun kann, entdeckten amerikanische Ärzte, als sie den Speiseplan von Kindern mit »Gedeihstörungen« untersuchten. Die Ein- bis Zweijährigen waren zu klein und zu leicht. Es zeigte sich, daß alle zuwenig Kalorien zu sich nahmen. Von diesen Kalorien stammten aber bis zu 60 Prozent (!) aus Saft. Ein paar der Knirpse schluckten fast einen Liter Apfelsaft pro Tag. Wen wundert's, daß sie dann nicht mehr viel Appetit hatten. Die Folge: Es mangelte ihnen an Eiweiß und Fett, die für ihre Entwicklung, für ihr Wachstum unverzichtbar sind.

Doch die aberwitzige Entwicklung ist anscheinend nicht mehr aufzuhalten: In den letzten Jahren häufen sich die Berichte über Krampfanfälle bei Säuglingen und Kleinkindern, eindeutig eine Folge von übermäßigem Konsum von Fruchtsaft und anderen als »gesund« geltenden Getränken. Die Rede ist von bis zu 2,5 Liter Schorle pro Tag – bei Kleinkindern! Deren Mineralstoffhaushalt wird dadurch kräftig durcheinander gebracht: Weil die Getränke kein Salz enthalten, kommt es zur Hyponaträmie, akutem Salzmangel, weil der Körper durch die Ausscheidung der Flüssigkeitsmengen stets auch Salz (Natrium) verliert. Muskelkrämpfe, Apathie, Übelkeit und Erbrechen sind dann die Folge. Wird die Symptomatik vom Arzt nicht richtig erkannt, sind Todesfälle nicht zu vermeiden. Und alles nur dank der gesunden Säftchen.

→ **Obst** ist gesund
→ **Milch** macht müde Männer munter
→ **Trinken:** Man soll trinken, bevor man Durst hat

Literatur:
R. D. Crawford: Proposed role for a combination of citric acid and ascorbic acid in the production of dietary iron overload: a fundamental cause of disease. Biochemical and Molecular Medicine 1995/54/S.1
G. C. Curhan et al.: Prospective study of beverage use and the risk of kidney stones. American Journal of Epidemiology 1996/143/S.240
K. Michaelsson et al.: Diet and hip fracture risk: a case-control-study. International Journal of Epidemiology 1995/24/S.771
C. R. Cole et al.: Consequence of incomplete carbohydrate absorption from fruit juice consumption in infants. Archives of Pediatrics & Adolescent Medicine 1999/153/S.1098
R. C. Bruce, R. M. Kliegman: Hyponatremic seizures secondary to oral water intoxication in infancy: association with commercial bottled drinking water. Pediatrics 1997/100/e:4
M. M. Smith, F. Lifshitz: Excess Fruit Juice Consumption as a Contributing Factor in Nonorganic Failure to Thrive. Pediatrics 1994/93/S.438
P. Bhalla et al.: Hyponatraemic seizures and excessive intake of hypotonic fluids in young children. British Medical Journal 1999/319/S.1554

Frühstück
Iß morgens wie ein Kaiser, mittags wie ein König und abends wie ein Bettelmann

In einer Zeit, in der körperlich schwer gearbeitet wurde und oftmals nicht ausreichend zu essen da war, sicherlich ein sinnvoller Tip. Besser hungrig zu Bett gegangen als mit leerem Magen zur Arbeit. Hat die Gesellschaft ihre Lektion dann durch ständige Praxis verinnerlicht, bestätigt sie sich wie von selbst. Denn wer nicht gewohnt ist, abends viel zu essen, wird mit vollem Magen bestimmt nicht gut schlafen.

In anderen Kulturen hält man es völlig anders. Um das festzustellen, muß man gar nicht weit reisen: Bereits unsere französischen Nachbarn begnügen sich in der Regel mit einer Schale Milchkaffee zum Frühstück, allenfalls ergänzt mit einem Stückchen Baguette. Dafür speist man abends ausgiebig, und zwar oft zu recht später Stunde. Bei den meisten Völkern, behauptet Gert von Paczensky, wurde die gehaltvollste Mahlzeit am Abend eingenommen. Im Ramadan, dem Fastenmonat des Islam, ist die nächtliche Mahlzeit den Gläubigen sogar verbindlich vorgeschrieben. Einen Monat lang dürfen sie überhaupt erst nach Einbruch der Dunkelheit essen und trinken. Selbstverständlich können die Ernährungswissenschaftler dort diesem Tun Vorteile abgewinnen – schließlich ist es in ihrer Kultur »normal« und damit logischerweise auch »gesund«.

In der westlichen Industriegesellschaft bringt das Dogma vom reichhaltigen Frühstück bei Kaisers keinen Vorteil mehr. Wenn keine schwere körperliche Arbeit mehr verrichtet werden muß, können sich auch die Eßgewohnheiten ändern. Das kraftspendende Frühstück entfällt, vielen Menschen reicht morgens eine Tasse Kaffee, dafür treffen sie sich abends gerne mit Freunden und Bekannten zum Essen. Das preiswerte künstliche Licht hat die »Wachperiode« des Menschen bis tief in die Nacht verschoben. Zugleich haben nicht wenige herausgefunden, daß sich der Abend gut für geistige Arbeit eignet. Kein Wunder, wenn die Menschen dann auch Hunger bekommen.

→ Das **Croissant** ist eine französische Erfindung
→ **Kaffee** macht süchtig

Literatur:

G. von Paczensky, A. Dünnebier: Leere Töpfe, volle Töpfe. Die Kulturgeschichte des Essens und Trinkens. München 1994

Fünf am Tag
»Fünf am Tag« schützt vor Krebs und anderen chronischen Erkrankungen

»Fünf am Tag« – das isses! Nieder mit dem Krebs! Lauern Sie ihm mit bewährten Allzweckwaffen wie Gurken und Radieschen auf! Erschrecken Sie ihn mit Salat und Spargel! Vor solchen Gesundheitsbomben fürchtet sich jeder anständige Krebs, der ansonsten nicht mal auf Zytostatika, Bestrahlungen und Radikal-OPs reagiert. Hoffentlich haben unsere Ernährungsmediziner nicht schon wieder den Mund zu voll genommen. Aber nach ihren »Berechnungen« ließen sich mit richtiger Ernährung weltweit angeblich drei bis vier Millionen Neuerkrankungen pro Jahr vermeiden: Jedermann – ob Kleinkind oder Greis, ob Buschmann oder Eskimo – sollte tagtäglich »400 bis 800 Gramm unterschiedliches Gemüse und Obst« zusammen mit »600 bis 800 Gramm Getreideprodukten, Hülsenfrüchten, Wurzeln, Knollen und Kochbananen« verspeisen. Das macht zusammen fünf Portionen!

Für Deutschland versprach der Leiter des Deutschen Krebsforschungszentrums (DKFZ), Chef unserer teuersten Krebsverwalter, -heger und -pfleger, Professor Harald zur Hausen bei Befolgung von »Fünf am Tag« pro Jahr etwa 100 000 Krebsfälle weniger. Die Deutsche Gesellschaft für Ernährung ließ sich denn auch nicht lange bitten und bestätigte artig: »Aus wissenschaftlicher Sicht ist der gesundheitliche Nutzen eines hohen Gemüse- und Obstkonsums ... unbestritten.« Und ihr wissenschaftlicher Leiter Helmut Oberritter fährt fort: »Ideal insbesondere zur Prävention von Krebs, Herz-Kreislauf-Erkrankungen und anderen ernährungsbedingten Gesundheitsstörungen.« Aha – es hilft also gegen so ziemlich alles. Ein Wundermittel!

Woher die Zuversicht? Die Experten berufen sich auf einen Report des World Cancer Research Funds und des American Institute for Cancer Research. Zwei Organisationen, die von Spenden leben, die ihnen Krebspatienten und deren Angehörige zukommen lassen. Dem Report entnehmen wir, daß drei Viertel aller Studien erbracht haben, daß wenigstens eine Gemüse- oder Obstart mit einer geringeren Rate irgendeines Krebses einhergeht. Na bitte! Die Hoffnung auf eine »gesunde Ernährung« hatte neue Nahrung gefunden.

Leider müssen wir Sie schwer enttäuschen. Denn hinter dieser frohen Botschaft verbirgt sich ein übler statistischer Kunstgriff: Wer zehn Obstsorten mit zehn Krebsarten korreliert, hat schlicht hundert Mal gewürfelt. Dabei läßt sich das vollmundige Versprechen leicht überprüfen: Würde eine bestimmte Sorte Obst tatsächlich vor Krebs schützen, dann müßten mehrere der 196 Studien zum selben Ergebnis kommen. Das Gegenteil ist der Fall. Unter den 196 Studien gibt es keine zwei, bei denen die gleiche Gemüse- oder die gleiche Obstsorte vor demselben Krebs geschützt hätte. Damit wird der konstruierte Zusammenhang von der Mehrzahl der Studien widerlegt. Folglich beweist die Statistik nur eins: Obst und Gemüse schützen im allgemeinen gerade nicht vor Krebs. Mit der gleichen Methode hätte sich problemlos beweisen lassen, daß man täglich dreimal in eine Wurst beißen muß, um Geschlechtskrankheiten vorzubeugen.

Es verwundert nicht, daß sich die positiven Effekte von Obst und Gemüse nur aus retrospektiven Studien ableiten ließen. Denn die lassen sich unauffällig auf das gewünschte Resultat trimmen. Prospektive oder Interventionsstudien verliefen überwiegend ernüchternd. Offenbar dämmert diese Einsicht inzwischen auch den Experten. Etwas umständlich heißt es in der nachgereichten »wissenschaftlichen Begründung« der Kampagne: »Einen unmittelbaren Nachweis, daß eine Intervention mit Gemüse und Obst das Risiko für Krebs oder auch andere chronische Erkrankungen senkt, gibt es derzeitig nicht. Ebenso fehlen beobachtende epidemiologische Daten, die belegen, daß eine Änderung der Ernährungsgewohnheiten im Sinne einer Erhöhung des Gemüse- und Obstverzehrs im Erwachsenenalter das Erkrankungsrisiko für Krebs und andere chronische Erkrankungen zu senken vermag.« Im Klartext: Es gibt nicht einmal begründete Hinweise darauf, daß mehr Obst und Gemüse von Nutzen sind.

Da Päpste aber bekanntlich unfehlbar sind, sah natürlich niemand einen Grund, die dämliche »Aufklärungskampagne« zu beenden. Schon im nächsten Satz lesen wir: »Nach Expertenmeinung reicht die bisher vorgelegte Evidenz aber aus, um eine ›5 am Tag‹-Kampagne zu rechtfertigen.« Augen zu und durch. Die teure Kampagne läuft munter weiter. Es gibt ja auch genug Kohle von Papa Staat und den reichen Onkeln aus der Wirtschaft. Die läßt man doch nicht einfach verschimmeln.

Die Deutsche Gesellschaft für Ernährung wollte sich dennoch nicht entmutigen lassen und suchte auf Neuseeland Rat. Vom dortigen »5 a day«-Symposium berichtet der Wissenschaftliche Leiter: »Es gibt keine Studien, die eine dauerhafte positive Änderung der Ernährungsgewohnheiten und eine Steigerung des Obst- und Gemüseverzehrs durch Maßnahmen der Öffentlichkeitsarbeit und der Verhaltensprävention belegen.« Für diese Einsicht hätte er nicht bis nach Neuseeland fahren müssen, ein Blick in die Einkaufswägen an der Kasse eines beliebigen Supermarktes hätte vollauf genügt. Dennoch, unser Berichterstatter verheimlicht uns noch etwas. Erst im nächsten Satz läßt er die Zitrone aus dem Sack: »Die langjährige ›5 a day‹-Kampagne in den USA hat dort zu keinem nennenswerten Zuwachs des Obst- und Gemüsekonsums geführt.« Es ist also nicht nur so, daß sich der Nutzen der Ernährungsberatung bis heute nicht belegen läßt, es gibt vielmehr Belege für die Nutzlosigkeit dieses subventionierten Treibens.

Was schließen wir daraus? Ernährungsaufklärung versagt auf der ganzen Welt. Die Menschen essen, was sie immer gegessen haben, jetzt aber mit schlechtem Gewissen, um einen früheren Präsidenten der Deutschen Gesellschaft für Ernährung zu zitieren. Aber sie ist nicht ohne Wirkung. Denn inzwischen glauben die Menschen, vom Essen krank zu werden; sie glauben, deshalb an Zivilisationskrankheiten sterben zu müssen – sprich an den Krankheiten, die man erst bekommen kann, wenn man nicht wie in der guten alten Zeit in jungen Jahren an Parasitosen oder Infektionen stirbt, sondern jenes fortgeschrittene Alter erreicht, das für das Gros der Einwohner moderner Zivilisationen typisch ist.

→ **Ökotrophologie:** Die Ernährungswissenschaft ist eine Wissenschaft
→ Die mediterrane Küche ist das Vorbild für die **Mittelmeerdiät**

Literatur:
H. Oberritter: Gesund macht munter – »5 am Tag« Kampagne. DGE-Info 1999/H.10/S.146
H.K. Biesalski: »5 am Tag«-Kampagne: Wissenschaftliche Begründung. DGE-Info 2001/H.7/S.100
H. Oberritter: International »5 a day«-Symposium. DGE-Info 2004/H.10/S.146
World Cancer Research Fund, American Institute for Cancer Research: Food, nutrition and the prevention of cancer: a global perspective. Washington 1997

Gammelfleisch
Gammelfleisch landet vor allem im Sonderangebot

»Gammelfleisch« ist stets ein Produkt der Zeit. Nicht nur jener Zeit, die eine Rinderhälfte im Kühllager verbringt, sondern auch der Zeit, in der der Kunde lebt. Unsere Vorstellung von »eklig« und »lecker« hat sich geändert. Der aufgeklärte Verbraucher verlangt »Frischfleisch«, am liebsten schlachtwarm. Aber das ist alles andere als schmackhaft. Fleisch muß erst einmal abhängen, muß reifen – bei Rindfleisch dauert das locker vier Wochen. Das kostet Kühlraum und damit Geld. So kommt zunehmend Ware in den Handel, die viel zu frisch ist – ein echtes Qualitätsproblem, das langfristig nachteilige Folgen auf den Absatz haben wird. Doch bisher reagiert die Fleischwirtschaft auf diesen fatalen Trend nur mit Achselzucken.

Gegenüber diesem Qualitätsverfall verblassen jene überlagerten Restposten, denen die öffentliche Erregung galt. Es ist gerade mal eine Generation her, da war eine leicht grüne Oberfläche dem Feinschmecker ein sicheres Zeichen, daß sein Filet auch wirklich mürbe ist und auf der Zunge wie Butter zergeht. Dafür griff er gerne etwas tiefer in die Tasche. Noch heute gibt es unter den Köchen Liebhaber, die genau dieses Fleisch suchen. Allerdings hat das mit dem aktuellen »Gammelfleisch« nur bedingt zu tun, denn niemand hat diese Ware bestellt, noch handelt es sich um das Ergebnis gezielter qualitätsfördernder Reifungsprozesse.

Mit dem Etikett »Gammelfleisch« (»gammel« ist das schwedische Wort für »alt«) wurden etwa solche Bestände versehen, die sich aufgrund von »Skandalen« nicht mehr absetzen ließen, oder Posten, die mangels ordnungsgemäßer Kühlung nicht mehr zu überriechen waren. Es fallen aber auch erhebliche Mengen an Schlachtabfällen darunter. Dieses »Gammelfleisch« ist jedoch meistens ziemlich frisch, weil die Lagerung Geld kostet. Da eine Entsorgung schweineteuer ist, gibt es Neigungen, sie zu umgehen – um so mehr als viele dieser Abfälle wie zum Beispiel Hirn noch vor wenigen Jahren als Lebensmittel galten (und in nicht wenigen Ländern immer noch gelten). Die Gewinne durch Verarbeitung zu »Wurstspezialitäten« sind dabei so beachtlich, daß es sich lohnt, auf eine internationale Arbeitsteilung zur Verwertung zurückzugreifen.

Und nicht zuletzt sei »Basel II« erwähnt. Das ist kein Schweizer Vorort, sondern der Name für Vorschriften, die die Vergabe von Krediten regeln. Die Fleischwirtschaft hat gewöhnlich mehr Angst vor der Bank als vor irgendeinem Lebensmittelkontrolleur. Deshalb werden dem Geldinstitut auch mal die Inhalte des Kühlhauses als Sicherheit angedient. Auf diese Weise können 50 Tonnen Schweinebacken als »Rinderfilet« in den Bilanzen stehen. Die dämmern dann in irgendeinem Lager vor sich hin. Sollte mal der Strom ausfallen, spielt das auch keine Rolle. Woher soll ein Banker auch wissen, daß seine vermeintlichen Kühl-Kühe gammeln könnten?

Kommt diese Ware dann als Sonderangebot in die Supermärkte? Kaum. Bei den im Fernsehen gezeigten Umpackaktionen handelt es sich eher um das Treiben von Marktleitern, die frisches Fleisch, das sie für gutes Geld eingekauft hatten, aber nicht an die Kundschaft loswerden konnten und nun nicht auch noch für teures Geld entsorgen wollten. Die oben erwähnte Kühlhausware landet schon eher in Krankenhauskantinen, vor allem dort, wo der lächerliche Betrag, den der Verwaltungsleiter für die Verköstigung der Patienten zur Verfügung stellt, selbst hartgesottenen Einkäufern von Supermarktketten die Tränen in die Augen treibt. Für Gammelfleisch aus den Lägern des Großhandels gibt es jedoch noch weit lohnendere Alternativen. Beim letzten Skandal tauchte die Ware in Form von Bratwürsten in unseren Fußballstadien auf. Zum sättigenden Fan-Preis – versteht sich. Der professionelle Gammelfleischdealer will schließlich mit seiner billig erworbenen Ware richtig Kohle machen.

Sind die Mißstände in den letzten Jahren ärger geworden? Ganz im Gegenteil. Im Falle von Fleisch werden entsprechende Vorfälle nur begieriger aufgenommen. Früher lehnten die verantwortlichen Redakteure in den Zeitungsverlagen und Sendeanstalten Hinweise auf krasse Verstöße mit der Bemerkung ab, »das können wir nicht bringen,« das würde »nur verunsichern«. Heute wird nicht etwa offener berichtet, sondern gezielter verunsichert. Deshalb sucht man beispielsweise vergeblich Meldungen über gravierende Probleme bei pflanzlichen Erzeugnissen, insbesondere bei Rohkost. Die zahlreichen Fälle von Nierenversagen, die sich auf den Verzehr von mit EHEC-Bakterien verunreinigtem Kopfsalat oder Spinat zurückzuführen lassen, sind, so die zuständigen Redaktionen, »derzeit kein Thema«.

→ Die Profitgier der Hersteller ruiniert die **Lebensmittelqualität**
→ Die **Geiz-ist-geil**-Mentalität ruiniert unsere Lebensmittel
→ **Lebensmittelskandale**: Nur härtere Strafen können den Panschereien Einhalt gebieten

Literatur:

U. Pollmer: Lebensmittelskandale: Wer hat das Rind zur Sau gemacht? EU.L.E.nspiegel – Wissenschaftlicher Informationsdienst des Europäischen Institutes für Lebensmittel- und Ernährungswissenschaften e.V. 2006/12/H.5/S.1

Geiz ist geil
Die Geiz-ist-geil-Mentalität ruiniert unsere Lebensmittel

Es gehört inzwischen zum guten Ton vom Verbraucher zu fordern, er müsse einfach mehr Geld für seine Lebensmittel ausgeben und alles würde wieder gut. Die Geiz-ist-geil-Mentalität ruiniere die Qualität. Da ist etwas Wahres dran, verkennt aber die tatsächlichen Machtverhältnisse. Denn der Verbraucher ist nur der arme Schlucker, der die Suppe auslöffeln darf, die ihm die Wirtschaft unter der Schirmherrschaft der Lebensmittelüberwachung eingebrockt hat. Der Verbraucher ist der einzige Marktteilnehmer, der – sofern er einen ehrlichen Beruf erlernt hat – keine Ahnung von der Lebensmittelproduktion hat und auch nicht haben kann. Für die Herstellung jeder Produktgruppe ist eine spezifische Ausbildung erforderlich; die Produktion ist tief gestaffelt, so daß die abnehmende Hand – trotz Ausbildung – in der Regel schon nicht mehr weiß, was beim Vorlieferanten passiert ist.

Dabei wäre es so schön: Je mehr Geld wir für unsere Lebensmittel ausgeben, desto ehrlicher werden Hersteller und Handel. Endlich könnten wir uns von bösen Überraschungen freikaufen. Doch der Kunde weiß längst, daß ein höherer Preis nun mal keine Garantie für bessere Qualität ist. Er ahnt, daß er damit wahrscheinlich nur die Taschen der Gammelfleisch-Dealer füllt – denn das Gammelfleisch wurde nicht nur als Schnäppchen, sondern oft genug auch zu Luxuspreisen verkauft. Im Gegensatz zu vielen Verbraucher-Journalisten hat der Verbraucher längst realisiert, daß er keine Ahnung hat. Sein einst blindes Vertrauen in die Lebensmittelqualität ist perdu. Was macht ein Mensch, der einer Branche mißtraut, aber irgendetwas kaufen muß, weil er nicht umhinkommt, etwas zu essen? Er kauft das, was am billigsten ist. Dann riskiert er am wenigsten.

Zudem erfährt der Konsument jeden Tag aus plapperndem Expertenmund, daß unser Essen »ungesund« sei. Es fehle selbst beim Gemüse an »wertvollen« Spurenstoffen, während jedes Gramm Fett in Käse und Wurst nur seine Schuldgefühle verstärken. Jedes Vitamindöschen, das der Kunde neben den Light-Joghurt in den Einkaufswagen legt, besagt nicht mehr oder weniger, als daß die Nahrungsmittel aus seiner Sicht mangelhaft sind, so daß er davon alt, krank und häßlich wird. Wer überzeugt ist, seine Nahrung sei wertlos – eine der zentralen Botschaften unserer Ernährungsaufklärer – der gibt dafür kein Geld mehr aus.

Es stimmt nicht, daß viele Menschen vor allem deshalb beim Essen sparen, um nach Mallorca fliegen zu können. Sie geizen, weil ihr Vertrauen dahin ist. Das eingesparte Geld entspricht – das legen die wenigen vorhandenen Daten nahe – in seiner Größenordnung den wachsenden Ausgaben für Nahrungsergänzung und Functional food. Das wird im Glauben geschluckt, man könne damit in Mallorca eine »gute Figur« machen, eine Figur, die angeblich dem Verzehr von Wurstsemmeln oder Sahneschnittchen zum Opfer gefallen war.

Auf Kongressen beklagen die Marketingfachleute, daß sie das Einkaufsverhalten des Verbrauchers nicht mehr verstünden, es sei inzwischen »völlig irrational«. Man kann sich des Eindrucks nicht erwehren, daß die notorische Klage wohl eher jene Ursachen verschleiern soll, die das Marketing selbst zu verantworten hat. Die meisten Verbraucher kaufen exakt so ein wie ein handelsüblicher Werbemaxe auch. Beide wissen längst, daß die Marketingbotschaften dummes Zeug sind, sie haben realisiert, daß Käse nicht von Mönchen in Handarbeit verfertigt wird, um ihn mit der Pferdekutsche in den Discounter zu verfrachten, sie ahnen, daß Ritter keine Streichwurst herstellen und der Ort der Produktion schwerlich eine Mühle sein kann, die als Markensymbol auf der Pelle prangt. Den Marketingexperten bleibt – so wie jedem anderen Kunden auch – als einziger Maßstab nur der Preis und die Hoffnung auf ein Schnäppchen. Denn auch sie wissen nicht, was sie kaufen.

Nun ist das alles andere als neu. Im Jahr 2001 erhielt George A. Akerlof zusammen mit seinen Kollegen A. Michael Spence und Joseph E. Stiglitz für diese Einsicht sogar den Nobelpreis für Wirtschaftswissenschaften. Sie hatten herausgefunden, daß der Verbraucher um so weniger bezahlt, je weniger er über ein Produkt weiß. Ein Beispiel: In Ländern, in denen Gebrauchtwagen mit allerlei Details inseriert wurden, zahlten die Kunden für ein gleichwertiges Auto deutlich mehr als dort, wo auf Details verzichtet wurde. Was im ersten Moment eher belanglos wirkt, hat weitreichende Folgen für die Qualität. Denn wenn ein gepflegtes, unfallfreies Fahrzeug mit den gleichen Lobpreisungen angeboten wird, wie ein frisch lackierter Unfallwagen, dann wird der Anbieter des soliden Pkw in der Regel nur den Durchschnittspreis erzielen – und damit einen Verlust erleiden. Profitabler ist das Schrottauto, denn auch dessen Verkäufer kann sich gute Hoffnungen machen, den gleichen Preis abzugreifen. Da Schrottprodukte im Englischen »lemons« (Zitronen) genannt werden, spricht man von Lemon-Markets. Wenn aber nur die Anbieter von Lemons auf ihre Kosten kommen, dann gibt es eine Qualitätsspirale nach unten. Nach einigen Jahrzehnten Praxis gelangt man dorthin, wo unser Lebensmittelangebot heute steht: Unsere Supermärkte sind »lemon markets« wie aus dem Lehrbuch.

Akerlof kam zum Schluß, daß ein Preisverfall unaufhaltsam ist, wenn sich das ganze Knowhow in der Hand das Anbieters befindet. Ein Kunde, der den Wert der Ware nicht beurteilen kann, ist kein Kunde, der bereit ist, tief in die Tasche zu greifen. Das ist natürlich ein Schlag ins Kontor der populären Marketingstrategie, die inbrünstig verzapft, man müsse dem Verbraucher nur eine treuherzige und reichlich dämliche Geschichte erzählen, um dann über die erhöhte Preisbewilligungsbereitschaft ordentlich abzukassieren. Was im Markt der Wundermittel à la »Antizellulitis-Joghurt« einige Zeit als Goldesel taugen mag, funktioniert nicht mehr auf Märkten, die ihren Heiligenschein eingebüßt haben. Zu dieser Situation hat auch die Politik – meist als Erfüllungsgehilfe der Wirtschaft – ihr Scherflein beigetragen. Die deutsche Verbraucherschutzpolitik zielte seit jeher darauf ab, Verbraucheraufklärung auf Kindergartenniveau zu verbreiten und das Ganze durch Deklarationsvorschriften abzusichern, die mehr verschleiern als offenlegen.

Nun rächt sich diese Art staatlicher Desinformation. Wer höhere Preise will, der muß seine Kundschaft in die Lage versetzen, die Ware auch zu beurteilen. Der Kunde muß »Billiges« von »Teurerem« unterscheiden können. Warum sonst sollte er mehr Geld ausgeben? Dabei wird die Branche nicht umhinkönnen, zu erklären, warum Billigprodukte eben billig sind. Und genau hier greift die starke Hand des Handels, an dessen Gängelband die Lebensmittelindustrie wie eine Marionette pariert. Der Handel kann kein Interesse daran haben, die »Geheimnisse« seiner Billigprodukte zu verraten. Ein Markenartikler, der es wagen würde, dieses zu tun, kann seine Produkte von da an an der nächsten Straßenecke aus dem Bauchladen verkaufen. In den Regalen der Lemon Markets ist für ihn dann kein Platz mehr. So beißt sich die Katze in den Schwanz. Und damit es keiner merkt, wird der Schwarze Peter auch weiterhin dem Verbraucher aufs Auge gedrückt. Wie wäre es, liebe Strategen von der Lebensmittelbranche, wenn Sie versuchen würden, dem Kunden zur Abwechslung mal reinen Wein einzuschenken?

→ Die Profitgier der Hersteller ruiniert die **Lebensmittelqualität**
→ **Lebensmittelskandale**: Nur härtere Strafen können den Panschereien Einhalt gebieten
→ Markenartikel sind besser als **No-name-Produkte**

Literatur:
U. Pollmer: Es ist was faul im Gammelstaat. EU.L.E.n-Spiegel – Wissenschaftlicher Informationsdienst des Europäischen Institutes für Lebensmittel- und Ernährungswissenschaften e.V. 2006/12/H.5/S.3

Genfood
Konventionell gezüchtete Lebensmittel sind sicherer als gentechnisch veränderte

Hand aufs Herz: Würden Sie Blumenkohl, Rotkohl, Rosenkohl oder Kohlrabi kaufen, wenn Sie diese Gemüse nicht kennen und sie Ihnen erstmals im Supermarkt angeboten würden? Sind Ihnen diese bizarr aussehenden Pflanzen nicht unheimlich? Der Blumenkohl mit seinem gigantischen, unnatürlich weißen Blütenstand, der massige Rotkohl mit den intensiv gefärbten Blättern und dem weggeschrumpften Stengel, der Rosenkohl, der zwar noch einen Stengel besitzt, bei dem aber die Seitentriebe so zusammengeschnurrt sind, daß sie wie dicke Perlen in den Blattachsen sitzen, oder gar der Kohlrabi mit seiner Stengelgeschwulst! Da muß es einen doch gruseln, zumal wenn man weiß, daß der gemeinsame Urahn all dieser Pflanzen eher dem ungenießbaren Raps ähnelte. Trotzdem sind diese Gewächse keineswegs dem Genlabor entsprungen, sondern wurden – mit tatkräftiger Unterstützung des Menschen – aus Mutter Na-

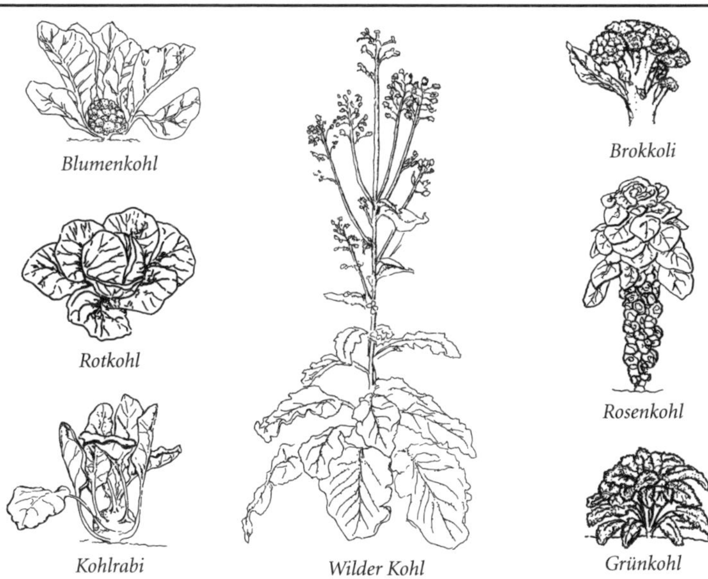

Alle Kohlgemüse wurden aus einer einzigen Wildform gezüchtet

turs Experimentierfeld herausselektioniert. Das nennen wir »Züchtung«, und heute betrachten wir die Kohlsorten als alte Kulturpflanzen.

Die züchterischen Veränderungen machten nicht bei den »Äußerlichkeiten« halt, sondern erstreckten sich auch auf die Inhaltsstoffe. Substanzen etwa, die Fraßfeinden wie Mikroben, Maden, Mäusen und Menschen den Appetit verderben sollten, mußten auf ein für den Menschen unschädliches Maß verringert werden. Ein mühsames und langwieriges Geschäft nach der Methode »Versuch und Irrtum«, denn schließlich gab es damals die modernen Apparate zur Analyse von Inhaltsstoffen noch nicht. »Versuch und Irrtum« heißt, die neuen gärtnerischen Kreationen wurden direkt am Verbraucher getestet. Schmeckte und bekam dem das Gemüse, freute sich der Züchter, wenn nicht, hatten beide Pech gehabt und das Grünzeug wanderte auf den Komposthaufen der Geschichte.

Daß die klassische Form der Züchtung alles andere als frei von Nebenwirkungen ist, zeigt das Beispiel der Kartoffel: Die Wildform enthält viel Solanin, ein Gift, das sie vor Käfern schützt. Um sie zu kultivieren, also für den Menschen genießbar zu machen, mußte der Solaningehalt verringert werden. Das freute natürlich auch die Käfer. Je weniger Solanin in den Kartoffeln war, desto mehr Insektengift brauchte der Landwirt. Nach Anbruch des ökologischen Zeitalters wurde dann bei dem Versuch, die Kartoffeln gegen Schädlinge widerstandsfähiger zu machen (damit man nicht so viel spritzen mußte), versehentlich der Solaningehalt wieder erhöht. Als die Kunden über Übelkeit, Erbrechen, Kreislaufstörungen etc. klagten, blieb nichts anderes übrig, als die neuen Sorten vom Markt zu nehmen.

Natürlich können solche Vorkommnisse nicht dazu dienen, gentechnische Eingriffe in das Erbgut zu rechtfertigen. Aber wer neue Techniken beurteilen möchte, sollte auch die alten kennen. Und dazu gehört neben der konventionellen Züchtung, bei der Bauer, Gärtner oder Wissenschaftler eifrig kreuzen, die sogenannte Mutationszüchtung. Nie gehört? Gehen Sie mal ins Blumengeschäft oder blättern Sie einen Gartenkatalog durch. Viele der aberhundert Sorten, die in den letzten Jahrzehnten als Neuheiten auf den Markt kamen, sind so entstanden. Zentraler Punkt dieser Methode ist die Bestrahlung von Saatgut – in der Absicht, daß radioaktive Strahlen Veränderungen, lateinisch *mutationes*, am Erbmaterial der Pflanzen hervorrufen.

Aus den veränderten Pflanzen wählen die Züchter diejenigen aus, von denen sie sich Vorteile versprechen. Die Suche nach einer »nützlichen« neuen Eigenschaft gleicht der Suche nach einer Nadel im Heuhaufen. Ungeheure Mengen an Saatgut müssen dazu bestrahlt und anschließend »freigesetzt« werden. Diese

Mutationszüchtung ist die Grundlage des züchterischen Fortschritts seit den frühen sechziger Jahren. Ihre Ergebnisse essen wir täglich. Fehlten für irgendeinen Zweck, sei es Krankheitsresistenz oder Salztoleranz, passende Gene, war die Mutationszüchtung der einzige Weg, die gewünschten Eigenschaften künstlich zu erzeugen. Auf diesem Weg gewonnene Mutanten werden bis heute bei Bedarf in bestehende Sorten eingekreuzt.

Praktisch alle Getreidearten, egal ob Weizen, Reis oder Quinoa, wurden der Strahlenbehandlung – meistenteils in Atomkraftwerken – unterzogen. Gleiches gilt für Gemüse, zum Beispiel Kartoffeln, Tomaten, Soja, aber auch Obst, wie Äpfel, Pfirsiche, Zitrusfrüchte, Trauben oder Bananen. Selbst das farbenprächtige Blumensortiment der Floristen ist das Ergebnis künstlicher Gene. Wir sollten uns bewußt sein, daß Pflanzen mit künstlich veränderten Genen die Grundlage unserer heutigen Landwirtschaft sind – auch und gerade des Öko-Landbaus, der auf resistente Sorten angewiesen ist. Umweltverträglichkeitsprüfungen fanden und finden bei dieser Art der Züchtung ebensowenig statt wie toxikologische Tests.

Die Angst vor der Gentechnik beruht auf der irrigen Überzeugung, Brot, Bier oder Ketchup bestünden aus durchweg »natürlichen« Rohstoffen, die jetzt in unkontrollierter Weise manipuliert würden. Über die bisherigen Züchtungsformen und ihre ebenso wenig vorhersehbaren Risiken haben wir uns jedoch keine Gedanken gemacht. Wir haben die Produkte einfach freigesetzt und gegessen. Statt kompromißloser Ablehnung oder gedankenlosem Einsatz von Gentechnik wäre es vernünftiger, bei allen Züchtungsverfahren die gleiche Meßlatte anzulegen. Wie dieser Maßstab aussehen soll, ist die entscheidende Frage, und nicht, ob etwas »konventionell« im Atomkraftwerk oder »gentechnisch« im Labor produziert wurde.

Literatur:
F.J. Novak, H. Brunner: Plant breeding: induced mutation technology for crop improvement. IAEA Bulletin 1992, Heft 4, S.25
B. Sigurbörnsson, P. Vose: Nuclear techniques for food and agricultural development: 1964–94. IAEA Bulletin 1994, Heft 3, S.41
International Atomic Energy Agency: Plant mutation breeding for crop improvement. Wien 1991
D.R. Smyth: Origin of the cauliflower. Current Biology 1995/5/S.361
K.-E. Hellenäs et al.: High levels of glycoalcaloids in the established Swedish potato variety Magnum Bonum. Journal of the Science of Food and Agriculture 1995/68/S.249
A. M. van Harten: Mutation Breeding. Cambridge 1998

Gesunde Ernährung
Wer gesund ißt, ist gesünder

Na hoffentlich! Denn wenn wir schon zugunsten von Knäckebrot, Rohkost und stillem Mineralwasser auf Knödel, Braten und Bier vom Faß verzichten, dann soll es wenigstens für einen guten Zweck sein. Und bekanntlich ist die Gesundheit unser höchstes Gut. Aber lohnt es sich überhaupt, das heißt, läßt sich der versprochene Nutzen einer »bewußten Ernährung« auch beweisen? – Egal welcher Ernährungsratschlag bisher mit prospektiven Studien überprüft wurde, das Ergebnis fiel jedesmal ziemlich ernüchternd aus. So blieb den Ernährungsberatern nur noch ein letztes Argument: Nicht die einzelne Maßnahme wirke, sondern alle zusammen. Das ganze Ernährungsverhalten müsse sich ändern, nur so könne man von den Synergieeffekten profitieren.

In zwei großen US-amerikanischen Studien sollte der gesundheitliche Nutzen der offiziellen Ernährungsempfehlungen mit harten Daten belegt werden. Man untersuchte, in welchem Maße das Einhalten der »Dietary Guidelines for Americans« (siehe dazu Fett-Saga S. 118) das Auftreten »schwerer chronischer Erkrankungen« verzögert. An der Nurses Health Study beteiligten sich insgesamt 120 000 Krankenschwestern. Alle zwei Jahre füllten sie einen detaillierten Fragebogen zu Ernährung, Lebensgewohnheiten und Gesundheitszustand aus. Für unsere Fragestellung wurden die Angaben von fast 70 000 Frauen über einen Zeitraum von acht Jahren ausgewertet. Nach dem gleichen Prinzip war die Health Professionals Follow-up Study organisiert. Hier kamen die Teilnehmer – allesamt Männer – aus Gesundheitsberufen. Fast 40 000 Zahnärzte, Tierärzte und Apotheker gaben 12 Jahre lang penibel über ihre Ernährung und ihren Gesundheitszustand Auskunft.

Die Verzehrsgewohnheiten wurden von den Forschern akribisch mit Punkten bewertet. Dabei legten sie den offiziellen »Healthy Eating Index« entsprechend der in den USA gültigen Ernährungspyramide zugrunde, bei dem die empfohlenen »guten« Nahrungsmittel hohe Punktzahlen erhalten und die verpönten »schlechten« niedrige. Die Ergebnisse müssen für die Wissenschaftler, die zu den prominenten Vertretern der Lehre von der gesunden Ernährung gehören, ein schwerer Schlag gewesen sein: »Wenn man das Rauchen und andere Risikofaktoren berücksichtigte, gab es bei den Frauen keinen Zusammenhang zwischen dem Maß an gesunder Ernährung und dem Risiko, eine schwere chronische Erkrankung zu bekommen.«

Ganz gleich, wie »gesund« sich die Frauen ernährten und wie gesund auch ihr Lebensstil war, es hatte im Vergleich zu den Damen, die aus fachlicher Sicht alles falsch machten, keinerlei Auswirkungen auf das Auftreten schwerer Erkrankungen oder die Sterblichkeit. Bei den Männern ließ sich nur ein »schwacher« Zusammenhang errechnen. Mit diesen beiden Studien waren die offiziellen Ernährungsempfehlungen für alle Welt sichtbar als Wunschdenken profilneurotischer Experten entlarvt.

Inzwischen kommt selbst die Deutsche Gesellschaft für Ernährung (DGE) nicht mehr um diese Einsicht herum. So lautet das ernüchternde Fazit des DGE-Kongresses von 2007: »Die Ernährungswissenschaft muss sich künftig als Wissenschaft von der Rettung der Volksgesundheit lösen ...« In einem Bericht der TAZ lesen wir weiter: »Der Grund für die plötzliche Zurückhaltung: zahlreiche, große Studien, in denen man Probanden über mehrere Jahrzehnte beobachtet, akribisch Ernährungstagebücher und Krankheitsdiagnosen ausgewertet hatte, lieferten vernichtende Ergebnisse.« Ach ne, sag bloß!

→ **Fünf am Tag«** schützt vor Krebs und anderen chronischen Erkrankungen
→ **Ökotrophologie:** Die Ernährungswissenschaft ist eine Wissenschaft
→ **Vegetarier** leben länger

Literatur:
M. L. McCullough et al.: Adherence to the Dietary Guidelines for Americans and risk of major chronic disease in women. American Journal of Clinical Nutrition 2000/72/S.1214
M. L. McCullough et al.: Adherence to the Dietary Guidelines for Americans and risk of major chronic disease in men. American Journal of Clinical Nutrition 2000/72/S.1223
K. Burger: Ernährungsmedizin in der Krise. Die Tageszeitung (TAZ) vom 3. August 2007

Gesundheit
Das deutsche Lebensmittelrecht schützt unsere Gesundheit

Tatsächlich enthielt unser Lebensmittelrecht sogar einen eigenen Paragraphen, der laut Titel eigens zum »Schutz der Gesundheit« geschaffen wurde. Es ist der § 8 des Lebensmittel- und Bedarfsgegenständegesetzes, kurz »LMBG«. Studieren wir den Gesetzestext:

»Es ist verboten
1. Lebensmittel für andere derart herzustellen oder zu behandeln, daß ihr Verzehr geeignet ist, die Gesundheit zu schädigen;
2. Stoffe, deren Verzehr geeignet ist, die Gesundheit zu schädigen, als Lebensmittel in den Verkehr zu bringen.«

Das klingt im ersten Moment doch sehr beruhigend. Demnach darf jeglicher »Verzehr« nicht unsere »Gesundheit« schädigen. Der Verzehr ist in § 7 definiert. Es ist, wer hätte es gedacht, das »Essen« und das »Trinken«. Und nun zur Schädigung der Gesundheit: leider Fehlanzeige. Hier fand die Definitionswut des Gesetzgebers ein abruptes Ende.

Obwohl das deutsche Lebensmittelrecht mittlerweile im EU-Recht aufgeht, hat sich bisher nicht viel daran geändert. Die zitierten Formulierungen wurden fast wörtlich ins neue Lebensmittel- und Futtermittelgesetzbuch (LFGB) übernommen. Dabei hat sich vor allem die Zahl der Regelungen vermehrt wie eine ungewöhnlich fruchtbare Karnickelkolonie, die sich auch in zahllosen neuen Definitionen niederschlug. So regelt das Lebensmittelrecht sogar den Begriff »Naturhaushalt«: Das ist alles zwischen Himmel und Erde sowie darunter und darüber. Nur was »gesundheitsschädlich« ist, weiß der Gesetzgeber aber immer noch nicht – außer wenn man gegen seine Regeln verstößt.

Spielen wir das alte wie neue Definitionsproblem an einem gar nicht so seltenen Fall durch, der allen älteren Lebensmittelchemikern und -juristen bekannt ist, auch wenn er nie in die Fachliteratur einging. Er betrifft die Köche in jenen Restaurants, die in den sechziger Jahren beinahe zum Symbol für den wachsenden Wohlstand wurden: die Hähnchenbratereien. Damals aß man noch fast den ganzen Vogel und nicht nur Brust oder Keule. Lediglich Innereien und Hals kamen nicht auf den Teller.

Die Erfindung der Kokzidiostatika hatte die Voraussetzung für eine industrielle Hähnchenmast geschaffen. Mit diesen Medikamenten konnte man endlich eine von Bakterien verursachte Hühnerkrankheit, die Kokzidiose, wirksam bekämpfen, die bis dato eine Massentierhaltung verhinderte. Außerdem wußte man, daß Kapaune nicht nur schneller an Gewicht zunehmen, sondern vor allem schmackhafteres Fleisch liefern als Hähne. Um Futter zu sparen und die Qualität zu heben, wurde das Federvieh nun auf chemischem Wege kastriert. Den stolzen Krähern verabreichte man ein Hormonpräparat mit dem vielsagenden Namen »Kapaunetten« in den Hals.

Die Hälse der »Gummiadler« wiederum blieben in der Küche. Manch ein Koch hatte sie aber in den zurückliegenden Hungerjahren als Delikatesse schätzen gelernt. Wer hier nicht widerstehen konnte, der durfte die Restwirkung der Hormondepots im eigenen Liebesleben erfahren – natürlich ohne daß er die Ursache auch nur ahnen konnte. Die Verweiblichung war sogar mit bloßem Auge zu sehen, da die Brüste der Leckermäuler deutlich anschwollen. Über die weniger weithin sichtbaren Effekte darf spekuliert werden.

Spielen wir diesen Fall einmal unter Anwendung des deutschen Lebensmittelrechts durch. Ist eine unfreiwillige und nicht ganz vollständige Geschlechtsumwandlung bereits eine Gesundheitsschädigung? Das Gesetz weiß keine Antwort. Nehmen wir an, der Richter bejaht die Frage. Dann liegt es nun am Geschädigten, die nötigen Beweise herbeizuschaffen. Wir brauchen die verspeisten Hälse! Da Nahrungsmittel bekanntlich nur dann der Gesundheit schaden können, wenn sie auch gegessen werden, befindet sich das Opfer stets in Beweisnot.

Angenommen, ein Betroffener hätte die Hähnchenhälse der Länge nach durchgeschnitten, die eine Hälfte gegessen und die andere sicher in einer Tiefkühltruhe verstaut, dann müßte er im nächsten Schritt ein Labor mit der Analyse beauftragen. Eine Maßnahme, die noch heute ziemlich teuer ist – und damals mangels Analysemethoden praktisch unmöglich war. Angenommen, das Labor findet die Hormone. Dann wäre es im Rahmen der Beweisführung erforderlich, auch den Bauern ausfindig zu machen, von dem das Hormongeflügel stammt. Wenn man ihn schon nicht auf frischer Tat ertappen kann, sollte man wenigstens einen vertrauenswürdigen Zeugen präsentieren können, der die Muße hatte, den Landwirt bei seiner Arbeit mit der Injektionsnadel im Stall zu beobachten.

Angenommen, auch das sei unserem Koch gelungen. Leider, leider würden ihm all seine Mühen nichts helfen. Denn der Mäster hätte nicht schuldhaft gehandelt, da sein Tun damals nicht verboten war. Unter Lebensmittelchemikern in den Untersuchungsämtern gilt deshalb das geflügelte Wort: Wer nach Paragraph 8 LMBG beanstanden will, sollte die »Leiche bitte beiheften«. Nur der

Mageninhalt eines sofort Verstorbenen überzeugt Gerichtsmediziner wie Juristen – sofern das Tun des Angeklagten auch wirklich verboten war.

PS: Der vorsintflutliche »Verbraucherschutz« in Deutschland rief schon vor Jahren die EU auf den Plan. Sie erzwang die Einführung einer »Produkthaftung« in Deutschland. Das Gesetz verspricht dem Verbraucher zwar keine großen Reichtümer im Falle einer erfolgreichen Klage, gibt ihm aber erstmals eine realistische Chance, überhaupt Recht zu bekommen. Der entscheidende Unterschied zu vorher: Die Beweislast wird umgekehrt. Nicht der Verbraucher muß die Schuld des Produzenten nachweisen, sondern der Hersteller seine Unschuld. Gelingt es ihm nicht, dann wird er zwar nicht bestraft, aber er muß dem Kunden den Schaden ersetzen. Der erzieherische Wert dieser EU-Regelung für unsere Lebensmittelindustrie ist kaum zu überschätzen – auch wenn die deutschen Juristen bisher wenig Anstalten machten, diesen Verbraucherschutz vor Gericht auch einzufordern.

→ Die Profitgier der Hersteller ruiniert die **Lebensmittelqualität**
→ **Lebensmittelskandale:** Nur härtere Strafen können den Panschereien Einhalt gebieten

Literatur:

Lebensmittel- und Bedarfsgegenständegesetz (LMBG) idF vom 9.9.1997 (BGBl. I S.2296)
Gesetz über die Haftung für fehlerhafte Produkte vom 15.12.1989 (BGBl I S.2198)
Lebensmittel-, Bedarfsgegenstände- und Futtermittelgesetzbuch (Lebensmittel- und Futtermittelgesetzbuch – LFGB) vom 26. 4. 2006 (BGBl I S.945)

Grapefruit
Grapefruitsaft erhöht die Vitalität

Wenn eine Frucht den Ruf genießt, gesund zu sein, dann ganz sicher die Grapefruit. Heutige Sorten sind lange nicht mehr so bitter und so sauer wie ihre Vorläufer – und trotzdem nicht jedermanns Geschmack. Doch wer gesundheitsmäßig up to date sein will, kommt um die gelbe oder rosa Frühstücksbeilage

Medikamente, deren Wirkung durch Grapefruchtsaft beeinflußt werden kann

Calciumantagonisten	Antihistaminika
Felodipin	*Ebastin*
Nimodipin	*Terfenadin*
Nisoldipin	
Nitrendipin	Psychopharmaka
Pranidipin	*Buspiron*
	Carbamazepin
Immunsuppressiva	*Diazepam*
Cyclosporin	*Midazolam*
Tacrolimus	*Triazolam*
Cholesterinsenker	Andere
Atorvastatin	*Cisaprid (Prokinetikum)*
Cerivastatin	*Methadon*
Lovastatin	*Sildenafil (»Viagra«)*
Simvastatin	

nicht herum. Notfalls wird sie mit Todesverachtung und faltigem Gaumen verspeist. Und wenn man dann aus der Zeitung erfährt, die Universität Florida habe die Grapefruit zum gesündesten Saftspender überhaupt gekürt, dann verfliegt auch der letzte bittere Nachgeschmack.

In Florida hatten die Forscher der dortigen Uni sieben verschiedene Fruchtsäfte miteinander verglichen und den Saft der rosa Grapefruit zum Sieger erklärt. Für dieses Ergebnis mußten sie nicht einmal ihr Labor betreten. Sie griffen zur nächstbesten Nährwerttabelle und bestimmten die Nährstoffdichte. Seitens der Ernährungswissenschaftler wird seit langem gefordert, die Nahrung nach der Nährstoffdichte auszuwählen. Das heißt möglichst viele Mineralstoffe, Vitamine und sonstige gesunde Begleitstoffe bei möglichst wenig Kalorien. Den höchsten Gesundheitswert hätten nach dieser unter Fachleuten populären Weltsicht beispielsweise Kieselsteine, Vitaminpillen oder Eierschalen.

Was macht die Grapefruit so gesund? Sie enthält wenig Zucker, dafür aber jede Menge sekundäre Pflanzenstoffe wie Flavonoide oder Furocumarine. Und die haben vor lauter Gesundheit vermutlich schon ein paar Todesfälle verursacht. Das kam aber nicht durch Ernährungsfachleute ans Tageslicht, sondern beim Testen von Arzneimitteln. Forscher der Universität von Western Ontario wollten vor der Markteinführung eines neuen Blutdrucksenkers mit dem Wirkstoff Felodipin wissen, ob sich gleichzeitiger Alkoholkonsum negativ auswirken könnte. Um die Testpersonen nicht zu beeinflussen, maskierten sie den verräterischen Geschmack des Alkohols mit Grapefruitsaft. Das Erstaunen war groß, als der Alkohol keinerlei Auswirkungen hatte, wohl aber der Grapefruitsaft: Der Blutdruck der Probanden sank weit stärker als beabsichtigt.

Wie sich herausstellte, blockierte der Grapefruitsaft ein Enzym, das normalerweise Fremdstoffe entgiftet. Als Ursache werden nun die allseits gelobten Furocumarine und Flavonoide vermutet. Inzwischen weiß man, daß speziell Grapefruits und Sevilla-Orangen den Abbau zahlreicher Medikamente wie Psychopharmaka, Cholesterinsenker (z. B. Statine) oder Antihistaminika bremsen. Diese können dadurch lebensgefährliche Konzentrationen erreichen. Bis heute ist die Liste der Wirkstoffe, die von Grapefruits beeinflußt werden, noch nicht abgeschlossen. Ein Teil der »Nebenwirkungen« von Arzneimitteln, auch der Skandale, gefolgt von Marktrücknahmen, wurden offenbar weniger durch die Medikamente selbst als durch den gleichzeitigen Konsum von Grapefruits verursacht. Also Vorsicht vor allzu »gesunden« Begleitstoffen.

Aber wer keine Arzneimittel einnimmt, kann doch wohl Grapefruitsaft trinken? Das ist eine Frage der Dosis. Grapefruitsaft erhöhte in einer US-Studie das Risiko von Nierensteinen stärker als alle anderen untersuchten Getränke. Bei Wein, Bier und Kaffee sank das Risiko übrigens. Auch für die Zähne dürfte der Saft ungünstig sein: Die starke Säure greift den Zahnschmelz an. Da der Speichel im Lauf der Zeit den Schmelz wieder remineralisiert, sollte man nie nach dem Essen die Zähne putzen, weil der Putzkörper der Zahnpasta den Schmelz abrasiert.

→ **Fruchtsaft** ist das ideale Getränk für groß und klein

Literatur:
G.C. Rampersaud: A comparison of nutrient density scores for 100 % fruit juices. Journal of Food Science 2007/72/S.261
J. K. Aronson: Forbidden fruit. Nature Medicine 2001/7/S.29
G.C. Curhan et al: Prospective study if beverage use and the risk of kidney stones. American Journal of Epidemiology 1996/143/S.240
J.P. Dreier, M. Endres: Statin-associated rhabdomyolysis triggerd by grapefruit consumption. Neurology 2004/62/S.670
G.C. Kane et al.: Drug-grapefruit juice interactions. Mayo Clinic Proceedings 2000/75/S.933

Grillen
Grillen gefährdet Ihre Gesundheit

Eigentlich erstaunlich, daß man keinen Warnhinweis dieser Art auf den Holzkohlesäcken findet, die sich jedes Jahr zur Sommerszeit in den Supermärkten und Tankstellen stapeln. Schließlich entstehen beim Grillen jede Menge gefährlicher polyzyklischer aromatischer Kohlenwasserstoffe, kurz PAKs. Auf den Zigarettenschachteln sind sie als »Kondensat« ausgewiesen, im Volksmund laufen sie schlicht unter »Teer«. Millionenfach an Ratten und Rauchern getestet, läßt sich nicht mehr leugnen, daß PAKs bei Nagern Krebs verursachen. Wenn das Fett aus dem Grillgut zischend auf die Holzkohle tropft und wohlriechender Rauch aufsteigt, schlagen sich die bösen PAKs – vor allem vertreten durch Benzpyren – auf Bratwurst, Steak und Leiterchen nieder. Davor und besonders vor den leicht angekohlten Stellen warnen uns Verbraucherschützer und Ernährungsberater alle Jahre wieder.

Gottlob ist bislang nicht so richtig durchgedrungen, daß generell beim Erhitzen von Eiweiß, also auch bei anderen Zubereitungsformen, noch weitere erbgutschädigende Substanzen entstehen: sogenannte HCAs oder heterozyklische Amine. Würde man die Ergebnisse von Tierversuchen unmittelbar auf den Menschen übertragen, so müßte man ihn nicht nur von Grillwürsten, sondern auch von Linsensuppe, Gulasch oder Brathering abhalten. Allenfalls mit blutigen Steaks und lebenden Austern dürfte er sein Fleischgelüst dann noch stillen. Dennoch besteht für die Verfechter von Rohkostplatten kein Anlaß, in ein triumphierendes »Hab' ich's doch immer gewußt!« auszubrechen.

Merke: Nichts wird so heiß gegessen, wie es gekocht wird. Das Gesagte ist alles richtig, und trotzdem sterben die Fleischesser nicht in Massen an Krebs oder bringen mißgebildete Kinder zur Welt. Fraglich ist auch, ob sich die Stammlinie der Affenmenschen, die das Feuer zähmte und darin die ersten Keulen brutzelte, bis heute fortgesetzt hätte, wenn solches Tun nennenswerte Nachteile mit sich brächte.

Das Ausbleiben der theoretisch erwarteten Wirkung im richtigen Leben ließ einigen unbeirrbaren Wissenschaftlern keine Ruhe. Sie versuchten herauszufinden, warum der Verzehr von brandgefährlichem Grillgut dennoch nicht zum Tode der Gäste führt. Die ersten Ergebnisse kamen aus Kanada. Erschüttert mußten die Forscher erkennen, daß sich gerade die Bestandteile als vorteilhaft erwiesen, die immer als besonders gefährlich gegolten hatten: die schwarzen

Stellen am Grillgut, das Verbrannte. Kohle bindet Benzpyren, so daß es nicht vom Körper aufgenommen werden kann. Beides zusammen wird unverändert wieder ausgeschieden.

Außerdem stellten die Kanadier fest, daß die üblicherweise beim Grillen verwendeten Kräuter ebenfalls Benzpyren binden und damit unschädlich machen. Die Kräuter entpuppten sich noch in anderer Hinsicht als nützlich: Wie ein japanisches Team herausfand, blockieren bestimmte Stoffe in Oregano, Thymian und Salbei die Wirkungen der HCAs – und zwar schon in Mengen, wie sie üblicherweise in der Küche verwendet werden. Wenn Sie nicht so sehr auf Kräuter stehen, dann kommen Ihnen wahrscheinlich die Ergebnisse einer indischen Arbeitsgruppe wie gerufen: Sie fand heraus, daß Senf die Schädlichkeit von Benzpyren aufhebt, und zwar bereits in kleinen Mengen. Der Klacks Senf zur Bratwurst ist also ernährungsphysiologisch ebenso sinn- wie wertvoll.

Nach den erstaunlichen Eigenschaften der Senf- und Kräuterwürze lag es nahe, auch den Einfluß von Marinaden auf die Fleischbekömmlichkeit unter die Lupe zu nehmen. Dieser Herausforderung stellten sich amerikanische Chemiker und bepinselten in langen Versuchsreihen Brathähnchen mit einer Mischung aus Olivenöl, Apfelessig, Knoblauch, Zitronensaft, Senf und Salz. Und siehe da: Beim Grillen bildeten sich auf den marinierten Hähnchenteilen 80–90 Prozent weniger HCAs als bei den unbehandelten Fleischstücken.

Bekanntlich ist beim Essen vieles Geschmackssache, und wer nicht so sehr auf Olivenöl und Knoblauch steht, kann es ja mal mit der englischen Methode versuchen: Die Briten pflegen gegrilltes Fleisch mit Minzsauce zu reichen. Klingt Kontinentaleuropäern vielleicht ungewohnt, schmeckt aber lecker. Und die Minze schützt ebenso wie der Salbei vor den HCAs im Fleisch. Den Vogel aber schossen japanische Chemiker ab: Sie fanden heraus, daß ein Glas frischgezapftes Bier (alkoholfreies tut's leider nicht!) zu Haxen, Steaks oder Brathuhn getrunken, die HCAs im Körper ebenfalls außer Gefecht setzt. Na denn Prost!

Offenbar haben Traditionen bei der Nahrungszubereitung einen tieferen, oftmals bisher unverstandenen Sinn. Vertrauen wir ihnen und unserem Appetit. Denn der hat damit Millionen Jahre Erfahrung. Die Ernährungswissenschaft sinniert dagegen erst seit gut 100 Jahren über neue Theorien nach. Und: Viel Spaß auch beim Grillen!

→ **Acrylamid** in Pommes fördert Krebs

Literatur:
B. Stavric, R. Klassen: Dietary effects on the uptake of benzo(a)pyrene. Food and Chemical Toxicology 1994/32/S.727

K. Polasa et al.: Effect of Brassica nigra on benzo(a)pyrene mutagenicity. Food and Chemical Toxicology 1994/32/S.777
C.P. Salmon et al.: Effects of marinating on heterocyclic amine carcinogen formation in grilled chicken. Food and Chemical Toxicology 1997/35/S.433
K. Kanazawa et al.: Specific desmutagens (antimutagens) in oregano against a dietary carcinogen, Trp-P-2, are galangin and quercetin. Journal of Agricultural and Food Chemistry 1995/43/S.404
S. Arimoto-Kobayashi et al.: Inhibitory effects of beer and other alcoholic beverages on mutagenesis and DNA adduct formation induced by several carcinogens. Journal of Agricultural and Food Chemistry 1999/47/S.221
K. Samejima et al.: Luteolin: a strong antimutagen against dietary carcinogen, Trp-P-2, in peppermint, sage, and thyme. Journal of Agricultural and Food Chemistry 1995/43/S.410

Grüner Tee
Grüner Tee schützt vor Krebs

In den letzten Jahren wurde so gut wie jedes Lebensmittel irgendwann zum Allheil- und Wundermittel hochstilisiert. Natürlich unterlag auch der grüne Tee diesem Gesund-Moden-Diktat, kaum daß er in Europa ein wenig bekannter geworden war. Ohne die von passionierten Grünteetrinkern ausgeübten Rituale – nur mit leicht abgekühltem Wasser aufgießen, ersten Aufguß wegschütten und erst den zweiten genießen – schmeckt er meist noch adstringierender und bitterer als der Schwarztee, Eigenschaften, die ihn für gesundheitliche Wunderwerke geradezu prädestinieren. Logisch, daß dergleichen pauschal vor »Krebs« schützen muß.

Studien aus Japan und China wollten gefunden haben, daß Menschen, die täglich zehn Tassen grünen Tee schlürfen, seltener an Magenkrebs erkranken. Da Magenkrebs in Deutschland an sich schon relativ selten ist, verspricht auch das kannenweise Trinken von grünem Tee nur minimalen Nutzen. Dabei soll nicht vergessen werden, daß der Tee in anderen Teilen der Welt, etwa im Iran und Nordchina, sogar als Ursache von Speiseröhrenkrebs gilt. Aber auch dieses Ergebnis kann nicht ohne weiteres auf unsere Gesellschaft übertragen werden, da sich die Lebensumstände hier und dort in vielerlei Hinsicht unterscheiden.

Mittlerweile ist auch in Japan die anfängliche Tee-Euphorie einer ziemlichen Ernüchterung gewichen. Mehrere großangelegte Studien konnten die Erfolgsmeldungen leider nicht bestätigen: Grüner Tee schützt weder vor Magenkrebs noch vor sonstigen Krebsarten. Doch das ficht unsere Gesundheitsapostel nicht an: Wenn sie keinen Tee mögen – vielleicht weil er ihnen zu bitter ist –, nehmen sie dies nicht als freundlichen Warnhinweis ihres Körpers. Im Gegenteil, sie versuchen, ihn zu überlisten und schlucken Grüntee-Extrakte in Pillenform. Die Folgen lassen sich dann in der Fachpresse für Toxikologen nachlesen: Leberprobleme. »Es gibt eine ganze Reihe von Fallberichten über Leberschädigungen in Zusammenhang mit hohen Dosen von Supplementen auf Teebasis«, schreiben die Autoren eines aktuellen Übersichtsartikels zu den möglichen Schadwirkungen der allseits gepriesenen Polyphenole. Die Fallberichte werden von Tierversuchen bestätigt: Je höher die Dosis an Grüntee-Polyphenolen, desto massiver die Leber- und Nierenschäden.

»Obwohl sekundären Pflanzenstoffen wie den Flavonoiden oft positive biologische Wirkungen nachgesagt werden, die Prävention von Krebs und Herzerkrankungen eingeschlossen, gibt es sehr deutliche Hinweise auf mögliche unerwünschte Nebenwirkungen. Das Risiko für Nebenwirkungen erhöht sich offenbar, wenn pharmakologische Dosen als Medikamente oder Supplemente zugeführt werden, zumal wenn die Bioverfügbarkeit aufgrund von genetischen Polymorphismen oder Wechselwirkungen zwischen Medikamenten erhöht ist«, so die Biochemiker von der Rutgers State University, New Jersey.

Und wie steht es mit dem Schwarztee? Hier haben die Epidemiologen trotz einiger Bemühungen (glücklicherweise) bisher weder ernsthafte Vor- noch Nachteile entdecken können. Deshalb unser Tip wie bei allen Ernährungstheorien: abwarten und Tee trinken.

→ **Kaffee** schadet der Gesundheit
→ **Muckefuck** heißt soviel wie »falscher Mokka«
→ **Fruchtsaft** ist das ideale Getränk für groß und klein

Literatur:

S. A. Bingham et al.: Effect of black tea drinking on blood lipids, blood pressure and aspects of bowel habit. British Journal of Nutrition 1997/78/S.41

S. Kono et al.: A case-control study of gastric cancer and diet in northern Kyushu, Japan. Japanese Journal of Cancer Research 1988/79/S.1067

L. K. Heilbrun et al.: Black tea consumption and cancer risk: a prospective study. British Journal of Cancer 1986/54/S.677

R. A. Goldbohm et al.: Consumption of black tea and cancer risk: a prospective cohort study. Journal of the National Cancer Insitute 1996/88/S.93

G. P. Yu et al.: Green tea consumption and risk of stomach cancer: a population-based case-control study in Shanghai, China. Cancer Causes and Control 1995/6/S.532
Y. Tsubono et al.: Green Tea and the Risk of Gastric Cancer in Japan. New England Journal of Medicine 2001/344/S.632
J. Nagano et al.: A prospective study of green tea consumption and cancer incidence, Hiroshima and Nagasaki (Japan). Cancer Causes and Control 2001/12/S.501
Y. Hoshiyama et al.: A nested case-control study of stomach cancer in relation to green tea consumption in Japan. British Journal of Cancer 2004/90/S.135
J.D. Lambert et al.: Possible controversy over dietary polyphenols: benefits vs risks. Chemical Research in Toxicology 2007/20/S.583

Heilige Kuh
Würde man in Indien die heiligen Kühe schlachten, ginge es den Menschen dort besser

Die heilige Kuh hat in unserem Sprachgebrauch schon beinahe Sprichwortcharakter. Wir bezeichnen damit Sachverhalte, deren Sinn und Zweck wir nicht einsehen, an denen aber nicht gerührt werden darf. Aber nicht alles, was uns nicht sofort einleuchtet, ist deshalb unsinnig. Schon gar nicht, wenn es andere Kulturen betrifft. Denn das Schlachtverbot für Rinder hat für die Menschen in Indien erhebliche Vorteile, ja, es verbessert sogar die Versorgung mit Nahrung.

Ein solches Schlachtverbot war einst auch in Indien undenkbar, ja, ein Frevel gegen die Götter. Die Völker, die im zweiten und ersten vorchristlichen Jahrtausend nach Indien einwanderten und um 900 v. Chr. dort seßhaft wurden, waren nomadische Hirten. Nach den ältesten schriftlichen Zeugnissen Indiens, der Rigveda, gehörte das Schlachten von Rindern zu ihren religiösen Pflichten. Und während der Geist der geopferten Tiere zu den Göttern aufstieg, durfte sich das Volk an ihrem Fleisch laben. Doch je stärker die Bevölkerung wuchs, desto mehr Weideland mußte den Ackerflächen weichen, um die Menschen mit Nahrung zu versorgen. Denn es ist effektiver, gleich die pflanzliche Kost zu verspeisen, als diese Kalorien erst unter Verlusten »durch die Kuh« in Fleisch zu verwandeln. Aus diesem Grund wurden die Rinder immer weniger, was die herrschenden Kasten, die Brahmanenpriester und die Krieger, nicht von ihren traditionellen Tieropfern abhielt – allerdings reichten die Steaks dann nicht mehr für alle.

Solche Ungerechtigkeit sorgte natürlich für Unruhe im Volk. Die Situation verschärfte sich, als schlechte Zeiten – Kriege, Überschwemmungen, Hungersnöte – hinzukamen. In diese Zeit, das 6. Jahrhundert v. Chr., fiel die Entstehung des Buddhismus, der ersten Religion, die das Töten verbot und insbesondere das Tieropfer ablehnte. Kein Wunder, daß sich die einfachen Leute davon angezogen fühlten. Erst recht, als die Oberen anfingen, sich an den Tieren zu vergreifen, die die Bauern zur Bestellung der Felder brauchten. Lange rangen Buddhismus und Hinduismus in Indien um die Vormachtstellung, dann übernahmen die Brahmanen das buddhistische Tieropferverbot, erhoben sich zu Beschützern des Rindes und verzehrten bei den rituellen Handlungen Milch statt Fleisch. Damit hatten sie gewonnen, und die Kuh, von weiten Teilen des Volkes schon lange verehrt, wurde sakrosankt: heilig und unantastbar.

Neben der historischen Erklärung gibt es auch noch eine ökonomische Begründung für die »heiligen Kühe«. Die indischen Buckelrinder sind unglaublich zäh und genügsam. Sie können in allen Klimaten Indiens leben und werden mit allen Bodenarten fertig. Sie brauchen keine Weiden, sondern fressen, was auch immer sie am Wegrand finden oder ihre Besitzer ihnen an verzehrbaren Abfällen geben. Das heißt, sie sind keine Nahrungskonkurrenten für den Menschen – ein wichtiges Argument in einem armen Land mit hoher Bevölkerungsdichte. Selbst die magersten Rinder helfen den Klein- und Kleinstbauern noch beim Bestellen der Felder, so daß sie auf teure Traktoren verzichten können. Der Mist der Tiere wird zum Düngen oder als Brennmaterial verwendet. Und die Kühe liefern wenigstens ein bißchen Milch und hin und wieder ein Kalb.

Die Zebus sichern auf diese Weise vielen Menschen ein bescheidenes Auskommen. Gäbe es in Indien einen Absatzmarkt für Rindfleisch, würden zwangsläufig Anbauflächen für Viehfutter abgezogen, auf denen heute noch Getreide für Menschen steht, würde so mancher Bauer in der Not seinen Ochsen zu Geld machen und könnte dann sein Feld nicht mehr bestellen. Zu erwarten wären auch steigende Preise für Kälber. Viele, die auf Arbeitstiere angewiesen sind, könnten sie sich dann nicht mehr leisten. Das indische System mag aus unserer Sicht unlogisch und ineffektiv sein, für die Menschen in Indien sind die »heiligen Kühe« immer noch ein Segen.

→ Das **Schweinefleisch**verbot im Islam hat hygienische Gründe
→ In der Not frißt der Teufel **Fliegen**

Literatur:
M. Harris: Wohlgeschmack und Widerwillen. Die Rätsel der Nahrungstabus. Stuttgart 1988

Japan
Japan beweist, daß eine fettarme Ernährung vor Herzinfarkt schützt

Japan gilt nach wie vor als Musterland in Sachen Ernährung: Dort soll der schon sprichwörtlich niedrige Fettkonsum Ursache der niedrigen Krankheitsraten des Herz-Kreislauf-Systems sein. Zur Freude der Japaner und zum Ärger der Experten verdoppelte sich der Fettkonsum aber zwischen 1960 und 1985, und dennoch blieb die Herzinfarktrate unverändert niedrig bzw. sank sogar. Der früher recht häufige Hirninfarkt (Schlaganfall) nahm in diesem Zeitraum sogar deutlich ab.

Seit 1965 stieg die Lebenserwartung kontinuierlich an und hatte 1990 alle anderen Staaten überflügelt. Mit der Lebenserwartung nahmen gleichzeitig auch die Cholesterinspiegel zu, die Zahl der Menschen mit einem »krankhaft« erhöhten Cholesterinspiegel erreichte mit 30 Prozent ebenfalls einen neuen Spitzenwert. Etwas konsterniert rangen japanische Forscher, die offenbar mit den westlichen Ernährungsdogmen vertraut waren, nach Worten für ihre Ergebnisse: »Der beträchtliche Anstieg der Blutcholesterinwerte bietet keine Erklärung für die seit einiger Zeit sinkenden Mortalitätsraten aufgrund von Herz-Kreislauf-Erkrankungen in Japan.«

Die seltene Diagnose von Herzinfarkt im Gegensatz zum weit verbreiteten Hirninfarkt bei Japanern hat die westliche Ernährungsmedizin schon lange fasziniert und zu zahlreichen Spekulationen veranlaßt, welches Lebensmittel und, im besonderen, welches Fett für diesen Tatbestand verantwortlich zu machen sei. Das wichtigste wäre allerdings »Hirnschmalz« – auf seiten der Experten: Denn die unterschiedlichen Angaben auf den Totenscheinen können einen einfachen Grund haben – sozialen Druck.

Professor William E. Stehbens, Pathologe aus Neuseeland, stellte auf einer »Non-Konsensus-Konferenz« 1994 lapidar fest: »In den USA werden fast alle Herztodesfälle als Folge einer koronaren Herzkrankheit diagnostiziert, obwohl Nachprüfungen immer wieder gezeigt haben, daß nur bei etwa 65 Prozent die koronare Herzkrankheit die Haupttodesursache war. In Japan dagegen, wo nur etwa die Hälfte der Totenscheine von einem Arzt unterschrieben wird, stirbt man am Hirnschlag. Der Hirnschlag ist dort ein Statussymbol. Er zeigt, daß der Verstorbene zu einer intelligenten Familie gehörte.«

Die Japaner glauben, daß das Organ als erstes versagt, das am meisten beansprucht wird. So werden mit Rücksicht auf das Ansehen des Patienten eher Hirnschlag als z. B. Darmkrankheiten diagnostiziert. Aber selbst wenn man also davon ausgeht, daß hinter so manchem Totenschein-Hirninfarkt in Wahrheit ein Herzinfarkt – oder sogar etwas ganz anderes – steckt, die Grundbeobachtung bleibt bestehen: Trotz dramatisch erhöhtem Fettverzehr hat die Herzinfarkt- und die Hirninfarkt-Sterblichkeit in Japan in den letzten Jahrzehnten nicht zu-, sondern abgenommen.

→ **Fettbewußte** Ernährung schützt das Herz und erhöht so die Lebenserwartung
→ Die mediterrane Küche ist das Vorbild für die **Mittelmeerdiät**

Literatur:
W.E. Stehbens: Es ist nicht plausibel, daß das Cholesterin die Ursache der Arteriosklerose sein soll. Jatros Kardiologie 1994/3, Suppl./S.7
W.E.M. Lands et al.: Changing dietary patterns. American Journal of Clinical Nutrition 1990/51/S.991
A. Okayama et al.: Changes in total serum cholesterol and other risk factors for cardiovascular disease in Japan 1980–1989. International Journal of Epidemiology 1993/22/S.1038

Junk food
Fast food ist Junk food

Warum das so sein muß, das wissen wir alle: Dieser amerikanische Schnellfraß ist pappig, fett, salzig oder quietschsüß, furchtbar eintönig und hat kaum Vitamine. Warum nicht ein natürliches Fast food probieren – einen kerngesunden Apfel zum Beispiel? Oder wer davon nicht satt wird, wenigstens eine Butterstulle, meinetwegen mit 'ner hausgemachten Frikadelle – statt Hamburger mit Pommes. Ernährungsphysiologisch ist der Unterschied zwischen den Produkten aber minimal. Ein Hamburger ist Hackfleisch mit einer »soft roll«, also einem »Weichbrötchen« drumrum, eine Frikadelle statt dessen Hackfleisch mit einem altbackenen Wecken drin. Beide Brötchen werden gewöhnlich mit

Backmitteln hergestellt und nehmen sich in Sachen »chemische Zusätze« nichts. Der wesentliche Unterschied: Die Frikadelle nach Hausfrauenart besteht aus gemischtem Hack und enthält damit deutlich mehr Fett als der Hamburger aus Rindfleisch.

Auch die Butterstulle ähnelt in ihrer Zusammensetzung den Pommes viel mehr, als den Ernährungsideologen recht sein kann. Pommes liefern durchschnittlich 36 Prozent Stärke, 15 Prozent Fett, 4 Prozent Eiweiß und 2 Prozent Mineralstoffe, der Rest ist Wasser. Ein Weizenmischbrot mit Butter bietet etwa 33 Prozent Stärke, 16 Prozent Fett, 5 Prozent Eiweiß und 1,5 Prozent Mineralstoffe. In den Kalorien besteht also kein Unterschied, im Gehalt an Vitaminen nur ein geringer. Pommes enthalten im Gegensatz zum Brot sogar Vitamin C. Lediglich beim Ballaststoffgehalt kann die Stulle etwas punkten: 3 Prozent. Pommes enthalten keine unverdaulichen Bestandteile. Mag ja sein, daß man Pommes mit Mayo (Fett!) oder Ketchup (statt roher Tomaten) ißt. Aber das Vesperbrot enthält gewöhnlich einen ebenfalls fetthaltigen Wurst- oder Käsebelag.

Auch im Verarbeitungsgrad und im Gehalt an Zusatzstoffen bietet Brot keine Vorteile. Denn die Herstellung von Pommes ist einfacher als die von Brot, erhitzt wird beides bei hohen Temperaturen. Lediglich der Gehalt an Backhilfsmitteln ist beim handelsüblichen Bäckerbrot größer als der an Zusatzstoffen bei ordinären Fertigpommes.

Dennoch sind die Hamburger-Ketten bevorzugte Zielscheibe der Eßkritik. Dies ging so weit, daß sich McDonald's, hierzulande der Inbegriff des bösen Fast food, genötigt sah, eine Broschüre mit dem Titel »McDonald's und die vernünftige Ernährung« herauszugeben. Darin lesen wir: »Insgesamt soll man sich generell vielseitig ernähren. Niemand ernährt sich ausschließlich von Hamburgern, und auch innerhalb des McDonald's Programms sollte der Verbraucher für Abwechslung sorgen und nicht immer nur sein Lieblingsmenü wählen.« Klar doch – essen wir endlich mal was, was wir nicht mögen. Das wird uns bestimmt guttun. Es folgen drei Menü-Beispiele, die pflichtschuldigst illustrieren, daß sich selbst mit Fast food eine ausgewogene Nährstoffzusammenstellung erreichen läßt. Die Lieblingskombination der überwiegend jugendlichen Kundschaft – Hamburger, Pommes und Cola (oder Milchshake) – ist allerdings nicht dabei. In der Werbung für Super-Spar-Angebote taucht sie dafür um so häufiger auf. Aber man könnte sich ja anders entscheiden, wenn man wollte! Wie beinahe überall.

Da ist es doch gut, daß wir anderswo richtig gesunde Alternativen auf der Speisekarte finden. Was wird beim Wochenendausflug bestellt, wenn wir die

Familie in einen netten deutschen Landgasthof schleppen? Deftiges Bauernomelette mit Bratkartoffeln und Speck oder knusprige Hähnchen mit, ähem, Pommes frites. Wenigstens für die Mama gibt es einen großen bunten Salatteller, den sie stellvertretend für den Rest der Familie vertilgt. (Sie kann sich ja unter der Woche, wenn alle außer Haus sind, an einer Schwarzwälder Kirschtorte gütlich tun.) Den anderen reicht die Garnitur auf dem Teller. Und zum Nachtisch gibt's Eis mit Sahne oder heißen Himbeeren. Das ist doch was ganz anderes als dieses Hamburgerzeug samt Milchshake – oder etwa nicht?

Natürlich sagen diese Überlegungen rein gar nichts über den gesundheitlichen Wert aus: Es fehlen Studien, die den Gesundheitszustand von Hamburger-Liebhabern mit dem von Gesundköstlern vergleichen, die stets vegetarisch-vollwertig speisen, oder mit dem von Otto und Lieschen Normalesser, die in der Betriebskantine mit Fertiggerichten aus der Mikrowelle abgefertigt werden. Den Experten ist es jedenfalls bislang nicht gelungen, den gesundheitlichen Nutzen einer »gesunden Kost« zu belegen. Ebensowenig konnten sie beweisen, daß Kinder, die die einschlägigen Fast-food- Schülerabfütterungsetablissements frequentieren, wie stets prophezeit, dicker sind als andere. Sie sind es nicht. – Aber da gab es doch diesen Film!? Genau, siehe Stichwort »Supersize me«.

→ **Acrylamid** in Pommes fördert Krebs
→ **Gesunde Ernährung:** Wer gesund ißt, ist gesünder
→ **Pizza** taugt nicht zur gesunden Ernährung

Literatur:

McDonald's Deutschland – Verbraucherservice: McDonald's und die vernünftige Ernährung: Zahlen, Fakten, Hintergründe. München 1988
U. Pollmer: Eßt endlich normal! München 2007
Deutsche Forschungsanstalt für Lebensmittelchemie (Ed.): Souci – Fachmann – Kraut: Die Zusammensetzung der Lebensmittel. Nährwert-Tabellen 1989/90. Stuttgart 1989

Kaffee
Kaffee schadet der Gesundheit

Seit der Entdeckung des Kaffees im 15. Jahrhundert haben Gesundheitsapostel aller Zeiten und Länder ebenso unermüdlich wie vergeblich versucht, den Liebhabern des dunklen Gebräus ihr Laster auszutreiben. Alles getreu dem Motto: Was den Menschen Spaß macht, kann doch nicht gesund sein.

Das erste Kaffeeverbot »aus gesundheitlichen Gründen« wurde 1511 in Mekka erlassen – und mit Hilfe eines Gegengutachtens und eines kaffeebegeisterten Sultans schon bald danach wieder aufgehoben. In der Türkei drohte Kaffeetrinkern 1633 die Todesstrafe. Weil selbst das nichts half, wurde sie durch eine Steuer auf Kaffeehäuser ersetzt. Als der Orientalentrank Europa im Siegeszug einzunehmen drohte, hoben auch hier die medizinischen Gelehrten warnend ihre Zeigefinger. Ein Arzt aus Marseille attestierte den gerösteten Bohnen im Jahr 1679 eine austrocknende Wirkung auf Nieren, Nerven und Gehirn, und prophezeite, am Ende trete »allgemeine Erschlaffung ein, Paralyse und Impotenz«.

Bis in unsere Tage wird das Schreckgespenst des schädlichen Kaffees beschworen. Der Kaffee stresse die Nebenniere, er blockiere die Blutzirkulation in den Hautgefäßen und die Nerven mache er flattrig, was man am Schweiß in den Achselhöhlen und am beschleunigten Stuhlgang merken könne, so der Präsident der Naturheilärzte anno domini 1995. Ach ja, und wer nichts merkt, »dessen Nervensystem ist bereits total abgebrüht und reaktionstaub geworden«. Schlimm, schlimm!

Mit den Malaisen und Befindlichkeitsstörungen, für die der Kaffee zumindest mitverantwortlich sein soll, ließe sich locker ein kleines medizinisches Lexikon füllen. Die Anklagepunkte reichen von diversen Stoffwechselstörungen, über Magen-Darm- und Leberleiden, Herz- und Gefäßkrankheiten bis hin zu rheumatischen Beschwerden. Außerdem soll Kaffee – wen wundert's? – natürlich auch Krebs verursachen. Kein anderes Getränk, von Alkohol einmal abgesehen, wurde von der Ernährungsmedizin so oft und so genau unter die Lupe genommen wie Kaffee. Allein die Beweise für sein schädliches Wirken wollten sich nicht einstellen.

Bereits in den neunziger Jahren kam die Internationale Agentur für Krebsforschung (IARC) zu dem Ergebnis, daß fleißiges Kaffeetrinken ebensowenig Krebs fördert wie der Gang zum Pissoir. Mittlerweile liegen aussagekräftige Studien mit hohen Teilnehmerzahlen vor, die dem schwarzen Gebräu sogar einen Schutz vor Leber- und Nierenkrebs bescheinigen! Ein Plus von zwei Tassen Kaffee am Tag senkte das Leberkrebsrisiko um gute 40 Prozent. Mutmaßlich bewahrt Kaffee die Leber aber auch vor den nachteiligen Folgen des Alkoholkonsums. Nicht nur daß Kaffeetrinker seltener an Leberzirrhose erkranken, sie haben auch bessere Leberwerte (Gamma-GT) als Kaffeeverächter. Doch statt dem Bürger zu raten, sein Täßchen mit Freude zu genießen, schickt man ihn lieber in die Apotheke, damit er sich für teures Geld grausliche Lebertees kauft.

Ähnlich sieht die Lage auf dem Feld der Herz-Kreislauf-Krankheiten aus: Entgegen allen Prognosen, Erwartungen und Warnungen finden auch große und prospektiv, also vorausschauend, angelegte Untersuchungen sowie Follow-up-Studien, die Erkrankte über einen längeren Zeitraum nachbeobachten, »keinerlei Hinweis darauf, daß Kaffeekonsum das Risiko für koronare Herzkrankheiten erhöht«. Im Gegenteil: Bei Frauen nach den Wechseljahren – so die Iowa Women's Health Study – senkte der Konsum von ein bis drei Tassen Kaffee pro Tag die Herz-Kreislauf-Sterblichkeit um ein Viertel! Ganz nebenbei wurden bei den Kaffeetanten in dieser Studie auch seltener Leberzirrhose (siehe oben), Gallensteine, Parkinson und Diabetes beobachtet.

Daß Kaffee Gallensteine verhindern kann, deutete bereits vor knapp zwei Jahrzehnten die Health Professionals Follow-up Study an. Hier sank das Risiko um 40 Prozent, wenn sich die Herren pro Tag zwei bis drei Tassen Kaffee gönnten. Bis in die Öffentlichkeit durchgedrungen ist diese frohe Kunde jedoch nicht. Das gleiche Schicksal erlebt gerade der eigentlich geradezu sensationelle Befund, daß Kaffee vor Alterszucker (Diabetes Typ 2) schützt. Der Schutz wird – je nach Studie – mit bis zu 50 Prozent angegeben, vorausgesetzt man trinkt auch genug Kaffee. Doch selbst wer schon Alterszucker hat, proftiert offenbar noch von der Bohne: Finnische Forscher beobachteten eine Gruppe von fast 4 000 Typ-2-Diabetikern über viele Jahre hinweg und stellten fest, daß die regelmäßigen Kaffeetrinker insgesamt länger lebten, weil sie seltener an Schlaganfall und koronaren Herzkrankheiten starben.

Keine Ernährungsweise und kein anderes Lebensmittel hat – zumindest in den Studien und Statistiken der Fachleute – ein derart günstiges gesundheitliches Profil. Von solchen Resultaten können die Vertreter der »Mittelmeerkost« oder der »5 am Tag«-Kampagne allenfalls träumen. Doch komisch, auf einmal kann die Zunft der Ernährungs- und Präventionsexperten schweigen wie ein Gräberfeld.

→ **Grüner Tee** schützt vor Krebs
→ **Muckefuck** heißt soviel wie »falscher Mokka«
→ **Milch** macht müde Männer munter

Literatur:

F. Bravi et al.: Coffee drinking and hepatocellular carcinoma risk: a meta-analysis. Hepatology 2007/46/S.430

K. Tanaka et al.: Coffee consumption and decreased serum gamma-glutamyltransferase activities among male alcohol drinkers. International Journal of Epidemiology 1998/27/S.438

R.K. Müller, O. Prokop: Geschichte der Genußgifte. In: M. Amberger-Lahrmann, D. Schmähl (Eds): Gifte: Geschichte der Toxikologie. Berlin 1988/S.253

IARC/WHO: Coffee, tea, mate, methylxanthines and methylglyoxal. Monographs on the Evaluation of Carcinogenic Risks to Humans Vol 51, Lyon 1991

L.F. Andersen et al.: Consumption of coffee is associated with reduced risk of death attributed to inflammatory and cardiovascular diseases in the Iowa Women´s Health Study. American Journal of Clincal Nutrition 2006/83/S.1039

M.F. Leitzmann et al.: A prospective study of coffee consumption and the risk of symptomatic gallstone disease in men. JAMA 1999/281/S.2106

C.E. Ruhl, J.E. Everhart: Coffee and tea consumption are associated with a lower incidence of chronic liver disease in the United States. Gastroenterology 2005/129/S.1928

E. Salazar-Martinez et al.: Coffee consumption and risk for type 2 diabetes mellitus. Annals of Internal Medicine 2004/140/S.1

J. Tuomilehto et al.: Coffee consumption and risk of type 2 diabetes mellitus among middle-aged finnish men and women. JAMA 2004/291/S.1213

S. Larsson, A. Wolk: Coffee consumption and the risk of liver cancer: a meta-analysis. Gastroenterology 2007/132/S.1740

E. Lopez-Garcia et al.: Coffee consumption and coronary heart disease in men and women. A prospective cohort study. Circulation 2006/113/S.2045

J.E. Lee et al.: Intakes of coffee, tea, milk, soda and juice and renal cell cancer in a pooled analysis of 13 prospective studies. International Journal of Cancer 2007 Jun 21 [Epub ahead of print]

F. Sofi et al.: Coffee consumption and the risk of coronary heart disease: a meta-analysis. Nutrition, Metabolism & Cardiovascular Disease 2007/17/S.209

G. Hu et al.: Joint association of coffee consumption and other factors to the risk of type 2 diabetes: a prospective study in Finland. International Journal of Obesity 2006/30/S.1742

S. Bidel et al.: Coffee consumption and risk of total and cardiovascular mortality among patients with type 2 diabetes. Diabetologia 2006/49/S.2618

M.A. Pereira et al.: Coffee consumption and risk of type 2 diabetes mellitus: an 11-year prospective study of 28 812 postmenopausal women. Archives of Internal Medicine 2006/166/S.1311

R.M. van Dam et al.: Coffee, caffeine, and risk of type 2 diabetes: a prospective cohort study in younger and middle-aged U.S. women. Diabetes Care 2006/29/S.398

Kaffee macht süchtig

Zweifellos ruft Kaffeegenuß körperliche und geistige Wirkungen hervor. So lesen wir in einem toxikologischen Fachbuch: »Koffein ist nach heutigen Auffassungen vorwiegend durch seine Wirkung auf kortikale Strukturen des Zentralnervensystems charakterisiert, durch eine Hebung des Wachzustandes, der Konzentrations- und Assoziationsfähigkeit. ... Müdigkeit und Schlafneigung [werden] vermindert. Milde Antriebssteigerung und gesteigerter Rededrang fördern die Hinwendung zur sozialen Umwelt. Insgesamt wird ein gehobenes Lebensgefühl bis zur milden Euphorie vermittelt, so daß sich eine schwer zu entbehrende Gewohnheit – allerdings ohne ausgeprägte Suchtgefahr – einstellen kann.« Ist das nicht eine entzückende medizinische Formulierung für »Kaffee macht munter und hebt die Laune – trinkst du auch 'ne Tasse mit?«

Eine gewisse Abhängigkeit scheint Kaffee aber gleichwohl hervorzurufen. Das zeigt sich spätestens dann, wenn starke Kaffeetrinker ihren Konsum einschränken oder ganz aufgeben. Spätestens einen Tag nach ihrer letzten Tasse stellen sich Kopfschmerzen, Müdigkeit, manchmal auch leichte Übelkeit ein – ganz eindeutig Entzugserscheinungen. Die Symptome klingen jedoch nach wenigen Tagen ab.

Nicht selten ist Kaffee-Entzug für die sogenannte Wochenendmigräne verantwortlich. Die befällt Menschen, die am Arbeitsplatz regelmäßig Kaffee trinken, zu Hause aber nicht oder nur koffeinfreien. So manchem Kaffeefreund wurde wegen vermuteter familiärer Probleme (Arbeit ohne Familie und ohne Kopfschmerzen; Wochenende mit Familie und mit Kopfschmerzen) schon zur Familientherapie geraten – vergeblich, wie man sich denken kann.

Aber was ist es, das die Menschen so hartnäckig an dem bitter und verbrannt schmeckenden Gebräu festhalten läßt? Ausgerechnet die teetrinkenden Japaner lüfteten das Geheimnis: Die euphorisierende Wirkung geht vom Koffein aus. Sie konnten zeigen, daß es den Serotoningehalt im Gehirn erhöht. Serotonin dient dem Nervensystem als Botenstoff; seine Aufgabe ist es – vereinfacht gesagt –, die guten Nachrichten zu überbringen. Unser seelisches Wohlbefinden ist eng an das Serotonin gekoppelt; so gehen Depressionen oft mit Störungen im Serotoninhaushalt einher: Wenn der Serotoninspiegel sinkt, sinkt auch die Stimmung. Serotonin ist lichtabhängig, das erklärt, warum viele Menschen morgens unbedingt ihr Täßchen Kaffee brauchen, um »in die Gänge« zu kommen. Und mit

Kaffeeverbrauch in Europa 1997

Pro-Kopf-Verbrauch an Rohkaffee in Kilogramm

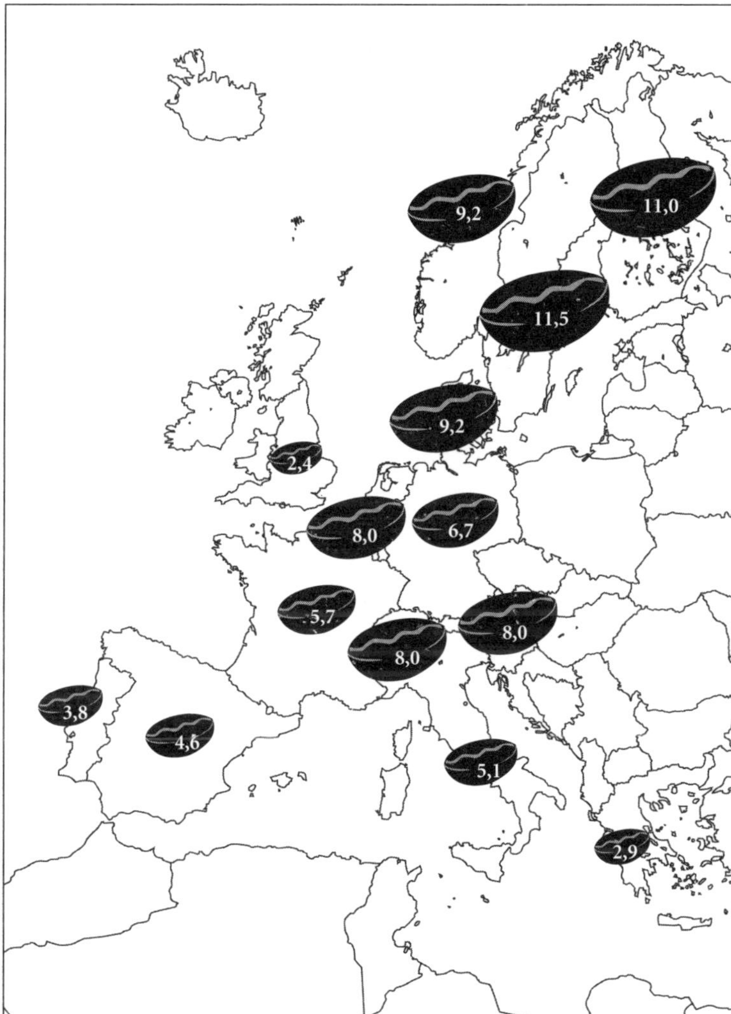

Der Kaffeekonsum in Europa unterliegt einem deutlichen Nord-Süd-Gefälle. Die Briten stellen nur scheinbar eine Ausnahme dar. Sie verbrauchen nämlich zusätzlich noch 2,4 Kilogramm Tee pro Kopf und Jahr, das entspricht im Koffeingehalt 7,8 Kilogramm Kaffee! Auf dem Kontinent dagegen ist der Teeverbrauch minimal.

der Kaffeestunde am Nachmittag – wenn die Lichtmenge wieder abnimmt – verlängern wir biochemisch gesehen den Tag.

Es ist demnach kein Zufall, daß die Skandinavier von allen Europäern den meisten Kaffee aufbrühen, die sonnenverwöhnten Mittelmeeranrainer dagegen am wenigsten. Um im hellen Licht des Südens überhaupt noch eine spürbare Wirkung hervorzurufen, muß der Kaffee hochkonzentriert sein – was zur Erfindung des Espressos geführt hat. Die Schweden dagegen brauen einen schwächeren Aufguß, den sie dafür den lieben langen Tag schlürfen. Durch diese besondere Form des Spiegeltrinkens liegt ihr Pro-Kopf-Verbrauch an Rohkaffee um ein Vielfaches höher als der in Italien oder Griechenland. So gesehen sollte Kaffee doch eher als mildes, nebenwirkungsarmes Antidepressivum gelobt, denn als schwarzes Gift geschmäht werden …

→ **Alkohol** ist immer noch eines der größten Gesundheitsrisiken
→ Coca-**Cola** hatte nie etwas mit Kokain zu tun

Literatur:

Deutscher Kaffee-Verband: Daten und Hintergründe Welt, Europa und Deutschland. Kaffee-Digest 1, Hamburg 1999

R.K. Müller, O. Prokop: Geschichte der Genußgifte. In: M. Amberger-Lahrmann, D. Schmähl (Eds.): Gifte: Geschichte der Toxikologie. Berlin 1988, S.253

J.F. Greden, A. Walters: Caffeine. In: J.H. Lowinson et al. (Eds.): Substance abuse. A comprehensive textbook. Baltimore 1992, S.357

H. Yokogoshi, Y. Kato: Dose-dependent changes in brain 5-hydroxyindoles caused by caffeine in rats. Bioscience, Biotechnology, and Biochemistry 1992/56/S.2083

Kaffee ist ein Flüssigkeitsräuber

Früher wußten die Menschen noch: Zum Kaffeekochen braucht man Wasser. Wenn man das mehr oder weniger heftig von Kaffeebohnen aromatisierte Wasser trinkt, dann hat man sich eben diese Flüssigkeit zugeführt. Mit einem akademischen Studium der Ernährungswissenschaften oder der Medizin ändert sich die Wahrnehmung der Welt schlagartig: Da wird Kaffee-Wasser – simsalabim – zum »Flüssigkeitsräuber«. Dieser Unsinn zählte jahrzehntelang zum gesicherten Wissen, wurde öffentliches Allgemeingut und hat sogar Eingang in die einschlägigen Lehrbücher gefunden. Landauf, landab verstörten Ernährungsexpertinnen arglose Kaffeekränzchen mit ihrer Warnung vor dem heimtückischen Gebräu.

Irgendwelche sinnvollen Daten gab und gibt es dafür nicht, außer einer dubiosen Studie aus Gießen, bei der sechs Tassen Kaffee über Nacht zu einem durchschnittlichen Flüssigkeitsverlust von 750 Gramm geführt haben sollen. So bleibt allein die Beobachtung, daß Kaffee bei manchen Menschen den Harndrang fördert. Ebenso wie auch ein Spargel-oder Kürbissüppchen auf ein schwaches Bläschen drücken kann. Doch bei Kürbis oder Spargel ist alles anders: Schließlich »spülen« die nach Angaben ganzheitlicher Ernährungsfachleute »die Nieren«. Der Grund für die Ungleichbehandlung ist unschwer zu erraten. Viele Menschen brauchen ihr Käffchen, um gut durch den Tag zu kommen – von Kürbis bzw. Spargel kann man das leider nicht sagen. Dann müssen sie gesund sein.

Dabei gibt es noch mehr Getränke, die die »Nieren spülen« und deshalb gleichermaßen als »Flüssigkeitsräuber« in der Kritik stehen müßten: zum Beispiel ein Glas frisches Hefeweizen. Doch bisher wagte noch niemand, vor den dramatischen Folgen von harntreibendem Gerstensaft zu warnen. Schließlich würden die Gäste eines Bierzeltes – im Gegensatz zu leicht zu verängstigenden Kaffeetanten – keine Sekunde zögern und gleich noch eine Runde bestellen, um die furchtbaren Verluste vom Pissoir auszugleichen.

Inzwischen haben die Experten durch raffiniert angelegte Sammelurinprobenanalysen herausgefunden, daß Menschen nach dem Konsum von einem Liter säfteraubendem Kaffee letztlich genausoviel pinkeln wie nach einem Liter vitalisierendem Kräutertee. So mußte die populäre Warnung leider in die Mottenkiste wandern. Und schon bohren sich neue Zeigefinger in die dünne Luft der Ernährungsberatung: »Wegen seiner anregenden Wirkung auf Herz und Kreislauf«, so die Deutsche Gesellschaft für Ernährung (DGE) in einer Stellungnahme, in der sie endlich die Mär vom Flüssigkeitsräuber widerruft, »sollte Kaffee nicht zum Durstlöschen verwendet werden«.

Daß sich jetzt bloß niemand eine große Tasse frischgebrühten Bohnenkaffee hinter die Binde kippt! Aber nicht, weil er sich die Schnauze verbrennen könnte, sondern weil der Herz und Kreislauf anregt. Wie furchtbar. Einer weiteren Schrift der DGE läßt sich entnehmen, daß von der Anregung neben dem Herzen vor allem das Hirn betroffen ist. Die spannenden Funktionen dieses Organs werden der kaffeeverschmähenden Fachwelt dann wohl noch lange verborgen bleiben.

→ **Trinken:** Man soll trinken, bevor man Durst hat
→ **Ökotrophologie:** Die Ernährungswissenschaft ist eine Wissenschaft

Literatur:
M. Neuhäuser-Berthold et al.: Coffee consumption and total body water homeostasis as measured by fluid balance and bioelectrical impedance analysis. Annals of Nutrition and Metabolism 1997/41/S.29
M.T. Martof, D.K. Knox: The effect of xanthines on fluid balance. Clinical Nursing Research 1997/6/S.186
A.C. Grandjean et al.: The effect of caffeinated, non-caffeinated, caloric and non-caloric beverages on hydration. Journal of the American College of Nutrition 2000/19/S.591
R.J. Maughan, J. Griffin: Caffeine ingestion and fluid balance: a review. Journal of Human Nutrition & Dietetics 2003/16/S.411
Anon.: Ist Kaffee ein »Flüssigkeitsräuber«? DGE aktuell 2005/01
DGE-Arbeitskreis »Sport und Ernährung«: Koffein in der Sporternährung. DGE-Info 2001/12

Kalorien
Anhand von Kalorientabellen läßt sich die Energiezufuhr errechnen

Wer die Ernährungsberatung aufsucht, wird meist mit Hausaufgaben entlassen. Eine Woche lang muß man penibel über alles Buch führen, was man in diesem Zeitraum ißt und trinkt. Beim nächsten Termin gibt die Beraterin die Daten in ihren Computer ein und ermittelt daraus die Kalorienzufuhr. Da kommt ein hübsches Sümmchen zusammen. Wer's nicht glaubt, kann es selbst nachrechnen. Kalorientabellen sind bekanntlich unbestechlich. Aufs Komma genau erfahren wir, wieviel Energie wir jeden Tag verputzt haben. Diese Zahlen werden nun mit den Daten einer zweiten Tabelle verglichen, aus der sich entnehmen läßt, wieviel Kalorien einem Menschen mit »mittelschwerer« Tätigkeit pro Tag reichen würden. Als nächstes folgt dann in der Regel das Aufstellen eines Kaloriensparprogramms.

Doch woher kommen diese diktatorischen Zahlen eigentlich? Wie stellt man fest, wieviel Energie ein Lebensmittel besitzt und wieviel davon es im Darm freisetzt? Schließlich sind die Verdauungsvorgänge etwas komplizierter, als das populäre Bild von einem Verbrennungsmotor vermuten läßt. Nicht alles, was brennt, liefert dem Körper auch Energie. Bestes Beispiel: Benzin. Das gibt zwar dem Auto Kraft, versagt aber kläglich, wenn es Menschen verabreicht wird.

Gemessen werden die Kalorien in einem sogenannten Bombenkalorimeter. Dabei gibt man das zu untersuchende Lebensmittel in eine Metallhülse, in der sich ein Glühdraht befindet. Nun wird der Inhalt erhitzt und verbrannt, bis er völlig verkohlt ist. Da die Metallhülse in einem Wasserbad steht, lassen sich aus der Erwärmung des Wassers die freigesetzten Kalorien errechnen. Zweifelsohne hat die Methode ihre Meriten, will man den Heizwert von Kerosin ermitteln. Im Unterschied zu einer Verbrennung, die nur Abgase oder Asche übrigläßt, eilt der Mensch als Folge einer geregelten Verdauung in gewissen Abständen aufs stille Örtchen, um sich nicht unwesentlicher Mengen seiner Stoffwechselprodukte zu entledigen. Das heißt im Klartext: Der menschliche Körper gewinnt durch die »Verbrennung« eines Lebensmittels wesentlich weniger Energie, als mit dem Bombenkalorimeter errechnet wird.

Deshalb reicht es nicht aus, nur die Kalorienaufnahme zu ermitteln, sondern natürlich müssen die Ausscheidungen von den verzehrten Kalorien abgezogen werden. Was jedem Leser auf Anhieb einleuchten dürfte, brauchte viele Jahre, um bis zu den Fachleuten durchzudringen: Nicht was gegessen wird, ist wichtig, sondern was verdaut wird. Nun bestehen unsere Ausscheidungen allerdings nicht nur aus den unverdaulichen Resten unserer Speisen. Ein beträchtlicher Teil sind abgeschilferte Darmzellen und Darmflora; beides läßt sich kaum berechnen. Da das Verschmurgeln von Kot im Bombenkalorimeter wenig appetitlich ist, pflegt man den verdauten Kaloriengehalt in der Regel zu schätzen. Diese Schätzung erscheint dann als »physiologischer Brennwert« in den Nährwerttabellen und erhält auf diesem Weg quasi Absolutheitsanspruch.

Aber die Berechnung ist nur eine Schwachstelle im System. Es gibt noch weit mehr Probleme, als den Erbsenzählern recht sein kann: Denn die Zusammensetzung unserer Lebensmittel schwankt. Bei Überdüngung hat das Gemüse einen höheren Wassergehalt, kein Apfel ist wie der andere, und jedes Mineralwasser lobt andere Mineralstoffe aus. Für die Natur sind große Schwankungsbreiten ganz natürlich, doch den kalorienfuchsenden Ernährungsberatern wird damit das Leben erschwert. Die rechnen lieber mit dem Durchschnitt, selbst wenn sich die Vitamingehalte eines Apfels von Sorte zu Sorte um den Faktor zehn unterscheiden können.

Außerdem essen viele Menschen neben Kirschen beispielsweise auch Kirschtaschen vom Bäcker. Wie setzt man die an? Natürlich speichert der Computer im Büro der Ernährungsberatung genaue Daten für »Kirschtaschen«. Aber wie zuverlässig sind diese Zahlen? Die Teilchen vom Bäcker können ja ganz unterschiedlich ausfallen – je nachdem, wieviel er von welchem Fett dem Teig zugesetzt hat oder woraus die Füllung besteht. Hat er dafür selbstgemachte Kirschmarmelade verwendet oder lieber zu einer Fertigfüllmasse gegriffen? Sind viele Kirschen drin oder wurde die Fertigmasse mit Hydrokolloiden und Aromen gestreckt? Ist sie sehr saftig – was auf einen hohen Wassergehalt und geringeren Nährwert hindeutet –, oder schmeckt sie eher trocken? Und wie schwer war das Teilchen, das Sie heute vormittag beim Bäcker geholt haben? Wog es 75 Gramm oder 150?

Was wir hier an einer gewöhnlichen Kirschtasche durchgespielt haben, gilt für die meisten Lebensmittel, die wir im Laufe eines Tages essen, ganz genauso. Die Fertigsuppe in der Kantine hat einen anderen Nährwert als diejenige, die wir am Abend im Restaurant essen werden. Wieviel Scheiben Wurst waren auf dem Pausenbrot? Waren sie dick geschnitten – und welche Rezeptur hat die Wurstfabrik wohl benutzt? Wieviel Gramm Butter hatten Sie draufgeschmiert? Für die Ernährungsberater ist das alles kein Problem. Ihr Nährwertprogramm, ihre Nährwerttabelle hat exakte Zahlen – ob sie stimmen oder nicht. Jetzt wird gerechnet. Und wenn der Kunde nicht weiß, wieviel Gramm der Berliner vom

	Eiweiß (g)	Fett (g)	Kohlenhydrate (g)	Energie (kcal)
Die Nährstoffe einer Mahlzeit				
1. Berechnung der ausgegebenen Portion	53,8	20,1	98,5	809
2. Berechnung der ausgegebenen Portion	54,0	17,3	90,3	730
Laboranalyse der ausgegebenen Portion	36,3	12,1	68,3	598
Tatsächlicher Verzehr *(= ausgegebene Portion minus Reste auf dem Teller)*	30,4	10,4	59,4	588
Unterschied zwischen Laboranalyse und Berechnung				
Differenz zur 1. Berechnung	48%	66%	44%	35%
Differenz zur 2. Berechnung	49%	43%	32%	22%
Unterschied zwischen tatsächlichem Verzehr und Berechnung				
Differenz zur 1. Berechnung	74%	93%	66%	38%
Differenz zur 2. Berechnung	75%	66%	52%	24%

Bäcker hatte – der Computer weiß es. Da ist eine Zahl drin, die als Portionsgröße bezeichnet wird – und genausoviel und nicht mehr oder weniger hat sich der Ratsuchende einverleibt. Übrigens: Wieviel Gramm Soße haben Sie heute in der Kantine wieder zurückgehen lassen? Das wissen Sie nicht mehr?

Macht nichts! Der Computer schafft es, alle Kalorien der letzten Woche bis auf die zweite Stelle hinterm Komma exakt zu berechnen. Daß die Zahl stimmt, ist so wahrscheinlich wie ein Sechser im Lotto. Es wäre zwar vorstellbar, wenn die Lebensmittel genau definiert und die verzehrten Mengen bekannt wären – aber: Genau das wurde in einer Klinik an Kindern ausprobiert. Die dort gewählte Methode hat zwar immer noch einige Schwächen, ist aber der Technik, die Ernährungsberater üblicherweise anwenden, haushoch überlegen. In diesem Falle waren die Kinder gemäß ärztlicher Anweisung auf »Diät« gesetzt. Zwei Diätassistentinnen ermittelten anhand von zwei verschiedenen Kalorientabellen die Zufuhr an Kohlenhydraten, Fetten und Kalorien.

Natürlich unterschieden sich die Resultate, je nachdem welche Tabelle als Berechnungsgrundlage verwendet wurde. Viel wichtiger war aber der nächste Schritt: Die Portionen der Kinder wurden von einem Labor nach dem gleichen Verfahren analysiert, nach der ansonsten die Werte in den Kalorientabellen zustande kommen. Das Ergebnis war vernichtend.

Die berechneten Nährwerte für die Essensportion lagen zwischen 22 und 66 Prozent über den im Labor ermittelten. Die Kinder hatten jedoch gar nicht alles aufgegessen. Der tatsächliche Verzehr liegt also noch niedriger: Die berechneten Zahlen geben zwischen 24 und 93 Prozent mehr an, als die Kinder wirklich zu sich genommen hatten! Aber selbst der tatsächliche Verzehr ist, was die Kalorienzahl angeht, nicht der Weisheit letzter Schluß, da der menschliche Körper eben nicht alles »verbrennt«, was ihm zugeführt wird (siehe oben), sondern einen Gutteil unverdaut wieder ausscheidet.

Wenn man bedenkt, daß die heute in der Ernährungsberatung übliche Methode der Abschätzung der Kalorienzufuhr wesentlich ungenauer ist als die für diese Untersuchung gewählte, wird eines sonnenklar: Diese Ergebnisse sind völlig wertlos. Unser Tip: Verwerten Sie Ihre Kalorientabellen kalorisch – werfen Sie sie unbesehen ins Kaminfeuer.

→ **Nährwertempfehlungen** sind wissenschaftlich begründet
→ **»Fünf am Tag«** schützt vor Krebs und anderen chronischen Erkrankungen

Literatur:

K. Zwiauer et al.: Markante Unterschiede zwischen Nährwertberechnungen mittels Tabellen und chemischen Nährwertanalysen. Aktuelle Ernährungsmedizin 1988/13/S.62

Deutsche Forschungsanstalt für Lebensmittelchemie (Ed.): Souci – Fachmann – Kraut: Die Zusammensetzung der Lebensmittel. Nährwert-Tabellen 1989/90. Stuttgart 1989
D.C. Mugford: Nutrition labelling: concern for precision of analyses. Food Australia 1993/45/S.216
M. Heinonen et al.: Comparisons between analyzed and calculated food composition data: carotenoids, retinoids, tocopherols, fat, fatty acids, and sterols. Journal of Food Composition and Analysis 1997/10/S.3
I. Torelm et al.: Variations in major nutrients and minerals due to interindividual preparation of dishes from recipes. Journal of Food Composition and Analysis 1997/10/S.14

Kannibalismus
Kannibalismus ist eine seltene Ausnahmeerscheinung

Üblicherweise gilt die Menschenfresserei als Perversion einzelner, Musterbeispiel der »Totmacher« Fritz Haarmann, der in den zwanziger Jahren des 20. Jahrhunderts seine Lustknaben regelrecht vermetzgerte und verzehrte. Oder in neuerer Zeit der »Kannibale von Rotenburg«, der via Internet ein Opfer suchte und fand, das sich freiwillig »schlachten« ließ. Allenfalls eine widerwillig gewährte Akzeptanz findet der Kannibalismus in Notsituationen, wie im Fall eines Flugzeugabsturzes 1972 in den Anden, wo die Überlebenden ihre toten Mitpassagiere gegessen hatten, um vor dem Eintreffen der Rettungsmannschaften nicht Hungers zu sterben. Das gleiche gilt für den rituellen Kannibalismus, wenn beispielsweise die Leichen Verwandter verzehrt werden, um die durch die Verwesung frei und heimatlos werdenden Seelen vor dem Herumirren zu bewahren.

Die heute vorherrschende Ethik verbietet uns offenbar zu glauben, daß dies zu anderen Zeiten anders war. Selbst Anthropologen und Archäologen sahen in den Hinweisen auf Menschenverzehr nur böswillige Unterstellungen und behaupteten, Kannibalismus habe in der Geschichte der Menschheit keine größere Rolle gespielt. Naturvölker lebten schließlich in Einklang mit ihrer Umwelt, ohne die Zwänge und Gefahren der Zivilisation. In ihrer heilen Welt aßen sie das, was ihnen die Natur reichhaltig bot. Menschenfresserei konnte allenfalls als religiöser Brauch akzeptiert werden.

Dieses Wunschbild vom »guten Wilden« muß jedoch revidiert werden. 1967 fand der Bioarchäologe Christy Turner in Arizona einen Haufen Menschenknochen. Schon bald war er überzeugt, die Überreste eines Festgelages vor sich zu haben, um so mehr, als die Knochen unregelmäßig mit Messern bearbeitet und geröstet waren. In der Fachwelt stieß seine Entdeckung auf schroffe Ablehnung. Die Kollegen deuteten das große Fressen in Bestattungsriten um. Turner spottete, er kenne kein Zeremoniell, bei dem der Körper »zerlegt, der Kopf geröstet und sehr wenig feierlich in den Müll geworfen wird«. Aber man glaubte ihm nicht.

Unbeirrt analysierte er drei Jahrzehnte lang menschliche Skelette in Museen der USA und in Mexiko – mittlerweile 15 000 Exemplare. Das Elektronenmikroskop erlaubt die sichere Unterscheidung, ob ein Knochen von einem Raubtier benagt oder mit Werkzeugen entbeint wurde. Sogar die Reibspuren an den Enden der Knochen, die beim Umrühren an der Topfwand schaben, sind als »pot polish« sichtbar. Das Ergebnis ist eindeutig: In weiten Teilen Amerikas wurden bis vor wenigen Jahrhunderten Menschen systematisch gefangen, getötet und verspeist. Blutspuren an den Werkzeugen lassen erkennen, von welcher Tierart das Blut stammt. Die Zahl der Gerätschaften, an denen menschliches Blut klebte, ist viel zu groß, als daß dies alles von Arbeitsunfällen oder chirurgischen Eingriffen herrühren könnte.

Inzwischen werden Turners Thesen auch von anderen Kollegen unterstützt: Überall auf der Welt, in Frankreich wie in Äthiopien, auf den Fidschi-Inseln wie auf dem Balkan, verspeiste der Mensch seine Artgenossen. Seit mindestens 800 000 Jahren war Menschenfleisch mancherorts ein Grundnahrungsmittel. Und noch 1835 überfielen die Maori die heutigen Chatham-Inseln, nahmen die gesamte dortige Bevölkerung gefangen und aßen sie bis auf den letzten Mann auf. Keiner sei entkommen, berichteten die Krieger voller Stolz. In vielen Teilen der Welt wurden bei Kriegen die gefallenen Gegner entbeint und ins Dorf zurücktransportiert, Gefangene als Marschverpflegung mitgenommen und bei Bedarf getötet. Für diese Menschen wäre es Verschwendung eines wertvollen Lebensmittels gewesen, den getöteten Gegner auf dem Schlachtfeld verwesen zu lassen, so wie es die »zivilisierten« Nationen tun.

Ausgewiesene »Menschenliebhaber« waren die Azteken. In ihrer Hauptstadt Tenochtitlán feierten sie regelmäßig ausgiebige Schlachtfeste. Ihre Priester ermordeten die Opfer auf den obersten Plattformen der Stufenpyramiden wie am Fließband. Allein bei der Neueinweihung ihrer Hauptpyramide 1487 wurden binnen vier Tagen und Nächten 80 000 Gefangene geschlachtet. Die Azteken ließen sich nicht nur feindliche Krieger munden, die sie gefangengenommen hatten, sondern auch deren Frauen und Kinder.

Ist es Zufall, daß die Azteken praktisch keine Haustiere in größerem Stile hielten, die einen regelmäßigen Beitrag zur Ernährung liefern konnten? Lediglich Puten und Hunde wurden verzehrt. Erstere sind aber bei einer Mast mit Getreide ein Nahrungskonkurrent des Menschen, und Hunde fressen sowieso Fleisch, so daß ihre Mast keinerlei Gewinn bedeutete. Auch mit Wild konnte man die 300 000 Bewohner der Hauptstadt kaum ausreichend versorgen. Das hätte riesige Jagdgründe erfordert, die – sofern es sie überhaupt gegeben hatte – längst den Anbauflächen rund um die Zentren gewichen waren.

Erst der landwirtschaftliche Fortschritt setzte der gewohnheitsmäßigen Menschenfresserei ein Ende. Die Mast und das Schlachten von Vieh war schlicht und ergreifend weniger aufwendig und gefährlich als die Jagd auf Menschen. Und wer in der Lage ist, Lebensmittelvorräte zu produzieren, vermag aus einem arbeitenden Sklaven einen viel größeren Nutzen zu ziehen als eine Gesellschaft, die ihren Lebensunterhalt durch Sammeln und Jagen bestreitet und dazu einen Gefangenen bewachen und füttern muß, bis sie ihn schlußendlich verspeist.

→ In der Not frißt der Teufel **Fliegen**
→ **Freilandhaltung** ist gut für Tier, Umwelt und Mensch

Literatur:
W. Arens: The Man-Eating Myth: Anthropology and Anthropophagy. Oxford 1979
P. Clastres: Cannibals. The Sciences 1998, Heft 3, S.32
A. Gibbons: Archaeologists rediscover cannibals. Science 1997/277/S.635
M. Harris: Wohlgeschmack und Widerwillen. Die Rätsel der Nahrungstabus. Stuttgart 1988
R. McKie: The People Eaters. New Scientist 14.3.98, S.43
C. Spiel: Menschen essen Menschen. Die Welt der Kannibalen. Frankfurt am Main 1974
R. Tannahill: Flesh and blood. A history of the cannibal complex. London 1975

Karotten
Karotten sind gut für die Augen

Oder haben Sie schon mal ’nen Hasen mit Brille gesehen? – So ganz ernst scheint der Volksmund den Karottentip selbst nicht zu nehmen. Richtig ist, daß Karotten den Carotinoiden ihren Namen liehen, einer Substanzgruppe, zu der beispielsweise das Beta-Carotin gehört. Im menschlichen Darm können Beta-Carotin und ein paar Anverwandte zwar in Vitamin A umgewandelt werden, meist ist das aber überflüssig, da ausreichend »fertiges« Vitamin A direkt mit tierischen Nahrungsmitteln in den Körper gelangt.

Vitamin A heißt auch Retinol, ein Hinweis auf die Beziehung zum Auge. In der Retina (Netzhaut) gibt es Zellen, die für das Hell-Dunkel-Sehen zuständig sind. Die Substanz, die aus den allerletzten »Lichtkrümelchen« in unserem Gehirn noch ein Schwarzweißbild entstehen läßt, trägt den Namen Rhodopsin. Sie besteht aus einem Eiweiß und – endlich – Retinol alias Vitamin A.

Das Dämmerungssehen wird bei massivem Vitamin-A-Mangel beeinträchtigt, aber der kommt in unseren Breiten höchst selten vor. Auch in der Dritten Welt, in der laut Lehrbuch viele Kinder aufgrund des Verzehrs von poliertem Reis unter Vitamin-A-Mangel und infolgedessen unter Xerophthalmie bzw. Nachtblindheit leiden, scheint dies vielfach wenig mit dem Vitamin zu tun zu haben, wie Messungen des Vitamin-A-Spiegels im Blut belegen. Es handelt sich vielmehr um eine Folge von Infektionskrankheiten. Karotten sind deshalb auch in Asien keine Gesundheitsboten: Denn selbst geschälter Reis enthält sehr wohl noch ein klein wenig Beta-Carotin. Wirklich frei ist er dagegen von Vitamin C. Dennoch wird heute als Folge einseitiger Reiskost zwar Nachtblindheit behauptet, aber den typischen Vitamin-C-Mangel, den Skorbut, hat bisher noch niemand beobachtet. Dies gehört zu den vielen Abstrusitäten der Vitaminforschung.

Egal wie groß oder unbedeutend der Einfluß von Vitamin A auf die Nachtblindheit in der Dritten Welt ist – auf die bei uns üblichen Formen der Sehschwäche, wie Kurzsichtigkeit, hat das Vitamin sowieso keinen Einfluß. Nachts sind alle Hasen grau – mit oder ohne Brille.

→ **Kopfsalat** ist ernährungsphysiologisch besonders wertvoll
→ **Grapefruitsaft** erhöht die Vitalität

Literatur:
W. Bayer, K. Schmidt: Vitamine in Prävention und Therapie. Stuttgart 1991
U. Pollmer: Vitamin A: Blind durch Lehrbücher. EU.L.E.nspiegel – Wissenschaftlicher Informationsdienst des Europäischen Institutes für Lebensmittel- und Ernährungswissenschaften e.V. 2005/11/H.5–6/S.14

Kater
Gegen den Kater ist kein Kraut gewachsen

Welche Geringschätzung jahrhunderte- oder gar jahrtausendelanger Erfahrung und hingebungsvollen Experimentierens! Zwar dringen die nüchternen Erkenntnisse über die Biochemie des Alkohols so nach und nach aus den Labors an die Öffentlichkeit, aber der Alkoholnormalverbraucher hat sich lange genug empirisch mit dem Thema beschäftigt, um die Bestätigung althergebrachter Hausrezepte mit gelassener Heiterkeit abzuwarten. Der Universalgelehrte Plinius d. Ä. (24–79 n. Chr.) empfahl seinen römischen Mitbürgern als Katerfrühstück ein paar Euleneier. Mittelalterliche Partylöwen rieten zu gehacktem Aal mit bitteren Mandeln, heutige Jecken schlürfen ein, zwei Tassen heiße Bouillon, erfahrenere »Kampftrinker« frischen ihren Kater am nächsten Morgen mit einem gepflegten Kölsch wieder auf.

Trotz der Häufigkeit des Katers hat die Ernährungsmedizin bisher weder vor den volkswirtschaftlichen Kosten gewarnt noch eine einheitliche biochemische Theorie entwickelt oder gar »anerkannte« diätetische Empfehlungen zur Kater-Nachsorge abgegeben. Diese eklatante Wissenslücke dürstet danach, gestillt zu werden. Die populärste Theorie, die vor allem von schwedischen Toxikologen favorisiert wird, sieht den Acetaldehyd als Hauptverdächtigen. Acetaldehyd entsteht beim Abbau von Alkohol in der Leber. Als Beweis dienen den Schweden die Japaner. Ihnen fehlt, so wie vielen anderen Völkern Asiens, das notwendige Abbauenzym, die Alkoholdehydrogenase. Trinken Japaner trotzdem Alkohol, wird ihnen schnell übel und der Schädel brummt.

Britische Biochemiker halten dagegen, daß viele Kater-Effekte zu einem Zeitpunkt auftreten, an dem Alkohol und Acetaldehyd längst verschwunden sind. Nach ihren Erfahrungen steckt dahinter das Methanol. Methanol ist ein Fuselalkohol und vor allem in billigen Alkoholika enthalten. Es entsteht während der Gärung und sollte bei der Destillation abgetrennt werden. In heroischen Selbstversuchen (betrunkene ortsfremde Versuchspersonen erwiesen sich als Gefahr für die Ausrüstung eines Labors), das heißt also in praxisnahen Tests, entschlüsselten die Briten auch noch ganz nebenbei, warum der Nachtrunk so gut wirkt.

Methanol wird von den gleichen Enzymen abgebaut wie Alkohol (Äthanol). Allerdings hat Äthanol absolute Priorität, so daß Methanol erst dann drankommt, wenn der Alkohol weg ist. Aus Methanol entsteht ziemlich giftige Ameisensäure, die ebenfalls die Symptome eines typischen Katers produziert. Deshalb brummt der Schädel auch dann noch, wenn der Trinker bereits nüchtern ist. Und genau diesen Mechanismus nutzt die Befolgung des Ratschlags, den Kater einfach mit einem Gläschen wieder »aufzufrischen«. Durch den neuen Schub an Alkohol werden die Enzyme erst mal vom Methanol abgelenkt. Die entstandene Ameisensäure kann in Ruhe abgebaut werden, bis die Enzyme wieder vermehrt sich dem restlichen Methanol zuwenden können. Deshalb werden auch Methanolvergiftungen mit Alkohol therapiert.

Natürlich hat Forscherfleiß zur Entdeckung von Mitteln geführt, die gegen einen Kater helfen. An vorderster Front arbeiten hier Münchner Chemiker. Ihre Hitliste führt ein Stoff namens N-Acetylcystein an, das dem Körper Cystein zur Verfügung stellt. Das benötigt er wiederum zur Bildung von Glutathion, das seinerseits beim Entgiften hilft. Vielleicht war der Tip von Plinius mit dem Euleneieromelett doch nicht so schlecht: Eier enthalten viel Cystein. Ob Euleneier noch reichlicher damit gesegnet sind, vermochte die moderne Wissenschaft noch nicht zu enträtseln.

Enträtselt ist aber der höllische Durst. Nach Ansicht von Experten ist er auch der Grund für die verteufelten Kopfschmerzen. Der Alkohol stört im Gehirn die Hypophyse, eine wichtige Drüse, die den Hormonhaushalt reguliert. Dabei werden jene Hormone entkoppelt, die den Wasserhaushalt steuern. Die Folge ist, daß wir mehr Flüssigkeit und mehr Natrium ausscheiden, als wir trinken. So holt sich der Körper das notwendige Wasser aus anderen Organen. Ian Calder vom Nationalkrankenhaus für Neurologie in London befürchtet, daß dabei auch unser Hirn dran glauben muß und etwas schrumpft. Da die Hirnhaut eine sehr schmerzempfindliche Verbindung zum Schädelknochen unterhält, könnten bereits kleinste Veränderungen heftige Kopfschmerzen verursachen.

Auch diese Auffassung wird seit alters von Hausmitteln gestützt. Denn nichts anderes versuchen eine Tasse Bouillon oder ein Salzhering aus dem Kühlschrank zu therapieren: Sie liefern jede Menge Salz und helfen so – trotz aller Appetitlosigkeit – dem Durst wieder auf die Sprünge. Und sogar die alte Volksweisheit, vor dem Abkippen ins Bett noch eine ordentliche Menge Mineralwasser zu trinken, hat damit eine solide wissenschaftliche Basis. Die Flüssigkeitszufuhr bremst die Schrumpfung empfindlicher Organe und zähmt den morgendlichen Kater – sofern Sie Ihre Mineralwasserflasche in diesem Zustand überhaupt noch aufkriegen. Prost!

→ **Trinken:** Man soll trinken, bevor man Durst hat
→ Die Kalorien im **Bier** machen dick
→ Ein Löffel in der **Sekt**flasche verhindert, daß die Kohlensäure entweicht

Literatur:
A. Coghlan: Heavy night, Sir? New Scientist 29.11.1997, S.12
A. Coghlan: Drunk as a skunk. New Scientist 20./27.12.1997, S.46
A. Coghlan: Desperate remedies. New Scientist 27.11.1999, S.34
S. Braun: Buzz – the science and lore of alcohol and caffeine. Oxford 1996
J.L. Owades: Alcoholic beverages and human response. In: Y.H. Hui (Ed.): Encyclopedia of food science and technology. New York 1992, S.17

Kaugummi
Kaugummi ist eine amerikanische Erfindung

Amerikaner haben zwar auch Kaugummi erfunden, aber das war schon vor Kolumbus' Ankunft in der Neuen Welt, und selbst die waren nicht die ersten. Wie es scheint, fand der Mensch überall auf der Welt Gefallen daran, auf irgendwas herumzukauen, was nicht direkt der Ernährung dient.

Die ältesten bekannten Kaumassen stammen aus steinzeitlichen Siedlungen in Skandinavien und im Bodenseeraum, Alter zwischen 4 000 und 9 000 Jahre. Es handelt sich dabei um Brocken aus Birkenharz oder Birkenteer, auf denen noch ganz deutlich die Zahnabdrücke von Menschen zu erkennen sind. Aus der Form läßt sich weiter schließen, daß sie im Mund hin und her geschoben wurden. Vermutlich kauten die frühen Europäer die Naturprodukte auch weich, um die zähe Masse dann zum Ankleben von Pfeilspitzen und zum Abdichten von Gefäßen zu verwenden. Wenn sie nicht schon bald zum reinen Vergnügen in den Mund geschoben wurden, könnten die Urkaugummis auch als Zahnpflegemittel gedient haben.

In dieser Funktion benutzten die alten Griechen ein paar tausend Jahre später zum Beispiel das Harz des Mastixstrauches. Während Birkenteer einen kautabakähnlichen Geschmack besitzt, kann Mastix mit wesentlich aromatischeren Komponenten aufwarten, weswegen es außerdem als Räuchermittel und als Zusatzstoff zum Wein verwendet wurde. Und als die Spanier im 16. Jahrhundert auf die zentralamerikanischen Ureinwohner trafen, hatte das Kauen von »tzictli« bei den Mayas und den Azteken bereits eine lange Tradition. »Chicle«, so die spanische Variante des Nahuatl-Wortes, wird aus dem Latexsaft des Breiapfelbaumes (*Manilkara zapota*) gewonnen, den die Indios außerdem wegen seiner süßen Früchte schätzten.

Der erste Kaugummifabrikant war nun endlich ein US-Amerikaner mit Namen John Curtis. Aber auch er verwendete ein indianisches Rezept, allerdings ein nordamerikanisches: Fichtenharz mit Bienenwachs. 1848 ging er mit seinem Kaugummi in Produktion und war auf Anhieb erfolgreich. Der ganz große Durchbruch jedoch gelang erst Thomas Adams, der 1870 auf den Chicle der Mayas und Azteken zurückgriff, diesen zur Kaugummibasis machte und mit Lakritz versetzte. Das Produkt hieß »Black Jack« und hielt sich fast 100 Jahre lang auf dem Markt! Der berühmte Mr. Wrigley trat 1891 auf den Plan; ihm war es bestimmt, zum erfolgreichsten Kaugummifabrikanten der Welt zu werden.

Bis in die sechziger Jahre des 20. Jahrhunderts blieb Chicle die wichtigste Kaugummibasis, ehe er nach und nach von synthetischen Grundstoffen ersetzt wurde. Heute besteht Kaugummi zu 50–60 Prozent aus Zucker, die Kaumasse aus Kunststoffen, zum Beispiel auf PVC-Basis, der Rest sind Füllstoffe, wie Aluminiumoxid, Kieselsäure oder Zellulose, nicht zu vergessen die Weichmacher, Feuchthaltemittel, Antioxidanzien, Aromen, Säuren, Farbstoffe und Emulgatoren.

→ **Champagner** ist eine französische Erfindung
→ Der Dresdner **Stollen** kommt aus Dresden

Literatur:
V.J. Brondegaard: Harz-Kaugummi der Steinzeit. Naturwissenschaftliche Rundschau 1985/38/S.483
D. Rücker: In aller Munde, so alt wie die PZ: das Kaugummi. Pharmazeutische Zeitung 29.6.1995/140/S.65
J. Falbe, M. Regitz (Eds.): Römpp Chemie Lexikon. Stuttgart 1990
Y.H. Hui (Ed.): Encyclopedia of food science and technology. New York 1992

Kaviar
Deutscher Kaviar steht dem russischen in nichts nach

Wissen Sie, was ein Lump ist? Wenn Sie jetzt sagen, einer der mich in irgendeiner Form gelinkt hat, ist das richtig und auch wieder nicht. Der Lump, von dem wir hier sprechen, heißt mit bürgerlichem Namen Seehase, alias *Cyclopterus lumpus*, und ist mit dem Beluga, alias *Huso huso*, aus der Familie der Störe, von dem der Echte oder Russische oder Beluga-Kaviar stammt, nicht näher verwandt oder verschwägert. Was aber hat er dann mit diesem zu tun? Ganz einfach, der Lump liefert Kaviarersatz: Wenn die Störe ausgerottet werden und der deutsche Feinschmecker auf seine liebgewordenen Gaumenfreuden verzichten soll, dann muß der Seehase in die Bresche springen. Weil die Kundschaft jedoch nicht auf »Seehaseneier«, sondern auf »Kaviar« erpicht ist, wird das Imitat vom deutschen Lebensmittelrecht zum »Deutschen Caviar« geadelt.

Das geht natürlich nicht so mir nichts, dir nichts, denn leider ähneln die Seehaseneier dem Original weder im Geschmack noch im Aussehen. Aber dafür hat der liebe Gott ja die Lebensmitteltechnologen erschaffen. Man nehme also einen billigen, maschinenfreundlichen Rohstoff – den Seehasenrogen – und behandle ihn mit ein paar Zuckeralkoholen, Geschmacksverstärkern, Eiweißhydrolysaten, Säuerungs- und Verdickungsmitteln. Damit ist der erste Teil bereits erledigt. Nun muß nur noch die Farbe eingestellt werden. Echter Kaviar schimmert silbriggrau, erst während der Lagerung verfärbt er sich schwarz. Pikanterweise gilt dieser Zustand kurz vor dem Verderb hierzulande aber als Qualitätskriterium. Deshalb erhält der Seehasenrogen mit künstlichen Farbstoffen seine letzte Weihe, um die Verbrauchererwartungen zu erfüllen und sich die Bezeichnung »Deutscher Caviar« zu verdienen. Ein Lump, wer Böses dabei denkt.

→ **Sekt** ist deutscher Schaumwein
→ **Frische:** Frischfisch ist frischer als Tiefkühlfisch

Literatur:

Leitsätze für Fische, Krebs- und Weichtiere und Erzeugnisse daraus. Vom 10/11.3.1966 (BAnz. Nr.163 v. 1.9.1966), zuletzt berichtigt am 10.6.1994 (BAnz. Nr.114 v. 22.6.1994)

L. Power, M.N. Voigt: Process for preparing lumpfish roe caviar from non-cured roe. In: M.N. Voigt, J.R. Botta (Eds.): Advances in fisheries technology and biotechnology for increased profitability. Lancaster 1990, S.111

Kinder
Unsere Kinder werden immer dicker

Laut Statistik. Nun hat Statistik bekanntlich ihre Tücken, und Zahlen sind ebenso wie Papier ziemlich geduldig. Sonst würden sie sich vielleicht gegen unzulässige Vereinnahmungen laut schreiend zur Wehr setzen.

Kennen Sie das Weltdurchschnittskind? Das hat die internationale Einsatzgruppe gegen Fettleibigkeit (International Obesity Task Force, IOTF) erfunden – aus den gesammelten Daten aus sage und schreibe sechs Ländern bzw. Städten (Brasilien, USA, Großbritannien, Niederlande, Hongkong, Singapur). Die Zahlen für das Durchschnittskind werden seither auf alle Kids vom Eskimojungen bis zum Bantumädchen angewandt, um Übergewicht festzustellen. Was dabei herauskommt, sehen Sie auf der Karte (S. 194).

Mißt man den europäischen Nachwuchs querbeet mit der globalen Elle, findet man Erstaunliches: Trotz täglich verfügbarer mediterraner Kost und Lebensweise fallen die Sprößlinge der Mittelmeeranrainer zu 27–39 Prozent in die Kategorie »übergewichtig« und stellen die Mittel- und Nordeuropäer mit ihren 14–15 Prozent schwergewichtigen Blagen weit in den Schatten. Wenn man nicht glauben will, daß die Fettleibigkeitsepidemie in Wahrheit am Mittelmeer stattfindet, muß man nach dem Fehler im System fragen.

Lügen haben kurze Beine, sagt das Sprichwort. Man möchte hinzufügen: Die Wahrheit aber manchmal auch. Die Menschen in Südeuropa sind im Schnitt nämlich etwas kleiner als Nordeuropäer. Aus anthropologischen Untersuchungen weiß man, daß es bei der Körperlänge ein regelrechtes Nord-Süd-Gefälle gibt. Da die Körperlänge mit dem Quadrat in die allseits beliebte Formel zur BMI-Berechnung eingeht, ist klar, daß sich selbst wenige Zentimeter sehr deutlich auswirken. Kommen dann vielleicht noch andere Unterschiede hinzu – sei es, daß der Körperbau genetisch bedingt stämmiger ist oder daß Körperfülle traditionell geschätzt wird (»Wonneproppen« waren lange auch bei uns der Inbegriff eines gesunden Kindes) –, dann kann man mit dem Weltdurchschnittskind wieder mal eine theoretisch höchst praktische Vereinfachung auf den Müllhaufen der Medizingeschichte werfen. Die »moppeligen« Mittelmeerkinder brauchen bestimmt keine Entfettungskuren an der Ostsee, Forscher, die sich beim Maßnehmen nicht am Weltdurchschnitt, sondern am Körperbau ihrer Eltern orientieren, wären schon völlig ausreichend.

Doch die Nord-Süd-Unterschiede im Körperbau haben weitreichende Kon-

Europas dicke Kinder

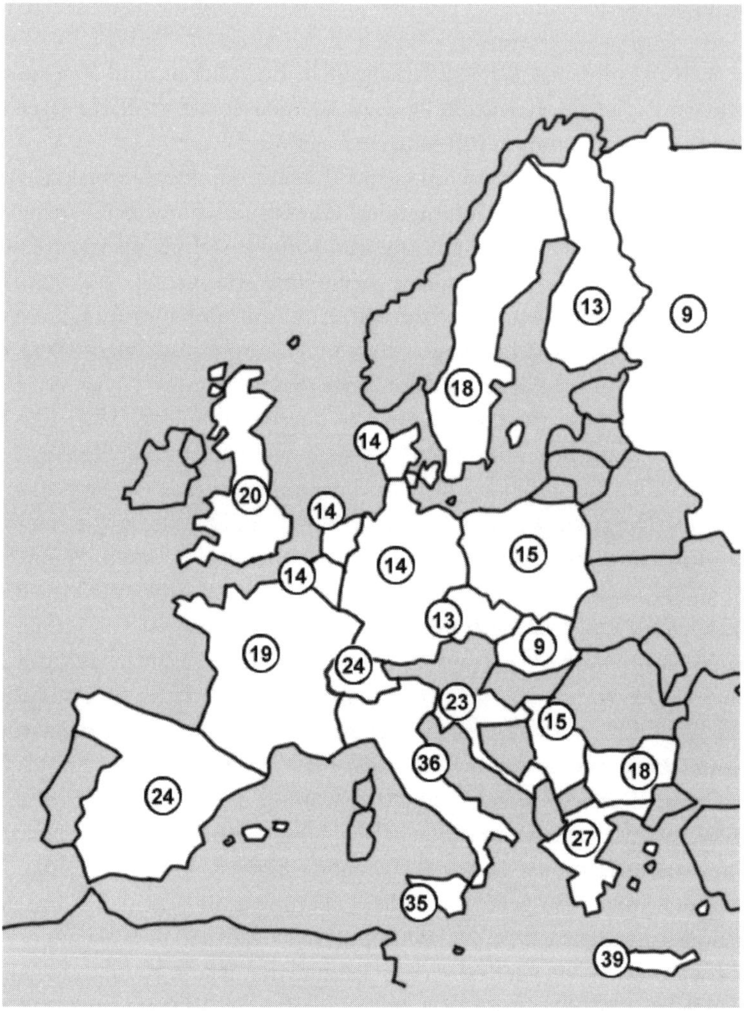

Die Zahlen in den Kreisen geben an, wieviel Prozent der Kinder in dem jeweiligen Land übergewichtig sind, wenn man sie mit dem Weltdurchschnittskind der internationalen Einsatzgruppe gegen Fettleibigkeit (International Obesity Task Force, IOTF) vergleicht. Man beachte das ausgeprägte Nord-Süd-Gefälle.

Woher die dicken Kinder kommen

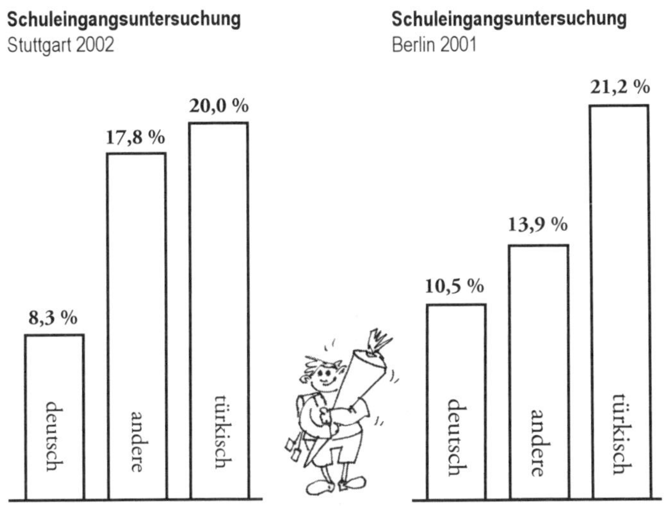

Bei Schuleingangsuntersuchungen werden türkische Kinder doppelt so häufig als „übergewichtig" eingestuft wie deutsche. Damit steigt der Durchschnittswert für alle Kinder. Hier beispielhaft die Zahlen aus Schuleingangsuntersuchungen in Stuttgart und Berlin.

sequenzen für die Diskussion um dicke Kinder bei uns. Bekanntlich sind seit den sechziger Jahren viele Menschen aus Mittelmeerländern nach Deutschland gekommen, haben hier gearbeitet, Familien gegründet und Kinder gezeugt. Wenn es diesen ethnischen/genetischen Unterschied gibt, *muß* der durchschnittliche BMI in deutschen Klassenzimmern ansteigen, je mehr Kinder aus diesen Bevölkerungsgruppen in die Schule kommen. Mittlerweile gibt es hinreichend Studien, die zwischen deutschen Kindern und solchen mit »Migrationshintergrund« unterscheiden. Da Türken in vielen Regionen die größte Zuwanderergruppe stellen, werden die Daten für türkische Kinder oft separat ausgewiesen. Beispiele aus Stuttgart und Berlin zeigt die Balkengraphik.

Fast immer ergeben die Auswertungen nach Bevölkerungsgruppen, daß türkische Kinder doppelt so oft in die Übergewichtsschublade fallen wie solche mit deutschen Vorfahren. Da Zuwandererfamilien überdies häufig den unteren sozialen Schichten angehören, lassen sich daraus locker Studien stricken, die zeigen, daß Übergewicht ein soziales Problem ist und mit dem Einkommen und der Schulbildung zusammenhängt. Aber Vorsicht! Hier grüßt der Storch mit der Geburtenrate! (siehe S. 250) Der demographische Faktor ist sicher nicht der einzige, allerdings der wichtigste Grund für den statistischen Anstieg der Zahl der dicken Kinder hierzulande. (Ein anderer ist der zunehmende Druck auf Dicke und die Eltern moppeliger Kinder, siehe Stichworte »Dicke Kinder müssen unbedingt abnehmen« und »Kummerspeck besteht aus Schokolade«.)

Wären die Gastarbeiter seinerzeit aus dem Norden gekommen, dann würden die geld- und aufmerksamkeitsheischenden Therapeuten heute vermutlich über eine bedenkliche Zunahme des Längenwachstums jammern, um endlich an die Fleischtöpfe der Krankenkassen zu kommen. Denn sind nicht auch mit zunehmender Körpergröße irgendwelche Krankheiten verbunden? Aber selbstverständlich. Zum Beispiel Rückenprobleme. Oder Krebs. Da Krebs schrecklich ist und die Solidargemeinschaft viel Geld kostet, gäbe es dann eben Kampagnen gegen den Riesenwuchs und Titelgeschichten darüber, wie man die drohende Katastrophe von Riesenwuchs und Krebsepidemie – alles natürlich eine Folge übermäßigen Fast-food-Konsums – noch abwenden könnte.

→ Der Film **»Super Size Me«** beweist, daß Fast food dick und krank macht
→ **Übergewicht:** Kummerspeck kommt von Schokolade

Literatur:

T.J. Cole et al.: Establishing a standard definition for child overweight and obesity worldwide: international survey. British Medical Journal 2000/320/S.1240

M. Wabitsch: Adipositas bei Kindern und Jugendlichen. Internist 2006/47/S.130

B. Will et al.: Overweight and obesity at school entry among migrant and German children: a cross-sectional study. BMC Public Health 2005/5/S.45

Autorenkollektiv: Dicke Kinder, dünne Erkenntnis. EU.L.E.nspiegel – Wissenschaftlicher Informationsdienst des Europäischen Institutes für Lebensmittel- und Ernährungswissenschaften e.V. 2003/9/H.5-6

Dicke Kinder müssen unbedingt abnehmen

Warum? Weil die Welt auf dem Magertrip ist? Weil schon bei Erwachsenen kein Abspeckprogramm funktioniert hat? Weil Dicke länger leben als Normalgewichtige und Dünne? Weil Diätassistentinnen und Bewegungstherapeuten beschäftigt werden wollen? Und wer ist überhaupt »zu dick«, wenn sich die gängigen Gewichtsbeurteilungssysteme selbst ad absurdum führen (siehe BMI)?

Wenn sie Kinder mit Stoffwechselstörungen therapieren wollen, ist gegen das Bemühen der Experten im Grunde nichts einzuwenden. Vorausgesetzt, es gäbe eine wirksame Therapie gegen das Symptom »Übergewicht«. Aber genau die gibt es bisher nicht (vor allem deshalb, weil sich alle Welt ins Essen verbissen hat und nicht begreifen will, daß »Übergewicht« eine Vielzahl von Ursachen haben kann). Der Versuch einer australischen Forschergruppe, durch systematische Auswertung der vielen vorliegenden Studien die optimalen Methoden zum Abspecken von Kindern zu identifizieren, scheiterte kläglich: »Es ist nicht möglich, die Effektivität von diätetischen Maßnahmen bei der Behandlung der kindlichen Adipositas zu beurteilen, da es zu wenige qualitativ hochwertige Studien gibt und die Unterschiede im Studiendesign, bei den Behandlungskombinationen, bei den Endpunkten und der Nachbeobachtungszeit zu groß sind. Die Studien müssen unbedingt qualitativ besser werden.«

Auch im »Deutschen Ärzteblatt« mußte ein Expertenteam eingestehen, die Ergebnisse der Abspecktherapeuten und Präventionsberaterinnen ließen nur den Schluß zu, daß Übergewicht bei Kindern und Jugendlichen »nicht grundsätzlich zu vermeiden oder zu behandeln ist«. Kurz zuvor hatte bereits eine Gruppe um den Kinderarzt Martin Wabitsch unmißverständlich gefordert: »Der unkontrollierte Einsatz von nicht-evaluierten, unbewiesenen und womöglich gefährlichen, nämlich nebenwirkungsbehafteten Therapien und Behandlungskonzepten darf nicht mehr unkritisch hingenommen werden«.

Es reicht nicht, daß Kampagnen zur Beseitigung von Übergewicht »gutgemeint« sind. Auch gutgemeinte Maßnahmen können Schaden anrichten. Einfach deshalb, weil Kinder, die unterkalorisch oder fettarm ernährt werden, nicht mehr wachsen. Sie werden nicht schlank, nein, sie gehen in die Breite. Was ist das für eine Gesellschaft, die glaubt, ihre Kinder hungern lassen zu müssen? Den geringen Einfluß von Mutters Küche auf das Gewicht kennt man schon lange aus Studien mit Adoptivkindern, die bereits als Babys in ihre Gastfamilien kamen. Ihre körperliche Entwicklung lief so gut wie immer auf die Konstitution ihrer biologischen Eltern hinaus – mit der Küche oder gar dem Lebensstil der Gastfamilie gab es keinen Zusammenhang.

Wenn Menschen allerdings – egal ob Erwachsene oder Kinder – wegen ihres Körpers öffentlich gedemütigt werden, zum Beispiel wenn nicht normgerechte Kinder in Tageszeitungen mit Augenbalken abgebildet werden oder sie im Fernsehen nur noch als »Problemkinder« auftauchen, oder wenn Ärzte aus Unwissenheit oder Gedankenlosigkeit Diäten verordnen, dann setzt der unvermeidliche Prozeß ein: Die Dicken werden dicker. Wer die Veranlagung dafür besitzt, nimmt unter Druck zu. Wer auf Diäten setzt sowieso. Das gilt auch für dicke Kinder. Mollige Mütter, die Angst haben, daß ihr Nachwuchs »fett« werden könnte, haben später im Schnitt tatsächlich dickere Kinder, als solche, denen das Gewicht ihrer Lieben schnurz ist. Je mehr Eltern darauf achten, daß ihre Kinder nicht schnucken, desto dicker wird der Nachwuchs. Dasselbe funktioniert im übrigen auch umgekehrt: Kinder schlanker bis dünner Mütter werden bei zuviel Druck aufs Eßverhalten dünner und nicht dicker. Sie kriegen selbst dann nichts auf die Rippen, wenn die Eltern wollen, daß sie zunehmen.

Eltern helfen ihren Sprößlingen am meisten, wenn sie sich nicht dem Abnehmdruck ihrer Umwelt beugen (und wenn er noch so gesundheitsmissionarisch daherkommt), sondern sich voll und ganz auf ihre Seite stellen. »Bestärken Sie Ihre Kinder von Anfang an darin, dass sie einen ebenso wertvollen Körper haben wie alle anderen«, rät der Heidelberger Mediziner Gunter Frank verunsicherten Eltern. »Zeigen Sie Ihren Kindern, dass Sie hinter ihnen stehen und sie genauso liebhaben, auch wenn sie von Mitschülern gehänselt, von Lehrern kritisiert oder von Ärzten geschimpft werden.« Die wachsende Diskriminierung und das dadurch sinkende Selbstwertgefühl dicker Kinder sind der Grund, warum ihre Schutzschichten weiter anwachsen. Und genau deshalb wird die Zahl richtig dicker Kinder nicht ab-, sondern zunehmen, je mehr man auf ihnen herumhackt.

→ **Übergewicht:** Kummerspeck kommt von Schokolade
→ **Magersucht** ist die Folge von sexuellem Mißbrauch
→ Kinder sollen **Spinat** essen, weil der viel Eisen enthält

Literatur:

M. Wabitsch et al. (Eds.): Adipositas bei Kindern und Jugendlichen: Grundlagen und Klinik. Berlin 2005

C.E. Collins: Measuring effectiveness of dietetic interventions in child obesity. Archives of Pediatrics and Adolescent Medicine 2006/160/S.906

L.L. Birch et al.: Learning to overeat: maternal use of restrictive feeding practices promotes girls' eating in the absence of hunger. American Journal of Clinical Nutrition 2003/78/S.215

O. Fisher, L.L. Birch: Restricting access to foods and childrens eating. Appetite 1999/32/S.405

M.J. Müller et al.: Prävention und Therapie von Übergewicht im Kindes- und Jugendalter. Deutsches Ärzteblatt 2006/103/S.A334

A.E. Field et al.: Relation between dieting and weight change among preadolescents and adolescents. Pediatrics 2003/112/S.900

M.S. Faith et al.: Parental feeding attitudes and styles and child body mass index: prospective analysis of a gene-environment interaction. Pediatrics 2004/114/e429
A. Stunkard et al.: An adoption study of human obesity. New England Journal of Medicine 1986/314/S.193
G. Frank: Lizenz zum Essen. München 2007
Autorenkollektiv: Dicke Kinder, dünne Erkenntnis. EU.L.E.nspiegel – Wissenschaftlicher Informationsdienst des Europäischen Institutes für Lebensmittel- und Ernährungswissenschaften e.V. 2003/9/H.5-6

Knickebein
Knickebein ist nach seinem Erfinder benannt

Der Erfinder der Mixtur aus Likör oder Schnaps, dem ein ganzer Eidotter beigegeben wird, ist unbekannt. Der eigentümliche Name hat vermutlich einen ganz anderen Hintergrund: Die Mischung sollte in die Beine gehen. Damit würde es sich um eine typisch imperativische Bildung handeln, also eine zum Hauptwort erstarrte Befehlsform wie »Vergißmeinnicht«, »Stelldichein« oder »Tunichtgut«. Bei Schnäpsen finden sich nicht selten solche erstarrten Imperative wie »Wuppdich« oder »Smitum« (»Schmeiß um«). Sogar das Wort »Schnaps« stammt von »Schnapp es«, also etwas, was man auf einmal schnell schlucken kann. Im Französischen heißt ein starker Schnaps »Casse-gueule« (»Spreng die Kehle«), »Casse-pattes« (»Brich die Pfoten«) oder gar »Roule-parterre« (»Wälz dich auf den Boden«).

→ **Alkohol** ist immer noch eines der größten Gesundheitsrisiken
→ Das **Chateaubriand** ist eine Kreation des gleichnamigen Dichters
→ Der **Bismarckhering** hat nichts mit dem Reichskanzler Bismarck zu tun

Literatur:
A.J. Storfer: Wörter und ihre Schicksale. Gütersloh, ohne Jahr

Knoblauch
Knoblauch schützt vor Vampiren

Knoblauch ist – wenn man den zahlreichen Berichten vom klassischen Altertum bis in die Neuzeit glauben darf – ein medizinischer Tausendsassa. Er wurde als Aphrodisiakum, als Wehenmittel und zur Behandlung von Menstruationsstörungen ebenso empfohlen wie zum Schutz des Herz-Kreislauf-Systems, zur Blutzuckersenkung und als natürliches Antibiotikum. Die mit Abstand eigenartigste Wirkung jedoch, die dem Knoblauch zugeschrieben wird, ist sein Ruf, Vampire fernzuhalten. Den Blutsaugern, die angeblich in finstrer Nacht schönen Frauen in den Hals beißen und ihnen den Lebenssaft rauben, soll der würzige Duft der Knoblauchknolle den Appetit verderben. Was klingt wie die Ausgeburt wilder Phantasien, könnte tatsächlich ein Körnchen Wahrheit enthalten. Allerdings: Falsch ist, daß Knoblauch »Vampire« vertreibt. Wahr ist, daß sie ihn nicht mögen.

Wenn man nämlich bei den Beschreibungen von Vampiren und Werwölfen die ausschmückenden Übertreibungen abzieht, kommt ein Bild zum Vorschein, das dem einer erblichen Krankheit aus der Gruppe der Porphyrien nicht unähnlich ist. Bei diesem Leiden ist die Bildung des roten Blutfarbstoffes gestört. Das führt zur Blutarmut und gibt den Menschen ein bleiches Aussehen. Die Betroffenen sind außerdem extrem lichtempfindlich. Ihre Haut reagiert auf Sonnenbestrahlung mit Blasenbildung und Geschwüren, die oft narbig ausheilen. Häufiger der Sonne ausgesetzte Körperteile, wie Nase, Ohren und Finger, können dadurch stark verunstaltet werden. Oft sind Lippen und Zahnfleisch zurückgezogen, dadurch treten die Zähne hervor wie Reißzähne, die noch dazu rötlich gefärbt sind. Auch der Urin dieser Menschen ist rot gefärbt, und zu allem Elend kommt noch eine starke Behaarung. Unter diesen Umständen kann man sich gut vorstellen, daß sich die Kranken früher am liebsten in dunklen Gewölben aufhielten, die sie nur nachts verließen. Um den fehlenden Blutfaktor zu ersetzen, suchten sie womöglich im Trinken von Tierblut Linderung (heute gibt man solchen Patienten Bluttransfusionen). Kein Wunder, daß sie ihren Mitmenschen unheimlich waren und die Gerüchte über sie nur so ins Kraut schossen.

Vielleicht kam die Erbkrankheit in der Abgeschiedenheit Transsilvaniens wegen der fehlenden Durchmischung des Erbguts häufiger vor als in anderen Regionen. Das könnte erklären, warum dort der Stammsitz von Graf Dracula und der Ursprung aller Vampirgeschichten zu suchen ist.

Aber warum soll ausgerechnet Knoblauch gegen Vampire helfen? Nun, er greift mit seinen Schwefelverbindungen in den Stoffwechsel von sogenannten Häm-Eiweißen ein, zu denen auch unser roter Blutfarbstoff gehört, und verstärkt den Abbau von »alten« Blutkörperchen. Beim gesunden Menschen ist das alles im Rahmen und nicht weiter problematisch – in der Volksmedizin gilt Knoblauch vermutlich aus diesem Grund auch als Blutreinigungsmittel –, für einen Porphyrie-Kranken bedeutet es jedoch die Verschlimmerung seines Leidens. Anblick und Geruch genügen allerdings nicht, um diese Effekte zu erzielen, dazu müßte er die Knolle schon essen. Man darf daher annehmen, daß betroffene Menschen nicht den Knoblauch an sich, sondern das Knoblauchessen meiden wie der Teufel das Weihwasser. In einer Weltgegend, in der das herzhafte Gemüse aber zu den Grundnahrungsmitteln zählt, ist es eine auffallende Besonderheit, die sich mit all den anderen Eigentümlichkeiten zu einem grausigen Bild zusammendichten läßt.

→ In der Not frißt der Teufel **Fliegen**
→ **Kannibalismus** ist eine seltene Ausnahmeerscheinung

Literatur:
J. Hall: Biochemical explanations for folk tales: vampires and werewolves. Trends in Biochemical Sciences 1986/11/S.31
R. Hoffman et al.: Hematology. Basic principles and practice. New York 1991
L.R. Milgrom: The colours of life. An introduction to the chemistry of porphyrins and related compounds. Oxford 1997
J. Muth: Knoblauch: Tanz der Vampire. EU.L.E.nspiegel – Wissenschaftlicher Informationsdienst des Europäischen Institutes für Lebensmittel- und Ernährungswissenschaften e.V. 1998/4/H.4/S.1

Kochen
Vergiß den Kochtopf! Gekochtes ist wertlos

Als sich unsere äffischen Vorfahren vor etwa fünf Millionen Jahren auf die Hinterfüße erhoben, aßen sie ganz sicher nur Rohkost: saftige Würmer, knackige Käfer, hier mal eine Handvoll Beeren, dort ein paar herabgefallene Früchte und ansonsten das, was Raubtiere von ihrer Beute übriggelassen hatten. Eins ist gewiß, die frühen Menschen hatten ihre liebe Not, die zum Überleben notwendigen Kalorien zusammenzukratzen. Die Nahrungssuche war eine Ganztagsbeschäftigung.

Mit der Nutzung des Feuers, die vor mutmaßlich 1,5 Millionen Jahren einsetzte, und den Fortschritten im Werkzeuggebrauch wurde manches einfacher: Die Menschen konnten jetzt erfolgreicher jagen und die Beute in handlichere Portionen zerlegen. Das Feuer half, bis dahin ungenießbare Knollen und andere schwerverdauliche Pflanzenkost bekömmlich zu machen. Was moderne Ernährungsfachleute als den Anfang vom Ende ansehen, ist für Biologen das Fundament der Menschwerdung. Denn die Zähmung des Feuers hat nicht nur unseren Speiseplan erweitert, sondern auch die menschliche Anatomie umgestaltet.

Bereits am Gesicht des modernen Menschen können wir den evolutionären Fortschritt erkennen: Uns fehlt die Schnauze mit großen U-förmigen Zahnreihen, kräftigen Zähnen und dem Kiefer mit starker Hebelwirkung. Unser Mund vermag kein Stück Fleisch aus einem erlegten Wildschwein zu reißen. Auch vom Knacken von Nüssen, Panzern und Knochen sehen wir aus naheliegenden Gründen lieber ab. Reiß- und Mahlzähne sucht man vergeblich. Die unverzichtbare Zerkleinerungsarbeit wurde schon in grauer Vorzeit »outgesourct«. Wir Heutigen zerwirken ein erlegtes Wildschwein, beizen die Keule in der Küche, damit sie mürbe wird, und schneiden das Fleisch schließlich auf dem Teller klein. Was an Speisen zu hart ist, mahlen, kochen oder backen wir.

Die anatomischen Veränderungen setzen sich im Verdauungstrakt fort. Während Gorillas und wohl auch Schimpansen in der Lage sind, Knochen bis zu einem gewissen Grad zu verdauen, muß der Mensch das Fleisch vor dem Verzehr vom Skelett lösen. Bei der Pflanzenkost trennen wir die unverdaulichen Schalen oder Stengel ab. Die Menschenaffen können dank ihres anders organisierten Verdauungsapparates auf solche Feinheiten verzichten. Beim Menschen macht der Dünndarm die Hälfte des gesamten Systems aus. Bei den Menschenaffen ist es gerade mal ein Fünftel. Im Dünndarm werden leicht verfügbare Nährstoffe resorbiert. Folglich ist der Mensch auf leichtverdauliche, aufgeschlossene Kost angewiesen. Gebiß und Dünndarm weisen den Homo sapiens als Freund von Fast food aus, also von vorzerkleinerten, aufgeschlossenen, zubereiteten Speisen, die jederzeit ohne großen Aufwand gegessen werden können und schnell Energie liefern.

Für die allseits beschworenen Ballaststoffe ist bei den Menschenaffen zunächst der Blinddarm (Caecum) zuständig und dann der Dickdarm (Colon). Beide Darmabschnitte dienen im Tierreich der Fermentation von Ballaststoffen. Diese baut die Darmflora zu kurzkettigen Fettsäuren, die als reine Kalorienlieferanten fungieren. Doch dem Menschen fehlt ein geeigneter Blinddarm (was der Volksmund als »Blinddarm« bezeichnet, ist lediglich der »Wurmfortsatz«) und auch sein Dickdarm ist – im Vergleich zu dem der Menschenaffen – eher unbedeutend. Er macht nur ein Fünftel seines Verdauungstraktes aus. Bei den Menschenaffen ist es die Hälfte. Unser kurzer Dickdarm ist ein freundlicher Hinweis auf die Anpassung an eine ballaststoffreduzierte Kost.

Der Mensch ist zwar ein Allesfresser, aber das heißt nicht, daß er alles ißt. Er bereitet seine Nahrung zu. Er zerkleinert sie, schließt sie durch Fermentation oder Hitze auf, er entfernt überflüssige Ballaststoffe, indem er vieles schält, entkernt, Tieren das Fell abzieht oder die Knochen auslöst. Die menschliche Anatomie bezeugt eine lange Evolution parallel zur Entwicklung von Küchentechniken. Unserem Gastrointestinaltrakt reichen 60 Prozent jenes Volumens, das für einen Primaten gleicher Größe zu erwarten wäre.

Der *Homo sapiens* ist kein von den Bäumen herabgestiegener Affe, der mühsam lernen muß, im Supermarkt nach naturbelassener Baumrinde aus Öko-Regenwäldern zu suchen, um sich zu ernähren. Im Gegenteil, unser Verdauungstrakt ist exakt an jene Kost angepaßt, die die Menschheit seit Menschengedenken mit größtem Vergnügen verzehrt. Der Mensch ist nicht nur ein Allesfresser (omnivor), sondern vor allem ein »Coctivor« (von lat. *coqui*, kochen, backen, zubereiten; *coctum*, das Gekochte. Dazu auch *coquus*, Koch; das deutsche Wort »Koch« leitet sich ebenso davon ab wie das englische »to cook«). Das ist das spezifische Merkmal seiner Ernährung und seiner Anatomie!

Und was hat er nun davon, der Mensch? Die verarbeitete, leichtverdauliche Nahrung brauchen wir, um unser – im Vergleich zu den anderen Primaten – energiezehrendes Gehirn zu versorgen. Dessen Energieverbrauch liegt (bezogen auf das Gewicht) etwa 16mal höher als bei einem Muskel. Unser Oberstübchen verbraucht mit 25 Prozent des Ruheumsatzes etwa drei- bis viermal mehr Kalorien als das der Menschenaffen. Dem Kochtopf sei Dank!

Bei Affen ließ sich ein Zusammenhang zwischen leichtverdaulicher Kost und Gehirnentwicklung sogar belegen: Je höher der Anteil an sättigenden Insekten und Vogeleiern in der Nahrung, desto größer das Gehirn. Eine Untersuchung an 28 verschiedenen Primatenarten ergab, daß mit zunehmendem Verzehr von vegetarischer Kost der Darm größer und das Hirn entsprechend kleiner ausfällt. Wer also zu jener Kostform zurückwill, die von Frauenzeitschriften, Fachleuten und Fernsehärzten gefordert wird, sollte sein Großhirn rechtzeitig gegen ein paar Meter Dickdarm eintauschen.

→ Der **Frischkornbrei** ist die natürliche Nahrung des Menschen
→ Beim Brot sollte man auf jeden Fall **Vollkorn** kaufen
→ **Rohkost** ist gesünder als »Totgekochtes»

Literatur:
D.J. Chivers, C.M. Hladik: Morphology of the gastrointestinal tract in primates: comparisons with other mammals in relation to diet. Journal of Morphology 1980/166/S.337
A. Gibbons: Solving the brain's energy crisis. Science 1998/280/S.1345
A. Gibbons: Food for thought. Science 2007/316/S.1558
J. Goudsblom: The human monopoly on the use of fire: its origins and conditions. Human Evolution 1986/1/S.517
W.R. Leonad et al.: Metabolic correlates of hominid brain evolution. Comparative Biochemistry and Physiology 2003/136A/S.5
M. Harris, E.B. Ross: Food and Evolution. Temple University Press, Philadelphia 1987
U. Pollmer, J. Muth: Der Mensch, ein Coctivor. EU.L.E.nspiegel – Wissenschaftlicher Informationsdienst des Europäischen Institutes für Lebensmittel- und Ernährungswissenschaften e.V. 2007/13/H.3-4/S.5
H.H. Stedman et al.: Myosin gene mutation correlates with anatomical changes in the human lineage. Nature 2004/428/S.415
H. Wandmaker: Willst Du gesund sein? Vergiß den Kochtopf! Ritterhude 1991
E. Pennisi: Did cooked tubers spur the evolution of big brains? Science 1999/283/S.2004

Kopfsalat
Kopfsalat ist ernährungsphysiologisch besonders wertvoll

Mein Name ist Hase, und ich weiß ... daß Kopfsalat zu 95 Prozent aus Wasser besteht. Nach amtlichen Angaben nehmen Sie mit einer 100-Gramm-Portion phantastische 1,25 Gramm Eiweiß, 1,10 Gramm Kohlenhydrate sowie geschlagene 1,52 Gramm Ballaststoffe zu sich. Dafür ist er mit 0,22 Gramm Fett ziemlich mager. Da schlagen Ernährungsberaterherzen doch gleich höher.

Die Vitamine können Sie ruhig mit der Lupe suchen. – Was, Sie finden immer noch nix? Hat die schon wieder wer versteckt? Es braucht wohl besonders empfindliche Analysemethoden, um des Vitamins C habhaft zu werden. Ansonsten duckt es sich gern unter die Nachweisgrenze. Doch die Talente des Kopfsalats wuchern keineswegs alle im Verborgenen. Bei den Mineralstoffen zum Beispiel finden wir gleich satte 250 Milligramm Nitrat. Das ist echt Spitze! Nitrat führt damit deutlich vor Kalium, abgeschlagen auf den hinteren Plätzen landen Chlorid, Phosphor und Calcium. Und wenn's der Bauer besonders gut mit dem Dünger meint, kann's schon mal das Doppelte werden.

Warum will die WHO bloß nicht, daß wir mehr als 3,7 Milligramm Nitrat pro Kilogramm Körpergewicht verspeisen? Etwa wegen der paar krebsverdächtigen Nitrosamine? Mit so was lassen wir uns doch unser geliebtes Salätchen nicht madig machen! Und auf die teuer bezahlten Spritzmittelrückstände wollen wir schon gar nicht verzichten. Mein Name ist Hase, ich weiß ...

→ **Grapefruitsaft** erhöht die Vitalität
→ **Karotten** sind gut für die Augen
→ Kinder sollen **Spinat** essen, weil der viel Eisen enthält

Literatur:
P. Hermes: Holland in Not. Ökotest 1996, Heft 1, S.42
J.T. Vanderslice et al.: Ascorbic acid and dehydroascorbic acid content of foods-as-eaten. Journal of Food Composition and Analysis 1990/3/S.105
U.P. Buxtorf et al.: Salatgemüse im Winter: Ein Überblick bezüglich Nitratgehalt sowie Rück ständen an Pflanzenbehandlungsmitteln und Bromid. Mitteilungen aus dem Gebiete der Lebensmitteluntersuchung und Hygiene 1995/86/S.497

Krebs
Antioxidative Vitamine schützen vor Krebs

Vor Jahrzehnten hielt die klinische Medizin Vitamine für eine Ursache von Krebs, deren Zufuhr bei Krebskranken und Senioren eingeschränkt werden müsse. Grundlage für diese Einschätzung waren Tierversuche, bei denen Vitaminzulagen das Tumorwachstum angeregt hatten. Aus damaliger Sicht ein einleuchtendes Ergebnis: Schließlich sind Vitamine typische Wuchsstoffe. »Die Ergänzungsstoffe haben auch ihre Schattenseiten«, schrieb Hans Guggisberg, seinerzeit Professor in Bern, 1935 in einem einschlägigen Werk: »Sie begünstigen das Wachstum der malignen Tumoren.« Und im Hinblick auf die Strahlentherapie erklärte der Mediziner seinerzeit, daß »vor allem die Zufuhr von Vitaminen eingeschränkt werden muß«.

Während die Tierversuche diese Auffassung überwiegend stützten, fielen die diätetischen Maßnahmen beim Menschen weniger überzeugend aus. Lediglich eine Verbesserung des Allgemeinzustands wollte man bei vitaminfrei (!) ernährten Patienten im Verlauf der Monate beobachtet haben. Guggisberg blieb skeptisch und riet von einer Ernährungsprophylaxe ab: Sie würde doch nur die »Krebsangst fördern, ohne etwas Durchgreifendes zu erreichen«. Ein Punkt lag ihm allerdings besonders am Herzen: »Vor der Vitaminüberschwemmung im höheren Alter, die gerade jetzt unter dem Einfluß mißverstandener Ernährungslehren wahre Triumphe feiert, ist dringend zu warnen.« Soweit der Stand des Wissens anno 1935.

Inzwischen wurde die gegenteilige These vertreten: Antioxidative Vitamine sollten in Megadosen erfolgreich Alterungsprozesse und die Entstehung von Krebs aufhalten können. In der Tat setzte die Medizin große Hoffnungen in die Vitamine A, C, E und Beta-Carotin. Der Optimismus ist längst verflogen, Ernüchterung macht sich breit. »Es war die größte Enttäuschung meiner Laufbahn«, gestand der Chefmediziner Professor Charles Hennekens von der Harvard University zum Ausgang seiner Physicians Health Study. 22 000 Ärzte hatten zwölf Jahre lang entweder Beta-Carotin oder ein Placebo geschluckt. Es half weder gegen Krebs noch gegen Herzinfarkt, noch gegen irgend etwas anderes. Hennekens: »Es gibt absolut keinen Nutzen.«

Hennekens hatte noch Glück im Unglück. Eine andere Interventionsstudie mit Beta-Carotin mußte sogar wegen der sich abzeichnenden Katastrophe abgebrochen werden! In beiden Fällen hatte die Krebs- und die Herzinfarktrate stetig zugenommen. Die Vorstellung, daß gerade das leicht synthetisierbare Beta-Carotin der Heilsbringer in der Nahrung sein soll, überrascht schon allein deshalb, weil es in unseren Nahrungsmitteln mindestens 300 weitere Carotinoide mit bis heute kaum bekannten Wirkungen gibt. Die meisten von ihnen sind nur mit erhöhtem Aufwand synthetisch herzustellen und werden von der Wissenschaft links liegengelassen. Wozu auch Wirkungen von Stoffen erforschen, die man noch nicht verkaufen kann?

Etwas »besser« sieht die Lage beim Vitamin C aus. Es fördert Krebs wenigstens nicht. Der versprochene Schutz ließ sich allerdings ebensowenig beweisen wie beim Vitamin E. Im Jahr 2003 faßte der Schweizer Professor Siegfried Heyden (University Medical Center, Durham) die Datenlage so zusammen: »Um die Wirksamkeit der antioxidativen Vitamine auf die Verhütung der Atherogenese und Karzinogenese zu prüfen, wurden in den vergangenen zehn Jahren neun randomisierte Interventionsstudien an über 110 000 Männern und Frauen in Europa und den USA durchgeführt. In keiner dieser … Studien wurden im Vergleich zu Placebo positive Ergebnisse erreicht. Vom Gebrauch von Supplementen mit hohen Dosen von antioxidativen Vitaminen sollte in Zukunft abgeraten werden, da bereits erste Resultate … auf gefährliche Komplikationen hinweisen.« Dieses Urteil bestätigte auch das unabhängige »arznei-telegramm«: »Die Datenlage ist eindeutig: In allen randomisierten Studien mit klinischen Endpunkten bleibt ein klarer Nutzen der Einnahme der Vitamine A, C und E sowie von Betakarotin hinsichtlich der Behandlung und Vorbeugung von Herz-Kreislauf-Erkrankungen und Krebs aus.«

Und so ging es weiter. 2004 erschien eine Meta-Analyse, bei der alle vorliegenden und verwertbaren Studien zum Thema Krebs des Verdauungstraktes gemeinsam ausgewertet wurden. Sie umfaßte die Daten von 170 000 Teilnehmern. »Wir haben keine Belege dafür gefunden, daß antioxidative Supplemente Krebserkrankungen des Magen-Darm-Trakts verhindern«, schreiben die Autoren, »im Gegenteil, sie scheinen die Gesamtsterblichkeit zu erhöhen.« Die Ergebnisse fielen um so schlechter aus, je höheren wissenschaftlichen Ansprüchen die Studien genügten. 2007 stößt die vorläufig letzte Meta-Analyse – basierend auf grundsoliden Studien mit insgesamt 180 000 Teilnehmern – ins gleiche Horn: Die Einnahme von Beta-Carotin, Vitamin A, C und E »erhöht – einzeln oder kombiniert – signifikant die Sterblichkeit«.

Ganz so überraschend, wie die Experten tun, kommen die Studienergebnisse aber doch nicht, bedenkt man die altbekannte Tatsache, daß Antioxidanzien in höherer Dosis prooxidative Wirkungen haben. Dann tun sie genau das Gegenteil von dem, was man von ihnen erwartet (siehe Kasten auf Seite 28). Manche

Krebszellen können Vitamin C anreichern und – so wird befürchtet – sich damit vor der Chemotherapie schützen. Auch beim Vitamin E gibt es Hinweise, daß eine Vitamingabe dem Tumor nützt, statt ihm zu schaden: Frauen mit Brustkrebs hatten im Blut mehr Vitamin E als gesunde, wobei die Werte um so höher – also aus Sicht der Vitaminmediziner um so besser – waren, je aggressiver der Tumor war. Damit würde der Krebs von den üblichen Supplementen sogar profitieren.

Professor Victor Herbert, der selbst wesentliche Beiträge zur Erforschung von Vitaminen geleistet hat, hielt zeit seines Lebens mit Kritik nicht hinterm Berg: »Das Verkaufen von Megadosen antioxidativer Vitamine, um Krebs zu bekämpfen, das Immunsystem zu verbessern und das Altern zu verzögern, verbunden mit der Darstellung, daß den Produkten nachweislich diese Wirkungen zukommen und sie außerdem sicher seien, ist ein weiterer Multi-Milliardenbetrug.« Scharf kritisiert er auch »die Werbeaussagen von Hoffmann LaRoche, die überall die Seiten der Laien- wie der Fachpresse bedecken«. Ihre Behauptung, die Sicherheit der antioxidativen Vitamine E, C und Beta-Carotin sei gut belegt, ist in seinen Augen »ein Betrug zur Bereicherung. Die Werbeaussagen betrügen durch das Weglassen gegenteiliger Fakten.«

→ **»Fünf am Tag«** schützt vor Krebs und anderen chronischen Erkrankungen
→ Freie **Radikale** haben im Körper nichts verloren
→ **Beta-Carotin** schützt Raucher vor Lungenkrebs

Literatur:
H. Guggisberg: Die Bedeutung der Vitamine für das Weib. Berlin 1935
C.H. Hennekens et al.: Lack of effect of long-term supplementation with beta carotene on the incidence of malignant neoplasms and cardiovascular disease. New England Journal of Medicine 1996/334/S.1145
G.S. Omenn et al.: Effects of a combination of beta carotene and Vitamin A on lung cancer and cardiovascular disease. New England Journal of Medicine 1996/334/S.1150
The Alpha-Tocopherol, Beta Carotene Cancer Prevention Study Group: The Effect of Vitamin E and beta carotin on the incidence of lung cancer and other cancers in male smokers. New England Journal of Medicine 1994/330/S.1029
M. Gerber et al.: Oxidant-antioxidant status alterations in cancer patients: relationship to tumor progression. Journal of Nutrition 1996/126/S.1201S
V. Herbert: Symposium: prooxidant effects of antioxidant vitamins. Introduction. Journal of Nutrition 1996/126/S.1197S
D.B. Agus et al.: Stromal cell oxidation: a mechanism by which tumors obtain vitamin C. Cancer Research 1999/59/S.4555
Anon.: Vitamine A, C, E und Betakarotin: Wie nützlich sind Antioxidantien? (I) arznei-telegramm 2003/H.11/S.100

S. Heyden: Das Ende der Supplementierung mit antioxidativen Vitaminen. Aktuelle Ernährungsmedizin 2003/28/S.113
G. Bjelakovic et al.: Antioxidant supplements for prevention of gastrointestinal cancers: a systematic review and meta-analysis. Lancet 2004/364/S.1219
G. Bjelakovic et al.: Mortality in randomized trials of antioxidant supplements for primary and secondary prevention. JAMA 2007/297/S.842

Ballaststoffe schützen vor Darmkrebs

Seit gut 40 Jahren spukt diese Theorie durch die Köpfe und die Veröffentlichungen der Ernährungsmediziner. Damals beobachtete der Tropenarzt Denis Burkitt, daß Schwarzafrikaner, die viel faserreiche Kost zu sich nahmen, wesentlich seltener an Darmkrebs erkrankten als die Weißen in den Industrienationen. Die anderen Unterschiede in der Lebensweise zwischen dem afrikanischen Busch und den Niederungen einer amerikanischen Großstadt kamen ihm offenbar nicht so gravierend vor. Das war die Geburtsstunde der These, mit mehr Obst, Gemüse und Vollkorn ließe sich der Darmkrebs verhüten. Die Ballaststoffe sollten durch Erhöhung der Stuhlmenge einerseits krebserregende Substanzen verdünnen, andererseits die Verweildauer im Darm verkürzen. Darüber hinaus sollten sie Schadstoffe binden und so auf dem Weg alles Vergänglichen mitnehmen. Das klang einleuchtend und paßte außerdem zur beginnenden Vollwerteuphorie. Nur mit dem Nachweis der schönen Theorie haperte es.

Epidemiologische Studien, also solche, die Bevölkerungsgruppen in verschiedenen Ländern vergleichen, erbrachten sehr unterschiedliche Ergebnisse. Retrospektive Studien, in denen man Menschen nach ihrem Verhalten oder ihren Ernährungsgewohnheiten in den letzten soundsoviel Tagen, Wochen oder Monaten befragt, stellten sich als unzuverlässig heraus – unter anderem weil die Erinnerung nach einer schlimmen Diagnose häufig von Schuldgefühlen »korrigiert« wird. In solchen Studien erwiesen sich die Ballaststoffe als wahre Wunder der Natur – und die zugehörigen Veröffentlichungen, wie sich später zeigte, als wahre Wunder der Statistik. Aussagekräftiger sind allemal prospektive Studien, die Probandengruppen über längere Zeit unter einem bestimmten Aspekt beobachten. Und siehe da, schon lösten sich die wundervollen Versprechen wie von Geisterhand korrigiert in heiße Luft, überwiegend in Form von Darmgasen, auf.

Eine der bekanntesten und auch ersten Studien war die Nurses Health Study, an der sich über 120 000 amerikanische Krankenschwestern beteiligten. Für die These »Ballaststoffe schützen vor Darmkrebs« wurden die in regelmäßigen Abständen erhobenen Daten von mehr als 80 000 Frauen ausgewertet. Doch das Risiko, an Darmkrebs zu erkranken, war immer gleich groß, egal wie viele Ballaststoffe die Damen aßen. Die Spanne reichte von 8 bis 35 Gramm (pflanzlichen) Ballasts täglich. Das Ergebnis wurde weder von Alter, Gewicht, Rauchgewohnheiten, körperlicher Aktivität, Fleisch-, Fett- oder Alkoholkonsum noch dem Vorkommen von Darmkrebs in der Familie beeinflußt.

Mittels Interventionsstudien wurde daraufhin die Frage geprüft, ob durch Ballaststoffe das Wiederauftreten von Adenomen verhindert werden kann. Adenome sind Krebsvorstufen. Bei der ersten Studie dieser Art durften sich alle Teilnehmer (bei denen bereits Adenome entfernt werden mußten) weiter ernähren wie bisher; allerdings sollte die eine Gruppe täglich 13,5 Gramm Weizenkleie zu sich nehmen, die andere 2 Gramm. Doch es gab keine Unterschiede in der Häufigkeit von neu auftretenden Adenomen – egal, ob viel oder wenig Ballaststoffe verzehrt wurden, egal, ob sie aus Obst und Gemüse stammten oder in Form von Kleie über das Essen gestreut wurden. Die einzigen statistisch greifbaren Unterschiede, die die Forscher fanden: Die Probanden mit der großen Portion Weizenkleie klagten über Bauchschmerzen, Blähungen und Durchfall ....

Natürlich fand die Fachwelt schnell Gründe für das Scheitern ihrer »Empfehlungen«. Man erklärte flugs eine einzelne Gesundheitsmaßnahme allein – wie eine ballaststoffbetonte Kost mit viel Obst, Gemüse und Körnern – reiche nicht aus. Man müsse sich natürlich auch noch fettarm ernähren, um die versprochenen Gesundheitsgewinne eines schönen Tages auch einheimsen zu können. Diese Vorstellung war alsbald Gegenstand von zwei weiteren Studien. Einmal sollte die Kombination von ballaststoffreich und fettarm vor neuen Adenomen schützen, das andere Mal vor Darmkrebs ganz allgemein. Ganz platt gesagt, gingen beide Studien voll in die Hose: »Die Umstellung auf fettarme und ballaststoffreiche Kost mit viel Obst und Gemüse hat keinen Einfluß auf das Risiko, daß erneut Adenome auftreten.« So das Ergebnis der einen, und hier das Resultat der anderen: »Die Studie konnte keinerlei Schutzeffekt für ballaststoffreiche, fettarme Ernährung feststellen ...«

So gänzlich überraschend kam das Ergebnis denn doch nicht. Aufgrund »des generellen Fehlens eines Vorteils in Studien am Menschen und der schädlichen

Effekte, die man in Krebsstudien am Tier sieht, ist Vorsicht bei der Verwendung von Ballaststoff-Präparaten anzuraten«, hatten bereits 1996 zwei britische Krebsforscher in der Zeitschrift »Lancet«, einem führenden medizinischen Fachblatt, gewarnt.

→ **Vollwerternährung** ist ein modernes Ernährungskonzept für jedermann
→ **»Fünf am Tag«** schützt vor Krebs und anderen chronischen Erkrankungen

Literatur:
C.S. Fuchs et al.: Dietary fiber and the risk of colorectal cancer and adenoma in women. New England Journal of Medicine 1999/340/S.169
D.S. Alberts et al.: Lack of effect of a high-fiber cereal supplement on the recurrence of colorectal adenomas. New England Journal of Medicine 2000/342/S.1156
H.S. Wasan, R.A. Goodlad: Fiber-supplemented foods may damage your health. Lancet 1996/348/S.319
A. Schatzkin et al.: Lack of effect of a low-fat, high-fiber diet and the recurrence of colorectal adenomas. New England Journal of Medicine 2000/341/S.1149
S. Nakaji et al.: Dietary fiber showed no preventive effect against colon and rectal cancers in Japanese with low fat intake: an analysis from the results of nutrition surveys from 23 Japanese prefectures. BMC Cancer 2001/1/e14

Lebensmittelqualität
Die Profitgier der Hersteller ruiniert die Lebensmittelqualität

Qualität hat ihren Preis. Klingt das in Ihren Ohren snobistisch oder altmodisch? Schließlich haben wir uns über Jahrzehnte ja regelrecht zur Schnäppchenjagd abrichten lassen. Verbraucherberatungen riefen im Chor mit cleveren Marketingstrategen: »Ja, sind Sie denn blöd?«, wenn wir es wagten, nicht nach dem billigsten Produkt zu greifen. Vielleicht sollte man auch mal umgekehrt fragen: »Wieviel Qualität ist bei diesem Preis überhaupt möglich?« Wie ist es möglich, daß die meisten Fertiggerichte billiger sind als ihre edlen Rohstoffe? Woher kommen die vielen Billigangebote? Mit der Macht des Verbrauchers, die gern überschätzt wird, hat das recht wenig zu tun. Eher mit der Macht des Handels.

Der Konkurrenz- und der Konzentrationskampf zwischen den Handelsriesen wird mit harten Bandagen ausgetragen. Beim Werben um den Kunden ist der Preis immer noch das Hauptargument. Also heißt die Devise: Billig muß es sein, koste es, was es wolle. Und die Hersteller? Die sitzen in der Klemme. Um ihre Produkte an die Frau und an den Mann bringen zu können, sind sie auf den Handel angewiesen. Vielleicht sollte man besser sagen, sie sind ihm auf Gedeih und Verderb ausgeliefert. Denn welcher Hersteller von Lebensmitteln besitzt schon seine eigene Ladenkette? Die braucht er nämlich, will er sich den Daumenschrauben des Handels entziehen.

Der Markt wird nur von einigen wenigen Handelskonzernen kontrolliert, und er ist gesättigt, das heißt, fast jeder Artikel kann von mehreren Anbietern geliefert werden. Und damit lassen die sich trefflich gegeneinander ausspielen. Der Handel diktiert in den »Jahresgesprächen« den Preis und nennt die Konditionen. Wie der Hersteller die Preisvorgabe umsetzt, bleibt ihm überlassen – ob er automatisiert und Mitarbeiter entläßt, ob er bei den Rohstoffen spart, indem er Aromen verwendet, oder ob er lieber bei der Produktion manipuliert. Wenn er durch ehrbares oder gesetzeskonformes Handeln pleite gehen sollte, ist das jedenfalls sein Problem.

Das Dumme daran: Der Hersteller hat keine Wahl. Der größte Teil der Geschäfte, in denen der Verbraucher einkauft, gehört solchen Handelsketten oder kauft über sie ein. Wird er als Lieferant ausgemustert, verliert er meist einen Großteil seiner Absatzmöglichkeiten. Die Handelskonzerne wissen das und nutzen die Situation weidlich aus. Nach einer Untersuchung der Universität Saarbrücken sehen sich neun von zehn Unternehmen »regelmäßig konkreten Drohungen des Handels ausgesetzt«.

So nahm ein Handelshaus die Beförderung eines Familienmitglieds in der Firmenhierarchie zum Anlaß, um rückwirkend die Überweisung von zwei Prozent des Gesamtumsatzes zu fordern, den die Lieferanten mit diesem Unternehmen getätigt hatten. Das entspricht in etwa dem Gewinn des Herstellers. Sogar »Multis« wie Nestle oder Unilever sind – auch wenn sie es nicht gerne hören – für die Handelsketten meistens genauso austauschbar wie ein Kotflügellieferant für einen Automobilkonzern.

Aber es gibt noch andere Vorbedingungen, die von der traditionellen Vorstellung von einer ehrbaren Kaufmannszunft weit entfernt sind. Wer ins Geschäft kommen will, muß zuallererst saftige »Eintrittsgelder« bezahlen, häufig zweistellige Millionenbeträge. Ist diese Hürde genommen, werden für jede Plazierung im Supermarktregal sogenannte Regalmieten fällig. Tausende von Euro pro Regalmeter und Jahr – pro Filiale! Hochgerechnet über Tausende von Geschäften kommt Jahr für Jahr ein hübsches Sümmchen zusammen. Diese »Sonderabgaben« müssen von den Produzenten erst einmal erwirtschaftet werden, und das bei minimalen Verkaufspreisen.

Klar, daß da alle Einsparungspotentiale voll ausgeschöpft werden – diesseits und jenseits der Grenzen des Lebensmittelrechts. Für den Hersteller ist das aber oft genug keine Sache des Anstands mehr, sondern nur noch eine Frage des Überlebens. Kommt es zum Skandal, steht natürlich wieder nur der profitgierige Produzent am Pranger. Der Handel kann sich ruhig zurücklehnen und abwarten, was passiert. Bisher blieb er fast immer ungeschoren.

Die Abhängigkeit der Hersteller ist mittlerweile so groß, daß sich selbst die großen Konzerne auf die Rolle des Zulieferers beschränken. Interne Hinweise und chemische Analysen deuten darauf hin, daß einige Hersteller es offenbar bei ihren Markenartikeln nicht mehr so genau nehmen, um damit ihre No-name-Lieferungen zu subventionieren. Wohl sieht der Handel, daß sich die Ressourcen seiner Lieferanten erschöpfen, aber er glaubt sich zu schwach, um die Gesetzmäßigkeiten des Wettbewerbs zu durchbrechen, die er selbst geschaffen hat. »Es ist zu befürchten, daß sich die Wertschöpfungsvernichtungspolitik deutscher Handelsunternehmen fortsetzt«, bekannte Klaus Wiegand als Vorstandssprecher der Metro AG.

Die Turbulenzen auf dem Weltmarkt durch die schnelle Zunahme der Kaufkraft in Asien und die Verringerung der Anbaufläche für Lebensmittel (zugunsten der Bioenergiegewinnung) setzen inzwischen auch den Handel unter Druck. Das Angebot sinkt, die Nachfrage steigt. Ob dies jedoch die Position der Produzenten wirklich verbessert, bleibt abzuwarten. Nicht umsonst hat Aldi Süd bereits angekündigt, »zunächst alle Möglichkeiten [zu prüfen], diese Mehrkosten anderweitig aufzufangen«.

Sicher, die Produzenten sind nicht alle Engel, und beim Handel arbeiten nicht nur schwarze Schafe. Und wir wollen auch nicht verhehlen, daß es der Handel war, der die Hersteller nötigte, offenkundige Einsparungspotentiale zu nutzen. Diesem Druck verdanken wir, daß viele ehemals teure Lebensmittel heute für jedermann erschwinglich sind. Dennoch wäre allen gedient, wäre die Preisschraube nicht regelmäßig ohne Sinn und Verstand überdreht worden, nur um dem Kunden »Schnäppchenpreise« zu offerieren. Ohne den Druck des Handels gäbe es sicher erheblich mehr redliche Hersteller. Und der Verbraucher? Der kann sich zwar über niedrige Preise freuen, darf dann aber nicht über die Lebensmittelqualität lamentieren, denn … siehe oben.

→ Markenartikel sind besser als **No-name-Produkte**
→ **Gammelfleisch** landet vor allem im Sonderangebot
→ Die **Geiz-ist-geil**-Mentalität ruiniert unsere Lebensmittel

Literatur:
G. Rüschen: Lebensmittelwirtschaft: Quo vadis? Markenartikel 1983, Heft 2, S.59
E. Hamer: Machtkampf im Einzelhandel. Minden 1986
P. Stippel: Brauchen wir die Preisbindung? Absatzwirtschaft 1997, Heft 7, S.18
K. Smolka: Brief der Redaktion. Ernährung/Nutrition 1998/22/S.450
K.H. Buchholz: Es kann nur Verlierer geben. DLG-Mitteilungen 2000, Heft 5, S.69
Anon.: Nullrunde bei Aldi. DLG-Mitteilungen 2003, Heft 7, S.60

Lebensmittelskandale
Nur härtere Strafen können den Panschereien Einhalt gebieten

Sobald ein Lebensmittelskandal die Öffentlichkeit erregt, ertönt der Ruf nach »härteren Strafen«. Das beruhigt die Volksseele, und schon bald können die Marktteilnehmer wieder ungestört ihren gewohnten krummen Geschäften nachgehen. Aber mit höheren Strafen ist gegen die Mißstände herzlich wenig auszurichten, im Gegenteil, Kriminelle bleiben weiterhin ungeschoren und redliche Produzenten werden kriminalisiert. Es stimmt schon: Die Höhe der Geldstrafen ist im Vergleich zu den illegal möglichen Gewinnen lächerlich niedrig. Doch die Lage ist weitaus verfahrener als es nach außen scheint. Nicht nur der Verbraucher hat das Vertrauen in unser Lebensmittelrecht verloren, sondern auch die Lebensmittelwirtschaft. Die Rechtsmaterie ist so kompliziert, daß die Fachjuristen, von denen es nur wenige gibt, sich auf einzelne Sachgebiete spezialisiert haben, weil kaum jemand die Gesetzesflut und ihre verzwickten Änderungen überblicken kann.

Dieses Recht gilt für einen Konzern mit juristischem Fachressort gleichermaßen wie für eine Frittenbude. Wenn dem Inhaber eines vietnamesischen Restaurants, der spitzenmäßig kochen kann, das jeweils aktuelle Lebensmittelrecht ein Buch mit sieben Siegeln geblieben ist, hat er gute Chancen, vor dem

Kadi zu landen. Der »Kadi« ist gewöhnlich ein Amtsrichter, der vom europäischen Lebensmittelrecht meist auch nicht mehr weiß (und wissen kann!) als ein vietnamesischer Koch. Schon tut sich ein juristisches Minenfeld auf, das den Koch schnell seine sowieso oft labile wirtschaftliche Existenz kosten kann, ohne daß sich irgendjemand irgendeiner Schuld bewußt wäre.

Meist geht es in solchen Verfahren nicht um eine Dose verdorbenes Hundefutter im Kühlschrank, sondern um Fachfragen chemisch-mikrobiologischer Analytik, deren Verständnis nicht nur ein Studium der Lebensmittelchemie, Mikrobiologie und Veterinärmedizin, sondern nach Möglichkeit auch der Lebensmitteltechnologie voraussetzt (vom Lebensmittelrecht ganz zu schweigen). Ein professioneller Betrüger tut sich da viel leichter. Er kennt die Tricks, die Fallstricke, die billigen Ausreden (»war ein Versehen beim Nachfüllen der Etiketten«), er weiß, welches professorale »Mietmaul« notfalls ein atemberaubendes Gegengutachten schreiben würde und kann sich sogar einen befähigten Fachjuristen leisten. Das alles kostet ihn nur ein mildes fernöstliches Lächeln.

Unsere Lebensmittelwirtschaft benötigt zuallererst Rechtssicherheit. Wenn es um den Strafrahmen geht, sind nicht »schärfere Strafen« angezeigt, sondern das Abschöpfen illegaler Gewinne, um sie dem Gemeinwohl zuzuführen. Das erfordert speziell ausgebildete Schwerpunkt-Staatsanwaltschaften sowie qualifizierte Fachrichter. Schließlich haben wir auch für das Verkehrsrecht Experten, obwohl praktisch jeder Jurist über einen Führerschein verfügt, der ihm erst nach einer Prüfung zuteil wurde, sowie über die nötige Fahrpraxis, um zu wissen, was sich auf unseren Straßen abspielt. An der Notwendigkeit von Fachjuristen für Lebensmittel führt kein Weg vorbei; ohne sie gibt es keine Lebensmittelsicherheit.

Je länger wir damit warten, desto mehr drängen wir die Wirtschaft zu Verhaltensweisen, die nicht mehr mit der Idee des Rechtsstaates, geschweige denn eines fairen Wettbewerbs vereinbar sind. Denn wer auf Dauer Mißbräuche durch einzelne duldet, wird über kurz oder lang einen Markt vorfinden, der nicht – wie häufig behauptet – auch ein paar schwarze Schafe nährt, sondern eine mausgraue Hammelherde, die mit dem konzertierten Blöken ihrer Verbände die Rechtslage unmerklich zu ihren Gunsten verschiebt. Über die Jahre bedeutet das einen langsamen Qualitätsverfall, an dem natürlich der Verbraucher schuld sein soll, weil er angeblich zuwenig Geld fürs Essen ausgibt.

Deshalb ist eine wirksame Kontrolle so wichtig wie eine kompetente Justiz. Doch genau da hapert es. Die Lebensmittelüberwachung gilt der Politik als Wirtschaftsschädling. Je genauer kontrolliert wird, je riskanter Schlampereien für den Betrieb werden, desto teurer die Produktion. Da die Überwachung jenen Politikern untersteht, in deren Wahlkreis die fraglichen Unternehmen tätig sind, kann das auch dann für den Verbraucherschutz unerquickliche Folgen haben, wenn der Verantwortliche seinen Job nach bestem Wissen und Gewissen ausübt. Stellt die Überwachung in einem Betrieb Verstöße fest und meldet sie dem Landratsamt, kann es sein, daß die Firma über kurz oder lang schließen muß, weil sie keinen anderen Weg sieht, im Wettbewerb zu bestehen. Schon drohen 20 Wähler arbeitslos auf der Straße zu stehen. Wie wird hier ein verantwortlicher Politiker handeln? Wird er eine analytische Maßzahl, mit der der Anteil von Sehnen in der Wurst bestimmt wird, als das höhere Rechtsgut ansehen? Hat er überhaupt eine Wahl?

Was folgern wir, wenn die EU bei einer Kontrolle unserer Lebensmittelüberwachung herausfindet, daß Ergebnisse von Rückstandsanalysen nach Brüssel gemeldet wurden, die noch gar nicht stattgefunden hatten? Ist es wirklich ein Qualitätsmerkmal unserer Medien, wenn die EU beklagt, zuständige Bundesbehörden würden Skandale zuerst aus der Zeitung erfahren? Was hat es zu bedeuten, wenn ein Kontrolleur empört erzählt, er sei zum Chef zitiert worden, weil seine Beanstandungsraten deutlich höher lägen als bei seinen Kollegen? Warum finden seine Kollegen kaum Verstöße – Verstöße, die jeder Koch sieht, wenn er einkaufen geht? Wie beruhigend ist es, wenn sich der Leiter eines Untersuchungsamtes über Kritik an der Überwachung empört, schließlich würden er und seine Mitarbeiter alles unternehmen, um Mißstände zu erkennen und zu beheben. Doch sei nur die Hälfte seiner Stellen besetzt und er würde keinerlei Unterstützung durch die übergeordnete politische Ebene erhalten. Im Gegenteil, die warteten nur darauf, daß er endlich einen Fehler macht …

Es ist notwendig, die deutsche Lebensmittelüberwachung neu zu strukturieren. Der Verbraucherschutzminister in Berlin ist ein General ohne Armee, weil die Überwachung Ländersache ist. Er muß tatenlos zusehen, wenn die Kontrolle versagt. Sie gehört nicht in die Hände von »Lebensmittelkontrolleuren«, die sich aus Waldarbeitern rekrutieren, die geschickt mit der Motorsäge umgehen können. Wir brauchen dafür Fachkräfte, die eine ebenso solide Ausbildung haben, wie die Mitarbeiter jener Unternehmen, die sie kontrollieren sollen. Warum wohl wurden viele Skandale der Vergangenheit erst durch anonyme Anrufer, verschmähte Liebhaber, Zöllner, Pilzsammler (die im Unterholz verdächtige Akten fanden) oder einfach nur Journalisten aufgedeckt?

→ Die Profitgier der Hersteller ruiniert die **Lebensmittelqualität**
→ **Gammelfleisch** landet vor allem im Sonderangebot
→ Markenartikel sind besser als **No-name-Produkte**

Literatur:
U. Pollmer: Es ist was faul im Gammelstaat. EU.L.E.n-Spiegel – Wissenschaftlicher Informationsdienst des Europäischen Institutes für Lebensmittel- und Ernährungswissenschaften e.V. 2006/12/H.5/S.3

Leberwurst
Kalbsleberwurst enthält Kalbsleber

Im Prinzip nein. Warum das so ist, verrät ein Handbuch der Fleischwarenherstellung: »Da vom technologischen Standpunkt aus die Kalbsleber sich schlecht eignet, andererseits die Schweineleber der Kalbsleber ernährungsphysiologisch gleich ist, bestehen keine Bedenken, bei Kalbsleberwurst lediglich Kalbfleisch zu verarbeiten, ... während auf die Verarbeitung von Kalbsleber verzichtet werden kann.«

Das heißt: In aller Regel wird Kalbsleberwurst mit Schweineleber hergestellt, die ist zudem auch billiger – was sich aber nicht unbedingt am Endprodukt bemerkbar machen muß. Schließlich erhöht das Wörtchen »Kalbsleber« die Preisbewilligungsbereitschaft des Kunden. Doch selbst Schweineleber macht nur bei »Spitzenqualität« mehr als 25 Prozent der Wurstmasse aus, in der einfachen Leberwurst darf der Lebergehalt bis auf 10 Prozent sinken. Das Kalb gelangt beispielsweise – so gestatten es die deutschen »Leitsätze für Fleisch und Fleischerzeugnisse« – in seiner betagteren Form als »grob entsehntes« Jungrindfleisch in die Leberwurst. Bereits ein Zusatz von 10 Prozent des genannten Rindfleisches reicht für das Wort »Kalbs« vor der »Leberwurst«. Die restlichen (65–)80 Prozent der Natur- oder Kunstdarmfüllung bestehen aus grob entfettetem Schweinefleisch, fettgewebereichem Schweinefleisch, Flomen und Speck. Dazu kommen ein paar Emulgatoren, Stabilisatoren, Umröter, Geschmacksverstärker und Aromen. Und fertig ist die Leberwurst.

→ Der **Backfisch** hat nichts mit Backen zu tun
→ Naturtrüber **Apfelsaft** ist von Natur aus trüb
→ **Rohmilchkäse** wird aus Rohmilch gemacht

Literatur:
E. Lienhop: Handbuch der Fleischwarenherstellung. Praxis und Wissenschaft der Fleischwarenherstellung. Braunschweig 1974
Leitsätze für Fleisch und Fleischerzeugnisse. IdF vom 31.1.1994 (GMBl 1994, S.350)
U. Pollmer et al.: Vorsicht Geschmack – Was ist drin in Lebensmitteln? Stuttgart 1998

Legebatterie
Eier aus Legebatterien erkennt man an der blassen Dotterfarbe

Früher, als alle Hühner noch glücklich waren, hatten ihre Eier im Winter blaßgelbe, im Sommer goldgelbe Dotter. Die Eidotterfarbe hängt nämlich vor allem von den im Futter enthaltenen Carotinoiden ab; das sind gelbe und rote Farbstoffe, die außer in Mais, Karotten und Paprika auch in Gras vorkommen. Im Winter erhielten die Hühner den sogenannten Abputz aus den Mühlen, also jene Getreide-Unkraut-Mischung, die bei der Reinigung des Getreides anfällt. Dieser hatte einen geringen Carotingehalt, und so legten die Hühner Eier mit hellen Dottern. Im Sommer suchten sie sich auf der grünen Wiese ihr Futter selbst und produzierten goldgelbe bis rotbraune Dotter – je nachdem, ob sie lieber Grünzeug oder Maikäfer fraßen. Das ideale Landei – der Traum eines jeden Verbrauchers – wurde von einem glücklichen Huhn gelegt und trägt die Sommersonne in sich.

Aber heute spielt die Jahreszeit bei der Dotterfarbe keine Rolle mehr. Die Eierbarone wissen jedoch um die romantischen Vorstellungen und helfen gern ein bißchen nach, um dem Kundenwunsch zu entsprechen. So lesen wir in einem Fachbuch rund ums Ei: »Da die Farbe den Nährwert nicht beeinflußt, handelt es sich um ein rein ›kosmetisches‹ Problem … Mit einem Farbfächer wird die Farbtiefe der Dotter ermittelt und dann der fehlende Pigmentgehalt bis zum Erreichen des gewünschten ›Goldgelb‹ durch Carotinoide dem Futter zugesetzt. Die Farbänderung tritt relativ schnell ein, innerhalb von 14 Tagen kann man die Dotter komplett ›umfärben‹.«

Gelbe Farbpigmente sind beispielsweise in Gelbmais und Luzernegrünmehl enthalten, rote in Platamais und Paprika. Solche natürlichen Rohstoffe haben allerdings den entscheidenden Nachteil, daß Menge und Qualität ihrer Bestandteile nicht immer genau gleich ausfallen. Deshalb mischt man sicherheitshalber zusätzlich synthetische Carotinoide ins Futter, damit die Eidotter wirklich sommers wie winters gleich aussehen. Nicht zuletzt gehört auch noch ein wenig Fingerspitzengefühl bei der Komposition der Futtermittel dazu, denn die Wunschfarbe Goldgelb muß aus roten und gelben Farbstoffen gemischt werden. Wird die Farbgebung zu abrupt geändert, kann es im gekochten Ei schon mal zu zweifarbigen Dottern kommen. Oder mischt man nicht das richtige Gelb in der richtigen Menge ein, schlägt die Farbe im Endprodukt – zum Beispiel bei Eiernudeln oder Eierlikör – in ein wenig verkaufsförderndes Graugrün um.

Das Dotterfärben ist schon eine Kunst für sich: Außer den Pigmenten spielen nämlich noch andere Komponenten im Futter eine Rolle, etwa die zur Stabilisierung eingesetzten Antioxidanzien, der Gersteanteil oder Schimmelpilzgifte. Und nicht zu vergessen das Huhn! Sowohl Erkrankungen wie auch Medikamente oder die Haltungsbedingungen (mit oder ohne Tageslicht) wirken sich auf die Dotterfarbe aus. Aber zum Glück läßt sich das ja alles regeln.

Ehrfürchtiges Staunen über die Wunder der Natur und das Geschick des Eierfabrikanten soll Sie ergreifen, wenn Sie das nächste Mal Ihr Frühstücksei köpfen und Ihnen das Dotter entgegenlacht wie die helle Sonne! Oder glauben Sie etwa, das sei nicht das Gelbe vom Ei?

→ **Bodenhaltung** ist allemal besser als Käfighaltung
→ **Freilandhaltung** ist gut für Tier, Umwelt und Mensch,

Literatur:
M. Seemann: Faktoren mit Einfluß auf die Pigmentierung. Lohmann Information 1999, Heft 1, S.9
W. Ternes et al. (Eds.): Ei und Eiprodukte. Berlin 1994
E. Kallweit et al.: Qualität tierischer Nahrungsmittel. Stuttgart 1988

Leipziger Allerley
Leipziger Allerley ist ein Eintopf aus Sachsen

Das Allerley ist etwas anderes als ein Allerlei – kein Mischmasch aus zerkochten Gemüsen, auch wenn die Grundlage Erbsen, Kohlrabi, Karotten, Blumenkohl, Spargel und Morcheln sind. Dazu kommen Krebse. Sie werden gekocht, das Fleisch entnommen und die Krebsschalen mit einer Teigmischung aus Semmelmehl, Butter, Eigelb, Muskat und Salz gefüllt. Das Krebsfleisch wird ebenfalls mit dem Teig vermengt und zu Klößchen geformt.

Heute geben nur noch die Morcheln einen dezenten Hinweis auf die wahre Herkunft des Gerichts, das in Leipzig zwar kultiviert – aber nicht erfunden wurde. Französische Missionare nahmen das Rezept aus China mit in ihre Heimat. Auf der langen Reise nach Frankreich fand das chinesische Allerley der Franzosen das kulinarische Interesse der Sachsen. Dort wurde es nicht nur an den deutschen Gaumen, sondern auch an das heimische Gemüseangebot angepaßt. Heute fällt uns das Exotische an diesem Gericht nicht mehr auf: der hohe Gemüseanteil, der für die chinesische Küche typisch ist. Seinerzeit legten die Deutschen doch eher Wert auf Fleisch und Mehlspeisen.

→ Das **Croissant** ist eine französische Erfindung
→ **Sekt** ist deutscher Schaumwein
→ **Kaugummi** ist eine amerikanische Erfindung

Literatur:
R. Lämmel: Ein guter Sachs' will genießen – nicht prassen. Ein Gang durch die Historie der Sächsischen Eßgewohnheiten. Dresden 1997

Light-Produkte
Light-Produkte erleichtern das Abnehmen

Wenn in einem Produkt von den verbotenen Genüssen nichts oder nicht mehr viel drin ist, heißt es »light«. Das Schicksal teilt Light-Butter mit Light-Käse, Light-Bier mit Light-Zigaretten. Aber nicht immer genügt es, den auf dem Index stehenden Stoff bei der Herstellung einfach wegzulassen oder zu entfernen. Was wären Käse, Butter oder Wurst ohne diesen cremigweichen bis leicht klebrigen Geschmackseindruck auf Zunge und Gaumen, das typische »Mundgefühl« von Fett eben? Die Kunden würden solche Erzeugnisse ablehnen, weil sie »nicht richtig« schmecken.

Deshalb muß Ersatz her! Etwas, das so tut, als ob, ohne dabei voller böser Kalorien, Fettaugen oder Cholesterin zu sein. Eine echte Herausforderung für die Lebensmitteltechnologen. Aber die Kollegen aus Physik, Chemie und Technik haben die schwierigen Aufgaben bravourös gemeistert. Kaum zu glauben, aus was man alles Fettersatz herstellen kann! In winzigste Kügelchen gepreßte Eiweißteilchen aus Molke oder »modifizierte Stärke«, die mit Salzsäure und Enzymen behandelt, durch den Extruder geschickt und ebenfalls feingepreßt wird, sind nur zwei Beispiele. Beide eignen sich allerdings nicht zum Kochen, Backen und Fritieren. Dafür brauchte es eine Komposition, die die hohen Temperaturen verträgt, ohne zu verschmurgeln. Also schuf man aus natürlichen Komponenten wie Zucker und Fettsäuren einen kochstabilen öligen bis streichfähigen Kunststoff.

Die Neuschöpfung mit dem wohlklingenden Namen »Olestra« erfüllte die in sie gesetzten Erwartungen voll: Sie ist vollkommen unverdaulich und somit garantiert kalorienfrei. Olestra durchläuft den Verdauungstrakt unverändert – und verließ den Körper nicht selten als Ölspur auf Kleidern und Sitzgelegenheiten. Die amerikanische Bezeichnung »anal leakage« für die unerfreuliche Nebenwirkung könnte man – wenn's nicht mißverständlich wäre – mit »After-Lecken« übersetzen. Inzwischen ist auch dieses Problem gelöst – mit diversen Zusätzen, die noch vor dem Auslaufen für die Verfestigung des Darminhalts sorgen sollen.

Kleinere Unpäßlichkeiten nimmt der Verbraucher gerne in Kauf, wenn es schlank macht. Aber haben sich die Mühen von Chemikern, Ärzten und Diätassistentinnen wirklich gelohnt? Wie schnell nimmt man durch Fettersatzstoffe ab? Das interessierte auch die Produzenten. Einer von ihnen, der Lebensmittelriese Kraft General Foods Ltd., fütterte Ratten zwei Monate lang mit Futter, bei dem der Fettanteil ganz oder teilweise durch ein kalorienarmes Light-Fett auf Eiweißbasis ersetzt war. Vergleichsgruppen erhielten Futter mit den entsprechenden Mengen »richtigem« Fett. Das Ausgangsgewicht war in allen Gruppen gleich. Am Ende des Versuchs wogen die Light-Fett-Ratten genausoviel wie die Echt-Fett-Ratten. Sie hatten einfach mehr gefressen, um auf ihr Kalorienpensum zu kommen. Noch vernichtender fielen Versuche aus, die im Hause Procter & Gamble, dem Hersteller von Olestra, durchgeführt wurden. Dort erhielten Hunde 20 Monate lang Futter, bei dem 10 Prozent des Fetts durch das kalorienfreie Olestra ersetzt waren. Am Ende des Beobachtungszeitraums hatten die Olestra-Hunde im Vergleich zu den mit echtem Fett gefütterten Tieren deutlich zugenommen.

Was bei Ratte und Hund funktioniert, klappt auch beim Menschen. Kindern zwischen zwei und fünf Jahren, die nach Herzenslust essen durften, wurden an einem Tag Nahrungsmittel angeboten, bei denen zehn Prozent des Fetts durch ein Pseudofett ersetzt waren. Beobachter protokollierten, was die Kinder aßen. Bereits mittags war bei den Kindern, die Fettersatz bekamen, der Appetit größer als bei der Vergleichsgruppe. Am nächsten Tag standen nur Lebensmittel mit normalem Fett auf dem Tisch. Wieder durften die Kinder soviel oder sowenig essen, wie sie wollten. Die Protokolle zeigten, daß die Kinder am zweiten Tag genausoviel mehr an Kalorien zu sich nahmen, wie ihnen am Tag zuvor aufgrund des »Fett-Betrugs« entgangen waren.

Offenbar läßt sich unser Stoffwechsel im Gegensatz zu unserem Geschmackssinn nicht hinters Licht führen. Und wenn der Körper aus dem, was wir ihm zubilligen, nicht erhält, was er nach seiner Überzeugung braucht, dann fordert er eben einen kalorienhaltigen »Nachschlag« ein. Damit ist auch klar, warum die Light-Produkte im Supermarkt keine anderen Artikel ersetzen: Kalorien kann man nicht ersetzen, höchstens teuer bezahlen. Mit Light-Produkten wird nur einer leichter – Ihr Geldbeutel.

→ **Süßstoffe** machen schlank
→ **Ballaststoffe** haben keine Kalorien
→ **Abnehmen:** Wer abnimmt, tut seiner Gesundheit etwas Gutes

Literatur:
Procter & Gamble Company: Emulsion concentrate for palatable polyol polyester beverage. European Patent Specification 69412 v. 18.5.1985
Procter & Gamble Company: Polyol fatty acid polyesters with reduced trans double bond levels and process for making. United States Patent 5.194.281 v. 16.3.1993

K.W. Miller et al.: A 20-month Olestra feeding study in dogs. Food and Chemical Toxicology 1991/29/S.427
R.B.S. Harris, W.K. Jones: Physiological response of mature rats to replacement of dietary fat with a substitute. Journal of Nutrition 1991/121/S.1109
L.L. Birch et al.: Effects of a nonenergy fat substitute on children's energy and macronutrient intake. American Journal of Clinical Nutrition 1993/58/S.326
R.B.S. Harris: Factors influencing energy intake of rats fed either a high-fat or a fat mimetic diet. International Journal of Obesity 1994/18/S.632
W.M. Lafranconi et al.: Chronic toxicity and carcinogenicity of olestra in Swiss CD-1 mice. Food and Chemical Toxicology 1994/32/S.789
D.J. Mela: Impact of macronutrient-substituted foods on food choice and dietary intake. Annals of the New York Academy of Sciences 1997/819/S.96

Magersucht
Magersucht ist die Folge von sexuellem Mißbrauch

Magersucht (Anorexie) ist in erster Linie eine Sucht, genauso wie ihre unauffälligere Schwester, die Eß-Brech-Sucht oder Bulimie. Sucht bedeutet Abhängigkeit. Doch wovon sollen Magersüchtige, zu 90 Prozent Frauen und junge Mädchen, abhängig sein? Vom Essen wohl kaum, oder? Nein – vom Hunger. Die Drogen von Magersüchtigen entstehen in ihren eigenen Körpern als Folge des rigorosen Nahrungsverzichts und des meist exzessiv betriebenen Sports. Es sind Endorphine, Substanzen, die der Körper ausschüttet, um uns über lebensbedrohliche Streßsituationen hinwegzuhelfen, wie sie schwere Verletzungen, (Ver-) Hungern und Extremsport darstellen. Das berühmte »Runners high«, das Hochgefühl, über das Langstreckenläufer und andere Extremsportler berichten, geht ebenfalls auf Endorphine zurück.

Bei Magersüchtigen findet man erhöhte Werte der Hormone ACTH und Cortisol im Blut. Cortisol ist *das* Streßhormon des Körpers, und ACTH steht in engem Zusammenhang mit den Endorphinen. Diese werden aus dem gleichen Vorläufer gebildet wie ACTH. Endorphine wirken wie Morphium: Sie dämpfen nicht nur Schmerzen, sie euphorisieren und können sogar abhängig machen. Darüber hinaus senken sie auch die Spiegel der Sexualhormone LH und FSH, die Körpertemperatur, den Puls, den Blutdruck, und sie verlangsamen die Atmung. Alles Symptome, die man auch bei Magersüchtigen beobachtet.

Die Bulimie »funktioniert« ganz ähnlich, denn Erbrechen bedeutet für die Betroffenen ebenfalls unglaublichen Streß. Wer seine Nahrung ständig erbricht, leidet Hunger – selbst wenn sich am Gewicht nicht viel ändert. Zudem verwenden Bulimie-Kranke häufig Abführmittel; dadurch verliert der Körper wesentlich mehr Flüssigkeit als normal, was ebenfalls Streß bedeutet. Wie bei der Magersucht sind die Cortisol- und ACTH-Spiegel erhöht.

Als man Magersüchtigen Naloxon gab, einen Endorphin-Blocker, der zur Behandlung von Heroin-Überdosen verwendet wird, verschwanden die beschriebenen körperlichen Symptome. Gleichzeitig fiel auf, daß die Frauen nach der Naloxon-Behandlung ängstlich und depressiv wurden und unter Entzugserscheinungen litten. Das beweist, daß die Magersucht tatsächlich eine Sucht ist. Aber während Menschen, die das verrufene Heroin konsumieren, im allgemeinen die Folgen kennen, sind Diätwillige überzeugt, etwas für sich und ihre Gesundheit zu tun.

Offenbar verstellen gesellschaftliche Normen und Modetheorien den Blick für die Ursachen. Dazu gehört unter anderem die populäre Vorstellung, Eßstörungen seien vor allem eine Folge von sexuellem Mißbrauch. Es kann schon sein, daß sich unter Eßgestörten auch Patienten befinden, die in ihrer Kindheit mißbraucht wurden. Aber erst eine konsequente Diät – aus welchen Gründen auch immer – führt bei vielen Menschen in eine Eßstörung. *Jeder*, der mit der Droge Hunger in Kontakt gerät, läuft Gefahr, süchtig zu werden – egal wie seine sexuelle Vergangenheit aussieht.

Genaugenommen sind Anorexie und Bulimie eine mittelbare und unbeabsichtigte Folge der Ernährungsaufklärung. Das heute vorherrschende Schlankheitsideal gilt nunmehr seit Jahrzehnten als Zeichen von Gesundheit und Gesundheitsbewußtsein. Wer davon abweicht, muß Spott, Verachtung oder Mitleid ertragen. Aber auch viele andere, die nur glauben, zu dick zu sein, versuchen, mit Sport und Diät Beachtung und Anerkennung zu erheischen.

In den USA befassen sich bereits Fünfjährige mit Diäten, in Deutschland ist das Einstiegsalter mit der Einführung der »Fünf am Tag«-Kampagne in die Kindergärten stark gesunken: Heute kommen schon Vierjährige mit Eßstörungen in die Klinik. Immer mehr Kinder halten sich für zu dick und entwickeln ein problematisches Eßverhalten. Jede dritte Gymnasiastin macht sich nach dem Essen Sorgen, zu dick zu werden. Über 50 Prozent glauben, sie hätten zu starke Oberschenkel. Und viele versuchen, ihr Körpergewicht mit Diäten, Sport, Zigaretten und Medikamenten zu kontrollieren.

Bei einer Befragung von 230 Kindern der 3. und 4. Klassen in Weimar zeigte sich, daß 53 Prozent der Mädchen und 42 Prozent der Jungen ein dünneres Idealbild ihrer eigenen Figur vorziehen. Selbst von den normalgewichtigen Kindern wäre ein Drittel gerne schlanker! Außerdem haben bereits 40 Prozent aller 8- bis 12jährigen erste Abnehmversuche hinter sich. Als Auslöser für die Gewichtssorgen der Grundschüler wurden kritische Äußerungen der Eltern an Figur und Eßverhalten der Kinder identifiziert sowie das Diätverhalten der Eltern. Dazu kamen Hänseleien bzw. fehlende Anerkennung durch Mitschüler und der Einfluß der Medien.

Der erste bundesweite Kinder- und Jugendgesundheitssurvey (KiGGS), den das Robert Koch-Institut kürzlich vorlegte, untersuchte nicht nur, wie viele Kinder zu dick sind, sondern fragte auch nach dem Eßverhalten. Ergebnis: 22 Prozent (bei 17jährigen Mädchen 30 Prozent!) der Kinder und Jugendlichen weisen Auffälligkeiten in ihrem Eßverhalten auf. Das heißt, es besteht der konkrete Verdacht auf Eßstörungen. Seltsamerweise berichtet über diese alarmierenden Zahlen fast niemand, obwohl mehr Kinder und Jugendliche davon betroffen sind als vom angeblichen Übergewicht. Übrigens ist der Anteil der Essensauffälligen in der Unterschicht fast doppelt so hoch wie in der Oberschicht (27,6 zu 15,5 Prozent) – ob das wohl auch am Fast food liegt?

So schrecklich diese Entwicklung ist, sie war vorhersehbar. Schon im Jahr 1999 wurde eine australische Studie veröffentlicht, die knapp 2 000 Schülerinnen und Schüler im Alter zwischen 14 und 15 Jahren drei Jahre lang beobachtet hatte. In dieser Zeit hielten zwei Drittel der Mädchen eine mehr oder weniger strenge Diät. Von den Mädchen mit einer strengen Diät entwickelte jede Fünfte (!) innerhalb eines Jahres eine Eßstörung. Bei einer moderaten Diät war »nur« jede Vierzigste betroffen, während bei denen, die generell auf Diäten verzichteten, nur bei einer von 500 Schülerinnen ein gestörtes Eßverhalten diagnostiziert wurde. Die Autoren folgern: »Diäten sind der sichere Hinweis für eine beginnende Eßstörung.«

Schlankheit und das Abnehmen als ein Weg dorthin wurden mit Steuermitteln propagiert – ohne daß man sich vorher über die Konsequenzen solcher Empfehlungen Gedanken gemacht hätte. Ob man im Unterricht Kalorien zählt und Übergewicht als Bilanzproblem darstellt oder ob auf dem Schulhof Drogen verteilt werden – der Unterschied ist geringer, als viele wahrhaben möchten.

→ Unsere **Kinder** werden immer dicker
→ Dicke **Kinder** müssen unbedingt abnehmen
→ **Vegetarier** essen aus ethischen Gründen kein Fleisch

Literatur:
T. Paul, V. Pudel: Bulimia nervosa: Suchtartiges Eßverhalten als Folge von Diätabusus? Ernährungs-Umschau 1985/32/S.74
M.J. Maloney et al.: Dieting behavior and eating attitudes in children. Pediatrics 1989/84/S.482
R.J. Tuschl: From dietary restraint to binge eating: some theoretical considerations. Appetite 1990/14/S.105
H.F. Huebner: Endorphins, eating disorders and other addictive behaviors. New York 1993
C.G. Fairburn et al.: Binge eating and bulimia nervosa: distribution and determinants. In: C.G. Fairburn, G.T. Wilson (Eds.): Binge eating. Nature, assessment, and treatment. New York 1993, S.123
J.M. Diehl: Soziale Normen im Ernährungsverhalten junger Frauen. Dokumentation eines BdA Symposiums in Köln. Neueste Antworten auf Ernährungsfragen. (1996) S.5
H. Bergh, P. Södersten: Anorexia nervosa, self-starvation and the reward of stress. Nature Medicine 1996/2/S.21
G.C. Patton et al.: Onset of adolescent eating disorders: population based cohort study over 3 years. British Medical Journal 1999/318/S.765
U. Berger et al.: Gewichtssorgen und Diätverhalten bei Kindern in der 3. und 4. Klasse. Psychotherapie, Psychosomatik, Medizinische Psychologie 2005/55/S.331
Autorenkollektiv: Dicke Kinder, dünne Erkenntnis. EU.L.E.nspiegel – Wissenschaftlicher Informationsdienst des Europäischen Institutes für Lebensmittel- und Ernährungswissenschaften e.V. 2003/9/H.5–6
B.M. Kurth: Symposium zur Studie von Kindern und Jugendlichen in Deutschland. Bundesgesundheitsblatt-Gesundheitsforschung-Gesundheitsschutz 2006/49/S.1050

Mangel im Überfluß
Viele Menschen leiden heutzutage Mangel im Überfluß

So gut ist es uns noch nie gegangen: Dank Kühlschrank, Kanalisation und Krankenversicherung, dank wirtschaftlichem und technischem Fortschritt sowie globalem Handel fehlt es uns an nichts – außer an Zufriedenheit. Daß wir so alt werden wie noch nie zuvor in der Menschheitsgeschichte, zählt nicht, irgendwo muß ein Haken sein. Das ist das Prinzip des christlichen Abendlandes: Die Erde ist ein Jammertal, paradiesische Zustände erwarten uns allenfalls im Jenseits. Da es also keine offensichtlichen Nährstoffmängel mehr zu beklagen gab, mußten solche erfunden werden, die nur »noch nicht« erkennbar sind.

Daher stammt das Lamento, weite Teile der Bevölkerung litten unter einem »subklinischen Mangel« an Vitaminen, Spurenelementen oder sonstigen Inhaltsstoffen unserer Nahrung. Als Beleg müssen gewöhnlich niedrige Plasmaspiegel herhalten, die mit gewissen Krankheiten korrelieren. Zum Beispiel haben Raucher niedrigere Carotinspiegel im Blut und erkranken häufiger an Lungenkrebs. Dies kann a) Zufall sein, b) der Hinweis auf einen Mangel, der Krebs begünstigt, oder c) eine Schutzreaktion des Körpers gegenüber der krebsfördernden Wirkung des Vitamins.

Wir sind durch Presse und Vitaminanbieter darauf »geeicht«, in solchen Situationen nur eine Alternative in Erwägung zu ziehen, nämlich b), die »Mangelhypothese«, auch wenn wissenschaftliche Studien seit Jahrzehnten die Auffassung c) stützen, also die These, daß sich der Körper davor schützen möchte. Statt sich voreilig auf eine »allgemein anerkannte« Antwort festzulegen, sollte man besser alle logischen Möglichkeiten durchdenken – auch solche, die ungewohnt sind oder, noch wichtiger, die keinen kommerziellen Nutzen versprechen.

Die Anbieter von Nahrungsergänzungsmitteln bedienen sich ebenso wie die sogenannte orthomolekulare Medizin gern des Denkschemas »b)«, um teure Pillen und Pülverchen an den Mann zu bringen. Aber unser Körper versucht in jeder Lebenssituation, sich an die Gegebenheiten anzupassen, Schaden abzuwenden oder – im Falle einer Krankheit – Heilung herbeizuführen. Dafür regelt er über die Homöostase die Konzentrationen wichtiger Substanzen und verändert sie entsprechend den äußeren und inneren Bedingungen. Es wäre sinnvoller, bei sinkenden Blutwerten erst einmal nach dem biologischen Zweck zu fragen, statt gleich einen Mangel zu verkünden. Beispielsweise trachtet der Körper danach, den Krankheitserregern die für sie lebenswichtigen Wachstumsfaktoren, zum Beispiel Eisen, zu entziehen. Der Fachmann hingegen beobachtet, daß eine Infektion mit einem niedrigen Eisenspiegel einhergeht, und kombiniert: Eisenmangel schwächt das Immunsystem …

Aufschlußreiche Beispiele geben Vitamin B_2 (Riboflavin) und Folsäure ab, die besonders in Malariagebieten »Mangelware« sind. In bester Absicht verabreichten Ärzte den Menschen die »fehlenden« Vitamine – und mußten zu ihrem Entsetzen feststellen, daß sie daraufhin wesentlich mehr Malariapatienten zu behandeln hatten! Beide Vitamine werden von den Malariaerregern im Blut für die Vermehrung gebraucht, und deshalb profitierten diese zuallererst von den Vitaminpillen. Der »Mangel« hatte offensichtlich den biologischen Sinn, die Parasiten kurzzuhalten, und war vom Körper gezielt herbeigeführt worden. Da manche Medikamente zur Malariaprophylaxe ebenfalls über eine

Senkung der Vitaminspiegel wirken, können Vitamingaben zur Verhinderung eines vermeintlichen Mangels ungewollt gefährliche Krankheiten fördern.

→ **Beta-Carotin** schützt Raucher vor Lungenkrebs
→ **Nährwertempfehlungen** sind wissenschaftlich begründet
→ Alle **Vitamine** sind lebenswichtig

Literatur:
H. Glatzel: Sinn und Unsinn der Vitamine. Stuttgart 1987
R. Rivlin: The clinical significance of micronutrients in relation to immune functions. Annals of the New York Academy of Sciences 1990/587/S.55
G.T. Keusch: Micronutrients and susceptibility to infection. Annals of the New York Academy of Sciences 1990/587/S.181
C.L. Keen, M.E. Gershwin: Nutrient modulation of autoimmune disease. Annals of the New York Academy of Sciences 1990/587/S.208
V. Herbert: Destroying immune homeostasis in normal adults with antioxidant supplements. American Journal of Clinical Nutrition 1997/65/S.1901
D.I. Thurnham: B-carotene, are we misreading the signals in risk groups? Some analogies with vitamin C. Proceedings of the Nutrition Society 1994/53/S.557
E.D. Weinberg: Cellular acquisition of iron and the iron-withholding defense against microbial and neoplastic invasion. In: R.B. Lauffer (Eds.): Iron and human disease. Boca Raton 1992, S.179

Milch
»Milch macht müde Männer munter«

... verkündeten einst die Werbetexter der Milchwirtschaft, um den Powerstoff von der Weide »sexier« zu machen. Heute sollen Ärzten und Ernährungsberaterinnen zufolge Milch und Milchprodukte zwar den heimtückischen Knochenschwund im Alter aufhalten, dafür aber mit ihren 3,5 Prozent Fett den Trinker ins Übergewicht treiben – ganz abgesehen von den Gefahren des Cholesterins (siehe dort). Milch sei kein Getränk, sondern ein Nahrungsmittel, pflegen Ökotrophologinnen reflexartig einzuwenden, wenn Schulmilchprogramme ins Leben gerufen werden sollen – ganz so, als ob Nahrung etwas

Verwerfliches sei. Inzwischen scheint sich das Blatt zu wenden, seit Minister Seehofer das Thema zur Chefsache erklärt hat. In der Tat kommen mittlerweile viele Kinder »ungefrühstückt« in die Schule. Aber auch wenn man ihnen statt einer Wurstsemmel oder einem Käsebrot nur einen Apfel und Fencheltee mitgibt, reicht das ihrem energiehungrigen jungen Körper natürlich nicht. Insofern ist Milch – die ja von der Natur für den Nachwuchs designed wurde – ein durchaus nahrhaftes und sinnvolles Lebensmittel für Kinder.

Nicht zuletzt weil das so ist, wurden Tonnen von Milchpulver – die trockengelegten Milchseen der EU – nach Afrika geschickt, um dort die unterernährten Kinder vor dem Hungertod zu retten. Doch statt endlich satt zu werden, starben nicht wenige an den Durchfällen, die nach dem Genuß der guten Milch einsetzten. Die meisten Afrikaner vertragen nämlich keine Milch. Diese Unverträglichkeit mit der wissenschaftlichen Bezeichnung »Lactoseintoleranz« ist auch in anderen Bevölkerungsgruppen mehr oder weniger weit verbreitet. In Deutschland, Österreich und der Schweiz bekommen zwischen 12 und 18 Prozent der Erwachsenen auf Milch Bauchschmerzen, Blähungen, dünne Stühle oder Durchfälle. In Schweden trifft es nur jeden hundertsten, in Italien jeden zweiten, in China und Thailand sehr viel mehr. Wie sind diese frappierenden Unterschiede zu erklären?

Milch ist reich an all jenen Nährstoffen, die ein heranwachsender Körper benötigt. Dazu gehört auch Milchzucker (Lactose), der die Darmflora des Säuglings stabilisiert, sozusagen ein natürliches Prebiotikum. Um diesen Milchzukker zu verwerten, benötigt der Körper ein Enzym namens Lactase. Alle Säugetiere, auch Menschen, bilden Lactase, bis sie entwöhnt sind, also keine Muttermilch mehr brauchen. Lactoseintoleranz sollte also beim Erwachsenen der Normalfall sein. Warum sie es vielerorts nicht ist, dafür bietet der Anthropologieprofessor Marvin Harris eine ökologische Erklärung: Lichtmangel.

Als die Menschen begannen, die äquatorfernen Weltregionen zu besiedeln, mußten sie sich an weniger Licht und kältere Temperaturen anpassen. Licht wird aber für die Vitamin-D-Bildung gebraucht, die in der Haut abläuft. Und Vitamin D ist der Calciumtransporteur, ohne den die Knochen nicht ausreichend mit dem Mineral versorgt werden. Folge: Rachitis bei Kindern, Osteomalazie und Osteoporose bei Erwachsenen. Diese Erkrankungen drohen also, wenn die Haut zuwenig Sonne sieht – entweder weil sie wegen der Kälte ständig bedeckt ist oder weil nicht genügend Licht vorhanden ist oder beides.

Auswege aus diesem Dilemma eröffneten sich mit zwei »Erbschäden«, sprich Mutationen. Bei Menschen, die weniger Farbpigmente in der Haut besaßen, konnte mehr Licht für die Vitamin-D-Bildung eindringen. Deshalb sind die

Nordlichter besonders hellhäutig. Außerdem behielten manche Individuen die Fähigkeit zur Lactaseproduktion bei, als sie dem Säuglingsalter entwachsen waren. Da Milchzucker ebenfalls als Calciumtransporteur fungieren kann, half auch das, den Lichtmangel zu kompensieren. Allerdings brauchte man dann natürlich Milchspender: Das war der Anfang der Milchwirtschaft.

Lactoseintoleranz finden wir heute vor allem in tropischen Regionen mit reichlicher Sonneneinstrahlung, und bei Menschen, die aus solchen Ländern stammen. Dabei ist zu bedenken, daß überall dort, wo die Menschen einst als Nomaden lebten, Milch gut vertragen wird. Auch unter den Volksgruppen Asiens gibt es einige mit »nomadischer« Vergangenheit. Das ist der Grund für den wachsenden Milchmarkt im multiethnischen China, obwohl viele Bürger im Reich der Mitte Milch nicht vertragen, ja sich vor ihr ekeln. Die Lactosemalabsorption ist selbst in unseren Breiten keineswegs ganz verschwunden und häufig Ursache für chronische Verdauungsstörungen. Davon können auch Kinder, in Einzelfällen sogar Säuglinge betroffen sein. Dabei läßt sie sich mit einfachen Testverfahren feststellen (Lactose-Toleranztest, H_2-Atemtest).

Wer unter Lactoseintoleranz leidet, muß nicht nur bei Milch vorsichtig sein. Zwar sollten Milchprodukte, die unter der Mitwirkung von Milchsäurebakterien hergestellt werden, kaum Lactose enthalten, weil erstens bei der Dicklegung mit der Molke ein Teil entfernt wird und weil zweitens die Mikroorganismen Enzyme besitzen, mit denen sie den Milchzucker abbauen. Deshalb wird Joghurt oft besser vertragen als Milch. Allerdings setzt man heute vielen Milchprodukten lactosehaltiges Molken- und Milchpulver zu. Besonders problematisch für Menschen mit Lactoseintoleranz ist die Tatsache, daß auch viele Lebensmittel (zum Beispiel Fertigsuppen, Süßwaren oder Backwaren) und Medikamente Lactose enthalten.

→ Milch schützt vor **Osteoporose**
→ **Sojamilch** ist für Säuglinge besser als Kuhmilch
→ **Probiotika** helfen der Darmflora auf die Sprünge

Literatur:
B. Cochet et al.: Effects of lactose on intestinal calcium in normal and lactase-deficient subjects. Gastroenterology 1983/84/S.935
M. Harris: Wohlgeschmack und Widerwillen. Die Rätsel der Nahrungstabus. Stuttgart 1988
W.H. Durham: Coevolution: genes, culture, and human diversity. Stanford 1991

Bei Gewitter wird die Milch sauer

Sie haben schon immer gewußt, daß das ein Ammenmärchen ist? – Ausnahmsweise steht der Irrtum nicht in der Überschrift, sondern im ersten Satz. Die Ammen wußten sicher nicht, warum, doch ihre Beobachtung war richtig.

Falsch hingegen ist die populäre Erklärung, das Sauerwerden der Milch habe damit zu tun, daß es bei Gewitterstimmung warm ist, was die Milchsäurebakterien besonders anspornen würde. Läge es an der Temperatur, würde an heißen Tagen die Abkühlung durch ein Gewitter das Sauerwerden eher hinauszögern. Außerdem hilft bei einem herannahenden Gewitter selbst der beste Kühlschrank nichts. Was sich da abspielt, ist höhere Gewalt. Nein, keine göttliche, sondern eine alles durchdringende Naturgewalt.

Ein anderes Lebensmittel gab Anlaß, das geheimnisvolle Phänomen zu verfolgen: die Gelatine. Bei schwülem Wetter wollen Puddings und Sülzen trotz genauer Einhaltung des Rezepts nicht gelingen, die Gelatine bleibt flüssig. Das ist nicht nur in der Küche ärgerlich, sondern auch überall dort, wo Gelatine zu industriellen Zwecken gebraucht wird. Zum Beispiel in Druckereien. Beim Kupfertiefdruck kam es deshalb regelmäßig zu Störungen und Produktionsausfällen. Aufwendige Vollklimatisierung zeigte überhaupt keine Wirkung, die Gelatine war so aufsässig wie zuvor.

Hans Baumer, Mitarbeiter einer Münchner Druckerei, fand den Schlüssel zur Erklärung anhand der sogenannten »Dunkelblitze«. Sie waren längst aus der Gewitterforschung bekannt. Wenn wir einen Blitz sehen, sehen wir nur das Endstadium der Entladung. Zuvor finden zahlreiche kleine – für unser Auge unsichtbare – Entladungen statt, die den später sichtbaren Blitzkanal schrittweise von oben herab »freiblitzen«. Weil diese Impulse nur eine millionstel Sekunde dauern und weitab vom Spektrum des sichtbaren Lichts »leuchten«, sehen wir sie nicht. Der richtige Blitz folgt Sekundenbruchteile später.

Baumer erkannte, daß es auch bei heiterem Himmel ständig zu solchen Dunkelblitzen kommt, die heute auch als »Impulsstrahlung« oder »Sferics« bezeichnet werden. Das Wetter wirft seine Schatten, das heißt Sferics voraus, zum Beispiel, wenn sich ein Tiefdruckausläufer unter ein Hochdruckgebiet schiebt. Die »Reibungsfläche« zwischen den beiden Zonen lädt sich elektrisch auf. Die Entladungen sind als Sferics über Hunderte von Kilometern Entfernung meßbar und auch wirksam. Ihre Strahlung ist durchdringend, weder eine Klimaanlage noch ein Kühlschrank schirmen sie ab.

Bereits in den fünfziger Jahren war man in der Biologischen Bundesanstalt für Land- und Forstwirtschaft in Braunschweig der rätselhaften Wetterstrahlung auf der Spur, ohne sie jedoch erklären zu können. Dort schmolzen die Forscher Bakterienkulturen in Reagenzgläser ein. Einflüsse wie Luftionen, Luftdruck oder Feuchtigkeit schieden damit von vornherein aus. Dennoch reagierten die Mikroben – egal, ob Krankheitserreger oder die gemeine Bäckerhefe – in typischer Weise auf Hochdruck- und Tiefdruckgebiete.

So ist es wohl kaum ein Zufall, daß das gesamte Gärungsgewerbe, das von der Lebenstätigkeit der Mikroben abhängig ist, unter der Wetterstrahlung leidet. Bei Gewitterneigung will der Joghurt nicht fest werden. Kündigt sich ein Wetterumschwung an, dauert das Buttern erheblich länger. Die Brauer beklagen einen schalen Geschmack ihres Bieres. Auch die Bäcker kennen die Tücke der Sferics. Bei Gewitterneigung macht der Sauerteig Sperenzchen, es kommt zu Fehlgärungen; nähert sich ein Hochdruckgebiet, so gären Hefe und Sauer in Rekordzeit, schlägt das Wetter um und wird es kälter, muß sich der Bäcker mit Geduld wappnen. Mit der Temperatur hat dieses Phänomen herzlich wenig zu tun, da die Folgen auch im Gärschrank mit seinem konstanten Klima uneingeschränkt sichtbar sind.

→ Ein Löffel in der **Sekt**flasche verhindert, daß die Kohlensäure entweicht

Literatur:

H. Baumer: Sferics. Die Entdeckung der Wetterstrahlung. Reinbek 1987

H. Bortels: Beziehungen zwischen Witterungsablauf, physikalisch-chemischen Reaktionen, biologischem Geschehen und Sonnenaktivität. Unter besonderer Berücksichtigung eigener mikrobiologischer Versuchsergebnisse. Naturwissenschaften 1951/38/S.165

M. Winckel: Vom Sauerwerden der Milch und Verflüssigung von Gelatine an schwülen Tagen. Die Volksernährung 1930/5/S.175

Mittelmeerdiät
Die mediterrane Küche ist das Vorbild für die Mittelmeerdiät

Das wäre wunderschön, doch leider beinhaltet die mediterrane Küche so ziemlich alles, was deutsche Ernährungsexperten strikt ablehnen: Morgens ein knappes, aber sehr süßes Frühstück – das mancherorts auch nur aus einem Gläschen Ouzo bestehen kann. Mittags statt einer Schüssel Rohkost eine dampfende Zwiebelsuppe, überbacken mit fettem Käse, dazu knuspriges Weißbrot. Als Hauptmahlzeit am Abend entweder Pizza oder saftiges Fleisch vom Grill, natürlich schön durchwachsen. Dazu ein paar salzige, fettreiche Oliven. Das butterweiche (sprich totgekochte) Gemüse schwimmt seit Stunden im Öl. Dazu eine Flasche Chianti, Retsina, Rioja oder Beaujolais, ohne die wagt hier niemand von Eßkultur zu sprechen. So hat es wohl jeder, der schon einmal als Tourist am Mittelmeer weilte, erlebt und genossen.

Im krassen Gegensatz dazu steht, was die Deutsche Gesellschaft für Ernährung (DGE) als »Mittelmeerdiät« (mit der Betonung auf »Diät«) definiert hat und in Artikeln, Büchern und Broschüren verbreitet: Fleisch von »Hammel, Lamm, Schwein« sollten »eher selten verzehrt« werden, dafür aber reichlich »Nüsse, Kerne und Samen«. Was wie Ratschläge zur Winterfütterung von Eichhörnchen klingt, soll angeblich die typische Ernährung der Bevölkerung in »Kreta und Griechenland« sowie in »Süditalien« beschreiben. Eine Konsensuskonferenz der Weltgesundheitsorganisation gelangte sogar zu dem Schluß, »rotes Fleisch« dürfe nur einige »wenige Male im Monat« gegessen werden.

Und tat man sich bisher schon schwer, den mäßigen Konsum von Alkohol zuzugestehen, so ist dieses anrüchige Produkt neuerdings gar nicht mehr Bestandteil der »Ernährungspyramide« der postmodernen »traditionellen mediterranen Kost«. Statt Weißbrot aßen die Mittelmeeranrainer angeblich jeden Tag reichlich »dunkles« Vollkornbrot, dazu jede Menge Rohkost (allen Ernstes werden im Sprachrohr der DGE, der »Ernährungs-Umschau«, als Beispiel für Rohkost Auberginen genannt). An diesen leckeren Salat gießen sie nun vorsichtig »heimisches Rapsöl«. Böörks! Damit gelingt es der deutschen Ernährungselite, nicht nur Alltagserfahrung und den störenden gesunden Menschenverstand außen vor zu halten, sondern auch so ziemlich alle wissenschaftlichen Ergebnisse der letzten Jahrzehnte auf den Kopf zu stellen.

Auslöser für das Interesse an der Mittelmeerküche war eine groß angelegte Untersuchung, die sogenannte Sieben-Länder-Studie, die klären sollte, welcher

Zusammenhang zwischen der Ernährung und dem Auftreten von koronaren Herzerkrankungen besteht. Dazu befragte man in den fünfziger und sechziger Jahren Menschen in Finnland, Holland, Italien, Griechenland, Jugoslawien, Japan und den USA nach ihren Ernährungsgewohnheiten und verglich diese Angaben mit den statistischen Daten zur Häufigkeit von Herzinfarkten und anderen Erkrankungen, die auf der Verengung der Herzkranzgefäße beruhen sollen. Dabei bestätigte sich zum wiederholten Mal, daß koronare Herzerkrankungen in den Mittelmeerländern seltener diagnostiziert werden als in den nördlichen Industrienationen.

Aber irgendwie wollte das nicht in das traditionelle Bild passen: Denn der Fettkonsum ist rund ums Mittelmeer traditionell sehr hoch, und Kreta hat wohl den höchsten in ganz Europa. Hier nehmen die Bewohner über 40 Prozent ihrer Kalorien in Form von Fett, insbesondere Olivenöl zu sich. Und genau hier ist – laut Sieben-Länder-Studie – Herzinfarkt fast unbekannt. Woran die Kreter statt dessen sterben, gehört allerdings bis heute zu den großen Rätseln der Ernährungsepidemiologie. Besonders peinlich für die Fachwelt: Olivenöl enthält kaum mehrfach ungesättigte Fettsäuren, die bislang als das gesundheitliche Nonplusultra gegolten hatten. Es half nichts, Olivenöl mußte – dank großzügiger finanzieller Beihilfen der EU – ins Weltbild integriert werden. So wurden die vormals geschmähten einfach ungesättigten Fettsäuren des Olivenöls ab sofort ebenso gesund wie mehrfach ungesättigte.

Das rief die Konkurrenz auf den Plan und inzwischen rudert man schon wieder zurück. Seit der Konsensuskonferenz der Weltgesundheitsorganisation im Januar 2000 in London ist wieder das Gegenteil wahr. Seither soll die klassische mediterrane Ernährung wieder reich an den gesunden mehrfach ungesättigten Fetten gewesen sein. Aber warum in aller Welt hat das bisher niemand gemerkt? Weil man wichtige Details des Olivenanbaus übersehen habe: »In Jahren mit schlechter Olivenernte oder in den höher gelegenen Regionen, wo Oliven eingeschränkt angebaut werden« (etwa auf den Berggipfeln Kretas?), konsumieren Griechen kaum Olivenöl, sondern notgedrungen andere Öle aus einheimischen »Nüssen, Kernen und Samen«, deren Namen man vornehm verschweigt. Die hätten nämlich die passenden Fettsäuren und müssen daher für die niedrigeren Infarktraten verantwortlich sein.

Sollte Olivenöl im Mittelmeerraum tatsächlich eine typische Mangelware gewesen sein? Hatten die Kreter womöglich keine Gelegenheit, auf dem Handelswege an derart exotische Güter zu gelangen? Solche Überlegungen – so unglaublich und irrational sie auch klingen mögen – werden ernsthaft auf Kongressen von Ernährungsexperten diskutiert und dann mit Steuergeldern als quasi-amtliche Verlautbarungen unters hiesige Volk gebracht. Den Griechen erzählt man diesen Blödsinn natürlich lieber nicht.

Und wie steht es um den Wahrheitsgehalt der übrigen Mittelmeer-Empfehlungen? Etwa, daß die Menschen im Mittelmeerraum ihr gesundes Herz dem Verzicht auf Fleisch und tierisches Fett zu verdanken hätten. Das Gegenteil trifft zu: Die Franzosen essen viel tierisches Fett und Cholesterin in Form von Käse und erfreuen sich einer vergleichsweise niedrigen Herzinfarktrate. In Spanien geht die Herzinfarktrate seit etwa 30 Jahren kontinuierlich zurück. Parallel dazu sank der Brot- und Gemüseverbrauch, und der Verzehr von Fleisch und Käse vervielfachte sich. Auch der Fettkonsum nahm zu.

Nach den Statistiken der Zentralen Markt- und Preisberichtsstelle (ZMP) verbrauchen die Italiener 90 Kilo Fleisch pro Kopf und Jahr, die Deutschen 93 Kilo, die Franzosen bringen es auf 110 Kilo und die Spanier gar auf 117 Kilo (alle Zahlen sind der Bruttokonsum). Überflüssig zu sagen, daß man in diesen Ländern nach Rohkost, Rapsöl oder »dunklen« Brotsorten lange suchen muß. Lediglich Vollkornreis und Vollkornnudeln haben deutsche Touristen bereits in italienischen Supermärkten gesichtet – in der Hundefutterabteilung.

Insgesamt betrachtet, glichen sich die Ernährungsgewohnheiten rund ums Mittelmeer in den letzten Jahrzehnten mehr und mehr der ungesunden »Western diet« (so die englische Bezeichnung für die Ernährungsweise in den Industrienationen mit hoher Lebenserwartung) an, während Erkrankungen des Herz-Kreislauf-Systems im gleichen Zeitraum zurückgingen. Egal wie man die Daten im einzelnen wertet, eine Schlußfolgerung läßt sich auf jeden Fall begründen: Die gesunde Ernährung im Mittelmeerraum verstößt in nahezu jeder Hinsicht gegen unsere über Jahrzehnte gepredigten Ernährungsempfehlungen. Ob die Menschen dort tatsächlich länger leben oder nur älter aussehen, ist bis heute ungeklärt.

Sofern man die Unterschiede in den Todesursachen rund ums Mittelmeer im Vergleich zu den nördlicheren Industriestaaten unbedingt auf Ernährungsgewohnheiten zurückführen will, dann sind es wohl weniger die geheimnisvollen »Kerne und Samen« auf Kreta und ganz sicher nicht »dunkles Brot« in Sizilien oder Alkoholabstinenz in Frankreich. Wenn schon Ernährung, dann bietet sich eine politisch ziemlich unkorrekte Gemeinsamkeit als des Rätsels Lösung an: Die Sieben-Länder-Studie weist für die Mittelmeerregionen mit 43 Gramm pro Kopf und Tag den höchsten Alkoholkonsum aus (das ist ein halber Liter Wein für jedermann, vom Säugling bis zur Greisin).

Doch wer garantiert uns, ob das, was in der Hitze des griechischen Sommers auf den Tisch kommt, auch einen Nordseeanrainer bei Wind und Wetter auf dem Damm hält? Sollen die Heringsfischer vielleicht im Watt Auberginen anbauen? Und sich die Milcherzeuger auf die Produktion von Olivenöl verlegen? Was verleitet uns dazu, zu glauben, das Heil läge in der Kost der Eskimos, der Hunza oder der Kreter? Warum sind uns unsere eigenen, unsere landestypischen Speisen so fremd geworden, daß wir glauben, ihretwegen eines schönen Tages an einer »ernährungsbedingten Krankheit« sterben zu müssen? Mit der gleichen Logik, mit der man dem Holsteiner Mittelmeerkost empfiehlt, könnte man den Kretern Labskaus empfehlen, um jenen Krankheiten vorzubeugen, die in Regionen mit traditionell hohem Labskausverzehr seltener vorkommen. Glauben Sie, daß die Kreter darauf reinfallen würden?

→ **Alkohol** ist immer noch eines der größten Gesundheitsrisiken
→ Die richtigen Fettsäuren machen das **Olivenöl** so wertvoll
→ **Japan** beweist, daß eine fettarme Ernährung vor Herzinfarkt schützt

Literatur:

T. Hambüchen (Ed.): Agrarmärkte in Zahlen – Europäische Union 2000. Bonn 2000
E.A. Trautwein et al.: Ist die mediterrane Ernährung eine empfehlenswerte Ernährungsweise? Ernährungs-Umschau 1998/45/S.359
L. Serra-Majem et al.: How could changes in diet explain changes in coronary heart disease mortality in Spain? American Journal of Clinical Nutrition 1995/61/S.1351S
C. La Vecchia et al.: Trends in mortality from major diseases in Europe 1980–1993. European Journal of Epidemiology 1998/14/S.1
S. Renaud et al.: American Journal of Clinical Nutrition 1995/61/S.1360S
C. Küpper: Konsensus 2000 zur mediterranen Ernährung; Ernährungs-Umschau 2000/47/S.116
Anon.: Coronary heart disease in seven countries. XVII. The diet. Circulation 1970/41–42, Suppl I/S.162

Muckefuck
Muckefuck heißt soviel wie »falscher Mokka«

Den Anlaß für die Erfindung des Ersatzkaffees soll Friedrich II. gegeben haben, als er im 18. Jahrhundert die Kaffeezölle drastisch erhöhte. Daraufhin halfen französische Gärtner den unter Kaffeeentzug leidenden Berlinern aus der Not und lehrten sie, Zichorienwurzeln zu rösten, zu mahlen und aufzugießen, um dem jetzt superdünnen Bohnenkaffee zumindest eine tiefschwarze Farbe zu verliehen. Dieses Gebräu hieß bei den Franzosen »mocca faux« (falscher Mokka). Das haben die Berliner dann zu »Muckefuck« verballhornt. So wird die Geschichte in Bildungsbüchern und auf unzähligen Internetseiten kolportiert.

An dieser Story stimmt wahrscheinlich nur der Hinweis, daß Friedrich II. die Kaffeezölle erhöhte. Er ließ nichts unversucht, seine Untertanen vom Kaffeegenuß abzuhalten, damit die Gold- und Silbermünzen nicht ins Ausland abflossen, das die teuren Bohnen billig aus seinen Kolonien bezog. Ansonsten hat die populäre Interpretation ein paar Schönheitsfehler: Gegen den »mocca faux« spricht beispielsweise die Tatsache, daß es diesen Ausdruck im Französischen nicht gibt, ja daß nicht einmal die Schreibweise französisch ist (der französische Mokka schreibt sich »moka«). Zudem ist »Muckefuck« zuerst im rheinisch-westfälischen Arbeitermilieu belegt und wurde erst seit dem Ersten Weltkrieg populär. Die Berliner Schnauze sprach damals noch von »Lorke«, wenn sie einen Bohnenkaffee meinte, der mit Ersatzkaffee dunkler gefärbt war.

Der Ersatzkaffee geht auch nicht auf Friedrich den Großen und seine Hugenotten zurück. Er ist viel älter und war wohl schon vor der Ankunft des Kaffees bekannt. Denn die ersten europäischen Autoren, die den Kaffee beschreiben, vergleichen ihn bemerkenswerterweise mit dem Geschmack der Zichorienwurzel. In Europa wurde die Zichorie aber nicht nur zur Herstellung von Getränken, sondern auch als Futtermittel angebaut. Den Holländern kommt vermutlich das Verdienst zu, als erste Ersatzkaffee für den Export hergestellt zu haben – vielleicht auch um beim Weiterverkauf ihres Kaffees an die westlichen Nachbarn über eine größere preisliche Flexibilität zu verfügen. In Deutschland ist eine fabrikmäßige Herstellung von Zichorienkaffee seit 1763 belegt. Die Produktionszahlen lassen vermuten, daß bis zur Mitte des letzten Jahrhunderts nicht nur der Muckefuck selbst, sondern auch ein erheblicher Teil des »Bohnenkaffees« aus Muckefuck bestanden hat.

Natürlich wurde der Muckefuck mit dem Hinweis verkauft, er sei gesünder als der »Heidentrunk«. Der falsche Kaffee stärke, so die ärztlichen Gutachten, die Nerven, während echte Bohnen genau das Gegenteil bewirkten. Immer neue Pflanzen wurden zu Kaffee-Ersatz verarbeitet, oder wie es damals hieß: zu Damen- oder Gesundheits-Caffee. Neben Malz, Zichorie oder Eicheln kamen auch Kakaoschalen, Erdmandeln, Quecken, Lupinen, Klebkraut und Vogelbeeren zu kulinarischen Ehren. Immer neue Wunderwirkungen sollten den Verkauf der Plörre beflügeln – je nach Rohstoff. So verschaffte beispielsweise der Eichelkaffee bei »Verstopfungen der Drüsen« Erleichterung und brachte bei allen Brust- und Bauchkrankheiten baldige Heilung. Der Versuch, dem Imitat wenigstens etwas Koffein zuzusetzen, um nicht nur den Geschmack, sondern auch die Wirkung zu imitieren, scheiterte am energischen Widerspruch eifernder Ärzte.

Der populären Gesundheitswerbung durch Ärzte und Pfarrer trat der Hygieniker Friedrich Erismann entgegen und sprach von einem »diätetischen Unglück«! Der nachgemachte Kaffee liefere den Arbeitern »nur ein gemeines Spülwasser«. Der große Physiologe Max Rubner pflichtete ihm bei und schmähte den Muckefuck ebenfalls als »großes diätetisches Übel«. Noch weiter ging Professor Heinrich Boruttau vom Städtischen Krankenhaus in Friedrichshain, wo besonders Arbeiter behandelt wurden. Für ihn war der Ersatzkaffee in höchstem Grad gesundheitsschädlich, ernährungsphysiologisch wertlos und in höherer Dosis ekelerregend. Damals wurde die Ware ja nicht in luftdichten Verpackungen gehandelt, sondern erst einmal in Kellern »gereift«, bis das schwarzbraune Pulver hinreichend feucht war – vermutlich um das Gewicht zu erhöhen. Als Chemiker wußte der Professor natürlich, was sich im Dunkel des Muckefucks so alles verbarg: Geröstete Abfälle aller Art, Ziegelmehl, Wurzelwerk und was sich sonst noch an feuchtem, braunschwarzem Mist so alles findet. »Gesund« war das Gesöff damals eher weniger.

Doch die Gesundheitsfanatiker ließen sich davon nicht beeindrucken. Schließlich waren sie der Meinung, daß der Ersatzkaffee, wenn er schon nicht den stetig steigenden Kaffeekonsum der Bevölkerung verhindern könne, wenigstens den Alkohol ersetzen solle. Um die Arbeiter vom Besuch der aus dieser Perspektive höchst suspekten Biergärten und Gasthäuser abzuhalten, wurden karitative »Volkskaffeehallen« errichtet, die entgegen ihrem hochtrabenden Namen natürlich keinen Kaffee, sondern Muckefuck ausschenkten. So hatte man der »Branntweinseuche« endlich die Stirn geboten.

Die Ironie der Geschichte will es, daß der Alkohol nicht von Muckefuckfanatikern aus der religiös-ärztlich-sozialen Szene zurückgedrängt wurde, sondern vom echten Bohnenkaffee. Denn Kaffee hebt über das Koffein die Stimmung –

ohne dabei betrunken zu machen. Da der Effekt lichtabhängig ist, konnte der Kaffee den Alkohol während des Tages ersetzen. Deshalb wird heute Alkohol – im Gegensatz zu früheren Zeiten – meist erst abends getrunken, wenn die Lichtmenge abnimmt. Dieser wichtige soziale Fortschritt wäre sicherlich schneller vonstatten gegangen, hätte man den unteren Schichten statt Ermahnungen und Gesundheitslorke lieber eine gute Tasse Frühstückskaffee gegönnt.

Bleibt nur noch die Frage zu beantworten: Woher kommt nun der Begriff »Muckefuck« – nachdem das Französische als Namensgeber ausscheidet? Auch das englische Wortspiel »What the fuck is muckefuck?« hilft uns nicht wirklich weiter. Gehen wir also dorthin, wo der Begriff erstmals auftaucht, ins Rheinisch-Westfälische: Mit »Mucken« wird dort braune Stauberde oder Holzmulm bezeichnet, und »fuck« bedeutet soviel wie »faul«. Ein hübsches Wort, das nicht nur an das Aussehen und den Geruch manch eines Kaffee-Ersatz-Produktes gemahnte, es war vermutlich auch ein süffisanter Hinweis auf eines der üblichen Streckmittel.

Ach, übrigens, auf französisch heißt der Muckefuck »l'ersatz«. Schönen Gruß an die Etymologen.

→ **Kaffee** ist ein Flüssigkeitsräuber
→ **Eisbein** hat nichts mit Frost und Eis zu tun
→ **Sekt** ist deutscher Schaumwein

Literatur:
H.J. Teuteberg: Zur Kulturgeschichte der Kaffee-Surrogate. In: D.U. Ball (Ed.): Kaffee im Spiegel europäischer Trinksitten. Johann Jacobs Museum, Zürich 1991/S.169
U. Pollmer et al.: Prost Mahlzeit! Köln 2002
R. Scherer: Lebensmittel, deren Ersatzstoffe und künstliche Nährpräparate. Wien 1919
L. Diels: Ersatzstoffe aus dem Pflanzenreich. Stuttgart 1918
J. Schroeter: Aus der Geschichte der Kaffeesurrogate. Ciba-Zeitschrift 1951/11/S.4703
G. Drosdowski: Duden Etymologie. Mannheim 1963

Müsli
Ein Müsli hält länger vor als ein Marmeladebrötchen

Ein zentrales Dogma der Vollwertlehre behauptet, ein Müsli aus geschrotetem Getreide sättige anhaltender, da die komplexen Kohlenhydrate aus den Körnern erst nach und nach freigesetzt würden und darum langsamer ins Blut übergingen. Zweifel scheinen angebracht, wenn man sich die Darstellung von Versuchen ansieht, die die Protagonisten der reinen Lehre selbst durchführten, um diese Behauptung zu belegen.

Die Versuchspersonen erhielten entweder ein Standardfrühstück (mit Mischbrot, Margarine, Marmelade, Quark, Wurst, einem Apfel, Kaffee oder Tee) oder einen Frischkornbrei aus Weizen mit einem Apfel, Dickmilch, Haselnüssen plus Kaffee oder Tee. Die Kalorienmenge und die prozentuale Zusammensetzung nach Kohlenhydraten, Fett und Eiweiß war jeweils gleich. Nach dem ersten Frühstück bestimmten die Forscher alle 30 Minuten den Blutzucker. Die Ergebnisse des Versuchs sind unten zu sehen:

Änderungen im Blutzuckergehalt *in Milligramm pro Deziliter*

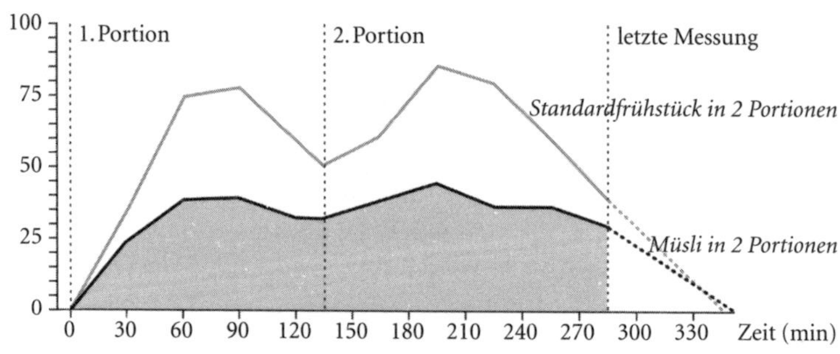

Obwohl es rechnerisch genauso viele Kalorien enthält, gelangt aus dem Müsli nur etwa halb so viel Zucker in die Blutbahn wie aus dem Standardfrühstück. Wann beide Kurven wieder bei Null ankommen, kann aus den Daten nur geraten werden.

Wir erkennen, daß der Blutzuckerspiegel nach der Müslimahlzeit tatsächlich langsamer ansteigt, aber er bleibt insgesamt deutlich *niedriger* als nach dem Standardfrühstück. Das heißt aber doch, in dem Beobachtungszeitraum gelangt aus dem Müsli sehr viel *weniger* Zucker (= Energie) in die Blutbahn als aus dem belegten Brot. Wenn der Müsli-Esser aus seinem Frühstück den vollen Energiegehalt gewinnen würde, müßte die Blutzuckerkurve entweder genauso hoch sein wie beim Brot oder aber langsamer abflachen. Die zentrale Frage lautet also: Wann kommen die Blutzuckerspiegel wieder auf dem Ausgangsniveau an? Dieser springende Punkt fehlt in der Originalarbeit leider. Offenbar wurde er von den Gießener Ernährungsexperten gar nicht erfaßt.

Wenn wir zur Selbsthilfe greifen und die Kurven in ihrer Tendenz verlängern (gepunktete Linien), treffen sie ungefähr an der gleichen Stelle zusammen. Was bedeutet das? Ganz klar: Von einer (rechnerisch) gleichen Kalorien- und Kohlenhydratmenge – das war ja Versuchsbedingung – kommt bei einem Müsli-Esser sehr viel weniger Zucker (= Energie) in der Blutbahn an als bei jemandem, der konventionell frühstückt. Rein nach der Logik sollte er damit auch früher wieder Hungergefühle verspüren, denn die sind an den Blutzuckerspiegel gekoppelt. Häufig wird allerdings das von den schwer verdaulichen Körnern hervorgerufene Magendrücken als Sättigung interpretiert.

Bleibt die Frage zum Schluß, was aus den nicht verwerteten Kalorien wird. Über diese Dreingabe fallen die im Dickdarm ansässigen Bakterien her und produzieren aus der Stärke zunächst jede Menge Traubenzucker (deshalb leiden Vollwertköstler öfter unter Darmverpilzungen als Zuckerschlecker, und deshalb lassen sich Darmpilze nicht mit »Vollkorn« verscheuchen, sooft dieses auch therapeutisch versucht wird …) und dann – unter anderem – heiße Luft.

→ Der **Frischkornbrei** ist die natürliche Nahrung des Menschen
→ **Vollwerternährung** ist ein modernes Ernährungskonzept für jedermann

Literatur:
K. von Koerber: Ernährung bei Diabetes mellitus mit kohlenhydrat- und ballaststoffreichen, gering verarbeiteten Lebensmitteln. Dissertation, Justus-Liebig-Universität Gießen, 1988
K. von Koerber: Vollwerternährung – auch und gerade für Diabetiker. Erfahrungsheilkunde 1994, Heft 9, S.521

Nährwertempfehlungen
Nährwertempfehlungen sind wissenschaftlich begründet

Woher wissen wir eigentlich, welche Nähr- und Spurenstoffe unser Körper täglich benötigt, wenn wir nicht in Kürze am Krückstock gehen wollen? Nun, jede Nation, die etwas auf sich hält, subventioniert nicht nur ihre Fußballstadien und Zirkusvorstellungen, sondern auch Fachgesellschaften, denen es obliegt, dem eigenen Volke Empfehlungen für eine gesunde Ernährung zu künden. Die Folge: Wenn's ums Essen geht, kocht jedes Land sein eigenes Süppchen. Der Bedarf des Menschen an überlebenswichtigen Stoffen hängt offenkundig in erster Linie von seinem Paß ab. Den Schweden gilt der Alkohol als größtes Übel, die Franzosen halten ihn für die beste Anti-Aging-Medizin – nach kritischer Auswertung der gleichen Studien, die zuvor die Schweden geprüft hatten.

Nicht nur jede Nation hat ihre eigenen Regeln, sondern auch jede Zeit. Gerade hier gilt das alte Bonmot, daß die gesicherten Erkenntnisse von heute unsere großen Irrtümer von morgen sind. So verkehren sich mühsam erlernte Tips unversehens ins Gegenteil: War vor Jahren noch Fleisch die hochwertigste aller Speisen, ja ein Stück Lebenskraft, wird heute einer vegetarischen Ernährung das Wort geredet. Böse Zungen werten dies als Hinweis auf eine rasante Evolution des menschlichen Verdauungstraktes, die sich präzise an den Berichtszeiträumen der Fachgremien orientiert.

In Deutschland wird die Deutsche Gesellschaft für Ernährung (DGE) dafür bezahlt, dem Staat und seinen Bürgern zu erklären, wie man richtig ißt und trinkt. In ihren »Empfehlungen für die Nährstoffzufuhr« finden sich, ordentlich aufgelistet, nach Alter und Geschlecht getrennt, aufs Komma genaue Zahlenkolonnen, die die Bedürfnisse des Deutschen definieren. Wie diese wundersamen Zahlen dorthin gekommen sind, war eines der am besten gehüteten Geheimnisse der amtlichen Ernährungswissenschaft. Die Offenbarung von Quellen und Berechnungsverfahren gehörte bisher kaum zu den Tugenden der Eingeweihten.

Offenbar kam man dazu wie die Jungfrau zum Kind. Anlaß zu dieser Vermutung gibt das ehrfürchtige Staunen über das Zustandekommen der neuen amerikanischen Zufuhrempfehlungen für Nährstoffe (Dietary Reference Intake, DRI). Diese werden von Expertengruppen nach einer streng standardisierten Methode erarbeitet: Die Kommissionen sichten Fachliteratur, analysieren Studienergebnisse und entwickeln Vorschläge. Im nächsten Schritt werden im Rahmen einer öffentlichen Anhörung weitere Wissenschaftler, fachbezogene und öffentliche Interessengruppen sowie Fachleute aus Politik und Industrie in die Diskussion mit einbezogen. Erst dann stellt die Kommission ihre Empfehlungen fertig und übergibt sie einem übergeordneten Gremium zur Veröffentlichung.

Jeder Schritt bis zur Entscheidungsfindung ist schriftlich festgehalten und kann jederzeit nachvollzogen werden. Dieses Vorgehen, das für jeden Naturwissenschaftler eine Selbstverständlichkeit sein sollte, wird nun von deutschen Ernährungsexperten als »noch nie praktizierte, umfassende wissenschaftliche Grundlage« erkannt. Und überhaupt sei auch mit Blick auf Europa eine »Objektivierung« der geltenden deutschen Zahlenwerte erforderlich. Das ist höchste Zeit. Schon 1992 hatte der Wissenschaftliche Lebensmittelausschuß der Europäischen Kommission die fehlende Nachvollziehbarkeit der deutschen Empfehlungen bemängelt.

Im selben Artikel erfahren wir, wie die deutschen Nährstoffempfehlungen bislang zustande kamen: Sofern die Bedarfswerte nicht geschätzt wurden und daher rein fiktiv sind, wurden von einzelnen Wissenschaftlern Vorschläge erarbeitet, über die das Präsidium endgültig befand. Bei diesem Verfahren sei »ein subjektiver Einfluß … nicht auszuschließen«, mußte man zugeben, zumal die Bedarfszahlen häufig auf Untersuchungen basierten, die vom Verfasser der jeweiligen Empfehlung *ausgesucht* wurden. Dazu addierte man einen stattlichen Sicherheitszuschlag, der ebenfalls mehr oder weniger spekulativ festgelegt wurde (»Darf's heute etwas mehr sein?«). Ein Effekt läßt sich allerdings nicht leugnen: Je höher die Empfehlungen, desto besser brummt das Geschäft mit Nahrungsergänzungsmitteln.

In den jüngsten Nährwertempfehlungen der DGE bemühten sich die Verfasser wenigstens um den Anschein einer wissenschaftlichen Argumentation, doch eine Analyse der Originalliteratur durch das Europäische Institut für Lebensmittel- und Ernährungswissenschaften förderte so gravierende Fehler, aber auch Manipulationen zutage, daß der Verbraucher im Interesse seiner Gesundheit davon Abstand nehmen sollte.

→ **Ökotrophologie**: Die Ernährungswissenschaft ist eine Wissenschaft
→ Die **Zufuhrempfehlungen** für Vitamine geben die Mindestmenge an, die wir brauchen

Literatur:
M. Hages et al.: Die neuen Dietary Reference Intakes – ein Beitrag zur internationalen Harmonisierung der Zufuhrempfehlungen? Ernährungs-Umschau 1999/46/S.130
Europäische Kommission: Berichte des Wissenschaftlichen Lebensmittelausschusses, 31.Folge. Luxemburg 1993

Standing Committee on the Scientific Evaluation of Dietary Reference Intakes, Food and Nutrition Board, Institute of Medicine: Dietary reference intakes for calcium, phosphorus, magnesium, vitamin D and fluoride. Washington 1997
Deutsche Gesellschaft für Ernährung: Referenzwerte für die Nährstoffzufuhr. Frankfurt a. M. 2000
Autorenkollektiv: Referenzwerte – die neuen DGE-Empfehlungen. EU.L.E.nspiegel – Wissenschaftlicher Informationsdienst des Europäischen Institutes für Lebensmittel- und Ernährungswissenschaften e.V. 2000, Heft 3

No-name-Produkte
Markenartikel sind besser als No-name-Produkte

Mit diesem Irrtum haben wir uns schwergetan – denn manchmal stimmt er – und manchmal eben nicht. Nur wann, das läßt sich weder vorhersagen noch mit bloßem Auge erkennen. Fest steht: Kein Hersteller kann es sich leisten, eine eigene Fertigungsstraße für Billigprodukte zu unterhalten. Das wäre viel zu teuer. Aber was er aus seinen Silos zudosiert, das kann von Fall zu Fall recht unterschiedlich ausfallen. Gleiches gilt für die eingesetzten Verfahren. Insofern können die Unterschiede zwischen zwei gleich aussehenden Produkten aus einer Fabrik gravierend sein. Aber sind sie es auch?

Im No-name-Sektor wurden von Anfang an vor allem Einsparungspotentiale genutzt, die für den Verbraucher nicht sofort erkennbar und auch nicht immer relevant waren. Da wurden jene Nudeln verwendet, die bei der Herstellung von Markennudeln verhornten, also mißrieten. Nach dem Vermahlen kamen und kommen sie zu 20 Prozent in den Teig für die Billigware. Der eine mag es begrüßen, auf diese Weise die Zutaten des Markenartikels in seinen Billignudeln zu wissen, der andere ist darüber vielleicht enttäuscht, Fehlchargen auf dem Teller zu haben. Entsprachen die angelieferten Gemüsestückchen nicht auf den Millimeter exakt den Anforderungen des Markenartikels, dann kam das eben in die weiße Ware. Die No-name-Chips hatten ein paar dunkle Stellen mehr und der Kräuterfrischkäse enthielt neben den zarten Blättchen der Kräuter auch deren gehäckselte Stiele.

Die Weinbrandbohne demonstrierte, wie schwer es ist, die »Guten« von den »Bösen« zu unterscheiden. Weinbrand ist aufgrund der Alkoholsteuer die teuerste Zutat. Wer den Schnapsgehalt minimal senkt, kann deutlich billiger liefern. Das Ergebnis eines Preiswettbewerbs liegt auf der Hand: Am Schluß verkaufen alle nur noch Wasserbohnen – mit etwas Chili als »Schärfungsmittel«, damit's auf der Zunge ein wenig brennt. Das wäre das Ende der Weinbrandbohne. Also einigten sich die Hersteller auf einen Mindestgehalt an Alkohol. Ein Discounter – so geht die Saga in der Branche – versuchte, diese Vereinbarung auszuhebeln und einen geringeren Schnapsgehalt durchzusetzen. Sein (zutreffendes) Argument: Während der Lagerung verdunstet der Alkohol, so daß der Kunde aufgrund der langen Lagerzeit im Regal sowieso mit deutlich weniger Weinbrand rechnen müsse. Da aber der Discounter seine Ware innerhalb weniger Stunden verkaufe, sei der Alkoholgehalt der Billigbohnen immer noch höher als im teuren Fachgeschäft.

Mittlerweile ist die Macht der Handelskonzerne so gewachsen, daß sie für ihre billigen Eigenmarken versuchen, mit den Markenartikeln gleichzuziehen oder sie sogar zu übertreffen. Wenn eine Tiefkühlpizza »nachgebaut« werden soll, verlangen sie heute vom Lieferanten, daß er sich am Produkt des Marktführers orientiert. Egal wie, die Unterschiede in den Rohstoffen und Verfahren können den manchmal gravierenden Preisunterschied zwischen Markenartikel und weißer Ware nicht erklären. Der hat auch einen völlig anderen Grund: Der höhere Preis der Markenware ist gewöhnlich die Folge der horrenden Werbeaufwendungen, die die Ausgaben für die darin beworbenen »ausgesuchten Rohstoffe« um ein Vielfaches übersteigen.

Inzwischen legen Analysenergebnisse nahe, daß manchmal sogar Markenartikel nicht immer den gesetzlichen Anforderungen entsprechen, Anforderungen, die jedoch von der wesentlich billigeren Handelsware erfüllt werden. Darauf angesprochen antwortete ein betroffener Konzern, man habe noch die alten Verpackungen aufbrauchen wollen. Das nährt den Verdacht, daß die Branche in ihrer Not beginnt, bei der Markenware zu sparen, um damit die billigeren Lieferungen im No-name-Sektor zu subventionieren. Sollte sich das wiederholen, käme es einer Kapitulation gleich, es wäre das Ende des Markenartikels.

Angefangen hatte es in den Nachkriegsjahren mit der steigenden Kaufkraft des Verbrauchers. Da schlug die Stunde der Supermärkte und der sie unterstützenden Verbraucherorganisationen. Jahrzehntelang wurde der Verbraucher mit der Aufforderung indoktriniert: »Vergleiche den Preis«. Der Staat finanzierte sogenannte »Preisermittler«, die jeden Vormittag in der Hausfrauensendung (Redaktionsspott: »Sie wischen, wir spielen«) erklärten, in welchem Supermarkt die

Eier oder die Butter heute am billigsten seien. Die Qualität interessierte damals keinen Verbraucherschützer. Wenn die jedoch heute darüber klagen, daß der Kunde unverantwortlicherweise nur nach dem Preis einkauft, ist das die reine Heuchelei.

Offenbar haben die Verbraucherorganisationen ihre beispiellosen Kampagnen in den Wirtschaftswunder-Jahren vergessen, der kluge Kunde solle stets dort kaufen, wo es am billigsten sei – nämlich in den Supermärkten. Tante-Emma-Läden wurden als »Kümmerbetriebe«, als »Nester der Unwirtschaftlichkeit« attackiert, die sich in der Handelslandschaft der Republik überlebt hätten. Solche Einkaufsstätten müßten nun mal »mit Ausschaltung rechnen«. Bald galt es als chic, »preisbewußt« einzukaufen. Den Erfolg dieser »Verbraucheraufklärung« ernten wir heute.

Bis in die späten Nachkriegsjahre verfügten die meisten Hausfrauen über eine bessere Warenkenntnis als heute eine Fachverkäuferin. »Dr. Oetkers Warenkunde« aus dem Jahre 1934 entnehmen wir einen eindringlichen Hinweis an die Kaufleute: »Nirgends ist die Hausfrau sachverständiger als in der Ernährung ihrer Familie. Die Verkäuferin muß daher gute Warenkenntnisse haben, um der Hausfrau Rede und Antwort stehen zu können. Redensarten wie: ›Diese Qualität ist besser, daher der höhere Preis‹ sind völlig zu verwerfen; wenn wir der Hausfrau zeigen, worin der Preisunterschied besteht, werden wir ihr bestimmt mehr nützen.« Stimmt!

→ Die Profitgier der Hersteller ruiniert die **Lebensmittelqualität**

Literatur:

AgV, Verbraucherpolitische Korrespondenz 1957/4/Nr.30/S.5
F. Schischke et al.: Dr. Oetkers Warenkunde. Bielefeld 1934

Obst
Obst ist gesund

Ob diese Aussage richtig oder falsch ist, hängt sehr davon ab, in welcher Zeit und in welcher Kultur der befragte Experte lebt. Heute ist der Fall klar: Obst ist gesund. In anderen Zeiten kamen die Ernährungsmediziner zu ganz anderen Schlüssen. Der griechisch-römische Arzt Galenus, Leibarzt des Kaisers Marc Aurel, war überzeugt, Obst verursache Fieber und sei deshalb schädlich. Sein eigener Vater sei nur deshalb über 100 Jahre alt geworden, weil er niemals Obst genossen habe.

Die Vorstellung, daß Obst schlechte Säfte erzeuge und »fauliges Fieber« (Typhus) verursache, hielt sich in Europa über viele Jahrhunderte und wurde in den einschlägigen Gesundheitsbüchern den Lesern vermittelt – ähnlich wie heute die Empfehlung, mindestens fünfmal am Tag Obst und Gemüse zu essen. Die einzig medizinisch akzeptierte Form des Obstgenusses war damals der Konsum von Obstbränden. Noch im 16. Jahrhundert warnte ein französisches Diätbuch vor Kirschen: Sie »widerstehen dem Magen, machen Würmer und schlechte Säfte und sind wenig nahrhaft«. Zumindest der aufgeklärte und gesundheitsbewußte Bürger hatte demzufolge pflichtgemäß Angst vor frischem Obst, so wie heute manche Zeitgenossen vor Butter und Eiern, die damals in erheblicher Menge und mit Genuß verspeist wurden – denn sie waren ja so gesund!

Noch schlechter als den Früchten erging es dem Gemüse. Womöglich aufgrund der Tatsache, daß es auf der schmutzigen Erde wuchs. Auf den Tischen der Gebildeten hatte solcher Schmuddelkram keinen Platz. Im 13. Jahrhundert richteten Ärzte eine ernste Warnung an die Öffentlichkeit: »Jedes Obst und jeder Kohl sind eine schlechte Nahrung, weil sie schlechtes Blut machen.« Später, in der Renaissance, hieß es, Gemüse sei im Vergleich zum Fleisch wenig nahrhaft, Kohl verursache Alpträume, Rüben hätten zuviel Hitze und Karotten seien einfach zu schwer verdaulich. Allenfalls der Magen eines Bauern oder Taglöhners könne Gemüse verdauen. Andererseits würden diese Menschen von nahrhafter Speise wie Geflügel, wie sie die oberen Stände äßen, gewißlich schwer krank: Ihnen wurden auszehrende Krankheiten, also Tuberkulose prophezeit.

In der heutigen Zeit sind Obst und Gemüse gesund, weil sie »Vitamine enthalten«, eine Eigenschaft, die in gleichem Umfang natürlich auch für tierische Lebensmittel zutrifft, insbesondere Innereien. Doch jede Zeit zimmert sich ihre

Theorien zurecht, die aus einer beliebigen Spekulation eine »anerkannte Tatsache« generieren, um anderen vorzuschreiben, wie sie zu leben haben.

→ **»Fünf am Tag«** schützt vor Krebs und anderen chronischen Erkrankungen
→ In der Not frißt der Teufel **Fliegen**

Literatur:
G. von Paczensky, A. Dünnebier: Leere Töpfe, volle Töpfe. Die Kulturgeschichte des Essens und Trinkens. München 1994
R.V. Scheiper: Voluminös, fleischig, üppig ... H & R Contact 1997, Heft 3, S.18
K. Albala: Eating right in the Renaissance. Berkeley 2002

Gründliches Waschen von Obst entfernt die Spritzmittelrückstände

Der heiße Tip stammt vom ehemaligen Bundesgesundheitsamt. »Grundsätzlich sollte nur gründlich gewaschenes Obst und Gemüse verzehrt werden«, verlautete es 1980 zum Thema »Schwermetalle in und auf Lebensmitteln«. Schließlich hätten Untersuchungen gezeigt, »daß durch gründliche Reinigung ... die Bleigehalte dieser Lebensmittel beträchtlich vermindert werden«. An anderer Stelle teilt das »Bundesgesundheitsblatt« mit, daß sich durch »küchenmäßige Reinigung« die Bleigehalte um 50 Prozent vermindern lassen.

Der Tip kam gut an. Die Vorstellung, Umweltprobleme seien durch gründliches Reinigen zu lösen, erschien den Deutschen damals nur logisch. Fünf Jahre später konterte das eben gegründete Umweltmagazin »Ökotest«: »Äpfel waschen: Nützt nichts«. In einer detaillierten Untersuchung hatte das Bremer Umweltinstitut herausgefunden, daß etwa die Hälfte des Bleis unter der Schale im Fruchtfleisch und im Kernhaus sitzt und sich damit allen Reinigungsbestrebungen entzieht. Das Abwaschen mit kaltem Wasser brachte bei Golden Delicious ebensowenig eine Verminderung der Rückstände wie das Abrubbeln unter heißem Wasser. Lediglich bei den rauhschaligen Boskop vermochte wenigstens die Bürste einen Teil des Bleis von der Schale zu entfernen. Beim Golden Delicious half nur das kräftige trockene Abreiben mit einem Tuch – so lange, bis der Apfel glänzte.

Eigentlich kein Wunder, denn Umweltgifte und Rückstände von Pestiziden können aufgrund der Oberflächenbeschaffenheit von Schalen oder Blättern schlecht abgewaschen werden. Beide sind von einer wachsartigen Schicht überzogen, der Cuticula. Daran haften Rückstände ebenso fest wie an einer Kerze. Auch dort hilft Abspülen mit Wasser herzlich wenig. Einzig wirksam ist die Unsitte von Kindern, das Obst einfach am Pulli abzureiben.

→ Holländische **Tomaten** sind bestrahlt

Literatur:
F.K. Käferstein, H. Klein: Möglichkeiten des Selbstschutzes der Verbraucher vor der Aufnahme vermeidbarer Schwermetallmengen. Bundesgesundheitsblatt 1980/23/S.32
Bekanntmachungen des Bundesgesundheitsamtes: Schwermetalle in und auf Lebensmitteln. Bundesgesundheitsblatt 1980/23/S.35
G. Schwall: Äpfel waschen: Nützt nichts. Ökotest 1985, Heft 4, S.40

Ökotrophologie
Die Ernährungswissenschaft ist eine Wissenschaft

»Durch Zweifel gelangen wir zur Wahrheit«, wußte der römische Staatsmann Cicero schon vor 2000 Jahren. Lebte er heute, er hätte es wohl unseren Ernährungsforschern ins Stammbuch geschrieben. Denn diese saugen ihren Honig gewöhnlich aus Statistiken, die nur schwer nachprüfbar sind. Und schon keimen die Zweifel. Schließlich stellen Statistiken in der Regel sogenannte Korrelationen dar und nicht etwa Beweise für einen ursächlichen Zusammenhang.

Ein Beispiel: In Norddeutschland korreliert die Geburtenrate mit der Anzahl der Störche. Als die Zahl der Störche abnahm, sank gleichzeitig die Zahl der Geburten und umgekehrt. Zumindest war es bisher so. Bringt der Storch also vielleicht doch die kleinen Kinder? Oder was schließen wir, wenn Statistiker herausfinden, daß das Einkommen der Menschen mit der Schuhgröße wächst?

Der Zusammenhang zwischen Störchen und Geburtenrate

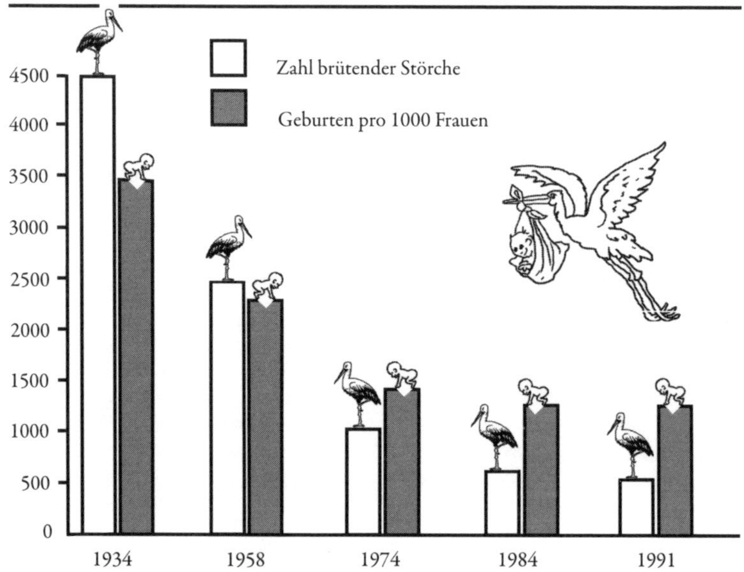

Die Korrelation ist eindeutig: Je weniger brütende Störche, desto weniger kleine Kinder. Aber beweist das einen ursächlichen Zusammenhang?

Sollte sich die längst fällige Gehaltserhöhung durch den Kauf von Schuhen in Übergröße herbeiführen lassen? Die Erklärung für diese merkwürdige Korrelation ist eher banal: Männer verdienen in unserer Gesellschaft meist besser als Frauen, und sie haben in der Regel die größeren Füße. Korrelationszahlen sind ein Maß für den »Gleichklang« in den gefundenen Daten. Sie besagen nicht, daß das eine (zum Beispiel das Einkommen) zunimmt, *weil* das andere zunimmt (zum Beispiel die Schuhgröße) oder weniger wird (zum Beispiel die Zahl der Haare auf dem Kopf).

Auch bei der angeblichen Schutzwirkung von Gemüse und Obst geht es nur um Korrelationen. Aber stimmen sie überhaupt? Wahrscheinlich nicht. Zum Beispiel arbeiten viele Studien mit rückblickenden Befragungen (retrospektiv). Wissen Sie noch, was *genau* Sie vor drei Tagen gegessen und getrunken haben? Morgens, mittags, abends, zwischendurch? Wie oft haben Sie zum Salzstreuer gegriffen? Wenn es Sie tröstet: Andere wissen es auch nicht so genau. Aber aus den Antworten auf solche Fragen werden die Statistiken gemacht. Selbst die Einteilung in Kategorien wie »hoher« oder »regelmäßiger Verzehr« hilft da nicht weiter. Schon gar nicht, wenn in einer Studie darunter »mehr als 0 Gramm« zu verstehen sind, in einer anderen »über 66 Gramm täglich«, in einer dritten »mehr als 20 Portionen im Monat«.

Von großem Einfluß ist außerdem der Zeitpunkt der Erhebung, ob man die Befragung *vor* oder *nach* der Diagnose durchführt: Frauen, die an Brustkrebs erkrankt sind, geben den gleichen Fettkonsum an wie gesunde Frauen, wenn man sie fragt, *bevor* sie ihre Diagnose erfahren. *Nachdem* sie von ihrem Krebs wissen, nennen sie eine weitaus höhere Fettaufnahme. Getreu dem Motto: Wenn ich krank bin, muß ich etwas falsch gemacht haben. Und der Fehler ist natürlich der, der gerade bei der betreffenden Erkrankung als Ursache vermutet wird. Unsere Patientin hat die Theorie bereits in den Illustrierten gelesen oder im Fernsehen aus dem Mund einer sympathischen TV-Ärztin vernommen. So bestätigen sich dann auf wunderbare Weise die Hypothesen der Experten.

Dies sind nur ein paar Schwachstellen auf der menschlichen Seite, also auf seiten des Essers. Nicht besser sieht es aus, wenn man die verzehrten Dinge betrachtet. Meist wird aus den Angaben in den Studien nicht einmal klar, ob es sich um Kompott oder Frischobst handelt, um Ananas aus Dosen oder Kirschjoghurt. Doch auch die Art der Zubereitung ist wichtig für den gesundheitlichen Wert. »Gemüse« allein reicht nicht. Es ist ein Unterschied, ob jemand eine Tütensuppen-»Minestrone«, einen Kopfsalat aus Bioanbau oder ein Kartoffelgratin in der Kantine verspeist.

Wie wenig glaubhaft die Bekenntnisse von Ernährungsfachleuten sind, zeigt das Beispiel Magenkrebs, ein Thema, bei dem die Experten bis heute von einem Einfluß des Essen überzeugt sind. Unbeeindruckt von der nobelpreisgekrönten Erkenntnis, daß dem Magenkeim namens *Helicobacter pylori* die Schlüsselrolle zukommt, sollen nach Angaben des Deutschen Institutes für Ernährungsforschung in Potsdam dennoch stolze 66 Prozent aller Fälle ernährungsbedingt sein.

Das Institut stützt sich dabei auf einen Report des World Cancer Research Fund und des American Institute for Cancer Research. Darin listen die Autoren zum Thema Magenkrebs und Gemüse 30 sogenannte Fall-Kontroll-Studien auf: In zehn fehlen entscheidende Daten (wie das Konfidenzintervall) zur Beurteilung der Statistik. Von den verbleibenden 20 errechneten 19 Studien Positives: Vier fanden, daß der Gemüseverzehr allgemein das Risiko senkt, von den restlichen 15 Studien fand jede etwas anderes. Es schützten wahlweise rohes Gemüse, gekochtes Gemüse, grün-gelbes Gemüse, nicht grünes Gemüse, rohes grün-gelbes Gemüse, rohes grünes Gemüse, Brokkoli, Tomaten, Chinakohl, Kohl, Spinat, Karotten oder Lauch. Berechnet man von der Avocado bis zur Zwiebel alle denkbaren Risiken, dann sind nach den Gesetzen der Statistik rein zufällig auch immer ein paar »signifikante« Ergebnisse dabei. Und die besagen dann gar nichts.

Mit der inzwischen üblichen Klassifizierung von Obst und Gemüse nach Farben wird der Boden der wissenschaftlichen Diskussion vollends verlassen. Die Vorstellung, »gelbgrünes Gemüse« könnte vor Krebs schützen, ist aus wissenschaftlicher Sicht so vertrauenerweckend wie der Hinweis, hellblau gefärbte Getränke hülfen besonders gut gegen Fußpilz. Nicht umsonst teilt die Naturwissenschaft die Pflanzen nach Pflanzenfamilien ein, etwa in Hülsenfrüchte oder Zwiebelgewächse, weil diese aufgrund ihrer Verwandtschaft ähnliche Wirkstoffgruppen enthalten. Die Ernährungsmedizin schert sich einen feuchten Staub um die Wissenschaft. Für den habituellen Betrüger ist der Vorteil der Farbsortierung sonnenklar: Die Farbe erlaubt im Gegensatz zur eindeutigen botanischen Einteilung eine beliebige Zusammenstellung. Wie sonst wäre es zu erklären, daß in einer Studie das »gelbe Gemüse« aus roten Paprika, Karotten und Chilischoten, grünen Zucchinis und rötlichen Bataten bestand?

Die Idee fand so großen Anklang, daß nun auch die Fleischsorten nach Farbe bewertet werden: rotes Fleisch ist ungesund, weißes (derzeit noch) gesund. So kann man nach Belieben die Fleischsorten zusammenstellen. Weißes Kalbfleisch (die armen Tiere erhalten eine Eisenmangelernährung, um die Blutbildung zu behindern) ist im Gegensatz zu blutroten Steaks »gesund«. Da beides vom Rind stammt, kann sich der Forscher aussuchen, ob er es lieber zum roten Rindfleisch zählt oder nicht. Auch beim Schweinefleisch hat die Forschung die Qual der Wahl. In der Praxis sieht das so aus: Wenn die Ergebnisse für Schweinernes günstig ausfallen, dann zählt es statistisch zum weißen Fleisch, andernfalls zum roten. Auch die Ernährungsberaterin erhält dadurch eine neue Chance: Sie kann sich nun auf diese Studien berufen – aber ihrerseits die Ergebnisse ebenfalls nach Belieben interpretieren, je nachdem welches Fleisch sie welcher Farbe zuordnet.

Natürlich ist die Problematik solcher »Gesundheitsforschung« der Fachwelt längst bekannt. Der Biostatistiker und Epidemiologe Professor John Ioannidis nimmt kein Blatt vor den Mund: »Die Mehrzahl der wissenschaftlichen Studien ist falsch.« Besonders schlimm sei es um die Ernährungswissenschaft bestellt: Untersuchungen über Nutzen und Risiken von Lebensmitteln, so Ioannidis, stimmen fast nie. Und dann setzt er noch eins drauf: Schlimmer noch, das Gegenteil sei richtig. Die »Neue Züricher Zeitung« folgerte daraus völlig zutreffend: Egal, wo man »von der heilsamen Wirkung eines Kräutertees liest oder von der in Pommes frites lauernden Gefahr, kann ein sinnvoller Schluß also nur lauten: Vielleicht stimmt es, wahrscheinlich aber nicht.«

Laut der »Ernährungs-Umschau«, dem offiziellen Organ der Deutschen Gesellschaft für Ernährung, erklärte Professor Hans-Konrad Biesalski, Nestor der Ernährungswissenschaft an der Uni Stuttgart-Hohenheim, anläßlich der Jahrestagung des Verbandes der Diplom-Oecotrophologen e.V.: »Die meisten Aussagen [der Ernährungswissenschaft] können lediglich als vorwissenschaftliche Erkenntnis angesehen werden.« Sein eigenes Fachgebiet bezeichnete er bei dieser Gelegenheit als »subjektiv, regional und inkohärent«, was wohl soviel heißen dürfte wie »unwissenschaftlich, provinziell und konfus«. Und natürlich fehlte nicht der Seitenhieb auf den verbreiteten Konformismus und Dogmatismus der Szene. Da fragt sich der unbefangene Leser: Ist das noch eine Wissenschaft? Gehört das Fach an eine Universität oder paßt es besser zum närrischen Treiben eines Karnevalsvereins? Darf man auf dieser »vorwissenschaftlichen« Basis allen Ernstes andere Menschen beraten? Ist es wirklich erforderlich, Kleinkinder schon im Kindergarten mit »inkohärenten« Schnapsideen zu indoktrinieren? Gehört dieser dogmatische Unsinn tatsächlich in die Schulen?

→ **Essen:** Der Mensch ist, was er ißt
→ **Kochen:** Vergiß den Kochtopf! Gekochtes ist wertlos
→ **»Fünf am Tag«** schützt vor Krebs und anderen chronischen Erkrankungen

Literatur:
U. Gonder: Krebsprophylaxe durch Ernährung. Hochheim 1999
World Cancer Research Fund, American Institute for Cancer Research: Food, nutrition and the prevention of cancer: a global perspective. Washington 1997
A. Hirstein: Signifikanter Nonsens. NZZ am Sonntag 20. Mai 2007, S.69
M. Hufnagl, M. Heinis: Wissen produzieren – Wissen kommunizieren. Ernährungs-Umschau 2002/49/S.319
H. Dunkelberg: Geburtenrückgang und verwaiste Storchennester – Fragen zum Zusammenhang aus umweltmedizinischer Sicht. umwelt · medizin · gesellschaft 2002/15/S.226

Olivenöl
Die richtigen Fettsäuren machen das Olivenöl so wertvoll

Die ärztlichen Auffassungen darüber, welches Fett nun das gute und welches das böse sei, erscheinen mitunter recht bizarr (siehe »Pflanzliche Fette sind besser als tierische«). Einen ganz besonders peinlichen Eiertanz konnte man rund ums Olivenöl beobachten. Viele Jahre lang wurde es aufgrund seiner Fettsäuren den tierischen Fetten gleichgestellt, ja vor fünfzehn Jahren nachdrücklich die Bevölkerung vor dem »pflanzlichen Schweineschmalz« gewarnt. Doch als die Vorzüge der fetttriefenden Mittelmeerkost nicht mehr zu leugnen waren, konnten selbst die Kardiologen nicht mehr umhin, dem ungeliebten Olivenöl herzschützende Eigenschaften zuzugestehen – trotz der »falschen« Fettsäuren. Pech gehabt, wer sich in der Vergangenheit auf den Rat seines Arztes verlassen hatte. Und weil nach der Theorie einzig und allein die Fettsäuren über das Infarktrisiko entscheiden, wurden die bislang ungesunden Fettsäuren in Olivenöl einfach für gesund erklärt!

Aber wer weiß, vielleicht sind die einfach ungesättigten Fettsäuren gar nicht die Herzschutz-Apostel? Vielleicht liegt's schlicht daran, daß in den Mittelmeerländern zwar ziemlich fett – aber dennoch kaum Diätmargarine gegessen wird … Gleichermaßen plausibel erscheint ein ganz anderer Faktor: Traditionell hergestelltes Olivenöl enthält allerlei interessante Begleitstoffe, namentlich das Oleuropein. Es gehört zur Stoffklasse der Iridoide, die auch in vielen Heilkräutern vorkommen, zum Beispiel in Baldrian, Augentrost oder Enzian. Schon 1972 war in der Fachpresse zu lesen, daß wenige Milligramm Oleuropein pro Kilogramm Körpergewicht bei Hunden den Blutdruck um 60 Prozent senkten. Die Substanz förderte die Durchblutung des Herzens, erweiterte die Herzkranzgefäße, beseitigte Herzrhythmusstörungen und wirkte zudem krampflösend.

Oleuropein ist ein sehr reaktives Molekül, das sich in eine ganze Reihe weiterer Wirkstoffe wie Ligstrosid, Verbascosid oder Dihydroxyphenylethanol (DPE) umwandeln läßt. Letzteres gilt mittlerweile ebenfalls als Kandidat für die positiven Effekte des Olivenöls. Außerdem gesellten sich auch noch einige Triterpenoide, namentlich die Maslinsäure, dazu. Sie wirken relaxierend (entspannend) auf die Blutgefäße, der Blutdruck sinkt. Als echte Überraschung entpuppte sich Oleocanthal: Seine Wirkung entspricht exakt der des Medikaments Ibuprofen, und das ist ein bewährter Entzündungshemmer.

Bisher wird dieser erfolgversprechende Weg nur zögerlich beschritten. Wahrscheinlich beruht das Desinteresse darauf, daß sich die Wirkstoffe der Olive nicht in der üblichen Weise kommerziell nutzen lassen: Einerseits ist der Schutz des Herzens durch Olivenöl inzwischen bekannt, so daß kein Patent darauf erteilt werden könnte; andererseits finden sich diese Stoffe genaugenommen in jeder Flasche guten Olivenöls. Oleuropein- oder DPE-Tabletten wären allenfalls ein Konkurrent für den boomenden Markt teurer Herzmittel.

Aber nicht nur die Pharmaindustrie, eine ganz andere Interessengruppe muß diese Erkenntnisse gleichermaßen fürchten: die Fettwirtschaft. Denn Begleitstoffe wie Oleuropein, Oleocanthal oder Maslinsäure finden sich nur in traditionell hergestellten, nicht aber in raffinierten Ölen. Die Fettwirtschaft, egal, ob sie Pflanzenöle oder Margarine verkauft, ist auf raffinierte Öle angewiesen. Ohne Raffination keine Margarine – auch nicht im Reformhaus oder Bioladen. Dabei werden zwangsläufig praktisch alle Begleitstoffe entfernt. Sollten sich diese Begleitstoffe als wichtige Modulatoren der Fettwirkung erweisen, trifft es die Fettwirtschaft am Nerv. Wer also diesen Markt behalten will, tut gut daran, das medizinische Publikum mit schmierigen Fettsäure-Hypothesen abzuspeisen.

→ **Pflanzliche Fette** sind besser als tierische
→ Die mediterrane Küche ist das Vorbild für die **Mittelmeerdiät**

Literatur:

V. Petkov, P. Manolov: Pharmacological analysis of the iridoid oleuropein. Arzneimittel-Forschung 1972/22/S.1476

N. Kohyama et al.: Inhibition of arachidonate lipoxygenase activities by 2-(3,4-dihydroxyphenyl)ethanol, a phenolic compound from olives. Bioscience, Biotechnology, and Biochemistry 1997/61/S.347

R. Rodriguez-Rodriguez et al.: Triterpenic compounds from »Orujo« olive oil elicit vasorelaxation in aorta from spontaneously hypertensive rats. Journal of Agricultural and Food Chemistry 2006/54/S.2096

J. Ruano et al.: Phenolic content of virgin olive oil improves ischemic reactive hyperemia in hypercholesterolemic patients. Journal of the American College of Cardiology 2005/46/S.1864

I. Andreadou et al.: The olive constituent oleuropein exhibits anti-ischemic, antioxidative, and hypolipidemic effects in anesthetized rabbits. Journal of Nutrition 2006/136/S.2213

G.K. Beauchamp et al.: Ibuprofen-like activity in extra-virgin olive oil. Nature 2005/437/S.45

Osteoporose
Milch schützt vor Osteoporose

Bei Osteoporose werden bekanntlich die Knochen brüchig, weil ihnen der stützende Kalk fehlt. Kalk besteht aus Calcium und Carbonat. Calcium wiederum ist in Milch und Milchprodukten reichlich enthalten. – Folglich muß man nur viel Milch trinken, Quark und Käse essen, um sich vor Osteoporose zu schützen. Soweit die Theorie.

Denken wir konsequent weiter: Wenn Osteoporose ein Kalkmangel ist, und reichlich Milch Abhilfe schafft, dann müßte bei der Verkalkung von Arterien und Hirn logischerweise ein Verzicht auf alle Milchprodukte die Ernährungstherapie der Wahl sein. Diese Überlegung ist nicht weniger plausibel als die Osteoporose-Hypothese. Sollten Sie von dieser zweiten Schlußfolgerung noch nichts gehört haben, könnte es daran liegen, daß es keine Branche gibt, die daraus finanziellen Vorteil schlagen würde. Denn untersucht wurde es zumindest einmal – und zwar ging es um die Wirkung von üblichen Kalktabletten auf die Arteriosklerose. Die deutschen Wissenschaftler konnten zeigen, »daß die Verwendung von Calciumcarbonat über einen Zeitraum von zwei Jahren hinweg mit einer fortschreitenden Verkalkung von Herzkranzgefäßen und Aorta einherging«.

Wäre die Milch-schützt-vor-Osteoporose-Theorie richtig, müßte der Knochenschwund dort besonders häufig sein, wo wenig Milch getrunken wird. Ist er aber nicht. Überrascht stellt Mark Hegsted, Professor für Ernährung an der Harvard Medical School, fest, daß »Bevölkerungsgruppen, die wenig Calcium mit der Nahrung aufnehmen, offenbar vor Oberschenkelhalsbrüchen geschützt sind«. Und weiter: »Schenkelhalsbrüche treten häufiger in Populationen auf, in denen viele Milchprodukte verzehrt werden und die Calciumaufnahme hoch ist.« Einem Bonmot zufolge gibt es für jedes komplizierte Problem eine Lösung, die einfach, logisch und falsch ist. Auf die Theorie, mit Calcium ließe sich der Knochenschwund bremsen, trifft dies sicher zu. Eine großangelegte prospektive Studie (Women's Health Initiative, WHI), die sieben Jahre lang 36 000 Frauen beoachtete, bescheinigte der Kombination von Calciumtabletten und Vitamin D völlige Wirkungslosigkeit beim Verhindern von Hüftfrakturen. Dafür litten die Frauen häufiger unter Nierensteinen.

Wir neigen dazu, uns Knochen als etwas Festes, Dauerhaftes vorzustellen. Einmal geschaffen, sollten sie, vielleicht nicht für die Ewigkeit, doch zumindest bis ins hohe Alter halten. Aber schon diese Vorstellung ist irrig. Unser Knochengewebe ist in einem ständigen Auf- und Abbau begriffen, ein Prozeß, in dem viele verschiedene körpereigene Hormone eine Rolle spielen. Bei Osteoporose verläuft der Abbau schneller als der Aufbau. Calcium (aus dem Abbau) wäre also genug da, aber es wird nicht mehr eingebaut. Und was nützt die beste Calciumzufuhr, wenn das Mineral ausgeschieden wird, etwa weil die Transporteure fehlen, weil es vor dem Einbau abgefangen wird oder weil eine Fehlregulation den ganzen Prozeß auf Knochenabbau geschaltet hat?

Zahlreiche Medikamente wie Cortison, Tetracycline oder das Schilddrüsenhormon Thyroxin, aber auch Depressionen, Mangel an Tageslicht und vieles andere mehr, beeinflussen den Knochenstoffwechsel auf hormonellem Wege. Auch die Unsitte, Extraportionen an Vitamin C zu schlucken, fördert Osteoporose. Citrate und Phosphate, die in der sogenannten westlichen Ernährung reichlich vorhanden sind (Cola, Limonaden, Orangensaft, Schmelzkäse), können sich bei reichlichem Konsum ebenfalls nachteilig auf die Knochen auswirken. Den größten Schaden am Skelett verursachen aber auf jeden Fall Diäten.

Merkwürdigerweise hat es die Zunft der Knochenschützer stets versäumt, bei ihren großangelegten Kampagnen zur Prävention vor den in der Damenwelt verbreiteten Abspeckaktionen zu warnen. Würde man bei jeder populären Diät zur Gewichtskontrolle – insbesondere solchen, die von Krankenkassen und ärztlichen Organisationen zu verantworten sind – einen Warnhinweis anbringen »Unsere Diäten ruinieren Ihre Knochen«, könnte sicherlich viel Leid vermieden werden. Gerade Jugendliche, deren Skelett noch im Wachsen begriffen ist, sind vor Ratschlägen zur Gewichtskontrolle zu schützen.

Und die Milch? Die prospektiven Studien bescheinigen ihr völlige Unwirksamkeit. Aber es gibt doch Beweise dafür, daß Frauen, die in ihrer Kindheit reichlich Milch tranken, im Alter seltener unter Osteoporose litten? Die gibt es – und sie sind zugleich ein Musterbeispiel für wissenschaftliche Manipulation. Die populärste Studie aus Deutschland verglich 65 Patienten mit Osteoporose mit 76 gesunden Personen. Das Resultat: »In der Kindheit und Jugend war die Calciumaufnahme mit Milch und Milchprodukten bei den Patienten-Gruppen signifikant niedriger als bei den Kontrollpersonen …« Der Trick: Die Kindheit bzw. Jugend der Betroffenen fiel in die Zeit des Zweiten Weltkrieges. Wer damals reichlich Milch bekam, der hatte zu essen und mußte nicht hungern. Hunger führt zu Knochenschwund. Der Studie kann übrigens weder entnommen werden, wieviel Calcium bzw. Milch die Teilnehmer zu sich genommen hatten, noch, ob sie damals hungerten oder nicht.

Dennoch wurde das dubiose Ergebnis sogleich über die Ärzteschaft und Gesundheitssendungen einer breiten Öffentlichkeit vermittelt. Und alsbald stellten sich neue Beweise ein, retrospektive Studien schienen den lange vermuteten Zusammenhang zu belegen. Eine ziemlich pfiffige Studie aus Skandinavien fand heraus, wie das funktioniert: Zunächst wurden die Ernährungsgewohnheiten von 65 000 Frauen per Fragebogen erfaßt. In den folgenden sieben Jahren erlitten 123 eine Oberschenkelhalsfraktur. Diese Patientinnen erhielten den gleichen Fragebogen ein zweites Mal. Jetzt, im nachhinein, berichteten die Frauen von einem erheblich geringeren Milchkonsum, während sie gleichzeitig versicherten, ihr Verbrauch habe sich in den letzten Jahren nicht geändert …

Derartige Mechanismen sind für angeblich »ernährungsbedingte« Erkrankungen typisch. Nach der Diagnose Osteoporose können sich viele erschrokkene Patientinnen auf einmal nicht mehr daran erinnern, je viel Milch getrunken zu haben. Die Krankheit ist für sie der Beweis, daß es zu wenig war. So gelingt es der Wissenschaft elegant, ihre eigenen Vorurteile zu bestätigen – sozusagen als sich selbst erfüllende Prophezeiung. Aus diesem Grunde sind retrospektive Ernährungsstudien stets mit einer gewissen Skepsis zu beurteilen.

Trotzdem gibt es eine Verbindung zwischen Milch und Osteoporose. Etwa 12–18 Prozent der Erwachsenen im deutschsprachigen Raum sind »lactoseintolerant«, das heißt, sie vertragen keine Milch, weil ihnen ein Enzym fehlt, das für die Verdauung von Milchzucker (Lactose) erforderlich ist. Wenn lactoseintolerante Menschen trotzdem Milch trinken, dann wird die Aufnahme von Calcium im Darm blockiert. Daß diese Intoleranz beim Knochenschwund durchaus eine Rolle spielt, zeigte eine österreichische Studie: Bei Patientinnen mit Osteoporose wurde dreimal häufiger eine Lactoseintoleranz festgestellt als bei gleichaltrigen Frauen ohne Knochenschwund.

Fazit: Trinken Sie Milch, wenn sie Ihnen schmeckt und wenn Sie sie vertragen. Und Finger weg von Diäten. Das ist der beste Schutz vor Osteoporose.

→ **Milch** macht müde Männer munter

Literatur:

H.G. Asmus et al.: Two year comparison of sevelamer and calcium carbonate effects on cardiovascular calcification and bone density. Nephrology, Dialysis, Transplantion 2005/20/S.1653

K. Michaelsson et al.: Effect of prefracture versus postfracture dietary assessment on hip fracture risk estimates. International Journal of Epidemiology 1996/25/S.403

D.M. Hegsted: Calcium and osteoporosis? Advances in Nutritional Research 1994/9/S.119

D.M. Hegsted: Calcium and osteoporosis. Journal of Nutrition 1986/116/S.2316

E. Renner et al.: On the incidence of osteoporosis in relation to the calcium intake with milk and milk products. International Dairy Journal 1991/1/S.7

G. Finkenstedt et al.: Lactose absorption, milk consumption, and fasting blood glucose concentrations in women with idiopathic osteoporosis. British Medical Journal 1986/292/S.161

D. Feskanich et al.: Milk, dietary calcium, and bone fractures in women: a 12-year prospective study. American Journal of Public Health 1997/87/S.992

R.D. Jackson et al.: Calcium plus Vitamin D Supplementation and the Risk of Fractures. New England Journal of Medicine 2006/354/S.669

E. Petridou et al.: The role of dairy products and non alcoholic beverages in bone fractures among schoolage children. Scandinavian Journal of Social Medicine 1997/25/S.119

K. Michaelsson et al.: Diet and hip fracture risk: a case-control study. International Journal of Epidemiology 1995/24/S.771

Pflanzliches Fett
Pflanzliche Fette sind besser als tierische

Das Drama (leider keine Seifenoper) begann in den fünfziger und sechziger Jahren des 20. Jahrhunderts. Eifrige Forscher fahndeten nach einem Zusammenhang von Ernährung und koronaren Herzerkrankungen. Als sie entdeckten, daß in einigen Ländern mit höheren Herzinfarktraten mehr tierische Fette verzehrt werden, glaubten sie, die Schuldigen gefunden zu haben: Cholesterin und gesättigte Fettsäuren sollten dem Herztod den Weg bereiten.

Das war die Chance für die geringschätzig als »Kriegsbutter« bezeichnete Margarine. Endlich konnte sie aus ihrem Mauerblümchendasein ins Rampenlicht treten. Cholesterin und gesättigte Fettsäuren sind typisch für die Konkurrenz: Butter und Schmalz. Pflanzenöle dagegen bestehen überwiegend aus ungesättigten Fettsäuren und enthalten kaum Cholesterin. Da Margarine meist aus billigem Pflanzenöl wie Sojaöl, Baumwollsaatöl, Rapsöl oder Palmkernfett hergestellt wird, lieferte dieser »kleine Unterschied« den Margarinewerken die nötige Munition.

Flugs gingen sie daran, den schlechten Ruf als Arme-Leute-Essen ein wenig aufzupolieren. Jetzt sollte der gesundheitsbewußte Bürger als Kunde gewonnen werden. Gemeinsam mit den Medizinern läuteten sie eine lang dauernde und oft genug erbittert geführte Schlacht um Geldbeutel und Glaubenssätze des

Verbrauchers ein. »Butter oder Margarine?« lautete die Gretchenfrage. Wie viele Tischtücher mögen wohl wegen dieses Dogmas zerschnitten worden sein? Denn »Butter oder Margarine« meinten die Experten, wenn sie von gesättigten bzw. ungesättigten Fettsäuren sprachen.

Aber so einfach sollte es nicht bleiben. Zunächst förderten nur die mehrfach ungesättigten Fettsäuren vieler Pflanzenöle die Gesundheit, während die einfach ungesättigten und die gesättigten für schädlich befunden wurden. Mit dem Bann der einfach ungesättigten entledigte man sich ganz elegant eines weiteren Konkurrenten, nämlich des Olivenöls. Es enthielt schlicht per Definition die falschen Fettsäuren. Empfehlungen wurden aufgestellt, wie das Mengenverhältnis von gesättigten zu ungesättigten Fettsäuren in der Ernährung aussehen sollte.

Das ganze Theater um das richtige Fett mutet etwas merkwürdig an. Schließlich wurde Butter in unserem Kulturkreis seit über einem Jahrtausend gerne und reichlich verzehrt. Und nun soll sie die Ursache einer Erkrankung sein, die rein zufällig erst dann zunahm, als immer mehr Menschen Margarine aßen? Obwohl solche Überlegungen einleuchtend klingen mögen, so beweisen sie doch herzlich wenig. Beweise lieferte schließlich ein schwedischer Wissenschaftler. Er nahm fünfzehn bekannte Studien unter die Lupe, die den Zusammenhang zwischen Ernährung und koronaren Herzerkrankungen untersucht hatten. Bei der Auswertung fand er, daß die Herzpatienten ebensoviel gesättigte bzw. ungesättigte Fettsäuren und Cholesterin verspeist hatten wie die Gesunden in den Kontrollgruppen. Doch wenn die Ernährung in diesem Punkt in beiden Gruppen gleich war, dann kann sie an den Erkrankungen nicht schuld sein.

Damit war wieder eine mit großem Aufwand propagierte Hypothese gestorben. Doch statt sie in Frieden ruhen zu lassen, schieben die Ernährungsexperten schon die nächste Fett-Generation über den Ladentisch. Nun sollen es die Fette aus Meeresgetier richten, die berühmten Omega-3-Fettsäuren. Diese fanden inzwischen ihren Weg nicht nur in die Margarine, sondern auch in die millionenfach verkauften Fischölkapseln. Ergebnis der jüngsten Meta-Analysen: Außer Spesen nix gewesen. Omega-3-Fettsäuren schützen weder vor Infarkt noch vor Krebs. Sie sind einfach nur wirkungslos. Wer hätte das gedacht?

→ **Cholesterin** ist schädlich
→ **Fettbewußt**e Ernährung schützt das Herz und erhöht so die Lebenserwartung
→ Die richtigen Fettsäuren machen das **Olivenöl** so wertvoll

Literatur:
M. Heyne: Das deutsche Nahrungswesen von den ältesten geschichtlichen Zeiten bis zum 16.Jahrhundert. Leipzig 1901
U. Ravnskov: Quotation bias in reviews of the diet-heart idea. Journal of Clinical Epidemiology 1995/48/S.713
U. Ravnskov: Mythos Cholesterin. Die zehn größten Irrtümer. Stuttgart 2004
L. Hooper et al.: Risks and benefits of omega 3 fats for mortality, cardiovascular disease, and cancer: systematic review. British Medical Journal 2006/332/S.752
C.H. MacLean: Effects of Omega-3 Fatty Acids on Cancer Risk: A Systematic Review. JAMA 2006/295/S.403

Pilze
Pilzgerichte darf man nicht aufwärmen

Wenn dem so wäre, müßte man eine ganze Reihe von pilzhaltigen Produkten sofort vom Markt nehmen. Die Mischpilze im Glas und das Risotto mit Steinpilzen aus der Tüte wurden natürlich bei der Fabrikation erhitzt. Trotzdem hat die Empfehlung, Pilze nicht zu wärmen, einen realen Hintergrund. Sie stammt nämlich aus der Vorkühlschrankära. Die ersten Haushaltskühlgeräte wurden um 1900 auf den Markt gebracht, und noch 1950 kamen auf 1000 Bundesbürger nicht mehr als 19 Kühlschränke! Empfindliche Speisen verdarben unter solchen Bedingungen rasch und häufig. Durch Fäulnis kann jeder harmlose Speisepilz zum Giftpilz werden.

Außerdem stammten die damals verzehrten Pilze in der Regel aus Wald und Flur und nicht aus vollklimatisierten industriellen Champignonzuchtanlagen. So ein echter »Bio-Pilz« hat eben häufig Einwohner, die ihn »madig machen«, er wird von Käfern und Schnecken angenagt und natürlich von Bakterien aller Art besiedelt. Waldpilze sind deshalb tatsächlich leicht verderbliches Gut, und die Empfehlung, nur einwandfreie Exemplare zu sammeln und sie möglichst schnell zu verarbeiten, gilt nach wie vor. Doch wenn sie richtig durchgegart sind, kann man Maronen, Reizker und Co durchaus wie anderes gekochtes Gemüse auch ein bis zwei Tage im Kühlschrank aufbewahren.

→ **Toast Hawaii:** Schinken soll man nicht mit Käse überbacken
→ **Kochen:** Vergiß den Kochtopf! Gekochtes ist wertlos

Literatur:
H. Gnauer, B. Muermann: Das große Lebensmittellexikon. Innsbruck 1985
H. Klinger, H. Grüner: Der junge Koch. Lehrbuch für die Berufsausbildung des Kochs. Gießen 1987
G. Vollmer et al.: Lebensmittelführer Obst, Gemüse, Getreide, Brot, Wasser, Getränke, Inhalte, Zusätze, Rückstände. Stuttgart 1990
T. Shachtman: Minusgrade – Auf der Suche nach dem absoluten Nullpunkt. Reinbek 2001

Pizza
Die Pizza Margherita soll an die gleichnamige Blume erinnern

Ganz falsch: Der Belag aus Basilikum (grün), Mozzarella (weiß) und Tomaten (rot) symbolisiert vielmehr die italienischen Nationalfarben. Den Namen verlieh ihr die erste Königin Italiens, Margherita (1851–1926). Nach einer patriotischen Anekdote bekam die Königin 1889 auf ihrer Sommerresidenz Capodimonte in Neapel Appetit auf einheimische Kost. Genaugenommen auf eine Pizza, die damals noch ein typisches, regionales Arme-Leute-Essen war. Ihre Köche, erfahren in den Geheimnissen der französischen und Piemonteser Küche, mußten passen. Darauf bat man Rafaelo Esposito, den populärsten Pizzabäcker Neapels, um seine Dienste. Von seinen drei Pizzen habe der Königin jene am besten geschmeckt, die seither ihren Namen trägt.

1974 tat der italienische Historiker Massimo Albertini die rührende Geschichte als bloße Erfindung ab. Dagegen trat der berühmte Neapolitaner Gastronom und Journalist Corrade Erichelli an und behauptete, die Pizza Margherita sei tatsächlich am 6. Juni 1889 am königlichen Hof in Neapel serviert worden, jedoch von Espositos Konkurrenten, Pappino Brandi. Der Pizzabäcker habe als Dank für seinen Dienst eine Urkunde erhalten, die angeblich noch heute in der Pizzeria Brandi zu sehen sei.

→ Der **Bismarckhering** hat nichts mit dem Reichskanzler Bismarck zu tun
→ Das **Chateaubriand** ist eine Kreation des gleichnamigen Dichters

Literatur:
M. Grauls: Lord Sandwich und Pfirsich Mellie Melba. Wie berühmte Persönlichkeiten auf der Speisekarte landeten. München 1999

Pizza taugt nicht zur gesunden Ernährung

Pizza ist überhaupt und prinzipiell ungesund. Erstens handelt es sich um Fast food, zweitens macht es satt und drittens lieben es die Kinder. Mit dieser Kombination höchst suspekter Eigenschaften muß die Spezialität jedem Ernährungsbevormunder ein Dorn in der Zunge sein. Andersherum gefragt: Was würde wohl passieren, wenn unsere Jugend um Pizzerien einen großen Bogen machte? Klarer Fall: Es gäbe teure Kampagnen, um sie endlich an die gesunde Mittelmeerkost heranzuführen. Aufklärungsschriften würden auf die »gesunden Zutaten« verweisen: Getreide, Tomaten, Hefe, Olivenöl, Käse und Kräuter. Köcheorganisationen würden in Schulen aktiv, um dort vor aller Augen anhand praktischer Übungen die vielfältigen Möglichkeiten des Belages vorzuführen. Mütter würden ihre Sprößlinge beschwören »Kind, probier's doch wenigstens mal« und »du kannst auch raussuchen, ob du's lieber mit Artischocken, Ananas oder Anchovis magst«.

Gemessen an den zahlreichen Warnungen vor den Gefahren für die heranwachsende Jugend ist es schon erstaunlich, wie wenig sich die wissenschaftliche Fachwelt bisher um die Pizza und ihre gesundheitlichen Wirkungen gekümmert hat. Aber es gibt immerhin drei Studien, die sich exklusiv dem Verzehr der italienischen Spezialität widmeten. Die Ergebnisse sind so erfreulich, daß sie unserer Aufklärerschwadron offenbar die Sprache verschlagen haben. Denn es zeigte sich, daß mit steigendem Pizzakonsum Tumoren des Verdauungstraktes seltener werden. Beim Brust-, Gebärmutter- und Prostatakrebs tat sich leider nichts, Fachleute tippen auf die orale Applikationsform als Ursache.

Noch eindrucksvoller fielen die Ergebnisse beim Herzinfarkt aus: Wer ein bis zwei italienische Pizzen pro Monat vertilgte, hatte ein etwa 20 Prozent niedrigeres Risiko, am Herzinfarkt zu sterben. Ein bis zwei Pizzen innerhalb von 14 Tagen vermindern das Risiko um weitere 20 Prozent. Wer es schafft, pro Woche zwei Pizzen zu essen, bei dem sinkt die Wahrscheinlichkeit an Erkrankungen des Herz-Kreislauf-Systems das Zeitliche zu segnen, um stolze 60 Prozent. Für dieses Ergebnis wurden fünf Jahre lang die Daten von rund 1000 Patienten ausgewertet. (Muß man erwähnen, daß die Studien in Italien durchgeführt wurden?)

Vielleicht sind ja nicht Salatkräuter auf rohen Auberginen das Geheimnis der »Mittelmeerdiät«, sondern Pizza und Pasta. Allerdings ist auch hier ein wenig Bescheidenheit angezeigt. Erstens handelt es sich wieder einmal nur um statistische Korrelationen, niemand weiß, ob tatsächlich ein ursächlicher Zusammenhang besteht. Zweitens werden die Experten nicht ruhen, bis sie eine Gegenstudie konstruiert haben und drittens könnte ein allzu zwanghafter Umgang mit den Studienergebnissen den ein oder anderen Pizzaverächter dem Infarkt näher bringen. Aber wenn Sie Pizza lieben, dann achten Sie einfach darauf, daß sie ordentlich zubereitet wurde – so wie in ihrer Heimatstadt Neapel.

Wer die Jugend der Welt dennoch vor Pizza und Pasta (Weißmehl!) schützen möchte, sollte nicht zögern, mit seinem durch Funk und Fernsehen erworbenen Fachwissen nach Neapel zu reisen – um dort auf dem Marktplatz den Müttern ins Gewissen zu reden: Pizza und Pasta sind ungesund! Schützt eure Kinder vor den Verlockungen der Pizzerien! Die Italiener wissen nämlich noch nichts davon. Sie fürchten sich nicht vor Spaghetti aglio e olio, sondern allenfalls vor der organisierten Kriminalität. Aber lange kann's nicht mehr dauern, dann werden unsere Ernährungsexpertinnen die Camorra ob ihrer schlimmen Eßgewohnheiten in den Senkel stellen. Cazzo della Madonna! Oder wie der Deutsche sagt: Beim Barte des Propheten, so wird es kommen.

→ Die mediterrane Küche ist das Vorbild für die **Mittelmeerdiät**
→ Unsere **Kinder** werden immer dicker
→ **Weißmehl** ist eine Erfindung moderner Großmühlen

Literatur:

S. Gallus et al.: Does pizza protect against cancer? International Journal of Cancer 2003/107/S.283

S. Gallus et al.: Pizza and the risk of acute myocardial infarction. European Journal of Clinical Nutrition 2004/58/S.1543

S. Gallus et al.: Pizza consumption and the risk of breast, ovarian and prostate cancer. European Journal of Cancer Prevention 2006/15/S.74

Probiotika
Probiotika helfen der Darmflora auf die Sprünge

Probiotische Joghurts sind die neuen Renner im Kühlregal. Im Zeitalter der Verstopfung und der angeblich mit Candidapilzen verseuchten Därme mußten Lebensmittel, die versprechen, die natürliche Ordnung in der unteren Etage wiederherzustellen, einfach zum Verkaufsschlager werden. Die »lebenden Kulturen« sollen sich im Darm ansiedeln, dort für Ordnung sorgen und das Immunsystem stimulieren. Wenn man der Werbung glaubt, brauchen probiotische Joghurts alle, deren Verdauung unter Streß, Diäten, Alkohol und anderem leidet – also beinahe jeder.

Dabei gehört die Darmflora – so die romantisch klingende Bezeichnung für die Untermieter im Kleinstformat – noch immer zu den großen Geheimnissen unseres Körpers. Bis heute ist ihre genaue Zusammensetzung unbekannt, zumal jeder Mensch seine eigene individuelle Mischung besitzt. Die Abermilliarden von Mikroben leben mit uns, ihren Wirten, in Symbiose, das heißt, sie dürfen sich aus dem Darminhalt versorgen; dafür liefern sie unter anderem Vitamin K und stehen bei der Verteidigung des Organismus gegen unerwünschte Eindringlinge in vorderster Linie.

Seit langem wird versucht, die Darmflora des Menschen zu steuern. Doch die meisten Versuche, neue Keime im Darm anzusiedeln, schlugen fehl. Die angestammten Einwohner nutzen ihren Heimvorteil und hindern die neuen daran, sich festzusetzen. Fachleute, wie Professor Michael Teuber von der Eidgenössischen Technischen Hochschule Zürich, bezweifeln deshalb, ob es überhaupt möglich ist, die Darmflora eines gesunden Menschen dauerhaft und gezielt zu beeinflussen. Dagegen wenden Befürworter der Probiotika ein, die Fehlschläge seien auf das Fehlen eines speziellen Nährstoffs für die Bakterien zurückzuführen. Durch das Zusetzen von Oligofructose zum Joghurt – sozusagen als Marschverpflegung bis zum Zielort – sei das Problem leicht zu beheben. Man bezeichnet solche Zusätze als Prebiotika in Anlehnung an die Probiotika.

Das wollten französische Forscher genau wissen und machten die Probe aufs Exempel. Ergebnis: Die nützlichen Mikroben ließen sich trotz Oligofructose-Extrawurst nicht im Darm der Versuchspersonen ansiedeln. Egal, ob mit oder ohne Prebiotika – sobald die Tester die probiotischen Joghurts absetzten, verschwanden die Neuankömmlinge wieder. Bedenklicher als der fehlende Nutzen war jedoch eine andere Beobachtung: Die Bakterien aus dem Joghurt verdrängten of-

Die Wirkung von Probiotika auf die Darmflora

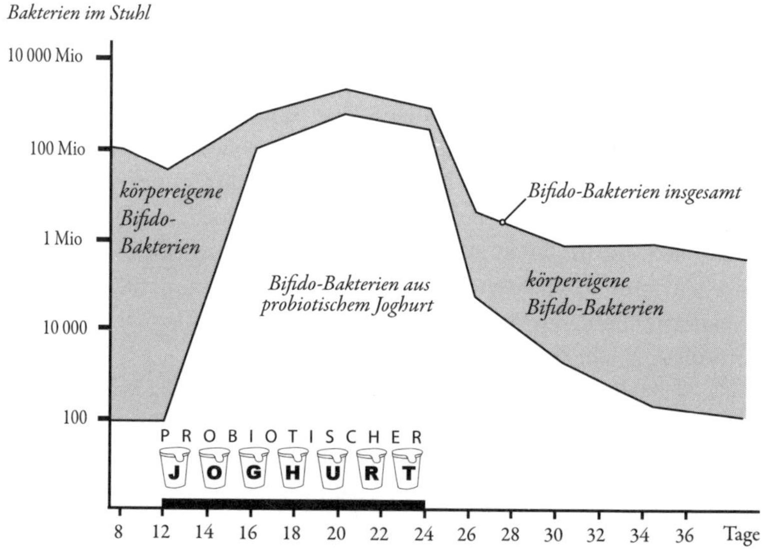

fensichtlich einen Teil der körpereigenen Darmflora, und zwar vor allem ihre nächsten und als besonders nützlich geltenden Verwandten, die Bifido-Bakterien. Dieser Effekt hielt auch nach dem Absetzen der Joghurts an. Wie lange es dauert, bis sich die Darmflora von dieser Dezimierung wieder erholt hat, ist unbekannt. Diese unerwünschte Nebenwirkung wird – offenbar versehentlich – auch in einer Werbeschrift von einem namhaften Hersteller eingestanden.

Manche Experten fragen sich mittlerweile besorgt, ob die regelmäßige Aufnahme von größeren Mengen lebender Bakterien, die das Immunsystem stimulieren, wirklich unbedenklich ist. Wer kann schon garantieren, daß die Joghurts keine Allergien provozieren? Auch ist bekannt, daß Bakterien bei geschwächten Personen durch den Darm hindurch in andere Organe gelangen können (dieser Vorgang wird als »Translokation« bezeichnet). Da sich die probiotischen Keime nach Angaben der Hersteller leichter an Schleimhäute des Menschen anheften, kann die Gefahr schwerer Entzündungen innerer Organe nicht ganz von der Hand gewiesen werden. Bei Sepsispatienten jedenfalls konnten wiederholt probiotische Keime identifiziert werden.

Viele Kundinnen schätzen den angeblich besseren Geschmack der Joghurts, den sie natürlich auf die teuren probiotischen Kulturen zurückführen. Doch die haben damit herzlich wenig zu tun, weil der Kühlschrank für sie ein äußerst unwirtlicher Platz ist. Schließlich handelt es sich um Lebewesen, die sich in der Wärme des menschlichen Darmes wohlfühlen, so wohl, daß sie sich an den Schleimhäuten häuslich niederlassen sollen. Vielleicht ahnen Sie, woher die appetitlichen Kleinen ursprünglich kamen? Nein, nicht aus der Milch und auch nicht aus der Kuh. Sie wurden aus menschlichen Fäkalien, zum Teil auch Vaginalsekret, isoliert und dann weitergezüchtet. Aber über guten Geschmack läßt sich bekanntlich nicht streiten.

→ **Milch** macht müde Männer munter
→ Milch schützt vor **Osteoporose**

Literatur:
Y. Bouhnik et al.: Effects of Bifidobacterium sp. Fermented milk ingested with or without insulin on colonic bifidobacteria and enzymatic activities in healthy humans. European Journal of Clinical Nutrition 1996/50/S.269
M. Teuber: Probiotika – Wissenschaft contra Marketing – Kritische Gedanken zum Konzept. Rundgespräche der Kommission für Ökologie 1998/15/S.95
H. Spillmann: Probiotika und probiotische Mikroorganismen: Lebensmittel oder Heilmittel? – ein Vergleich. Deutsche Molkerei-Zeitung 1997, Heft 12, S.515
M.K. Salminen: Lactobacillus bacteremia, clinical significance, and patient outcome, with special focus on probiotic L. rhamnosus GG. Clinical Infectious Diseases 2004/38/S.62

Radikale
Freie Radikale haben im Körper nichts verloren

Radikale sind gefährlich. Das wissen wir spätestens seit dem Radikalenerlaß, als selbige aus dem öffentlichen Dienst entlassen werden mußten, um die Staatsraison nicht zu untergraben. Um so schlimmer, wenn in unserem eigenen Körper Radikale am Werke sind. Freie Radikale, so die Werbung, schädigen ihn, fördern Altern und Krebs, nagen an Immunsystem und Nervenkostüm. Dieses Bild ist mehr als schief.

Was wie eine unheimliche Gefahr klingt, die unseren Luxuskörper bedroht, ist alles andere als unnatürlich oder schädlich. Radikale sind in so lebenswichtige Prozesse wie die Energiegewinnung und die Abwehr von eingedrungenen Krankheitserregern eingebunden. Zur Bekämpfung unerwünschter Erreger werden im Blut gezielt freie Radikale erzeugt, um diese zu schädigen. Anders bei der Energiegewinnung. Hier werden die freien Elektronen der Radikale wie beim Staffellauf von einer Station an die nächste weitergereicht.

Tiere wie Menschen gewinnen die Energie aus ihrer Nahrung, indem sie zum Beispiel Glucose mittels Atemluft zu Kohlendioxid oxidieren: Enzyme übertragen die Elektronen auf spezielle Transporter. Diese reichen die Elektronen unter Freisetzung von Energie weiter. Zellen enthalten eine Reihe molekularer Energieumwandler, die die Energie des Elektronenflusses in Nutzarbeit umsetzen. Da dieser Prozeß auf kleine Schritte verteilt ist, bedarf es komplexer und exakt regulierter Übergabeeinheiten. Gibt man einen Reaktionspartner, etwa ein »antioxidatives« Vitamin, im Übermaß zu, kann dieses Gleichgewicht – an dem außerordentlich viele Stoffe beteiligt sind – aus den Fugen geraten.

Normalerweise kommt der Körper mit Radikalen gut zurecht, umgekehrt wird ein Schuh draus: ohne sie wäre unser Leben gar nicht möglich. Radikale gehören zum Leben wie die Luft zum Atmen. Mit jedem Atemzug werden große Mengen an Sauerstoffradikalen erzeugt. Würde die Theorie von den gefährlichen Radikalen stimmen, dann wäre körperliche Arbeit oder gar Sport ein gesundheitlich riskantes Treiben. Natürlich können solche Radikale der Kontrolle entwischen und Bestandteile der Zelle schädigen. Aus diesem Grund verfügt die Zelle über komplizierte Reparatursysteme, die allerdings herzlich wenig mit irgendwelchen käuflichen Antioxidanzien zu tun haben.

→ **Antioxidanzien** fangen Radikale
→ Wir sollten uns immer reichlich mit **Antioxidanzien** versorgen
→ Antioxidative Vitamine schützen vor **Krebs**

Literatur:
Autorenkollektiv: Antioxidantien-Update: Radikalfänger auf Kundenfang. EU.L.E.nspiegel – Wissenschaftlicher Informationsdienst des Europäischen Institutes für Lebensmittel- und Ernährungswissenschaften e.V. 1999, Heft 9
E.F. Elstner: Der Sauerstoff. Biochemie, Biologie, Medizin. Mannheim 1990
T.M. Devlin (Ed.): Textbook of biochemistry. With clinical correlations. New York 1992

Reinheitsgebot
Das Reinheitsgebot garantiert seit jeher die Reinheit des deutschen Bieres

Wissen Sie eigentlich, warum das Reinheitsgebot für Bier überhaupt erlassen wurde? Bestimmt nicht, weil die Deutschen so saubere und ordentliche Leute sind (dann wäre es ja nicht nötig, oder?). Im Gegenteil, schon vor Jahrhunderten gaben die vielen Panschereien beim Bier allerorten Anlaß zu Klagen. Eine Landshuter Verordnung aus dem Jahre 1486 schimpft beispielsweise, die Brauer hätten »die Biere und das Bräuwerk nicht nach Ordnung fürgenommen, dadurch böse und arge Biere gesotten und gemacht«. Immer wieder haben Brauer versucht, bei den Rohstoffen zu sparen, und dünne Biere gebraut. Manche schreckten nicht einmal vor Glattwasser zurück, einem letzten Absud aus Biertreber. Was damals als krasser Verstoß gegen die guten Brausitten galt, erfreut sich heutzutage zunehmender Beliebtheit bei der Herstellung von »Alkoholfreiem«.

Vergeblich versuchten Bayerns Städte mit immer neuen Verordnungen die um sich greifenden Mißbräuche in den Griff zu bekommen. Bereits 1469, also fast ein halbes Jahrhundert vor der offiziellen Erfindung des Reinheitsgebots bestimmte der Regensburger Stadtrat: »Es soll kein Braumeister ..., der ein Bier sieden will, etwas anderes dazu nehmen als Gerstenmalz, Hopfen und Wasser und sonst nichts anderes in das Bier tun.« Aber was war das »andere«, das »böse Biere zeuchte«? 1450 hatte der Stadtrat aus aktuellem Anlaß vom Arzt Hans von Bayreut ein Gutachten erbeten, »ob Pilsensamen, Nußlaub, Buchenasche, weißes Pech, Anis, wälsches Korn, Petersilie und andere den Harn treibende Wurzeln als Zutaten des Bieres der Gesundheit nachträglich seien«.

Sehr wahrscheinlich schrieb die bayrische Obrigkeit anno 1516 Gerste, Hopfen und Wasser als alleinige Zutaten für das Gebräu fest, damit die Untertanen endlich Ruhe hielten. Denn außer aromatisierenden Kräutern wie Thymian, Koriander oder Lorbeer mixten die Braumeister auch gerne mal Drogen wie Bilsenkraut, Wermut, Seidelbast oder Sumpfporst unter. Und diese Ingredienzen sorgten für wahrhaft barbarische Räusche, Halluzinationen eingeschlossen. Sumpfporstbier etwa soll für die sprichwörtliche Berserkerwut der Wikinger verantwortlich gewesen sein. Dergleichen gewaltige Wirkungen sind natürlich in Friedenszeiten unerwünscht; deshalb mußte dem zügellosen Treiben ein Riegel vorgeschoben werden. Das besorgte heimlich, still und leise der

Hopfen, der aus der Volksmedizin als schlafförderndes Mittel bekannt war und der auch heute noch – außer in Bier – in vielen Schlaf- und Entspannungstees enthalten ist. Nicht umsonst ist der Hopfen, botanisch betrachtet, der nächste Verwandte des haschischliefernden Hanfs. Auch seine Dolden wurden früher wie Haschisch geraucht. Statt sich einen Joint zu drehen, stopfte man sie in die Pfeife.

Nach dem Reinheitsgebot gebrautes Bier als Schlafmittel oder gar Opium fürs Volk? Das muß das Trinkerherz entrüsten. Aber es kommt noch schlimmer. Das vielgepriesene traditionsreiche Reinheitsgebot, auf das die deutschen Bierbrauer so große Stücke halten, ist heute kaum mehr als ein Spruch aus dem Zitatenschatz der Werbetexter. Erstens haben die übrigen deutschen Länder das bayrische Reinheitsgebot erst vor knapp 100 Jahren übernommen, und zweitens gab es von Anfang an Abweichungen von der strengen bayrischen Fassung, wie etwa die Verwendung anderer Getreidearten. Das Brauen von Weizenbier (eigentlich ein Verstoß gegen das Reinheitsgebot!) war per Dekret den königlichen Bierbrauern vorbehalten. Das Privileg wurde an die Barone von Degenberg weiterveräußert, die es dann an die Wittelsbacher abgaben.

Auch für die übrigen Zutaten waren nach Erlaß des »Reinheitsgebots« regionale Ausnahmen zulässig, wie etwa die Verwendung von Salz, Wacholder oder Kümmel. Immer wieder gab es Anläufe, das Reinheitsgebot zu lockern, um es an die wirtschaftlichen Erfordernisse der jeweiligen Zeit anzupassen. Aber weil die Brauer diese Regelungen zu oft zum Panschen mißbrauchten, wurde mit Nachdruck darauf gedrängt, Hopfen zu verwenden, um den Einsatz dubioser Drogen zu unterbinden. Noch 1574, also fast 60 Jahre nach dem Inkrafttreten des Reinheitsgebots, ermahnt Herzog Albrecht die Brauer, daß »uns täglich Klagen fürkommen, wie das Bier gar so gering, unbeständig gesotten, und dem armen Mann sein Geld übel verglichen würde …«.

Angesichts der wechselvollen Geschichte des »Reinheitsgebots« verwundert es kaum noch, daß das angebliche Herzstück des Verbraucherschutzes eher eine Worthülse ist. Gesetzlich geregelt wurde es – bis die EU eingriff – im Biersteuergesetz und fiel damit also in den Hoheitsbereich des Finanzministers und nicht etwa in den des Gesundheitsministers. Die Gesetzestextvariante des Reinheitsgebots lautete: »Zur Bereitung von untergärigem Bier darf, *abgesehen von den Vorschriften in den Absätzen 4 bis 6,* nur Gerstenmalz, Hopfen, Hefe und Wasser verwendet werden« (Biersteuergesetz § 9 Abs.1; Hervorhebung durch die Autoren). Das entspricht faktisch einer Aufhebung des Reinheitsgebots, denn in den erwähnten Absätzen 4 bis 6 des Gesetzes wird ein Schlupfloch nach dem anderen geöffnet.

Nach dem Urteil des Europäischen Gerichtshofes wurde das Biersteuergesetz geändert und in »vorläufiges Biergesetz« umbenannt. Der umstrittene Paragraph 9 blieb. Von all dem unberührt wuchern die deutschen Brauer gerne mit dem Pfund Reinheitsgebot – schon, um sich die ausländische Konkurrenz vom Hals zu halten.

→ Die EU ist schuld, daß bei uns **Chemiebier** verkauft werden darf
→ Die Kalorien im **Bier** machen dick
→ **Alkohol** ist immer noch eines der größten Gesundheitsrisiken

Literatur:
Biersteuergesetz vom 14.3.1952 (BGBl I S.148)
Durchführungsbestimmungen zum Biersteuergesetz vom 14.3.1952 (BGBl I S.153)
Vorläufiges Biergesetz i.d.F. vom 29. Juli 1993 (BGBl I S.1399)
K. Hackel-Stehr: Das Brauwesen in Bayern vom 14. bis 16.Jahrhundert, insbesondere die Entstehung und Entwicklung des Reinheitsgebotes (1516). Dissertation TU Berlin 1987
M. Jackson: Bier International. Bern 1994
W. Sandermann: Berserkerwut durch Sumpfporstbier. Brauwelt 1980/120/S.1870

Rinderwahn
Der Rinderwahnsinn kommt aus England

Der erste BSE-Fall in Europa wurde nicht in Großbritannien, sondern in Frankreich beschrieben. Das war vor über 100 Jahren, um genau zu sein, 1883. Der Ursprung der Krankheit ist unbekannt. Auf jeden Fall ist sie seit langem auf der ganzen Welt verbreitet und befällt zahlreiche Tierarten: Beim Schaf heißt sie Traberkrankheit (englisch »scrapie«), bei Hirschen »chronic wasting disease«, bei Nerzen Nerz-Encephalopathie. In der Fachsprache werden sie als »transmissible spongiforme Encephalopathien« zusammengefaßt, das heißt soviel wie »übertragbare schwammförmige Hirnerkankungen«.

In Deutschlands Schafherden kommt die Traberkrankheit seit jeher vor. Die Nerz-Encephalopathie ist erst seit Ende des Zweiten Weltkriegs aus der Pelztierzucht bekannt. Aber auch sie trat hierzulande lange vor der BSE-Ära auf. Damit scheidet britisches Fleischmehl als Ursache aus, da Nerze Frischfleisch, meistens Innereien vom Schlachthof, erhalten. In den letzten Jahren häuften sich Berichte über infizierte Zootiere wie Antilopen, Pumas oder Strauße. Für die Häufung gibt es einen einfachen Grund: Zootiere sind wertvoll und sollen möglichst lange leben. Deshalb ist die Wahrscheinlichkeit hoch, daß die Encephalopathie irgendwann zum Ausbruch kommt und infizierte Tiere daran sterben. Schlachtvieh dagegen lebt nicht lange genug, es wird in der Regel getötet und gegessen, noch bevor die Krankheit erkennbar Symptome ausgelöst hat.

Insofern spricht einiges für den Verdacht, daß spongiforme Encephalopathien von Natur aus viel häufiger und verbreiteter sind, als gemeinhin eingestanden wird. Und sie sind und waren garantiert nicht auf Großbritannien beschränkt.

→ **BSE:** Der Rinderwahn wurde durch infiziertes Fleischmehl verursacht
→ Wer **Fleisch** und Wurst meidet, ist sicher vor BSE

Literatur:
H. Diringer: Proposed link between transmissible spongiform encephalopathies of man and animals. Lancet 1995/346/S.1208
D. MacKenzie: Secrets and lies in Europe. New Scientist 3.5.1997, S.14
B.E.C. Schreuder: Animal spongiform enecephalopathies – an update. Veterinary Quaterly 1994/16/S.174, S.182
M. Kamin, B.M. Patten: Creutzfeldt-Jakob disease. Possible transmission by consumption of wild animal brains. American Journal of Medicine 1984/76/S.142
J. Brugere-Picoux et al.: Die transmissiblen spongiformen Enzephalopathien (TSE) der Wiederkäuer. Aktuelle Aspekte. Tierärztliche Umschau 1992/47/S.330

Risikofaktoren
Wer seine Risikofaktoren senkt, beugt Krankheiten vor

Es gibt zahlreiche populäre Risikofaktoren, die als Vorboten von Zivilisationskrankheiten gelten, zum Beispiel Übergewicht, Bluthochdruck oder erhöhte Cholesterinspiegel. Dabei wird der Begriff »Risikofaktor« häufig fälschlicherweise mit »Ursache« gleichgesetzt. Eine Einflußgröße ist so lange ein »Risikofaktor«, wie zwar eine Korrelation (ein statistischer Zusammenhang) besteht, sich aber keine Ursache-Wirkungs-Beziehung nachweisen läßt. Rauchen ist definitionsgemäß kein Risikofaktor für Lungenkrebs, sondern eine Ursache, da der Rauch auch im Tierversuch Lungenkrebs auslöst. Anders beim Cholesterin: Die Verfütterung von reinem Cholesterin erzeugt bei Allesfressern weder Arteriosklerose noch Herzinfarkt.

Das sicherste Urteil darüber, ob ein Zusammenhang kausal oder rein zufällig ist, erlauben Interventionsstudien, bei denen am Menschen überprüft wird, ob Maßnahmen zur Veränderung der »Risikofaktoren« das erwünschte Ergebnis zur Folge haben. Zum Beispiel Studien, bei denen der Cholesterinspiegel etwa durch eine Abmagerungskur gesenkt wird. In mehreren Untersuchungen stieg trotz sinkender Cholesterinspiegel das Herzinfarktrisiko völlig unerwartet um bis zu 60 Prozent an. Damit ist »das Cholesterin« keine Ursache von Infarkt, sondern allenfalls ein Risikofaktor.

Mit einem Beispiel aus dem Alltag läßt sich das Problem sehr schön veranschaulichen. Wenn beim Autofahren das kleine rote Lämpchen mit der Zapfpistole aufleuchtet, dann lehrt die Erfahrung, daß der Pkw bald liegenbleiben wird. Das rote Lämpchen ist ganz klar ein Risikofaktor fürs Liegenbleiben. Die Ursache des ungewollten Zwischenstopps ist jedoch der Benzinmangel im Tank. Was tun Sie, wenn Sie diesen Zusammenhang nicht kennen? Sie fragen vermutlich Fachleute um Rat. Stellen Sie sich vor, Sie rufen nun in einer Werkstatt an, und die Autoexperten dort raten Ihnen, die Stelle auf dem Armaturenbrett zu überkleben, die Stromzufuhr für das Lämpchen zu unterbrechen oder gleich die ganze Elektrik für den Wagen lahmzulegen. Ihr Auto wird selbst dann nicht weiterfahren, wenn alle Fachleute der Welt diese Empfehlungen aussprechen. Dasselbe passiert, wenn man »Risikofaktoren« therapiert, ohne den wahren Zusammenhang zu kennen. Der Tatbestand, daß die Präventivmedizin gern »Risikofaktoren« bekämpft, macht die Sache nicht besser.

Wenn eine erhöhte Salzaufnahme mit einer erhöhten Herzinfarktrate einhergeht, bedeutet das nicht zwangsläufig, daß Salzverzicht vor Infarkt schützt. Nicht einmal dann, wenn ein »plausibler biochemischer Mechanismus« angeboten wird. Was, wenn der hohe Salzkonsum die Aufgabe hätte, ein anderes und gravierenderes Problem der bis heute ungeklärten Grundkrankheit in Schach zu halten? Dann wäre er zumindest in einigen Fällen sogar von Vorteil – eine Überlegung, für die sich ebenfalls Untersuchungen anführen ließen. Oder: In vielen Studien findet man, daß Menschen, die regelmäßig dem Alkohol zusprechen, länger leben als Abstinenzler. Auch daraus darf man nicht schließen, daß

Abstinenzler länger leben würden, wenn sie ebenfalls Alkohol tränken. Jedenfalls nicht, solange man nicht weiß, was genau dahintersteckt.

Angesichts des statistischen Hokuspokus mit »Risikofaktoren« hat sich der Begriff der »evidence based medicine« etabliert. Der englische Begriff bezeichnet eine Medizin, die sich auf augenfällige Ergebnisse stützt und weniger auf Meßergebnisse, deren Bedeutung von Theorien und Interpretationen abhängig ist. Gemeint sind damit Untersuchungen, die sich nicht mit Surrogat-Parametern zufriedengeben, wie die »Risikofaktoren« im internen Sprachgebrauch der Medizin heißen. Surrogat-Parameter ist eine vornehme Umschreibung für Ersatzgrößen – in Ermangelung der tatsächlich relevanten Werte. Wesentlich aussagekräftiger ist es, »harte Endpunkte«, also objektive Parameter, zu erfassen, wie zum Beispiel die Sterblichkeit oder das Auftreten eindeutiger Krankheiten wie Infarkt oder Krebs.

→ **Salz** erhöht den Blutdruck
→ **Gesunde Ernährung:** Wer gesund ißt, ist gesünder
→ **Ökotrophologie:** Die Ernährungswissenschaft ist eine Wissenschaft

Literatur:
P. Skrabanek, J. McCormick: Follies and fallacies in medicine. Buffalo 1990

Rohkost
Rohkost ist gesünder als »Totgekochtes«

Die Argumentation ist eigentlich ganz einleuchtend: Naturbelassene, also unverarbeitete und unveränderte Nahrungsmittel enthalten alles, was Mutter Natur ihnen mitgab. Kein Vitamin ist zerkocht, kein Mineral ausgewaschen, kein Antioxidans vorzeitig verbraucht. Haben Sie jemals einen Hasen seine Möhrchen kochen oder einen Löwen sein Antilopensteak braten sehen? Na also. Unsere Mitgeschöpfe verzehren alles roh, und keines davon bekommt Arteriosklerose, Diabetes oder hohen Blutdruck. Wenn das keine Empfehlung ist!

Mal abgesehen davon, daß die meisten Tiere in freier Wildbahn früh sterben und die Tiere, die sich als Schädlinge an unseren Vorräten gütlich tun, dabei bestens gedeihen – die Frage ist, ob sich der Mensch verdauungsmäßig mit ihnen vergleichen kann. Was passiert, wenn sich Menschen über längere Zeit überwiegend von Rohkost ernähren? Davon betroffen sind neben den echten Rohköstlern Anhänger der Vollwerternährung, denen geraten wird, mindestens 50 Prozent der täglichen Nahrungsmenge roh zu verzehren, und viele Vegetarier, bei denen ebenfalls neben Körnern viel Obst und Gemüse auf dem Speiseplan steht.

Vielleicht nicht alle, aber bei weitem die meisten bekommen zunächst einmal ziemliche Verdauungsstörungen, Blähungen, die den Leib schmerzhaft auftreiben, und übelriechende Durchfälle. Ursache sind unverdaute Nahrungsbestandteile, die von den im Darm ansässigen Mikroorganismen vergoren werden. Die Gärungsprodukte sind für die stinkenden Gase verantwortlich, aber was schlimmer ist: Sie schädigen auf lange Sicht die Darmschleimhaut und den dort angesiedelten Teil des Immunsystems. Eine mögliche Ursache für rheumatische Beschwerden, die oft nicht als solche erkannt wird.

Um sich ausreichend mit Nährstoffen, aber auch mit Energie zu versorgen, müssen Rohköstler, denen »Sättigungsbeilagen« wie Kartoffeln, Reis oder Nudeln nicht gestattet sind, mehr Obst und Gemüse verzehren. Häufig stellt sich dadurch ein »Völlegefühl« ein, das viele als Sättigung interpretieren, und deshalb beenden sie vorzeitig die Mahlzeit. Die Folgen führt eine von Professor Claus Leitzmann in Gießen durchgeführte Untersuchung an Rohköstlern dramatisch vor Augen: Von den Teilnehmern wiesen etwa 30 Prozent leichtes bis schweres Untergewicht auf. Dabei bestand zwischen dem Gewicht und dem Rohkostanteil in der Ernährung ein direkter Zusammenhang: Das Gewicht war um so niedriger, je mehr Ungekochtes verzehrt wurde. Viele Frauen berichteten über Menstruationsstörungen, etwa ein Drittel hatte keine Regelblutung mehr! Eine Maßnahme des Körpers, Energie einzusparen, wenn von außen nicht genügend geliefert wird. Zudem wird dadurch der Eintritt einer »energieaufwendigen« Schwangerschaft verhindert.

In einer anderen Gießener Studie fanden die Forscher bei Probanden, die 95 Prozent ihrer Nahrung roh zu sich nahmen, signifikant mehr Zahnschäden als bei einer Vergleichsgruppe, die sich konventionell ernährte. Als Ursache wird der hohe Anteil an Obst, insbesondere von Zitrusfrüchten, in der Ernährung vermutet; denn die Obstsäuren greifen den Zahnschmelz an und ätzen ihn regelrecht weg.

Die Empfehlung, möglichst viel Rohkost zu essen, ist also mit einer gewissen Vorsicht zu genießen. Natürlich soll Ihnen hier nicht der Appetit auf einen Tomatensalat oder eine Avocadocreme genommen werden. Essen Sie, was Sie möchten, sofern Sie Lust darauf haben und es gut vertragen. »Das Maß für gesunde Nahrungsmittel ist ihre Bekömmlichkeit und nicht ihre Plazierung in Nährwerttabellen«, so der Heidelberger Mediziner Gunter Frank, der sich in seiner Praxis auf Verdauungsstörungen spezialisiert hat. »Die Behauptung, es sei natürlicher, Pflanzen roh zu essen, ignoriert die Evolutionsprozesse, die Menschen und Pflanzen in den letzten Jahrmillionen durchlaufen haben.« Genau! Kurz gesagt: Eine gesunde Kost muß bekömmlich sein, denn Unbekömmliches kann nicht gesund sein.

→ **Kochen:** Vergiß den Kochtopf! Gekochtes ist wertlos
→ **Vollwerternährung** ist ein modernes Ernährungskonzept für jedermann
→ **Vegetarier** leben länger

Literatur:

C. Strassner et al.: Ernährungs- und Gesundheitsverhalten von Menschen mit überwiegender Rohkost-Ernährung. 32. Wissenschaftlicher Kongreß der DGE. Ernährungswissenschaften 1995/34/S.37

C. Ganss et al.: Dental erosions in subjects living on a raw food diet. Caries Research 1999/33/S.74

K. Pirlet: Zur Problematik der Vollwerternährung. Erfahrungsheilkunde 1992, Heft 5, S.345

G. Frank: Lizenz zum Essen. München 2007

Rohmilchkäse
Rohmilchkäse wird aus Rohmilch gemacht

Es ist noch gar nicht so lange her, da wurden alle Käse aus Rohmilch gemacht. Rohmilch ist die unbehandelte Milch direkt aus dem Kuhstall. Selbstverständlich enthält sie Keime: erwünschte, die zum Säuern der Milch und für die Käsereifung gebraucht werden, aber auch unerwünschte Verderbniserreger und manchmal sogar potentielle Krankheitskeime. In aller Regel haben die erwünschten Milchsäurebakterien die Verderbniserreger in Schach gehalten. Die Milch wurde angenehm sauer, aber keinesfalls bitter oder faulig.

Mit dem Fortschritt hielten neue Techniken Einzug in den Kuhstall. Und das führte dazu, daß man heute nur noch in Ausnahmefällen aus Rohmilch Käse herstellen kann. Es sind vor allem zwei Ursachen, die die Keimflora verändert haben: erstens die Fütterung mit Silage, das heißt mit vergorenem Maishäcksel aus dem Silo. Damit erzeugte Milch schmeckt nicht nur komisch, sie enthält oftmals auch Pilzsporen, die den Käse während der Reifung verderben lassen. Und zweitens die Kühlung der Milch beim Landwirt. Da die Molkerei heute die Milch nur noch alle zwei bis drei Tage abholt, können sich die kälteliebenden Verderbniserreger optimal vermehren, während die nützlichen, aber wärmebedürftigen Milchsäurebakterien in ihrer Entwicklung gehemmt werden.

Das sind die Gründe, warum die Milch heute oftmals nicht mehr sauer wird, sondern fault. Damit in der Käserei ja nichts schiefgeht, wird die Milch deshalb gewöhnlich zur Abtötung der unerwünschten Keime erhitzt (Pasteurisierung), danach wird eine eigens gezüchtete Starterkultur zugesetzt. So ist man gesundheitlich und technisch auf der sicheren, geschmacklich allerdings oft genug auf der langweiligen Seite. Auch eine gute Starterkultur kann die vielfältigen Wirkungen einer gesunden Keimflora in der Milch nicht voll ersetzen.

Rohmilchkäse sind mittlerweile selten geworden. Noch vor einigen Jahren war in Deutschland für Emmentaler sogar die ausschließliche Verwendung von Rohmilch gesetzlich vorgeschrieben. Trotz des Wegfalls der Vorschrift hat sich aber an der Herstellung nicht viel geändert. Denn schon damals wurde die Milch zur Entkeimung nicht erhitzt, sondern baktofugiert. Spezialzentrifugen, sogenannte Baktofugen, rotieren so schnell, daß Bakterien und Pilzsporen, die aus der Silage stammen, von der Milch abgetrennt werden. Seither kann man auch eine weniger gute Milch ohne Erhitzung zu Emmentaler verarbeiten.

In Frankreich, dem »Mutterland« des Käsegenusses, ist eine andere Technik populär, um für den deutschen Markt den beliebten und etwas teureren Rohmilchkäse zu produzieren. Hier wirkt die »Thermisierung« wahre Wunder. Dazu wird die Rohmilch doch ein wenig erwärmt, um einen Teil der Keime abzutöten. Allerdings nicht ganz so hoch wie bei der Pasteurisierung. Dafür läßt man die Wärme länger einwirken. Auf diesem Wege kann man elegant die analytisch nachweisbare Pasteurisation umgehen, und der Kunde bekommt wie gewünscht seinen Rohmilchkäse.

→ **Leberwurst:** Kalbsleberwurst enthält Kalbsleber
→ Deutscher **Kaviar** steht dem russischen in nichts nach

Literatur:
W. Zipfel, K.D. Rathke: Lebensmittelrecht, Kommentar der gesamten lebensmittel- und weinrechtlichen Vorschriften sowie des Arzneimittelrechts. München 1999. Verordnung über Hygiene- und Qualitätsanforderungen an Milch und Erzeugnisse auf Milchbasis vom 24.4.1995. C 273
W. Zipfel, K.D. Rathke: Lebensmittelrecht, Kommentar der gesamten lebensmittel- und weinrechtlichen Vorschriften sowie des Arzneimittelrechts. München 1999. Käse-Verordnung vom 14.4.1986. C 277
U. Pollmer, B. Schmelzer-Sandtner: Wohl bekomm's. Was Sie vor dem Einkauf über Lebensmittel wissen sollten. Köln 2001

Säure-Basen-Haushalt
Wir sind alle übersäuert

Unser Säure-Basen-Haushalt sei aus dem Gleichgewicht, so eine zentrale These naturheilkundlich orientierter Ernährungsapostel: »Am Anfang einer jeden Erkrankung steht ohne Ausnahme die Übersäuerung!« lesen wir bei den ausgewiesenen Experten der Säure-Basen-Szene. Bei der Übersäuerung soll es sich um eine minimale, aber dauerhafte Verschiebung des Blut-pH-Wertes in Richtung des sauren Bereichs handeln. Diese »latente Übersäuerung« des Körpers sei eine Geißel der heutigen Zeit, ausgelöst durch hemmungslosen Konsum von sogenannten Säurebildnern: Kaffee, Alkohol, Fleisch und Zucker. Die üblichen Verdächtigen also. Andere haben die Liste der übersäuernden Produkte um so aktuelle Positionen erweitert wie »Elektrosmog« und »Wasseradern«, die dem Körper offenbar auf übersinnlichem Weg die Basen klauen.

Sauer macht demzufolge nicht lustig, sondern krank: »Es ist wissenschaftlich erwiesen«, so lesen wir in einer ärztlichen Stellungnahme, »dass jede körperliche Krankheit und jedes psychische Unwohlsein mit einer Übersäuerung einhergehen. Müdigkeit, Energielosigkeit, Antriebsschwäche, Depressionen, Konzentrations- und Merkstörungen, kalte Hände und Füße, Allergien, Gelenks- und Muskelschmerzen, Ekzeme, Haarausfall, Gastritis, Verstopfung und Durchfall sind grundsätzlich begleitet von einem Absinken in ein saures Milieu.« Im Internet verbreiten Mediziner sogar, daß AIDS zu den »vielgestaltigen

Erscheinungen der Übersäuerung und des Alkalimangels« zähle. Nun kämpfen sie mit Gurkensalat gegen Handystrahlen und Geschlechtskrankheiten. Aber gibt es diese Übersäuerung überhaupt?

Wer sich die Mühe macht, ein paar einschlägige Lehrbücher der Physiologie und der Biochemie zu wälzen, erfährt kurzgefaßt folgendes: Der normale pH-Wert (der pH-Wert ist eine Maßzahl für den Säuregrad) des Blutes liegt exakt zwischen 7,36 und 7,44, er ist also schwach basisch. In der Tat führen bereits geringfügige Abweichungen über oder unter diesen Bereich zu einer schweren Beeinträchtigung physiologischer Prozesse. Wer einen Blut-pH von 7,0 aufweist, gehört bereits auf die Intensivstation. Genau wegen der Bedeutung des Blut-pH-Werts verfügt der Körper über eine äußerst wirksame Regulation, um ihn konstant zu halten. In anderen »Abteilungen« herrschen andere, ebenfalls streng überwachte pH-Normalwerte. Das Innenleben der Zellen (das Zytoplasma) beispielsweise ist mit 7,0 bis 7,2 neutral bis schwach basisch. In der Zelle selbst gibt es nochmals deutliche Unterschiede: In manchen Organellen liegt der pH deutlich unter 7. In Lysosomen etwa werden Werte um 5,0 gemessen – und das ist bereits ziemlich sauer.

Was für die Zellen gilt, gilt auch für unsere Organe: Man denke nur an den stark sauren Magensaft (pH 2 und niedriger) und im Vergleich an die Bauchspeicheldrüse mit einem alkalischen pH von 8. Der Ammoniak, ein Stoffwechselendprodukt, das beim Abbau des stickstoffhaltigen Eiweißes – egal ob pflanzlich oder tierisch – entsteht, hat sogar einen pH von 12. Damit deckt der Organismus fast die gesamte Spannbreite möglicher »Säuregrade« ab. Der pH-Wert wird dabei ständig für jeden Bereich genau reguliert. Im Speichel steigt er beim Essen auf alkalische 7,7 an, um optimale Bedingungen für die Verdauungsenzyme zu schaffen. Nach der Mahlzeit sinkt er auf 5,5 bis 6,0 ab – er wird also sauer – denn nun soll die Zahnoberfläche remineralisiert werden, die beim Essen unter den in der Nahrung enthaltenen Säuren zu leiden hatte.

Doch nicht nur die Nahrung beeinflußt den Säurehaushalt des Körpers. Würde die Theorie der Übersäuerung stimmen, wäre sportliche Betätigung oder körperliche Arbeit ein gefährliches Risiko für die Gesundheit, da hierbei durch die Tätigkeit der Muskeln jede Menge Säure, genauer gesagt Milchsäure, gebildet wird.

Demnach muß der Körper über ebenso robuste wie präzise Regelsysteme auf allen Ebenen verfügen. Dafür verwendet er sogenannte Puffer. Säugetiere nutzen mehrere Puffersysteme, deren biochemische Mechanismen den Rahmen dieses Buches sprengen würden. Ein Ausscheidungsweg verläuft über die Lunge, die Kohlendioxid abgibt. Allein über die Tiefe und die Frequenz der Atmung kann der Körper den pH des Blutes mit einfachen Mitteln konstant halten. Andere Mechanismen nutzt die Niere. Sie vermag problemlos eine Säuremenge auszuscheiden, für die man täglich etwa 2,5 Kilogramm Steaks verdrücken müßte. Wäre es anders, gäbe es die traditionellen Ernährungsweisen von Eskimos, Massai oder Argentiniern nicht, bei denen die Zufuhr extremer Mengen tierischer Lebensmittel keineswegs jene Krankheiten nach sich zieht, die einer Übersäuerung auf den Fuß folgen sollen. Wer sich eher pflanzlich ernährt, dessen Niere muß umgekehrt mehr Basen ausscheiden. Selbst eine einseitige oder extreme Ernährung, gleichgültig in welche Richtung, kann das Säure-Basen-Gleichgewicht im Körper nicht verändern – solange Lunge und Niere funktionstüchtig sind.

Da der Urin dazu da ist, den Säure-Basen-Haushalt des Körpers konstant zu halten, indem Überschüsse – egal ob sauer oder basisch – ausgeschieden werden, läßt sich allein aus seinem pH gerade nicht das »innere Milieu« des Körpers ablesen. Bei tierischer Nahrung ist der Urin sauer, bei vorwiegender pflanzlicher Kost etwas basisch. Das heißt, der Urin *gesunder* fleischfressender Tiere ist eher sauer, der von *gesunden* Pflanzenfressern hingegen eher basisch. Aber wegen seiner »säurebildenden« Kost ist der Fuchs nicht kränker als das Huhn, das er gerade in Nachbars Hühnerstall erbeutet hat. Wären die Theorien von der »Übersäuerung« richtig, ginge der Löwe am Krückstock und hätte gegen die basischen Antilopen nicht die geringste Chance.

→ Eine pH-Messung des Urins erlaubt die Diagnose »**Übersäuerung**«
→ **Rohkost** ist gesünder als »Totgekochtes«
→ **»Fünf am Tag«** schützt vor Krebs und anderen chronischen Erkrankungen

Literatur:
A. Fock: Sauer aufgestoßen: die latente Azidose. EU.L.E.nspiegel – Wissenschaftlicher Informationsdienst des Europäischen Institutes für Lebensmittel- und Ernährungswissenschaften e.V. 2006/12/H.3–4/S.3

Salz
Salz erhöht den Blutdruck

Fast schon gebetsmühlenhaft wiederholt, durchdrang diese Behauptung in den letzten Jahrzehnten unaufhaltsam Fachzeitschriften, Ernährungsratgeber und den Bunte-Blätter-Wald. Wie kaum eine andere Ernährungsempfehlung sikkerte sie ins allgemeine Gesundheitsbewußtsein und bescherte Millionen von Menschen – die murrend, aber folgsam den Salzstreuer im Schrank ließen – fades Essen. Und dabei war der Zusammenhang zwischen Blutdruck und Salzverzehr von Anfang an umstritten.

Der Feldzug gegen das Salz begann 1972 mit einer wissenschaftlichen Veröffentlichung, in der Versuche an Ratten beschrieben wurden, deren Blutdruck anstieg, wenn man ihr Futter salzte. Allerdings handelte es sich um einen besonderen, einen salzempfindlichen Rattenstamm, und die Menge, die die Tiere verzehren mußten, würde – auf den Menschen hochgerechnet – einer Tagesdosis von einem Pfund Salz entsprechen! Viele Ernährungsmediziner nahmen das Ergebnis der Studie dennoch dankbar auf und leiteten daraus Ratschläge für den Verbraucher ab.

Die zweite Arbeit, die die Salzdiskussion – und mittlerweile die Gesundheitspolitik – bis heute maßgeblich beeinflußt hat, ist die sogenannte Intersalt-Studie (1988). Bei dieser Untersuchung verglichen die Mediziner 52 Bevölkerungsgruppen aus allen Teilen der Welt. Die Auswertung brachte zunächst ein überraschendes Ergebnis: Wenn überhaupt ein Zusammenhang zwischen Blutdruck und Salzverzehr bestand, dann in der Form, daß der Blutdruck mit steigender Salzzufuhr sank! Die Gruppe mit dem höchsten Salzkonsum (durchschnittlich 14 Gramm pro Tag), die Bewohner der chinesischen Region Tianjin, hatte jedenfalls keinen höheren Blutdruck als Afroamerikaner aus Chicago, die nur sechs Gramm täglich zu sich nahmen.

Damit hätte die Salzhypothese vom Tisch sein können. Aber der Gesichtsverlust für die Experten wäre erheblich gewesen, schließlich hatten sie sich längst auf eine Warnung vor Salz verständigt. In der Not griff man zur Statistik. Hier boten sich vier Naturvölker an, die völlig aus dem Rahmen der Intersalt-Daten fielen. Sie aßen so gut wie kein Salz und hatten auch keinen erhöhten Blutdruck. Nur wenn man diese »Ausreißer« in die Auswertung mit einbezog, ließ sich ein vager Zusammenhang zwischen Salzverzehr und Blutdruck konstruieren. Daß bei der grundverschiedenen Lebensweise dieser Völker auch ganz andere Faktoren eine Rolle spielen könnten, interessierte offenbar nicht weiter. Statt dessen wurde dieser fragwürdige Befund nun den gesundheitspolitischen Leitlinien der gesamten westlichen Welt zugrunde gelegt.

Mit dem Aufruf zum allgemeinen Salzverzicht verfolgten die Präventivmediziner natürlich nur die besten Absichten: Da der Bluthochdruck einen Risikofaktor für Herz-Kreislauf-Krankheiten darstellt, sollten damit viele Leben gerettet werden. Die Überlegung dabei war: Die Menschen sind leichter dazu zu bewegen, weniger zu salzen, als auf das Rauchen zu verzichten. Inzwischen bringen aber mehr und mehr gründliche Untersuchungen an den Tag, daß der sparsame Umgang mit dem Salz weder den Blutdruck breiter Bevölkerungsschichten senkt noch deren Leben verlängert. Selbst Hochdruckkranke profitieren oft nur wenig davon. Dazu zwei Beispiele:

An einer auf drei Jahre angelegten amerikanischen Studie (TOPH II) nahmen mehrere tausend Menschen teil, deren Blutdruck »im oberen Normbereich« lag. Sie erhielten salzarme Kost, und nach sechs Monaten war ihr Blutdruck im Schnitt um 2,9 mmHg (systolisch, »oberer« Wert) bzw. 1,6 mmHg (diastolisch, »unterer« Wert) gesunken. Am Ende der drei Jahre war von dieser minimalen Verbesserung jedoch kaum noch etwas festzustellen. Für eine andere Studie (DASH) wurde den Teilnehmern eine Ernährungsweise verordnet, die mehr Obst und Gemüse sowie mehr Milchprodukte mit niedrigem Fettgehalt enthielt. Nach drei Wochen bereits war der Blutdruck in der Gruppe mit »milder Hypertonie« um 5,5 bzw. 3,0 mmHg gesunken, bei der Gruppe mit stärker erhöhtem Blutdruck lagen die Werte gar 11,4 und 5,5 mmHg niedriger. Und das – man höre und staune – bei gleichbleibendem Salzkonsum. Was auch immer der Grund für die Senkung des Blutdrucks gewesen ist – das Salz scheidet als Ursache aus.

Der Mythos vom mörderischen Salz wankt heftiger denn je. Mittlerweile stellen Wissenschaftler bereits die Frage, ob die allgemeine Empfehlung, Salz zu sparen, vielleicht mehr schadet als nutzt. Gerade bei älteren Menschen ist Salzverzicht riskant. Er beeinträchtigt die geistigen Fähigkeiten und unterdrückt den Durst, so daß sie zuwenig Flüssigkeit aufnehmen. Zwei neuere Untersuchungen legen nahe, daß die Einschränkung des Salzverzehrs ganz allgemein die Sterblichkeit erhöht und Herz-Kreislauf-Krankheiten fördert – und zwar um so mehr, je weniger Salz gegessen wird. Sicher ist inzwischen, daß durch Salzverzicht der Cholesterinspiegel steigt, vor allem das als schädlich geltende LDL-Cholesterin. Und weil viele Patienten sowohl zu einer salzarmen als auch zu einer cholesterinsenkenden Ernährung angehalten werden, bleiben sie ihrem Arzt als treue Kunden erhalten.

Die zwei Ergebnisse der Intersalt-Studie

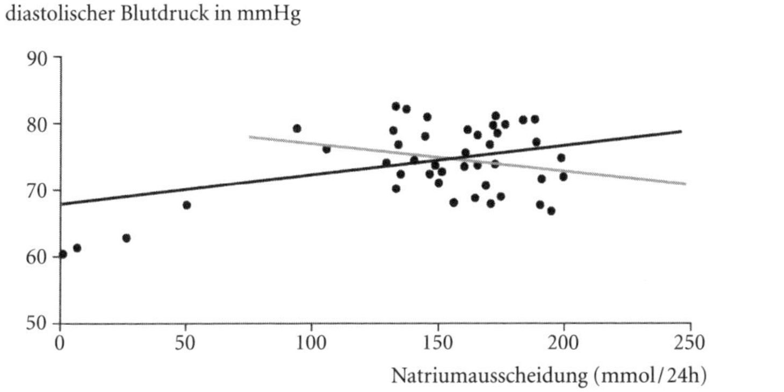

Jeder Punkt steht für eine von 52 Bevölkerungsgruppen. Dargestellt wird der Zusammenhang zwischen diastolischem Blutdruck (»unterer Wert«) und der Natriumausscheidung, die als Maß für den Kochsalzkonsum dient. Mit statistischen Methoden lassen sich die Punkte zu einer Linie, einer linearen Beziehung, zusammenrechnen. Nimmt man die vier Ausreißer (links) dazu, ergibt sich eine steigende Linie, das heißt, je mehr Kochsalz, desto höher der Blutdruck. Läßt man die vier weg, weil sie mit den anderen Bevölkerungsgruppen kaum vergleichbar sind, ergibt sich eine fallende Linie: je mehr Kochsalz, desto niedriger der Blutdruck.

So wirkt sich Kochsalzverzicht auf den Blutdruck aus

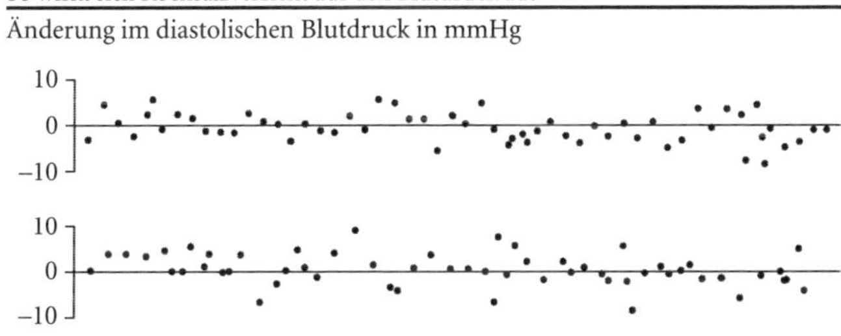

Jeder Punkt steht für eine Studie, in der eine Probandengruppe kochsalzreduzierte Kost bekam, während sich die andere normal ernährte. Gezeigt werden die Änderungen im diastolischen Blutdruck (»unterer Wert«) bei den Salzsparern. Das obere Bild gibt die Befunde bei Menschen mit normalem Blutdruck wieder, das untere die von Personen, die zu Beginn der Studie erhöhten Blutdruck aufwiesen.

Die Grafiken zeigen, daß der Kochsalzverzicht – sowohl bei Menschen mit normalem wie auch bei Menschen mit erhöhtem Blutdruck – alles in allem »nichts« bewirkt.

Vermutlich krankt es wie so oft daran, daß Ärzte und Gesundheitspolitiker die Dinge auf einen möglichst einfachen Nenner bringen wollen. Bill Harlan, seines Zeichens Leiter der Abteilung Präventivmedizin in der amerikanischen Gesundheitsbehörde, formulierte es so: »Jeder will von uns eine einfache Antwort auf die Frage ›Darf ich oder darf ich nicht?‹ hören. Kein Mensch will warten, bis die Studie abgeschlossen ist; denn das dauert schon mal fünf Jahre. Die Leute fordern sofort eine Antwort … Das führt dazu, daß wir ständig dazu gezwungen sind, Positionen zu beziehen und zu vertreten, selbst wenn diese wissenschaftlich nicht zu rechtfertigen sind.« Und so müssen wir bis heute mit dem Vorwurf leben, wir würden zuviel salzen – und das wider besseres Wissen.

→ Wer seine **Risikofaktoren** senkt, beugt Krankheiten vor
→ **Cholesterin** ist schädlich
→ **Kaffee** schadet der Gesundheit

Literatur:
G. Taubes: The (political) science of salt. Science 1998/281/S.898
L.J. Appel et al.: A clinical trial of the effects of dietary patterns on blood pressure. New England Journal of Medicine 1997/336/S.1117
Intersalt Cooperative Research Group: Intersalt: an international study of electrolyte excretion and blood pressure. Results for 24 hour urinary sodium and potassium excretion. British Medical Journal 1988/297/S.319
J.P. Midgley et al.: Effect of reduced dietary sodium on blood pressure. Journal of the American Medical Association 1996/275/S.1590
N.A. Graudal et al.: Effects of sodium restriction on blood pressure, renin, aldosterone, catecholamines, cholesterols, and triglycerides. Journal of the American Medical Association 1998/279/S.1383
M.H. Alderman et al.: Dietary sodium intake and mortality: the National Health and Nutrition Examination Survey (NHANES I). Lancet 1998/351/S.781
M.H. Alderman et al.: Low urinary sodium is associated with greater risk of myocardial infarction among hypertensive men. Hypertension 1995/25/S.1144
F.C. Luft: Cum grano salis. Deutsche Medizinische Wochenschrift 1999/124/S.1351
F.C. Luft: Salt and hypertension at the close millennium. Wiener Klinische Wochenschrift 1998/110/S.459

Schlanke
Schlanke leben länger

Haben Sie sich schon mal überlegt, woran schlanke Menschen sterben? Fragt man Experten nach Risikofaktoren und Todesursachen von Dicken, folgen Litaneien von medizinischen Fachausdrücken. Aber bei der Frage nach den Schlanken können ganze Kongreßsäle verstummen. Werden Schlanke nicht krank? Leben sie vielleicht gesund und munter bis ans Ende des Sonnensystems? Wohl kaum. Doch wenn auch sie eines schönen Tages sterben müssen und ihre Krankheiten andere sind als die von Dicken, dann muß es logischerweise für Schlanke ebenfalls typische Krankheits- und Todesursachen geben. Für die ist dann Schlankheit ein Risikofaktor.

Gehen wir der Sache mal auf den Grund. Ziehen wir klinische Studien mit »harten Endpunkten«, wie nicht zu deutelnde Ereignisse im Medizinerjargon heißen, zu Rate. In der Regel sind damit Todesfälle gemeint. Denn da sind sich Arzt, Patient und Angehörige ausnahmsweise einig: Tot ist tot. Woran der Patient allerdings gestorben ist, hängt bereits vom Zeitgeist und der Phantasie des Arztes ab, der den Totenschein ausfüllen muß. Solange der Patient allerdings noch lebt, zählen auch schwere chronische Erkrankungen zu den »harten Endpunkten«, wenn ihre Diagnose eindeutig ist.

Die gründlichste Untersuchung zu unserer Frage kommt von der Universität Ulm. Dort wurde viereinhalb Jahre lang der Gesundheitszustand von über 8 000 Bauarbeitern im Alter zwischen 25 und 65 Jahren verfolgt. Wie erwartet, hatten die dicksten Arbeiter am häufigsten Bluthochdruck, Diabetes und erste Anzeichen für eine koronare Herzkrankheit (KHK). Überraschend war hingegen, daß die Beleibten dennoch eine höhere »gesundheitliche Stabilität« aufwiesen als ihre schlanken Kollegen: Die Sterblichkeit der Dicken (BMI über 30) lag um 60 Prozent niedriger als die der Dünnen (BMI unter 22,5). Selbst Dicke mit Risikofaktoren wie Hochdruck oder Diabetes lebten immer noch länger als die wirklich schlanken Bauarbeiter.

Derart kleine Studien aus Europa toppen die Amerikaner gewöhnlich mit Megastudien. Das Ergebnis ist trotzdem das gleiche. In den Vereinigten Staaten wurden in einem Zeitraum von 30 Jahren insgesamt vier große Erhebungen zu Gesundheit und Ernährung durchgeführt (National Health and Nutrition Examination Surveys, abgekürzt NHANES), die als repräsentative Bevölkerungsstichproben angelegt waren. Im Jahr 2005 sollte eine Arbeitsgruppe der amerikanischen Gesundheitsbehörde CDC (Centers for Disease Control) errechnen, wie viele vermeidbare Todesfälle dem Übergewicht bzw. der Fettleibigkeit zugeschrieben werden können.

Bei der Auswertung wurden nicht nur Alter, Geschlecht und Gewicht einbezogen, sondern auch ethnische Zugehörigkeit, Alkohol- und Zigarettenkonsum. Außerdem beruhten die Zahlen zu Gewicht und Körpergröße nicht auf Angaben der Teilnehmer, sondern wurden von geschultem Personal erhoben. Die Ergebnisse machten Furore, denn sie zeigten für alle Erhebungen, einzeln sowie kombiniert, daß bei den Dicken (BMI 25–30) nicht mehr, sondern weniger Todesfälle auftreten als bei den Normalgewichtlern (BMI 18,5–25) – bezogen auf die Bevölkerung der USA gibt's dank Übergewicht pro Jahr 86 000 Tote WENIGER. Die Daten aus den USA bestätigten zudem zum wiederholten Male, daß Untergewicht mit MEHR Todesfällen einhergeht als Fettleibigkeit (BMI 30–35).

Leben Schlanke länger? Sterben Dicke früher?

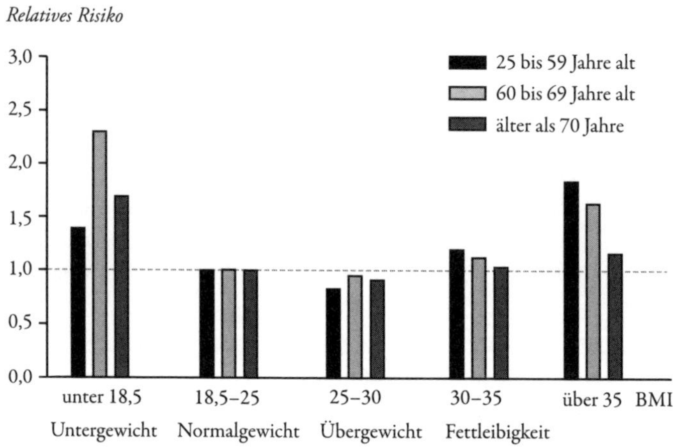

Wird das Sterberisiko für Normalgewichtige jeweils gleich 1 gesetzt, dann liegt es für untergewichtige Menschen im Alter von 60 bis 69 Jahren bei 2,3 - also mehr als doppelt so hoch. Die höchste Lebenserwartung haben in allen Altersgruppen die Übergewichtigen.

Die Auswertung nach Altersgruppen ließ zudem erkennen, daß besonders ältere Menschen von einem höheren Körpergewicht profitieren, während das Sterberisiko für leichtgewichtige Senioren deutlich ansteigt. Aber Vorsicht! Die vorliegenden Daten bedeuten nicht, daß dürre »Zaunlatten« nach einer Mastkur länger leben. Nach den bisherigen Erfahrungen sind Mästversuche bei Bohnenstangen genauso sinnlos wie Schlankheitskuren bei Fleischklößchen.

Der Tatbestand, daß Dünne im Schnitt früher sterben als Dicke, hat die Medizin bisher wenig beeindruckt. So blieb die spannende Frage, welche tödlichen Krankheiten Dünne erleiden, bis heute unbeantwortet. Wenn wir aber raten dürfen, so werden es im großen und ganzen genau die gleichen Malaisen sein wie bei den Dicken. Lediglich in einem Punkte haben die Statistiken einen Unterschied preisgegeben: Die Selbstmordrate ist bei dünnen Männern (BMI unter 21) viermal höher als bei fetten (BMI über 30): 52 statt 13 Suizide pro 100 000 Personenjahre, und der Anstieg verläuft gleichmäßig von oben nach unten durch die Gewichtsklassen. Das ergab die Auswertung der Daten von über 46 000 Männern aus der Health Professional Follow-up Study.

Niemand muß die Schlanken nun ob ihres »vorzeitigen« Todes bedauern, zumindest nicht mehr als die Dicken. Unser Bedauern ist ihnen aber sicher, wenn die ersten Suizid-Präventionsprogramme aufgelegt werden, um Dünne zu mästen, damit aus ihnen endlich vollschlanke, heitere Gemütsmenschen werden. Wenn da mal keiner vor Verzweiflung aus dem Fenster springt.

→ **Abnehmen:** Wer abnimmt, lebt länger
→ **Abnehmen:** Wer abnimmt, tut seiner Gesundheit etwas Gutes
→ **Dicke** müssen früher sterben
→ **Übergewicht:** Essen macht dick

Literatur:

H. Brenner et al.: Body weight, pre-existing disease, and all-cause mortality in a cohort of male employees in the German construction industry. Journal of Clinical Epidemiology 1997/50/S.1099

N. Worm: Diätlos glücklich – Abnehmen macht dick und krank. Bern 1998

U. Pollmer: Eßt endlich normal. München 2007

K. Flegal et al.: Excess deaths associated with underweight, overweight, and obesity. JAMA 2005/293/S.1861

W. Wayt Gibbs: Übergewicht überbewertet? Spektrum der Wissenschaft 2005, H. 10, S. 24

D.L. McGee: Body mass index and mortality: a meta-analysis based on person-level data from twenty-six observational studies. Annals of Epidemiology 2005/15/S.87

K.J. Mukamal et al.: Body mass index and risk of suicide among men. Archives of Internal Medicine 2007/167/S.468

Schokolade
Weiße Schokolade enthält mehr Milch als dunkle

Die Farbe der Schokolade hat rein gar nichts mit der Milch zu tun. Zunächst: Aus technischen Gründen wird der Schokolade keine frische Milch zugesetzt, sondern nur getrocknete Milcherzeugnisse wie Milchpulver, Milchzucker und etwas Milchfett. Weiße Schokolade enthält mindestens 14 Prozent »Milchtrokkenmasse«. Vollmilchschokolade benötigt mindestens vier Prozent mehr, enthält also mehr »Milch«. Zu berücksichtigen ist dabei allerdings, daß der Begriff »Vollmilchschokolade« im deutschen Lebensmittelrecht gar nicht vorkommt und somit einen gewissen Spielraum zur Interpretation der »Kakaoverordnung« bietet.

Die schöne braune Farbe der »normalen« Schokolade stammt schlicht und ergreifend vom Kakaopulver, und das fehlt bei der weißen Schokolade. Selbstverständlich enthält auch sie Kakao – aber nicht braunes Kakaopulver, sondern nur die hellgelbe Kakaobutter. Letztere fällt bei der Herstellung von Kakaopulver an, wenn das Fett aus den Kakaobohnen abgepreßt wird. Der Anteil an Kakaobutter macht bei weißer Schokolade mindestens 20 Prozent aus. Die wichtigste Zutat fast aller Schokoladen ist ansonsten mehr oder weniger die gleiche: jede Menge Zucker, meist um die 50 bis 60 Prozent.

→ **Leberwurst:** Kalbsleberwurst enthält Kalbsleber
→ Das **Vanillearoma** kommt aus der Vanilleschote
→ Wenn **Eier** nach Fisch schmecken, war Fischmehl im Hühnerfutter

Literatur:

Lebensmittel Praxis (Ed.): Schokolade und Kakao. Über die Natur eines Genusses. Bonn 1991

Verordnung über Kakao und Kakaoerzeugnisse (Kakaoverordnung) vom 15. Dezember 2003 (BGBl I S.2738)

Richtlinie 2000/36/EG des Europäischen Parlaments und des Rates vom 23. Juni 2000 über Kakao- und Schokoladenerzeugnisse für die menschliche Ernährung (ABl Nr L 197 S.19)

Schweinefleisch
Das Schweinefleischverbot im Islam hat hygienische Gründe

Nicht nur Supermärkte, Appetit und Diätpläne bestimmen, was wir essen. In vielen Ländern spielen auch religiöse Vorschriften eine Rolle. Vor allem der Genuß bestimmter Fleischsorten ist Gläubigen mitunter strikt verboten. Bei Juden und Moslems gilt das Schwein als »unrein«, den Hindus ist die Kuh heilig, und den Christen hat – was wohl die wenigsten wissen – der Papst den Genuß von Pferdefleisch untersagt.

Im Alten Testament steht zum Schwein (und einigen anderen Tieren) geschrieben: »Von ihrem Fleisch dürft ihr nicht essen und ihr Aas nicht berühren; unrein sind sie für euch.« (3. Buch Mose 11,8) Und der Koran sagt: »Verboten hat Er euch nur Fleisch von verendeten Tieren, Blut, Schweinefleisch und Fleisch, worüber ein anderes Wesen als Gott angerufen worden ist.« (2. Sure, Vers 174) Aber warum, um alles in der Welt, hat sich das Schwein gleich bei zwei Weltreligionen so unbeliebt gemacht? Als erste und einfachste Begründung wird meist angeführt, das Schwein sei unsauber, denn es suhle sich in seinem eigenen Dreck. Ein moderner Erklärungsversuch lautet, bei dem Gebot handle es sich um eine verkappte Maßnahme zur Krankheitsvorbeugung, weil Schweinefleisch oft Trichinen enthalten habe.

Beide Argumente sind leicht zu widerlegen. Punkt 1: Schweine verhalten sich nur dann »unrein(lich)«, wenn wir sie dazu zwingen. Schweine besitzen keine Schweißdrüsen, deshalb benötigen sie zur Abkühlung Wasser oder Schlamm – erst recht, wenn es heiß ist. Nur im ärgsten Notfall wälzen sie sich tatsächlich im eigenen Kot. Punkt 2: Andere Haustiere, wie Rinder, Schafe und Ziegen, übertragen ebenfalls gefährliche Krankheiten (etwa Tuberkulose, Brucellose, Rinderwahnsinn oder Milzbrand), und trotzdem ist ihr Verzehr nicht verboten. Durch ausreichendes Erhitzen lassen sich die meisten Krankheitserreger unschädlich machen. Wäre es also allein um die Gesundheit gegangen, hätten Allah und Jahwe zuvörderst den Genuß *rohen* Fleisches verboten. Haben sie aber nicht. Also muß etwas anderes dahinterstecken.

Der wahre Grund ist: Das Schwein ist zu schlecht an Klima und Umwelt des Vorderen Orients angepaßt. Es braucht Wasser, Schatten und Wälder, in denen es nach Eicheln, Pilzen, Käfern und Engerlingen wühlen kann. Wie archäologische Funde belegen, gab es das alles in vorchristlicher Zeit auch im Nahen Osten, und damals hielten und aßen die Menschen ganz selbstverständlich

Schweine. Doch als die Wälder schwanden, die Böden austrockneten und das Wasser knapper wurde, verlor das Schwein seine ökologische Nische und entwickelte sich zum Nahrungskonkurrenten des Menschen: Jetzt mußte man es füttern, sollte das Tier Fleisch ansetzen. Anders als Rinder, Schafe und Ziegen sind Schweine keine Wiederkäuer und können demzufolge mit Gras, Blättern oder gar Baumrinde herzlich wenig anfangen.

Und vor allem: Das Wasser war kostbar geworden. Sollte man es den Schweinen zum Suhlen überlassen? Es wäre unvernünftig gewesen, zumal Schweine außer dem jetzt teuer erkauften Fleisch – im Gegensatz zu Rindern, Ziegen und Schafen, die Milch bzw. Wolle liefern – keinen weiteren Nutzen boten. Und da die Menschheit damals nicht anders war als heute, mußte ein göttliches Gesetz erlassen werden, um die Unvernunft und die Lust auf Schweinernes einzudämmen.

Seine größten Erfolge erzielte der Islam in trockenen, unbewaldeten Gebieten. Dort wo Schweine gedeihen, werden sie auch gehalten und verspeist. »Wann immer der Islam in Gegenden vorgedrungen ist, in denen die Schweinezucht eine Hauptstütze des traditionellen landwirtschaftlichen Systems bildete, konnte er wesentliche Teile der Bevölkerung nicht für sich gewinnen«, urteilt der Anthropologe Marvin Harris.

Doch das Schwein findet durchaus Wege in die muslimische Küche. So berichteten türkische Zeitungen Ende Januar 2004 von zahlreichen illegalen Schweinefarmen in den Großstädten. Mitten in Istanbul entdeckten die Behörden eine Mästerei mit 5 000 Tieren. Untersuchungen durch die Lebensmittelüberwachung in Izmir zeigten, daß Hackfleischprodukte und Wurstwaren in Restaurants oder Metzgerläden gewöhnlich einen erheblichen Anteil an Schweinefleisch enthielten. In den Metropolen gibt es genug Wasser und reichlich Speiseabfälle, das macht die Schweinemast dort ebenso rentabel wie in Niederbayern. Dönerwetter!

→ **Heilige Kuh:** Würde man in Indien die heiligen Kühe schlachten, ginge es den Menschen dort besser
→ In der Not frißt der Teufel **Fliegen**

Literatur:
M. Harris: Wohlgeschmack und Widerwillen. Die Rätsel der Nahrungstabus. Stuttgart 1988
S. Güsten: Skandal um illegale Schweinefarmen in der Türkei. Stuttgarter Nachrichten vom 30.1.2004

Sekt
Sekt ist deutscher Schaumwein

Zugegeben, das ist nur ein halber Irrtum. Richtig wäre es zu sagen: *Heute* bezeichnen wir mit dem Wort »Sekt« deutschen Schaumwein. Aber die Geschichte dieses halben Irrtums ist so schön, daß wir sie Ihnen nicht vorenthalten wollen.

Das deutsche Wort »Sekt« leitet sich vom englischen »sack« her, und dieses wiederum geht auf das spanische »seco«, trocken, zurück. Gemeint war damit bis weit ins 19. Jahrhundert hinein jedoch keineswegs sprudelnder Schaumwein, sondern ein süßer spanischer Wein. Besonders liebten die Engländer den »vino seco« aus Jerez. Die spanischen Worte wurden in ihrem Munde zu »scherri säck« umgeformt und fanden sich als »sherry sack« auf den Etiketten wieder. Was damals »Sekt« hieß, wird heute als Sherry verkauft.

Als Sekt ging dieser spanische Wein auch in die Literatur ein: In seinem Drama »Heinrich IV.« läßt Shakespeare den Fallstaff dem »sack«, also Sherry, zusprechen, und zwar nicht zu knapp. Völlig korrekterweise wurde daraus in der bis heute meistgespielten deutschen Übersetzung des Stückes »Sekt«. Die wundersame Verwandlung von Sherry in Schaumwein nahm an einem Novemberabend im Jahre 1825 in der Stammkneipe des Berliner Schauspielers Ludwig Devrient ihren Anfang. Dieser hatte im Berliner Schauspielhaus den Fallstaff gespielt und seine Rolle offenkundig noch nicht ganz abgelegt, als er dem Kellner übermütig zurief: »Bring mir Sekt, Schurke!« Der aber kannte seine Kundschaft und brachte, was Devrient sonst stets zu trinken pflegte: Champagner. – So jedenfalls soll es gewesen sein.

Tatsache ist, daß sich die Bezeichnung »Sekt« für das prickelnde Trinkvergnügen in Berlin sehr schnell ausbreitete. In einigen Gegenden Deutschlands dauerte es dann doch noch bis in die zweite Hälfte des 19. Jahrhunderts, bis jedermann wußte, daß mit »Sekt« nun nicht mehr unser heutiger Sherry, sondern ein champagnerähnliches Getränk gemeint war. Der bisherige Begriff »Schaumwein«, eine Übertragung des französischen »vin mousseux«, konnte sich dagegen – außer im amtlichen Sprachgebrauch – nicht mehr durchsetzen. Das mußte auch der 1894 gegründete Verband Deutscher Schaumweinkellereien erkennen: Bereits 1908 änderte er seinen Namen in Verband Deutscher Sektkellereien um. Später versuchte er dann sogar, die Bezeichnung »Sekt« für deutsche Erzeugnisse zu reservieren und ausländische Produkte mit dem weniger beliebten Namen

»Schaumwein« zu belegen. Das wußte der Europäische Gerichtshof jedoch zu verhindern, und heute darf alles »Sekt« heißen, was die EU-Verordnung 1493/1999 erfüllt.

→ **Champagner** ist eine französische Erfindung

Literatur:

H. Dohm: Sekt. Zwischen Kult und Konsum. Neustadt an der Weinstraße 1981

Verordnung (EG) Nr. 1493/1999 des Rates vom 17. Mai 1999 über die gemeinsame Marktorganisation für Wein (ABl. Nr. L179 S.1)

Ein Löffel in der Sektflasche verhindert, daß die Kohlensäure entweicht

Der Tip, einen Silberlöffel in den Hals einer geöffneten Sektflasche zu stecken, damit der »Geist« drin bleibt, hat fürwahr etwas Magisches an sich. Doch in der rauhen experimentellen Wirklichkeit ließ sich die Behauptung meist nicht bestätigen.

Genervt von den ständigen Nachfragen aus der Leserschaft hatte sich die Redaktion des Wissenschaftsmagazins »New Scientist« dazu entschlossen, die Probe aufs Exempel zu machen. Man öffnete zwei Flaschen Sekt und stellte sie mit und ohne Löffel in den Kühlschrank. Testtrinker hatten in bestimmten zeitlichen Abständen die Spritzigkeit der Brausen mit der von frisch geöffnetem Sekt zu vergleichen und zu bewerten. Ergebnis: Die Flaschen mit und ohne Löffel wurden mit exakt der gleichen Geschwindigkeit von ihren Kohlensäuregeistern verlassen.

Objektiver als dieser Geschmackstest erscheint ein Versuch, der im Mutterland des Champagners durchgeführt wurde. Das Komitee für den Wein der Champagne in Epernay ließ den Kohlensäuredruck in sechs Champagnerflaschen messen, nachdem jeweils ein Glas Schampus entnommen worden war. Nach 24 Stunden hatten die verkorkten Flaschen wesentlich weniger Kohlensäure verloren als die offenen.

Zu einem ganz anderen Ergebnis kam die Redaktion der ARD-Wissenschaftssendung »Kopfball«. Wieder einmal standen zwei angebrochene Sektflaschen mit und ohne Löffel über Nacht im Kühlschrank. Durch Erhitzen trieb man ihnen dann die Kohlensäure aus, fing diese ein und bestimmte ihr Volumen – und siehe da, die Flasche mit dem Löffel hatte eindeutig mehr Gas enthalten als die ohne. Bloß warum? Eine plausible Erklärung lieferte die Redaktion gleich mit: Wenn die beiden Flaschen lauwarm sind, weil sie bei Zimmertemperatur herumgestanden haben, und dann in den Kühlschrank gesteckt werden, leitet der Metallöffel die Wärme aus der Flasche besser ab. Das heißt, in der Löffelflasche wird der Sekt schneller kalt – und in kalten Flüssigkeiten löst sich bekanntlich mehr Gas. Voilà!

→ Bei Gewitter wird die **Milch** sauer

Literatur:
Anon.: Fizzy Fallacy? New Scientist 13.5.2000, S.39
C. Drösser: Stimmt's? Moderne Legenden im Test. Reinbek 1998

Sojamilch
Sojamilch ist für Säuglinge besser als Kuhmilch

Manche Eltern füttern ihre Kinder mit Sojamilch, weil sie hoffen, auf diese Weise Kuhmilchallergien zu vermeiden. Von diesen sind aber nur etwa fünf Prozent der Säuglinge wirklich betroffen. Was die wohlmeinenden Eltern meist nicht wissen: Sojabohnen lösen ebenfalls oft Allergien aus. Schätzungsweise bis zu 40 Prozent aller Kinder mit Kuhmilchallergie reagieren auch auf Sojamilch allergisch.

Schon vor Jahren stand die Sojamilch im Kreuzfeuer der Kritik, nachdem sie als Ursache von Kröpfen bei Säuglingen erkannt worden war. Schuld waren bis heute nicht sicher identifizierte natürliche Inhaltsstoffe der Sojabohne. Deshalb wird zur Herstellung seitdem in aller Regel kein Sojamehl mehr verwendet, sondern chemisch reines Sojaeiweiß. Zusätzlich enthalten die Milchen zur Sicherheit etwas Jod. Selbst wenn damit das akute Risiko gebannt ist, werden von der Fachwelt später auftretende negative Wirkungen, zum Beispiel Autoimmunerkrankungen der Bauchspeichel- und Schilddrüse, diskutiert.

In neuerer Zeit rückten andere Inhaltsstoffe der Sojabohne ins Zentrum des Interesses, vor allem Genistein und Daidzein. Es handelt sich hierbei um sogenannte Phytoöstrogene, also um Substanzen, die im Körper ähnlich wie Hormone wirken. So bewirkte der Verzehr von Sojaprodukten bei Frauen deutliche Verschiebungen des Menstruationszyklus, Frauen in den Wechseljahren hatten weniger unter Hitzewallungen zu leiden. Auch gibt es Hinweise auf einen Schutz vor Brust- und Gebärmutterkrebs durch bestimmte Phytoöstrogene.

Inzwischen mehren sich jedoch Ergebnisse, nach denen es sich bei den potenten Naturstoffen um ein zweischneidiges Schwert handelt. In Laborversuchen mit Krebszellen hing ihre Wirkung von der zugesetzten Menge ab. Je nachdem verlangsamte oder erhöhte sich das Wachstum der Krebszellen. Aus Tierversuchen ist zudem bekannt, daß in hoher Dosis verabreichte Sojahormone Föten und Neugeborene schädigen können, zum Beispiel durch Verweiblichung des männlichen Nachwuchses. Dabei ist zu bedenken, daß Säuglinge mit einer Sojanahrung 25mal soviel Daidzein und Genistein pro Kilogramm Körpergewicht aufnehmen, wie in dem erwähnten Experiment nötig war, um bei Frauen den Menstruationszyklus zu verschieben. Und der Körper einer erwachsenen Frau ist auf Sexualhormone eingestellt, während bei einem Baby die Aktivitäten der entsprechenden Drüsen noch ruhen.

Fälle eines erheblich verfrühten Eintritts der Pubertät durch den Konsum von Sojaprodukten sind dokumentiert. Das Schweizer Bundesamt für Gesundheit empfiehlt aus diesen Gründen, Sojamilch nur dann zu füttern, wenn es medizinisch unbedingt erforderlich ist, das heißt, wenn Kuhmilch und andere Ersatznahrungen für Muttermilch nachweislich nicht vertragen werden. Das mag vielleicht erstaunen, heißt es doch immer, daß die Asiaten ihre Gesundheit dem Konsum von reichlich Sojaprodukten verdanken. Doch die Realität entspricht nicht immer den frohen Botschaften der Gesundheitspostillen: Je höher der Konsum an Tofu bei Erwachsenen, desto größer die intellektuellen Defizite im Alter. Es kommt zur Hirnatrophie. Ein Ergebnis, das nicht nur anhand geeigneter neurologischer Untersuchungen an Lebenden, sondern auch durch hunderte von Autopsien nach dem Tode der Probanden abgesichert werden konnte.

→ **Milch** macht müde Männer munter
→ Die Kalorien im **Bier** machen dick

Literatur:
B. Zimmerli, J. Schlatter: Vorkommen und Bedeutung der Isoflavone Daidzein und Genistein in der Säuglingsanfangsnahrung. Mitteilungen aus dem Gebiete der Lebensmitteluntersuchung und Hygiene 1997/88/S.219
L.R. White et al.: Brain aging and midlife tofu consumption. Journal of the American College of Nutrition 2000/19/S.242
K.D.R. Setchell: Exposure of infants to phyto-oestrogens from soy-based infant formula. Lancet 1997/350/S.23
I.E. Liener: Implications of antinutritional components in soybean foods. Critical Reviews in Food Science and Nutrition 1994/34/S.31
C.J. Partsch, W.G. Sippell: Pathogenesis and epidemiology of precocious puberty, effects of exogenous oestrogens. Human Reproduction Update 2001/7/S.292

Spinat
Kinder sollen Spinat essen, weil der viel Eisen enthält

Manche Gerüchte halten sich besonders hartnäckig, vor allem die der Sorte »Die Wissenschaft hat festgestellt ...«. Leidtragende sind im Falle des Spinats Kinder, denen wohlmeinende Eltern das ungeliebte Gemüse regelmäßig aufzwingen, weil es doch nachweislich so gesund ist.

Der Schweizer Physiologe Gustav von Bunge, der Ende des 19. Jahrhunderts den Eisengehalt des Spinats ermittelte, wäre sicher höchst verwundert, wenn er wüßte, welche fatalen Folgen seine Forschungen für den Familienfrieden hatten. Dabei waren seine Berechnungen noch ganz korrekt. Das Unglück nahm erst dann seinen Lauf, als jemand seine Zahlen abschrieb und dabei übersah, daß Bunge nicht mit frischem, sondern mit getrocknetem Spinat gearbeitet hatte! Spinat besteht zu 90 Prozent aus Wasser. Die sagenhaften 35 Milligramm Eisen bezogen sich also auf 100 Gramm Spinatpulver, das aus einem Kilogramm Frischware gewonnen worden war.

Damit relativiert sich der Eisengehalt von Spinat auf gewöhnliche 3,5 Milligramm pro 100 Gramm Blattspinat. Eltern und Kinder dürfen aufatmen, ein Gefecht am Mittagstisch braucht nun schon nicht mehr ausgetragen zu werden.

→ **Kopfsalat** ist ernährungsphysiologisch besonders wertvoll
→ **Karotten** sind gut für die Augen

Literatur:

AID: Der Spinat, das Eisen und das Komma. Verbraucher-Aufklärung 3.Mai 1988, H. 31, S.3

Stollen
Der Dresdner Stollen kommt aus Dresden

Den Besonderheiten des sächsischen Idioms ist dieser Irrtum zu verdanken. Der Name des weihnachtlichen Gebäcks leitet sich nämlich vom Hofküchenchef und Bäcker Heinrich Drasdow im Schloß Torgau ab. Seit 1457 buk er für vermögende Kunden aus Rosinen, Mandeln, Trockenfrüchten, Zucker, Butter und Gewürzen den Christstollen. Allerdings war sein Tun illegal, da die Verwendung von Butter in der vorweihnachtlichen Fastenzeit vom Papst verboten war. Die Söhne von Kurfürst Ernst, Friedrich III. und Johann, wandten sich an den Vatikan, er möge sie von der Verpflichtung, (ranziges) Olivenöl zu verwenden, befreien und wenigstens die Butter von den Fastenverboten ausnehmen. Am 28. August 1490 unterschrieb Papst Innozenz VIII. in Rom ein entsprechendes Dekret. Dieses als »Butterbrief« bekannte Schreiben wurde in einer Art Ablaßhandel an das Lebensmittelhandwerk verkauft. Wer es in Anspruch nehmen wollte, mußte dafür bezahlen. Dieser Handel endete erst im Jahre 1550, als Papst Julius III. eine allgemeine Freigabe der Butter für die gesamte Christenheit anordnete.

Natürlich erhielt auch der Bäcker Drasdow für seinen Christstollen einen kurfürstlichen Privilegienbrief. Damit kam er endlich auf legalem Wege zu Reichtum. Daß er wissentlich jahrzehntelang gegen Fastengebote verstoßen hatte, sahen ihm seine reichen Kunden stillschweigend nach. Schließlich wollten sie trotz päpstlicher Gebote anständig essen. Das Stollenrezept blieb lange Zeit in Privathand, bis es im 18. Jahrhundert in die Öffentlichkeit geriet. Reinhard Lämmel, Dresdner Spitzenkoch und Gastronomiehistoriker, offeriert eine beinahe zwingende Erklärung für den Wandel des Namens: »Durch die nuschelige Aussprache der Dresdner wurde mit der Zeit aus dem Drasdower eben Dresdner Stollen, und der Torgauer Hofbäcker geriet rasch in Vergessenheit.«

Literatur:
R. Lämmel: Ein guter Sachs' will genießen – nicht prassen. Ein Gang durch die Historie der sächsischen Eßgewohnheiten. Dresden 1997

Süßigkeiten
Naschhaftigkeit ist nur eine schlechte Angewohnheit

Aber eine auffallend weit verbreitete. Leiden die Menschen mit dem »süßen Zahn« alle unter Charakterschwäche? Haben die erzieherischen Bemühungen von Millionen von Eltern versagt? Sind die Großeltern, Onkel und Tanten schuld, die die lieben Kleinen immer verwöhnen wollen? Oder hat die Verteufelung der Süßigkeiten vielleicht etwas mit der Lust zu tun, die ihr Genuß bereitet? Nur zu oft wurden mit dem Verbot von Gelüsten schlechte Gewissen und Arbeitsplätze für neugierige Beichtväter geschaffen.

Der Appetit auf Süßes ist weltweit verbreitet und dabei keineswegs auf den *Homo sapiens* beschränkt. Honig beispielsweise lieben nicht nur Vollwertköstler, Aborigines und andere Naturvölker, sondern bekanntermaßen auch Pu, der Bär, und seine wilden Anverwandten. Ganz zu schweigen vom afrikanischen Honigdachs, der sich von einem Spechtvogel mit dem vielsagenden Namen »Honigzeiger« den Weg zum Futter weisen läßt. Mit dem Zuckertrick und ein bißchen Farbe sorgt Mutter Natur dafür, daß Beeren und anderes Obst für Mensch und Tier dann am attraktivsten sind, wenn die darin enthaltenen Samen die nötige Reife erlangt haben und es an der Zeit ist, für ihre Verbreitung zu sorgen.

Vieles spricht dafür, daß die Lust auf Süßes angeboren ist. Das zeigen auch eindrucksvoll Versuche, mit denen Wissenschaftler das Geschmacksempfinden erforschten. Sie träufelten Neugeborenen, die bis dahin noch keinen anderen

Geschmacksreiz erfahren hatten – nicht einmal die bekanntermaßen leicht süße Muttermilch – bittere bzw. süße Wassertropfen in den Mund und fotografierten die Reaktion der Säuglinge. Bei allen veränderte sich der Gesichtsausdruck – fast reflexartig – in derselben Weise. Auf das bittere Getränk hin kniffen alle die Augen zusammen und verzogen voller Abscheu den Mund. Die Zuckerlösung entspannte die Mienen und zauberte ein seliges Lächeln auf die Gesichter.

→ **Kaffee** macht süchtig

Literatur:
J. E. Steiner in D. M. H. Thomson: Food Acceptability. London 1988, S.157
K. J. Burdach: Geschmack und Geruch. Bern 1988
U. Pollmer et al.: Prost Mahlzeit! Köln 2001

Süßstoff
Süßstoffe machen schlank

Nicht nur Winnie Pu, der Bär mit der Vorliebe für Honigtöpfe, ist als rechtes Schleckermaul bekannt. Auch viele andere Tiere, der Mensch eingeschlossen, können dem süßen Geschmack nicht widerstehen. Nur Pech, daß wir im Kalorienspar-Zeitalter leben. Doch zum Glück gibt es ja die Süßstoffe, die uns Genuß ohne Reue versprechen.

Die Rechnung scheint so einfach: Ein Stück Würfelzucker enthält zehn Kilokalorien, eine Süßstofftablette, die den gleichen Süßeindruck hervorruft, keine einzige. Also spare ich einige Kilokalorien, wenn ich meinen Kaffee oder Tee mit Süßstoff statt mit Zucker süße. Das ist zwar logisch, aber nicht biologisch … Denn der süße Geschmack löst bereits auf der Zunge einen Reflex aus, eine rasche, nicht willentlich beeinflußbare Körperreaktion. Die Wissenschaftler nennen ihn einen Pawlowschen Reflex, weil Herr Pawlow Ende des 19. Jahrhunderts feststellte, daß Hunde auch dann heftig Speichel und Verdauungssäfte produzierten, wenn er ihnen das Futter nur zeigte, aber nicht gab. Diese grundlegende Erkenntnis brachte ihm den Nobelpreis ein.

In unserem Fall heißt das Signal: »Zunge an Bauchspeicheldrüse: Hier schmeckt's süß. Insulin ausschütten, gleich kommt Zucker.« Süßstoff spielte in der Evolution bislang keine Rolle, deshalb wird der süße Geschmack von unserem Körper – weil es eben immer so war – mit Zucker gleichgesetzt. Ein fataler Irrtum. Das eilig ausgeschüttete Insulin kann nämlich nicht anders, es *muß* den Zucker abbauen, der aus dem Verdauungstrakt in die Blutbahn übergegangen ist. Und wenn der angekündigte Nachschub nicht rollt – Süßstoff liefert keinen Blutzucker –, greift es halt auf den noch vorhandenen zurück. Prompt sinkt der momentane Blutzuckerspiegel. Ein sinkender Blutzuckerspiegel ist jedoch ein Alarmsignal für den Körper. Er antwortet mit Heißhungergefühlen, um den Verlust möglichst schnell wieder auszugleichen. Das heißt in letzter, harter Konsequenz: Süßstoff macht hungrig.

Die appetitanregende Wirkung von Süßstoffen bestätigen seit langem wissenschaftliche Untersuchungen an Menschen. Nur zwei Beispiele: In einer Studie wurde der Einfluß vier verschiedener Joghurts auf Nahrungsaufnahme und auf Hungerempfinden untersucht. Angeboten wurden Joghurt natur, Joghurt mit Stärke (ungesüßt, aber sämiger), Joghurt mit Zucker oder Joghurt mit Saccharin. Die Versuchspersonen konnten danach im Laufe des Tages essen, soviel sie wollten. Es zeigte sich, daß die Probanden mit dem mit Saccharin gesüßten Joghurt nicht nur am hungrigsten waren, sondern insgesamt auch am meisten aßen. Die Personen mit dem gezuckerten Joghurt und die mit dem stärkehaltigen Joghurt verzehrten insgesamt dagegen weniger Kalorien.

Für eine andere Studie wurden fast 80 000 Frauen befragt. Sie sollten angeben, wie sich ihr Gewicht in den zurückliegenden zwölf Monaten entwickelt hatte, ob und, wenn ja, seit wann sie wieviel Süßstoff verwendeten. In der Gruppe der Frauen, die in diesem Zeitraum zugenommen hatten, waren eindeutig mehr Süßstoffverwenderinnen als in der anderen. Außerdem hatten die Süßstoffverwenderinnen stärker zugenommen. Dieser Unterschied ließ sich nicht mit den sonstigen Ernährungsgewohnheiten erklären.

Falls Sie uns nicht glauben, fragen Sie doch mal einen Schweinezüchter – Schweine lügen nicht. In der Tiermast sind die natürlichen und naturidentischen (d.h. gentechnisch erzeugten) Süßstoffe als Appetitanreger schon lange gang und gäbe – und auch als solche zugelassen. Nachzulesen in der Futtermittelverordnung, Anlage 3, Punkt 3. Ein Hersteller von Zusatzstoffen zu Tierfutter wirbt beispielsweise mit »Süßstoffe erhöhen Gewicht und Gewinn«. Sie verbessern »die tägliche Futteraufnahme bei Ferkeln und Jungschweinen«, und »auch bei Sauen mit gezügeltem Appetit wird die Futteraufnahme stimuliert«.

Was würde wohl Miss Piggy, die Schweinedame aus der Muppets-Show, dazu sagen? »Schweinerei!« vermutlich.

→ **Light**-Produkte erleichtern das Abnehmen
→ **Diäten** machen schlank
→ **Ballaststoffe** sind unschädliche Abführmittel

Literatur:

P.J. Rogers, J.E. Blundell: Separating the actions of sweetness and calories: effects of saccharin and carbohydrates on hunger and food intake in human subjects. Physiology & Behavior 1989/45/S.1093

S.D. Stellman, L. Garfinkel: Artificial sweetener use and one-year weight change among women. Preventive Medicine 1986/15/S.195

M.M. Thompson, J. Mayer: Hypoglycemic effects of saccharin in experimental animals. American Journal of Clinical Nutrition 1959/7/S.80

H. Hommel et al.: The mechanism of insulin secretion after oral glucose administration. Diabetologia 1972/8/S.111

International Additives Limited, Merseyside: Süßstoffe erhöhen Gewicht und Gewinn. Prospekt ohne Jahr

I.P. Pawlow: Sämtliche Werke. Berlin 1954, Band 5: Vorlesungen über Physiologie; Physiologie der Verdauung, S.51

Futtermittelverordnung idF vom 19.11.1997 (BGBl I S.2714), zuletzt geändert am 3.8.1998 (BGBl I S.1995)

P.J. Rogers, J.E. Blundell: Separating the actions of sweetness and calories: effects of saccharin and carbohydrates on hunger and food intake in human subjects. Physiology & Behavior 1989/45/S.1093

I. Ramirez: Stimulation of energy intake and growth by saccharin in rats. Journal of Nutrition 1990/120/S.123

J.H. Lavin et al.: The effect of sucrose- and aspartame-sweetened drinks on energy intake, hunger and food choice of female, moderately restrained eaters. International Journal of Obesity 1997/21/S.37

Supersize me
Der Film »Super Size Me« beweist, daß Fast food dick und krank macht

Ja, das war ein gefundenes Fressen für die Kreuzritter wider den Ami-Mampf! Ein Mensch, der Regisseur und Hauptdarsteller Morgan Spurlock, stopft sich vor laufender Kamera mit Produkten einer bekannten Hamburgerbräterei voll – unterbrochen von Kotzanfällen, damit es auch richtig schön eklig wird –, und kann am Ende der Fress-Show mit Übergewicht, gestiegenen Cholesterin- und Leberwerten sowie Impotenz aufwarten. Die Ernährungsexperten, vor allem die deutschen, jubeln: Endlich hat ein Einzelner im heroischen Selbstversuch geschafft, was Heerscharen von hochmotivierten Wissenschaftlern jahrzehntelang nicht gelingen wollte – einen Beweis für die Gesundheitsschädlichkeit von Fast food zu führen. Über diesen einzigartigen Sachverhalt wundert sich irgendwie niemand, nicht einmal die kritische Presse. Statt dessen Beifall von allen Seiten.

Dabei hätte das, was hier als »Dokumentarfilm« daherkommt, die Nase des kleinen Pinocchio auf mehrere Meter Länge anwachsen lassen, hätte er solche Unverschämtheiten behauptet. Nach seiner 30-tägigen Mastkur hatte Morgan Spurlock angeblich zwölf Kilogramm zugenommen. Das heißt, der Zuwachs betrug propere 400 Gramm pro Tag! Das sollte mißtrauisch machen, denn so etwas schafft vielleicht ein frohwüchsiges jugendliches Mastschwein, aber kein längst ausgewachsener Mensch. Um eine derartige Gewichtszunahme zu erreichen, muß man schon mit Schilddrüsenhormonen und Anabolika nachhelfen. Erstere sorgen für mehr Wasser im Gewebe, erkennbar am aufgeschwemmten Aussehen. Letztere machen nicht nur Gewicht, sie haben auch unerwünschte Nebenwirkungen auf Leberwerte und Libido.

Fehlende Lust auf Sex beklagte der Filmemacher in der Tat – und schob es auf die Hamburger. Doch würde man von Fast food impotent, dann befänden sich die Vereinigten Staaten schon längst auf dem aussterbenden Ast. Mit den Cholesterinwerten kann ebenfalls etwas nicht stimmen: Vor allem der Ausgangswert von 168 Milligramm pro Deziliter mutet merkwürdig an, er ist selbst für einen jungen Mann wie Spurlock eigentlich viel zu niedrig. Es darf vermutet werden, daß der Cholesterinwert vor Beginn der Dreharbeiten medikamentös gesenkt wurde, um ihn dann durch Weglassen der Pillen filmisch-dramatisch (auf einen völlig normalen Wert!) ansteigen zu lassen.

Dennoch, man kann ja mal so tun, als nähme man diese Farce ernst und das Experiment nach gutem wissenschaftlichen Brauch im eigenen Labor überprüfen. Gesagt, getan. Im Jahr 2006 stellte ein schwedischer Forscher Spurlocks Selbstversuch an der Universität von Linköping mit Freiwilligen nach. Die 18 Studenten ernährten sich also 30 Tage lang von Fast food, durften aber auf andere Kalorienbomben zurückgreifen, wenn sie der Hamburger überdrüssig waren. Vielen fiel es schwer, die verordnete Kalorienmenge (doppelt soviel wie ihr normaler Verbrauch) aufzunehmen. Manche mußten dafür auf flüssige Sahne und Olivenöl zurückgreifen. Völlegefühle und heftiges Schwitzen gehörten zu den unangenehmsten Nebenwirkungen der Stopfkur. Trotz der erhöhten Kalorienzufuhr (bei gleichzeitig verordneter Bewegungsarmut) nahmen nur einige der Versuchspersonen zu – und nach Ende des Versuchs wieder ab. Für eine ziemliche Überraschung sorgten die Cholesterinwerte: Bei den meisten Studenten hatte sich überhaupt nichts verändert, bei einigen war das gute HDL gestiegen und das schlechte LDL gesunken. Was lehrt uns das?

Morgan Spurlock hätte mit dem Klammerbeutel gepudert sein müssen, wenn er sein Drehbuch nicht so angelegt hätte, daß am Ende das herauskommt, was die Welt sehen und hören will. Ein Ergebnis à la »außer Spesen nix gewesen« hätte er sich gar nicht leisten können. Nur mit einer Gruselstory ist gut Kasse zu machen. Als Filmemacher weiß man das. Wer mit diesem Dreh aber die »Gefährlichkeit« von Fast food für bewiesen hält, der glaubt nach King Kong auch an die Existenz von Riesenaffen.

→ Fast food ist **Junk food**
→ **Pizza** taugt nicht zur gesunden Ernährung
→ **Acrylamid** in Pommes fördert Krebs
→ **Übergewicht:** Essen macht dick

Literatur:

U. Pollmer: Dickes Ende: Super Size Me. EU.L.E.nspiegel – Wissenschaftlicher Informationsdienst des Europäischen Institutes für Lebensmittel- und Ernährungswissenschaften e.V. 2004/10/H.4–5/S.32

K. Douglas: ›Supersize me‹ revisited – under lab conditions. New Scientist 27.1. 2007, S.28

Tafelwasser
Tafelwasser ist besseres Mineralwasser

Mineralwasser ist im Gegensatz zum Tafelwasser fast unverändertes Wasser aus unterirdischen Vorkommen, die vor Verunreinigungen jeglicher Art geschützt sein müssen. Es muß an der Quelle abgefüllt und darf in seiner Eigenart – sprich der natürlichen Mineralstoffzusammensetzung – nicht nachträglich verändert werden. Die einzigen erlaubten Behandlungen sind Eisen- und Schwefelentzug (zur Geschmacksverbesserung) und Zusatz oder Entzug von Kohlensäure. Wegen der von Quelle zu Quelle variierenden Mineralstoffkombination schmecken die verschiedenen Mineralwässer denn auch unterschiedlich. Für die Versorgung des Körpers ist das jedoch nur von untergeordneter Bedeutung, da gewöhnliche Lebensmittel im Schnitt etwa den zehnfachen Gehalt an Mineralstoffen aufweisen.

Selbst wenn der Name »Tafelwasser« allein vom Klang her eine gehobene Atmosphäre schafft, so handelt es sich letztlich um ein kompliziertes Mineralwasser-Imitat. Dazu wird gewöhnliches Wasser nach allen Regeln der Technik aufbereitet und mit Zusätzen wie Natriumperoxidsulfat, Schwefeldioxid, Natriumthiosulfat, Kaliumpolyphosphaten oder Salzsäure chemisch gereinigt. Die vollständige Auflistung füllt im Lebensmittelrecht mehrere Druckseiten.

Bei der Herstellung von Tafelwasser werden nicht nur unerwünschte Begleitstoffe entfernt, sondern manchmal auch das Wasser selbst. Was zunächst widersinnig erscheint, hat einen Grund: Mit dem Abtrennen des Wassers erhöht sich die Konzentration der verbleibenden Mineralstoffe. Damit läßt sich ein »natürlicher« Zusatz zum Aufsalzen des Tafelwassers gewinnen, um den Mineralstoffgehalt dem vorbildlichen Mineralwasser anzupassen. Wie der Zufall so spielt, fallen solche Konzentrate bei der Limonadenherstellung an, weil dort mineralarmes Wasser gebraucht wird. Steht kein Rückstand aus der Entsalzung zur Verfügung, kann das Tafelwasser auch mit Zusatzstoffen wie Calciumchlorid, Soda oder Magnesiumcarbonat aufgesalzen werden.

Damit es schön im Glase perlt, braucht's noch etwas Kohlendioxid. Am preiswertesten ist das CO_2, das in Unmengen als Abfall bei Verbrennungsprozessen in chemischen Fabriken anfällt und sonst ungenutzt in die Atmosphäre entweichen könnte. So läßt sich vorteilhaft jenes Gas entsorgen, das im Ruf steht, den Treibhauseffekt zu fördern. Selbst das gestrenge Lebensmittelrecht trägt seinen Teil zum Erfolg des Kunstprodukts bei: Unter dem fadenscheinigen

Vorwand, den Verbraucher zu schützen, kreierte es die Bezeichnung »Tafelwasser«. So ließ sich eine durchschaubare Deklaration wie »Mineralwasser-Imitat« umgehen. Wer würde denn auch so was trinken wollen?

→ Deutscher **Kaviar** steht dem russischen in nichts nach

Literatur:
Verordnung über natürliches Mineralwasser, Quellwasser und Tafelwasser vom 1.8.1984 (BGBl I S.1036)
A.J. Mitchell: Formulation and production of carbonated soft drinks. New York 1990

Toast Hawaii
Schinken soll man nicht mit Käse überbacken

Der Toast Hawaii, aber auch einige Pizzen und Aufläufe, sind bei gesundheitsbewußten Zeitgenossen übel beleumdet. Warum? Weil sie aminhaltige Lebensmittel wie Käse oder Fisch mit nitrat- oder nitrithaltigen Zutaten wie Schinken, Salami oder Spinat kombinieren. In der Hitze des Backofens – so die Theorie der Ernährungsgelehrten – müssen sich demzufolge gefährliche Nitrosamine bilden. Der Blick ins Chemie-Lehrbuch zeigt: Tatsächlich, aus Aminen und Nitrit können Nitrosamine entstehen, und Nitrosamine sind im Tierversuch krebserregend! Deshalb wird in allen Küchentips vor der beliebten Kombination Schinken mit Käse gewarnt. Aber halt, bevor Sie Ihren Toast Hawaii endgültig von der Speisekarte streichen, lohnt es, die hübsche Theorie mit den Nitrosaminen einmal in der harten Realität deutscher Backöfen zu überprüfen.

An der Fachhochschule Berlin, Fachbereich Lebensmitteltechnologie, nahm man sich dieser drängenden Fragen an. Pizzen und Toasts wurden gleich dutzendweise gebacken und gegrillt. Und nichts davon durfte hinterher den Weg alles Eßbaren gehen, sondern wurde fein zerkleinert und der chemischen Analyse zugeführt. Nach Vakuum-Wasserdampf-Destillation, chromatographischer Trennung und abschließendem Durchlauf durch den Thermal Energy Analyzer stand fest: Die umstrittenen Gerichte enthielten nicht mehr Nitrosaminspuren als jene Speisen, die bis dato als unbelastete Alternative galten, weil ohne Nitrit und Amine zubereitet. Deshalb dürfen Sie sich den Toast Hawaii, Ihre Lieblingspizza oder einfach nur überbackenen Blumenkohl mit Schinken und Käse wieder munden lassen.

→ **Pizza** taugt nicht zur gesunden Ernährung
→ **Pilzgerichte** darf man nicht aufwärmen

Literatur:

E. Wiegeler et al.: Untersuchungen zum Nitrosamingehalt von Pizzen und Toasts. Fleischwirtschaft 1994/74/S. 1296

Tomaten
Holländische Tomaten sind bestrahlt

Mit den Agrarprodukten ihrer holländischen Nachbarn verbindet die Deutschen eine innige Haßliebe. Einerseits sind die »Paradiesäpfel« hierzulande zwölf Monate im Jahr begehrt, andererseits weiß jeder, daß sie unter diesen Umständen nicht auf dem Acker gewachsen und in der Sonne gereift sein können, sondern mutmaßlich aus erdelosen Treibhauskulturen stammen, in denen eine Nährlösung durch mit Steinwolle gefüllte Rohre strömt und das nackte Wurzelwerk der Hochertragssorten ständig umspült. Und dann liegen die Früchtchen immer gleich prall und glatt in den Verkaufstheken ... Wenn da mal nicht manipuliert wurde! Doch diesmal ist der Argwohn des Verbrauchers unberechtigt.

Zum einen ist die Bestrahlung von frischem Obst und Gemüse nach holländischem Recht grundsätzlich verboten. Zweitens wäre es wahrhaftig mit Kanonen auf Spatzen geschossen, wollte man Tomaten aus Holland zwecks Haltbarmachung bestrahlen. Dafür ist das Verfahren viel zu aufwendig und zu teuer, zumal bei einem billigen Massenprodukt, das quasi am Fließband nachgeliefert wird. Und drittens wurde die Holland-Tomate mittels Züchtung auf eine widerstandsfähige Haut, Transportstabilität und Haltbarkeit getrimmt. Bei solchen Long-Life-Hybriden, wie diese Spezialsorten heißen, ist eine Bestrahlung völlig überflüssig.

Bei Obst und Gemüse ist eine Bestrahlung nur in Ausnahmefällen wirtschaftlich, zum Beispiel bei leicht verderblicher Ware wie Erdbeeren und vor allem bei teuren exotischen Früchten aus tropischen Ländern. Da diesen die Haltbarkeit der holländischen Tomaten noch nicht »anerzogen« wurde, müssen sie auf dem schnellsten Wege, das heißt mit dem Flugzeug, in die weit entfernten Verbraucherländer transportiert werden. Und das ist ziemlich teuer. Mit einer Bestrahlung unterbricht man den Reifungsvorgang. Bis sich die Früchte davon erholt haben und nachreifen, können Wochen vergehen. Dieser Zeitgewinn erlaubt es, sie mit dem viel langsameren, billigeren und umweltfreundlicheren Kühlschiff zu transportieren. Hier lohnt sich also eine Bestrahlung.

→ Die **Bestrahlung** von Lebensmitteln ist in Deutschland grundsätzlich verboten

Literatur:

Warenwet: P.B.O.-voorschriften Verordening van 14 januari 1988, PBO-Blad afl. 22 von 29.4.1988, GF 12: Verbod doorstralen van Groenten en Fruit

R. Macrae et al. (Eds.): Encyclopedia of food science, food technology, and nutrition. London 1993

World Health Organisation: Safety and nutritional adequacy of irradiated food. Genf 1994

Traubenzucker
Traubenzucker wird aus Trauben gewonnen

Zwar heißt der Traubenzucker nach der Weintraube, aber er wird heute nicht mehr aus süßen Früchten gewonnen, sondern aus Mais, Kartoffeln oder Weizen. Obwohl die gar nicht sonderlich süß schmecken, enthalten sie doch Zucker, denn die Stärke, die ihnen als Speicherstoff dient, besteht – chemisch betrachtet – aus langen Ketten, in denen die Traubenzuckermoleküle aneinandergereiht sind wie die Perlen auf einer Schnur. Wenn wir Brot oder Kartoffeln essen, spalten unsere Verdauungsenzyme die Stärke, bis der gesamte Traubenzucker freigesetzt ist. In dieser Form kann der Körper Zucker am besten verwerten.

Der Gedanke, Traubenzucker aus Stärke herzustellen, faszinierte die Technologen seit jeher. Anfangs versuchten sie, die Stärke mit Salzsäure zu kochen, ein Verfahren, mit dem man bereits brauchbare Süßungsmittel erhält. So wurde früher der Kunsthonig gemacht. Heute verfügt man über elegantere, bio- und gentechnologische, Verfahren: Aus Bakterien und Hefen werden Enzyme gewonnen, mit denen sich Stärke in Traubenzucker zerlegen läßt. Der Prozeß kann durch die verschiedenen Enzyme präzise geführt werden und erlaubt es so, maßgeschneiderte Abbauprodukte, das heißt verschiedene Zuckerarten, zu erzeugen: von den kaum süß schmeckenden Maltodextrinen über Malzzucker und Traubenzucker bis zum sogenannten HFCS (»high fructose corn sirup«), der sogar süßer ist als unser Haushaltszucker.

Selbst Fruchtzucker wird aus Mais, Kartoffeln oder Weizen gewonnen, obwohl diese Pflanzen praktisch frei davon sind. Zu diesem Zweck versetzt man Traubenzucker mit dem bakteriellen Enzym Glucoseisomerase, die ihn in Fruktose umwandelt.

→ **Fruchtsaft** ist das ideale Getränk für groß und klein
→ Brauner **Zucker** ist vollwertiger als weißer

Literatur:
K.D. Stolp: Stärkezucker. In: R. Heiss: Lebensmitteltechnologie. Biotechnologische, chemische, mechanische und thermische Verfahren der Lebensmittelverarbeitung. Berlin 1988, S.139

Trinken
Man soll trinken, bevor man Durst hat

Wassertrinken ist nicht nur gesund, es macht sogar schlank. Mit dieser bahnbrechenden Erkenntnis prahlte unlängst das Deutsche Institut für Ernährungsforschung in Potsdam: »Trinken Sie täglich 1,5 Liter kaltes Wasser und Sie verlieren jährlich 2,4 kg Fettgewebe.« Das kalte Wasser soll nämlich den Energieverbrauch des Körpers ankurbeln. Pro Liter werden stolze 200 Kilojoule verjubelt. 40 Prozent davon gehen auf das Konto der Erwärmung des Wassers von Zimmer- auf Körpertemperatur, die restlichen 60 Prozent werden durch die Anregung des Stoffwechsels verbraucht.

Was schließen wir aus dieser frohen Botschaft? Vermutlich folgendes: »2,4 kg in einem Jahr sind zwar schön und gut. Aber wenn ich täglich drei Liter eiskaltes Wasser trinke, dann verliere ich locker 5 Kilo.« Dummerweise kennt der Körper dieses Phänomen schon etwas länger als unsere Ernährungsprofessoren. Es kostet ihn nur ein müdes Lächeln, solche Schwankungen in Zufuhr und Verbrauch über Appetit oder Temperaturhaushalt auszugleichen. Träfe das Potsdamer Modell zu, wären Konsumenten von Kaltgetränken schlanker als Kaffeetrinker, und Ärzteschaft wie Frauenzeitschriften hätten schon einen neuen Diät-Tip parat: Stellen Sie Ihre Pizza vor dem Verzehr in den Kühlschrank statt in den Ofen oder essen Sie sie gleich tiefgefroren – das spart Kalorien.

Noch abstruser ist der Ratschlag zu trinken, bevor man Durst hat – ein Gedanke, der bisher nur bei Alkoholikern Zuspruch fand. Allen Ernstes versucht uns die Deutsche Gesellschaft für Ernährung weiszumachen, »Durst sollte ... nur in Ausnahmesituationen Stimulus zur Flüssigkeitsaufnahme sein«. Dieser Ratschlag provoziert die Gegenfrage, ob die Damen und Herren in der Geschäftsstelle schon mal aufs Klo gehen, bevor sie müssen? Oder Empfehlungen aussprechen, bevor sie sich sachkundig gemacht haben?

Ganz im Ernst: Dieser Expertenrat erhöht allenfalls das Risiko für eine Wasservergiftung (Hyponaträmie) – vor allem in Verbindung mit der ebenfalls von der DGE empfohlenen salzarmen Kost. Der Körper braucht das Natrium aus dem Salz, um das viele Wasser wieder ausscheiden zu können. Wird ihm diese Möglichkeit verwehrt, kann es zu Gehirn- und Lungenödemen kommen. Besonders tückisch: Ab einer gewissen Trinkmenge – meist ab sechs bis sieben Liter am Tag – dekompensiert die Regulation und der Durst nimmt zu. Diese paradoxe Reaktion führt dazu, daß unerfahrene Therapeuten zunächst auf eine Dehydrierung tippen. Eine solche Fehldiagnose bedeutet nicht selten den Tod des Patienten. Insofern täte die Fachgesellschaft gut daran, laut und deutlich vor zuviel Wasser und zuwenig Salz zu warnen.

Chronische Wasservergiftungen gehen mit Stimmungsschwankungen, Konzentrationsstörungen, Schwindelanfällen, Lethargie und Salzhunger einher. Im fortgeschrittenen Stadium setzen – vor allem bei Kindern – Krampfanfälle ein. Akute Vergiftungen sind gekennzeichnet von niedrigem Blutdruck, Herzrasen (Tachykardie), Apathie, Muskelkrämpfen, Übelkeit und Ödemen. Lungen- und

Hirnödeme können zu bleibenden Schäden oder sogar zum Tod führen. Während sie in der Lunge den Gasaustausch behindern, drücken sie im Kopf auf das Gehirn, da sich das Gewebe innerhalb des Schädels nicht ausdehnen kann.

Die jüngsten Opfer sind Kleinkinder, die ständig an ihrem Fläschchen mit Apfelsaftschorle nuckeln. Mit dem verdünnten Saft führen sie sich oftmals reichlich Kalorien zu, so daß sie kaum noch Hunger haben. Dadurch unterbleibt die nötige Salzzufuhr mit der festen Nahrung. Zudem sind Fruchtsäfte reich an Kalium, dem Gegenspieler des Natriums. Die Wasservergiftung ist inzwischen die häufigste Ursache nichtfiebriger Krämpfe bei Kindern. In der US-Fachpresse spricht man seit Jahren von einer Epidemie. Mittlerweile wird selbst in der hiesigen Fachpresse eingestanden, daß derartige Vergiftungen – auch mit Todesfolge – nicht nur Ergebnis elterlicher Unvernunft sind, sondern auch Folge therapeutischen Treibens.

Typische Opfer von Wasservergiftungen sind junge Frauen, die meinen, ihre Diät besser durchhalten zu können, wenn sie ständig am Wasserglas nippen. Auch viele Eßgestörte praktizieren das »Wassertrinken« und empfehlen es bereitwillig weiter. Durch die mangelhafte Nahrungszufuhr während einer Diät werden aber weder ausreichend Salz zugeführt noch andere osmotisch wirksame Substanzen wie Harnstoff oder Glucose. Solche auf den ersten Blick harmlos klingenden Diät-Experimente, wie sie auch in den Medien von Gesundheitsexperten empfohlen werden, können schnell eine lebensgefährliche Wendung nehmen.

Unter den Sportlern sind vor allem Marathonläufer gefährdet, weil sie mit dem Schweiß Salz verlieren und sich gleichzeitig mit Wasser überladen. Bisher sind in der Fachpresse mehr als 250 Fälle von Wasservergiftungen bei Ausdauerathleten dokumentiert. Dabei handelt es sich nur um die Spitze des Eisbergs, da gerade bei schweißtreibenden Aktivitäten die Fehldiagnose »Dehydrierung« naheliegend ist. Viele Läufer nehmen zudem nichtsteroidale Immunsuppressiva gegen die beim Laufen entstehenden Muskelschmerzen ein, die zusätzlich die Wasserausscheidung blockieren. Auch das Doping begünstigt Wasserintoxikationen. Früher nahm man Diuretika, um durch die vermehrte Harnbildung und den damit verbundenen Verdünnungseffekt den Dopingnachweis zu erschweren. Seit die Diuretika verboten sind, wird einfach möglichst viel Wasser in den Körper gepumpt, um den gleichen Effekt zu erzielen. Bis heute gibt es nebenbei bemerkt keinerlei Belege dafür, daß eine vermehrte Flüssigkeitszufuhr, insbesondere ein Trinken über den Durst, die sportliche Leistungsfähigkeit verbessert.

Eine besonders bedauernswerte Gruppe von Opfern des Ratschlags, immer reichlich zu trinken, sind alte, bettlägerige Menschen, weil sie sich vielfach nicht mehr wehren können. Es ist keine Frage, daß es notwendig ist, darauf zu achten, daß sie nicht dehydrieren. Aber daraus wird kein vollsinniger Mensch ableiten, man müsse deshalb auch den Rest der Menschheit ständig bewässern. Nicht selten werden Senioren im Heim noch dazu salzarm verköstigt und erhalten überdies Diuretika, die die Salzausscheidung befördern. Ohne Salz bleibt naturgemäß der Durst aus. Füllt man sie dennoch mit Wasser ab, besteht auch hier die Gefahr einer Hyponaträmie. Alten Menschen, deren Kreislauf nicht mehr so flexibel reagiert, wird schwindlig, wenn sie aufstehen. Dabei können sie stürzen. Es ist sicher kein Zufall, wenn bei Patienten, die wegen einer Hüftfraktur ins Krankenhaus eingeliefert werden, eine Hyponaträmie festgestellt wird.

Ein großes Rätsel geben in diesem Zusammenhang die aktuellen Referenzwerte der Deutschen Gesellschaft für Ernährung auf: Danach sollen Kinder im Alter von drei Jahren täglich 940 Milliliter trinken, 18jährige 1530 Milliliter, 19jährige wieder etwas weniger, nämlich nur noch 1470 Milliliter. Während bei 64jährigen noch 1230 reichen, brauchen 65jährige bereits 1310 Milliliter. Meßbecher nicht vergessen!

Offensichtlich wissen unsere Experten immer noch nicht, daß auch feste Lebensmittel Wasser enthalten. Eine Gurke besteht zu 97 Prozent aus reinem Wasser, eine Tomate zu 94 Prozent. Ein Fruchtsaft enthält dagegen nur 86 Prozent Flüssigkeit. Soll man nun zur Gurke etwas essen und zum Fruchtsaft etwas trinken? Der Wassergehalt von Fleisch liegt um die 75 Prozent. Zählt das nun zur Trinkmenge oder nicht? Nicht wenige Gemüse- und Obstsorten enthalten mehr Wasser als Getränke wie Milch, Saft, Limo oder Bier. Wie wäre es, wenn unsere diplomierten Ernährungsberaterinnen erst mal ihre Nährwerttabellen konsultieren? Darin gibt es bei jedem Lebensmittel Angaben zum Wassergehalt. Diese Zahlen stimmen sogar – im Gegensatz zu den beliebten Kalorienangaben, die ansonsten daraus entnommen werden.

Und dennoch: Neu ist das alles nicht. Bereits im Jahre 1929 konnte man in der »Volksernährung«, der damaligen Fachzeitschrift der Ernährungswissenschaftler (»Diplom-Ökotrophologen« gab's noch nicht) lesen: »Wasser ist für den menschlichen Körper unentbehrlicher Bestandteil. Der tägliche Bedarf beträgt etwa 2–3 Liter. Diese Menge ist zum größten Teil in den festen und flüssigen Speisen vorhanden. Zuviel trinken ist unnütz und sogar schädlich für den Kreislauf und die Harnorgane.« Daran hat sich bis heute nichts geändert.

→ **Kaffee** ist ein Flüssigkeitsräuber
→ **Fruchtsaft** ist das ideale Getränk für groß und klein

Literatur:
Autorenkollektiv: Trinken bis zum Ertrinken. EU.L.E.nspiegel – Wissenschaftlicher Informationsdienst des Europäischen Institutes für Lebensmittel- und Ernährungswissenschaften e.V. 2004, Heft 2
M. Winckel: Wasser. Volksernährung 1929/4/S.187
M. Boschmann et al.: Water-induced thermogenesis. Journal of Clinical Endocrinology & Metabolism 2003/88/S.6015
P. Bhalla et al.: Hyponatraemic seizures and excessive intake of hypotonic fluids in young children. British Medical Journal 1999/319/S.1554
B.D. Fox: Crash diet potomania. Lancet 2002/359/S.942
T. Noakes: Overconsumption of fluids by athletes. British Medical Journal 2003/327/S.113
J.C. Ayus et al.: Hyponatremia, Cerebral Edema and Noncardiogenic Pulmonary Edema in Marathon Runners. Annals of Internal Medicine 2000/132/S.711
H. Valtin: »Drink at least eight glasses of water a day.« Really? American Journal of Physiology 2002/283/R993
A. Böttner et al.: Schwere Hyponaträmie mit Krampfanfall als Folge oraler Wasserintoxikation beim Säugling. Kinder- und Jugendmedizin 2003/3/S.127
E.J. Hoorn et al.: Development of severe hyponatraemia in hospitalized patients. Nephrology, Dialysis, Transplantation 2006/21/S.70
R.C. Bruce et al.: Hyponatremic seizures secondary to oral water intoxication in infancy: association with commercial bottled drinking water. Pediatrics 1997/100/e4

Trüffel
Trüffel fördern die Potenz

Je höher der Preis, desto größer die Erwartung des Essers, ein Aphrodisiakum gespeist zu haben. Die Wissenschaft fand sogar eine Substanz namens Androstenol, die diesen Ruf begründen könnte. Das Androstenol ist zugleich der Grund, warum sich Schweinedamen überhaupt als Trüffelsucherinnen eignen. Was die Sau so furchtbar anturnt, ist nicht das Ringelschwänzchen, sondern der Speichel des Ebers. Darin befindet sich besonders viel Androstenol. Deshalb also erschnuppern Schweine zielsicher die in der Erde verborgenen Knollen: weil sie so schön nach Eber riechen.

Androstenol wird in den Hoden hergestellt und mit dem Blutstrom in den Speichel transportiert. Damit die Sau davon auch etwas mitbekommt, knirscht der Eber heftig mit den Zähnen und schäumt dabei seinen Speichel auf. Aus diesem Schaum kann das Androstenol nun ungehindert verdampfen. Ist eine Sau paarungsbereit, erstarrt sie, sobald genug Androstenol in der Luft liegt. Das nutzt man seit Jahren in der Ferkelproduktion. Mit synthetischem Eberduft läßt sich bei der Sau der Stillhaltereflex auslösen, so daß sie künstlich besamt werden kann. Ein Spraystoß auf den Rüssel und das Tier hält ruhig.

Da das leicht pissig riechende Androstenol auch im menschlichen Schweiß vorkommt, lag es für gewiefte Geschäftsleute nahe, mit solcherlei Düften schweineteure Parfüms zu kreieren und verheißungsvolle Anzeigenkampagnen zu entwickeln. Doch es irrt der Mann, der glaubt, mit einem Hauch von Eber mehr Schwung in sein Liebesleben zu bringen. Schließlich löst der Trüffel-Schweine-Duft nur bei der Sau einen Stillhaltereflex aus, aber nicht bei der Frau. Soweit ein Einfluß auf das weibliche Gefühlsleben nachweisbar ist, so stimmt das Pheromon die Damenwelt allenfalls ein wenig friedlicher, aber nicht williger. Und trotzdem läßt sich nicht leugnen, daß von der Trüffel – allen wissenschaftlichen Expertisen zum Trotz – ein aphrodisierender Effekt ausgeht: Wer dem Objekt seiner Begierde 25 Gramm weiße Trüffel für circa 100 Euro servieren läßt, den umschwebt nicht nur zartes Trüffelaroma, sondern auch der markante Duft des Geldes. Das macht fast jeden Lover in spe nahezu unwiderstehlich.

→ Die Kalorien im **Bier** machen dick
→ Ohne **Vitamin E** läuft nichts

Literatur:

R. Claus et al.: The secret of truffles: a steroidal pheromone? Experientia 1981/37/S.1178
D. Benton, V. Wastell: Effects of androstenol on human sexual arousal. Biological Psychology 1986/22/S.141
U. Pollmer et al.: Liebe geht durch die Nase. Was unser Verhalten beeinflußt und lenkt. Köln 2001

Übergewicht
Essen macht dick

Woher wissen wir eigentlich, daß Essen dick macht? Ganz einfach: Von nichts kommt nichts! Das zeigen uns doch die amerikanischen Couch potatoes: Da setzt sich ein gewissenloser Amerikaner auf die Couch und stopft so lange Chips in sich hinein, bis er platzt. Das ist leichter gesagt als getan. Versuchen Sie mal spaßeshalber, nur noch Chips zu essen. Oder Schokoplätzchen. Spätestens nach 48 Stunden werden Sie auf Knien um einen Gurkensalat oder eine Bratwurst betteln. Es gibt eindrucksvolle Beispiele aus der Geschichte, als Menschen bei Mißernten lieber verhungerten, als sich nur noch von einer einzigen verfügbaren Nahrungsquelle zu ernähren, die sie vorher gern gegessen hatten. Bei den superdicken Couch potatoes muß also was anderes dahinterstecken.

Über 100 Jahre hat die medizinische Forschung versucht, ganz gewöhnliche Menschen zu mästen. Doch brachten diese Maßnahmen meistens nichts. Nach ein paar Kilo war Schluß. Noch in den fünfziger, sechziger Jahren wurden in großem Stil hagere und normalgewichtige Kinder zum Mästen aufs Land verschickt. Ohne jeden Erfolg, wie die heute erwachsenen Teilnehmer bestätigen. Seit einem Jahrzehnt werden nun Kinder, die einst als properes Vorbild gegolten hätten, zum Abspecken in allerlei kostenpflichtige Einrichtungen gesteckt. Ohne greifbaren Erfolg. Nach dem Stand der Dinge gibt es kein einziges Abspeckprogramm, das Kinder nachweislich auf Dauer verschlankt.

Trotzdem wurde vor kurzem an einer schwedischen Universität erneut versucht – entsprechend dem US-Streifen »Super Size Me« – 18 Freiwillige einen Monat lang mit der doppelten ihrer normalerweise verzehrten Kalorienmenge zu mästen. Und bewegen durften sie sich auch kaum noch. Das Ganze wurde klinisch überwacht. Was wie ein bequemes Luxusleben aussehen mag, entpuppte sich für die Teilnehmer als Horrortrip. Sich überfressen zu müssen war für die Probanden eine furchtbare Erfahrung, wohl fast so schlimm wie Hunger. Auch die übrigen Ergebnisse entsprachen nicht gerade den Erwartungen des Zeitgeistes. Im Gegenteil: Ein Teil der Probanden nahm trotz der Unmengen an Fast food nicht zu! Sie schwitzten zwar fürchterlich, um die vielen Kalorien abzudampfen – aber es wollte einfach nichts auf die Rippen gehen. Bei denen, die ein paar Kilo zulegten, lag es teilweise an einer Vermehrung der Muskelmasse – und das ohne Bewegung! Nach Ende des Experiments begann sich das Gewicht wieder einzupendeln.

Warum weigert sich unser Körper, zu bilanzieren wie ein Mehlsilo? Weil er sein Gewicht braucht und darum alles daran setzt, es zu halten. Wenn Sie beispielsweise vom Küchentisch zum Kühlschrank gehen, muß Ihr Körper unzählige Muskeln genau aufeinander abgestimmt bewegen, damit Sie nicht hinfallen. Damit aber die einzelnen Muskeln mit exakt der richtigen Menge an Energie versorgt werden, muß der Körper genau wissen, wie schwer er ist, ja er muß von jedem Körperteil das Gewicht exakt kennen. Dafür hat er eigene »Meßfühler«, die sogenannten Propriorezeptoren. Gegen dieses ausgeklügelte System hilft nicht einmal Fettabsaugen: Wie viele Frauen aus leidvoller Erfahrung berichten, tauchen die abgesaugten Pfunde alsbald wieder auf, wenn auch manchmal an anderer Stelle. Für Übergewicht muß es andere Gründe als einen vollen Kühlschrank geben!

Die gibt es auch. Die meisten Gewichtseffekte werden über drei hormonelle Systeme vermittelt: die Schilddrüsenhormone, die Sexualhormone und die Streßhormone. Darüber hinaus gibt es noch eine Reihe von Erbdefekten, Infektionserregern oder Medikamenten, die das Gewicht über das jeweilige biologische Normalmaß hinaus steigern. Doch auch diese wirken nicht selten über eines der drei genannten hormonellen Systeme.

Zahllose Dicke verdanken ihr ständig wachsendes Übergewicht unsinnigen, weil kontraproduktiven Abspeckversuchen und dem gesellschaftlichen Psychoterror, der ihr Streßsystem auf Dauerbetrieb hält. Hinter der Körperfülle von Superdicken, also Personen, die zum Sitzen tatsächlich zwei Stühle benötigen, stecken dagegen meistens massive Stoffwechselstörungen, die mit dem Essen rein gar nichts zu tun haben. Diesen Menschen nützt der autistische Rat des Therapeuten »Sie müssen endlich abnehmen!« herzlich wenig. Sie brauchen eine vernünftige Diagnose und, falls verfügbar, eine qualifizierte Therapie.

Wenn ein Mensch »Übertemperatur« hat, also Fieber, sagt ja auch niemand: »Sie müssen endlich abkühlen.« Fieber ist Zeichen für das Vorliegen einer Krankheit, der der Körper mit Temperaturerhöhung begegnet. Wer Fiebernde in einen Kühlraum steckt, damit sie wieder »Normaltemperatur« bekommen, hat sie nicht geheilt, sondern gequält. Und in den meisten Fällen wird die Temperatur danach sogar noch mehr ansteigen – gerade so wie das Gewicht wieder nach oben geht, wenn man es gewaltsam abgesenkt hatte. Diese Analogie zwischen Körpertemperatur und Gewicht ist kein Zufall: Ohne Energie, ohne Kalorien läuft nichts. Denn wir essen nicht nur, um Brennstoff für Gehirn- und Muskeltätigkeit zu haben, sondern vor allem, um den Körper insgesamt auf Betriebstemperatur zu halten.

Fieber ist keine Krankheit, »Abkühlen« verschlimmert das Leiden allenfalls.

Selbst bei kühlen Wadenwickeln wird der restliche Körper warm gehalten. Übergewicht ist ebenso wie »Übertemperatur« ein Symptom und keine Diagnose. Wer es als »Krankheit« bezeichnet und zum »Abspecken« auffordert, hat sich als Therapeut ebenso disqualifiziert wie einer, der Patienten mit Lungenentzündung auskühlen läßt, um endlich die gesunde Normaltemperatur herbeizuführen.

So wie es für »Fieber« zahllose Ursachen gibt, gibt es sie auch beim Gewicht. Die Fixierung aufs Essen hat nur leider die Suche nach den wirklichen Zusammenhängen verhindert. Nur ein kleines Beispiel für eine aus heutiger Sicht noch »exotische« Ursache: Diverse Krankheitserreger (Viren, wie das Adenovirus 36, die meistens zunächst nicht mehr bewirken als einen Schnupfen) können eine Fettsucht auslösen, die zu gewaltiger Körperfülle führt. Ein typischer Hinweis auf das Vorliegen einer solchen Infektion ist das gleichzeitige Absinken des Cholesterinspiegels. Oder eine Mandel-OP bei Kindern: Deren BMI steigt danach im Schnitt um einen Punkt. Dasselbe beobachtet man, wenn bei Erwachsenen der Magenkeim *Helicobacter pylori* erfolgreich beseitigt wurde.

Das Beharren auf Diät und Sport zur Gewichtsabnahme ist ein Holzweg, denn es ist für den Körper ein Leichtes, die Energiebilanz in einem weiten Bereich so zu regulieren, wie er es für nötig erachtet, egal ob Sie jeden Tag hungern oder schlemmen. Den größten Posten in der Energiebilanz stellt die »Heizung« dar. Die Bedeutung dieser »Heizung« für die Kalorienaufnahme kennt jeder aus eigener Erfahrung: Wenn's draußen richtig heiß ist, schwindet der Appetit. Ein bißchen Salat, ja – aber bitte keine nahrhaften, warmen Mahlzeiten. Doch selbst im Hochsommer muß sich der Körper immer noch Kalorien zum Heizen zuführen lassen, denn seine Kerntemperatur liegt bei stolzen 37 Grad. Daran sieht man, wie hoch der Anteil an Nahrungsenergie ist, der für das Erhalten der Betriebstemperatur gebraucht wird.

Schwankungen in der Brennstoffzufuhr kann der Körper mit unterschiedlichsten Maßnahmen ausgleichen: Sollten Sie sich bei einer guten Gelegenheit überfressen, fangen Sie gewöhnlich an zu schwitzen, um überschüssige Energie auszuleiten und nicht zu überhitzen. Wenn die Energiezufuhr sinkt, muß der Körper dafür sorgen, daß die Betriebstemperatur trotzdem konstant bleibt. Er verbessert daher zum einen die Energieauswertung und zum anderen die Isolation. Eine dickere Speckschicht hilft ihm, die Wärmeverluste zu verringern und so mit weniger Energie auszukommen. Will der Körper Kalorien sparen, kann er zudem durch Verminderung der Durchblutung von Armen und Beinen seine Wärmeabstrahlung deutlich senken und damit jede Diät zunichte machen.

Fazit: Übergewicht ist wie eine Übertemperatur keine Krankheit, sondern ein Symptom. So, wie es bei Fieber zahlreiche Ursachen gibt, hat auch das »Übergewicht« Dutzende von Ursachen, die nichts mit dem Essen oder der Bewegung zu tun haben. Ein Therapeut, der auch nur eine vage Vorstellung von der Funktionsweise des menschlichen Körpers hat, wird Ihnen niemals empfehlen »abzukühlen« oder »abzunehmen«. Er wird sich vielmehr um eine Diagnose bemühen oder Sie in Frieden lassen.

→ **Diäten** machen schlank
→ **Fettarm**e Diäten sind ideal zum Abnehmen
→ Unsere **Kinder** werden immer dicker

Literatur:

J.N. Roemmich et al.: Increases in overweight after adenotonsillectomy in overweight children with obstructive sleep-disordered breathing are associated with decreases in motor activity and hyperactvity. Pediatrics 2006/117/e200

N.V. Dhurandhar et al.: Obesity of infectious origin – a review. Growth, Genetics & Hormones 2004/20/S.33

T. Kamada et al.: Eradication of Helicobacter pylori increases the incidence of hyperlipidaemia and obesity in peptic ulcer patients. Digestive & Liver Disease 2005/377/S.39

R.L. Atkinson et al.: Human adenovirus-36 is associated with increased body weight and paradoxical reduction of serum lipids. International Journal of Obesity and Related Metabolic Disorders 2005/29/S.281

S.D. Vangipuram et al.: A human adenovirus enhances preadipocyte differentiation. Obesity Research 2004/12/S.770

K.G. Pearson: Proprioceptive sensory feedback.Encyclopedia of life sciences. New York 2002/15/S.262

Pollmer U: Eßt endlich normal. München 2007

M. Wabitsch et al. (Eds.): Adipositas bei Kindern und Jugendlichen: Grundlagen und Klinik. Berlin 2005

D.W. Pfaff (Ed.): Hormones, Brain, and Behavior. Amsterdam 2002

Liebe macht dick

Nein, das ist ausnahmsweise kein Irrtum, und die Schwangerschaft meinen wir auch nicht. Es geht um Sexualhormone. Heiraten macht dick. Das zeigen die Daten des Statistischen Bundesamtes. Die Unverheirateten sind in allen Altersgruppen schlanker als die stolzen Trauscheinbesitzer. Aber nicht, weil nur Mollige unter die Haube geraten würden, sondern weil die Jagd nach dem Glück ein vorläufiges Ende gefunden hat und die Ehe für einen gewissen hormonellen Ausgleich sorgt. Da steigt das Gewicht alsbald um einige Kilo. Alles ganz natürliche Prozesse, die jedoch heute bei vielen Menschen, namentlich Frauen, nicht selten Panikattacken auslösen.

Dabei hatte im Leben alles so harmlos begonnen: Als Mädchen waren sie noch knabenhaft schlank. Dann kam die Geschlechtsreife, und damit jene typischen Fettpolster, die es ermöglichen sollen, eine Schwangerschaft auszutragen. Natürlich auch, damit die jungen Herren sehen, daß die Dame »reif« ist. Wenn diese dann mit ihrem Lover in eine gemeinsame Wohnung zieht, nimmt sie häufig ein paar Kilo zu. Es gibt Fälle mit zehn und mehr Kilo. Aber nicht weil die beiden ab jetzt nur noch vor dem Fernseher sitzen und Chips knuspern, sondern weil der Körper für die erwartete Schwangerschaft noch ein paar Extrapfunde hortet, damit's auch ein Prachtkerl wird. Wenn das Kind da ist, schwindet die Taille. Nun können die Herren sehen: Aha, die Dame ist in ihrer Evolution schon einen Schritt weiter, kümmert euch lieber um die noch »Benachteiligten«. Dann kommt das Matronenalter, so hieß das früher, und schließlich das Greisenalter. Jeweils mit der typischen Gewichtsentwicklung.

Und bei den Männern? Auch da gibt es einen solchen Effekt. Wenn das erste Kind geboren wird, bekommen die meisten Papis einen Bierbauch. Aber nicht, weil sie vor Verzweiflung anfangen, sich zu betrinken oder weil die Gattin mit dem Neugeborenen auf dem Arm mal schnell das Kochen gelernt hat, sondern um die Art zu erhalten. Da sich Männer tendenziell eher für junge Frauen interessieren als für neugeborene Scheißerchen, zieht Mutter Natur die Notbremse. Um den Zeitpunkt der Geburt ändert sich der Hormonspiegel beim Vater: Sein Testosteron sinkt in den Keller.

Was passiert, wenn man einen Hahn kastriert? Er wird fett. Daher der Bierbauch. Damit ausgestattet kümmert er sich lieber um die eigene Brut und geht eher weniger »auswärts essen«. Wenn ihn seine Gattin jedoch auffordert, endlich Lightlimo zu schlürfen und um den Block zu joggen, weil er sich gehen ließe – sein Bauch sei der beste Beweis, – dann kann es natürlich schon sein, daß sich der Liebste im Outdoor-Bereich nach etwas Besserem umsieht …

Auf diese Weise erklärt sich auch manch eine erfolgreiche Gewichtsabnahme bei Männern. Wenn sie fremdgehen, steigt das Testosteron wieder und der Fettanteil ihres Körpers sinkt. Dann essen sie natürlich auch Salat und steigen aufs Fahrrad, weil sie glauben, damit ihren Body zu stylen und der neuen Braut (noch) mehr zu imponieren. Das Ergebnis scheint ihnen recht zu geben, hat aber rein gar nichts mit ihren Gesundheitsfaxen zu tun. Es sind die hormonellen Effekte der begehrten Weiblichkeit.

→ Die Kalorien im **Bier** machen dick

Literatur:
K. Hirschenhauser et al.: Monthly patterns of testosterone and behavior in prospective fathers. Hormones and Behavior 2002/42/S.172
Statistisches Bundesamt: Leben und Arbeiten in Deutschland. Ergebnisse des Mikrozensus 2003. Wiesbaden 2004
P. Björntorp, R. Rosmond: The metabolic syndrome – a neuroendocrine disorder? British Journal of Nutrition 2000/83/Suppl 1/S49
P.B. Gray et al.: Marriage and fatherhood are associated with lower testosterone in males. Evolution and Human Behavior 2002/23/S.193
P. Marin, S. Arver: Androgens and abdominal obesity. Baillière's Clinical Endocrinology and Metabolism 1998/12/S.441

Kummerspeck kommt von Schokolade

Ein typisches Beispiel: Das Kind ist pummelig, obwohl der Körperbau seiner Eltern etwas anderes erwarten läßt. Die Ernährungsberaterin stellt eine Vorliebe für Schokolade fest, damit ist der Fall klar: weniger Schokolade – weniger Gewicht. Doch bei näherer Betrachtung ergibt sich oft ein anderes Bild. Das Kind ißt Schokolade, weil es Kummer hat. Es wird von den Eltern als »störend« empfunden. Wenn sich die Eltern scheiden lassen, werden Kinder dicker. Aber nicht von der Schokolade, sondern aus Verzweiflung. Negativer Streß, also auch

Kummer und Sorgen, wirkt über das Hormon Cortisol. Schokolade spendet Trost, senkt den Cortisolspiegel – und dämpft (!) damit die Gewichtszunahme. Der Entzug von Lieblingsspeisen macht das Unglück für Kinder und Erwachsene nur noch schlimmer. Wer also ißt, um sich zu trösten, wird langsamer dick als derjenige, der glaubt, gerade jetzt den Verlockungen widerstehen zu müssen.

Die Folgen der Streßhormone werden gerne unter dem Begriff »Kummerspeck« zusammengefaßt. Er entsteht in ausweglosen Situationen, vor allem wenn diese längere Zeit ertragen werden müssen. Dann arbeitet die Cortisolproduktion unermüdlich. Der Effekt ist vergleichbar einer langdauernden Behandlung mit Cortison. Auch hier kommt es zu Fettansammlungen (vor allem am Bauch) und häufig zu Diabetes und zum metabolischen Syndrom. Ärzte sprechen vom Cushing-Syndrom. Nicht viel anders wirkt die körpereigene Cortisolproduktion, wenn sie ununterbrochen auf Trab gehalten wird.

Über den Streßmechanismus lassen sich auch manche »Erfolge« von Abspeckaktivitäten erklären: Dicke Kinder, die nicht mehr abgemeiert und gehänselt werden, die vielleicht zum ersten Mal in ihrem Leben positiv im Mittelpunkt stehen, nehmen manchmal ab – weil ihre Cortisolproduktion nachläßt. Aufgrund des allgemeinen Interesses wenden sich sogar die Eltern dem Kind zu. Mit der »gesunden Ernährung« oder den sportlichen Aktivitäten solcher Programme hat das herzlich wenig zu tun. Deren Erfolglosigkeit ist hinreichend belegt.

Im ersten Moment klingt das vielleicht etwas überraschend. Schließlich hört man jeden Tag und allerorten die gegenteilige Deutung der Wirklichkeit. Man glaubt, im Fernsehen förmlich zuschauen zu können, wie die Menschen vom Lebensmittelangebot immer dicker werden. Genauso kann man jeden Tag sehen, wie sich die Sonne um die Erde dreht. Mit dem nötigen Abstand erkennt man aber, daß die Welt genau umgekehrt funktioniert. Das globale Scheitern aller Abspeckkonzepte, die auf Ernährung und Bewegung setzten, sollten Grund genug sein, es einmal ohne Streß zu probieren.

Aber was ist mit den Männern, die von Freunden wieder auf den Sportplatz mitgenommen werden und innerhalb weniger Monate zehn Kilo verlieren? Bei denen handelt es sich fast immer um Personen, die geborene Bewegungsmenschen sind, die oft als Kinder schon erfolglos ermahnt wurden, nicht dauernd herumzuzappeln. Als Arbeitnehmer können sie aber nicht ständig im Gemeinschaftsbüro auf- und abtigern. Und daheim klagt die werte Gattin, daß ihr die beiden Gören den ganzen Tag über auf der Nase herumtanzen und daß sie wenigstens am Abend gern ein wenig Ruhe hätte. Aber auf dem Sportplatz kann sich ein solcher Typ ausagieren, das Cortisol kommt (vor allem in Verbindung mit Tageslicht) wieder in geregelte Bahnen und das Gewicht sinkt. Das gilt jedoch nur für Bewegungsmenschen! Daß der Effekt nichts mit den blöden Kalorien zu tun hat, erkennt man unschwer daran, daß die Gewichtsabnahme meist nach einem halben Jahr ein Ende findet, obwohl sich unser Sportsfreund weiter bemüht.

Nicht alle Menschen nehmen durch »Kummer« zu. Hagere nehmen unter Druck sogar ab. Das ist der Grund, warum viele Schlanke nicht begreifen können, wie es zum Jo-Jo-Effekt kommt. Für sie ist das alles nur mangelnde Beherrschung. Hagere Menschen verlieren nicht nur unter Diät etwas Gewicht, bei ihnen reicht dafür manchmal sogar schon fettarme Kost, oder besser gesagt die Angst vor dem Fett. Damit setzen sie ihren Körper dauerhaft unter Streß. Das wirkt genauso wie Mobbing. Der »Storch im Salat« (so bespöttelte man früher schlanke Zeitgenossen), der Angst vor jeder Mahlzeit, vor jedem Fettauge entwickelt, bleibt selbst für sein eh schon niedriges Gewicht weiterhin untergewichtig. Häufig hört man von Betroffenen, daß sie ganz sicher ganz fett würden, sobald sie sich beim Essen gehenließen. Doch wenn sie loslassen, wenn sie ihre Angst vor dem Essen aufgeben, erreichen die Hageren nur wieder ihr normales biologisches Gewicht. Nicht mehr. Sie können gar nicht fett werden – aber ihre Angst davor hält sie dürr.

Bei Molligen antwortet der Körper mit der umgekehrten Reaktion. Wer von seiner Veranlagung her zur Korpulenz neigt, wird bei Streß dicker. Auch die Angst vor Kalorien bedeutet Druck. Hunger ist Streß, ungeliebter Sport ebenso. Und ein hungriger, ängstlicher, gestreßter Körper bunkert Fett, vor allem im Bauchbereich, weil der Körper dort im Fett überschüssiges Cortisol zwischenlagert.

→ **Abnehmen:** Wer abnimmt, tut seiner Gesundheit etwas Gutes
→ Dicke **Kinder** müssen unbedingt abnehmen
→ **Magersucht** ist die Folge von sexuellem Mißbrauch

Literatur:
B. Buwalda et al.: Behavioral and physiological responses to stress are affected by high-fat feeding in male rats. Physiology and Behavior 2001/73/S.371
P. Björntorp, R. Rosmond: Obesity and cortisol. Nutrition 2000/16/S.924
N. Pecoraro et al.: Chronic stress promotes palatable feeding, which reduces signs of stress: feedforward and feedback effects of chronic stress. Endocrinology 2004/145/S.3754
J.R. Seckl et al.: Glucocorticoids and 11beta-hydroxysteroid dehydrogenase in adipose tissue. Recent Progress in Hormone Research 2004/59/S.359
J.A. McLean et al.: Cognitive dietary restraint is associated with higher urinary cortisol excretion in healthy premenopausal women. American Journal of Clinical Nutrition 2001/73/S.7

Übersäuerung
Eine pH-Messung des Urins erlaubt die Diagnose »Übersäuerung«

»Wissenschaftliche Untersuchungen«, lesen wir im Internet, »zeigen, daß weit über 80 % der Bevölkerung an den Folgen eines Säure-Basen-Ungleichgewichts leiden.« Dieser gefährliche Zustand gilt Naturheilärzten, Heilpraktikern und Ernährungsberatern als Urgrund aller nur denkbaren Beschwerden. Zum Glück ist die vermeintliche Übersäuerung leicht diagnostizierbar: Es genügt, ein pH-Papier anzupinkeln und das Ergebnis bei Lichte zu studieren. Gegen dieses potentielle Beinahe-Todesurteil aus der Toilette helfen nur noch Rohkost oder, wer das nicht runterkriegt, geheimnisvolle Basenpulver, die allerorten zu beachtlichen Preisen angeboten werden.

Und was besagt der pH-Wert des Urins? Nach dem Verzehr pflanzlicher Kost kann der Harn alkalisch bis neutral sein. Doch alkalischer Urin kann genauso durch die Stoffwechseltätigkeit von Bakterien entstehen. Dann ist das Ergebnis ein Hinweis auf eine Harnwegsentzündung, aber nicht auf einen ausgeglichenen Basenhaushalt. Nierenkranke, die unter renaler tubulärer Azidose leiden, scheiden ebenfalls neutralen bis alkalischen Harn aus. Auch viele Medikamente können bei Anwendung von Teststreifen zu Fehlinterpretationen führen. So sorgen einige Psychopharmaka für einen sauren Urin, mit Salicylaten (»Aspirin«) wird er hingegen alkalisch. Die Liste der Krankheiten, die mit einem »gesunden« alkalischen pH verbunden sind, ist lang: Dazu gehören Krebs, Hirnhautenzündung, Psychosen, Lungenödem, Herzversagen, Leberschäden usw. Also in aller Regel jene Leiden, die unsere Therapeuten durch Verkauf von Basenpulvern verhindern wollen.

Die Methodik ist nicht nur in der Praxis unbrauchbar, sondern auch in Unkenntnis chemischer Zusammenhänge ersonnen worden: Mit Teststreifen läßt sich gerade nicht die wahre Säureausscheidung messen. Denn mit dem pH-Papier werden nur die freien Säuren erfaßt. Der größte Teil der Säuren im Urin ist aber an Puffer gebunden. Wollte man den tatsächlichen Säuregehalt korrekt bestimmen, müßte die Urinprobe im Labor titriert werden. Davon ganz abgesehen scheidet der Körper überschüssige Säuren auch über Kot und Schweiß aus.

Fazit: pH-Teststreifen sind für jeden Aquarienbesitzer hilfreich, der den Säuregrad des Wassers bestimmen möchte, in dem sich seine Lieblinge tummeln.

Auf der Toilette läßt sich daraus nicht viel mehr ablesen als von der dort gewöhnlich benutzten Papiersorte.

→ **Säure-Basen-Haushalt:** Wir sind alle übersäuert
→ **Grapefruit**saft erhöht die Vitalität

Literatur:
A. Fock, U Pollmer: Die kuriosesten Säure-Basen-Irrtümer. EU.L.E.nspiegel – Wissenschaftlicher Informationsdienst des Europäischen Institutes für Lebensmittel- und Ernährungswissenschaften e.V. 2006/12/H.3–4/S.10
H. Greiling, M. Gessner: Lehrbuch der Klinischen Chemie und Pathobiologie, Stuttgart 1989
K. Dörner: Klinische Chemie und Hämatologie, Stuttgart 2003

Vanillearoma
Vanillearoma kommt aus der Vanilleschote

Vanille rundet den Geschmack von Süß- und Backwaren, Speiseeis und Milchprodukten ab, es verfeinert Parfüms und kann sogar zur Haltbarmachung von Lebensmitteln verwendet werden. Kein Wunder, daß der weltweite Bedarf an diesem Universalstoff bei 12 000 Tonnen jährlich liegt!

Das echte Vanillin wird aus der Vanilleschote gewonnen, der Frucht einer in Mittel- und Südamerika beheimateten Orchidee. Pro Jahr liefern die Orchideen und ihre Anbauer 20 Tonnen Vanillin. Wir rechnen nach: Das sind 1,6 Promille des Bedarfs! Woher also stammen die restlichen 11 980 Tonnen? Wie bei anderen Aromen auch gibt es verschiedene Möglichkeiten, der Natur nachzuhelfen. Die Produkte heißen dann »natürliches« bzw. »naturidentisches« Vanillin.

Normalerweise setzt sich ein Duft, ein Geschmack aus einer Vielzahl von Einzelkomponenten zusammen. Nur wenn die Technologen Glück haben, bestimmt in einem (echten) natürlichen Aroma eine einzige Substanz den Geschmack so stark, daß es genügt, sie zu imitieren, um dem Verbraucher das Ganze zu suggerieren. Das Vanillin ist so ein Kandidat.

Das natürliche Vanillin produzieren – wie andere »natürliche« Aromastoffe auch – Schimmelpilze und Bakterien in speziellen Tanks, den Fermentern. Bei diesem Verfahren hofft man, die Ausbeute noch zu verbessern, indem man das Gen, das den entscheidenden Umwandlungsschritt bewerkstelligt, in das »Haustier« der Mikrobiologen, das Darmbakterium *Escherichia coli*, verpflanzt. Aus geruchlicher Sicht gewiß eine Verbesserung.

Das naturidentische Vanillin hingegen wird chemisch synthetisiert, meist aus den bei der Papierherstellung anfallenden Abwässern. Darin befindet sich noch jede Menge Lignin, ein Hauptbestandteil von Holz, der sich in mehreren Schritten in Vanillin umwandeln läßt – womit gleichzeitig ein Umweltproblem gelöst wird. Wer sagte noch: »Wichtig ist, was hinten rauskommt«?

→ Natürliche **Aromen** stammen aus der Frucht, nach der sie schmecken
→ Naturidentische **Aromen** sind identisch mit ihren Vorbildern in der Natur

Literatur:
G. Feron et al.: Prospects for the microbial production of food flavors. Trends in Food Science and Technology 1996/7/S.285
C. Hoicke: Macht Vanille süchtig? EU.L.E.nspiegel – Wissenschaftlicher Informationsdienst des Europäischen Institutes für Lebensmittel- und Ernährungswissenschaften e.V. 1998/4/H.8/S.1
A. Yoshida et al.: Vanillin formation by microbial amine oxidase from vanillylamine. Journal of Fermentation and Bioengineering 1997/84/S.603
M. McCoy: Chemical markers try biotech paths. Chemical & Engineering News 22.6.1998, S.13
D. Ehlers: HPLC-Untersuchungen von Handelsprodukten mit Vanille und Vanillearoma. Deutsche Lebensmittel-Rundschau 1999/95/S.464

Vegetarier
Vegetarier essen aus ethischen Gründen kein Fleisch

Zweifellos verzichten viele Menschen aus ethischen oder religiösen Gründen auf Fleisch. Andere begründen ihren Verzicht damit, daß ihnen die Tiere leid tun, die für ein Würstchen ihr Leben lassen müssen, oder mit der Tatsache, daß mit dem Getreide, das an Tiere verfüttert wird, viele Hungernde satt werden könnten. Doch immer häufiger wird vor allem von weiblichen Teenagern angeführt, daß Fleisch »fett macht«. Aus einer britischen Studie geht hervor, daß drei von vier Mädchen bzw. jungen Frauen dieser Ansicht sind. Viele von denen, die schlanker werden wollen, weil sie sich »zu dick« fühlen, haben ihren Fleischkonsum eingeschränkt.

Der Vegetarismus bietet eine gute Möglichkeit, eine Diät zu kaschieren. Das gilt besonders für solche Kreise, die den vor allem von Frauenzeitschriften ausgerufenen Diätrummel »offiziell« ablehnen. Mithin Männer und feministisch eingestellte Frauen. Dennoch kommen auch diese Gruppen nicht an dem herrschenden Schönheitsideal vorbei. Da sie jedoch den üblichen Weg der Diät nicht beschreiten können oder wollen – das wäre ja unmännlich bzw. dem abgelehnten Rollenbild konform –, müssen Alternativen gefunden werden. Männer weichen dann häufig auf Ausdauersport aus, der es ihnen leider, leider unmöglich macht, nach Belieben zu essen. Frauen schieben dagegen eher den Tierschutz und die Dritte Welt vor, wenn sie sich um tierisches Fett drücken wollen. Da das als gesund gilt, muß sich auch niemand rechtfertigen. Wenig verwunderlich daher, daß die Zahl der Eßgestörten unter den Vegetariern zunimmt.

→ **Magersucht** ist die Folge von sexuellem Mißbrauch
→ **Fettarme** Diäten sind ideal zum Abnehmen
→ **Rohkost** ist gesünder als »Totgekochtes«

Literatur:
Y. Martins et al.: Restrained eating among vegetarians: does a vegetarian eating style mask concerns about weight? Appetite 1999/32/S.145
Y.M. Ryan: Meat avoidance and body weight concerns: nutritional implications for teenage girls. Proceedings of the Nutrition Society 1999/56/S.519

Vegetarier leben länger

Viele Untersuchungen in aller Welt zeigen, daß Menschen, die sich vegetarisch ernähren, auch sonst einen etwas anderen Lebensstil pflegen als Lieschen Müller und Otto Normalverbraucher: Sie rauchen so gut wie nicht, trinken kaum, sind sportlicher und geübt in Entspannungstechniken gegen den Streß. Kurz: Vegetarier verhalten sich in vielerlei Hinsicht anders und, wie man glaubt, gesundheitsbewußter. Natürlich ist es schwierig, den Einfluß von Leberwurst statistisch sauber vom Nutzen von Yoga oder Volleyball zu trennen. Damit sind retrospektive Untersuchungen besonders anfällig für statistische Artefakte. Hier können nur prospektive Untersuchungen abhelfen, bei denen als Kontrollgruppe Menschen mit möglichst ähnlichen Verhaltensweisen einbezogen werden.

Insgesamt gibt es weltweit fünf solcher prospektiven Studien mit vergleichbaren Kontrollgruppen: zwei amerikanische (die Adventist Mortality und die Adventist Health), zwei britische (die Health Food Shoppers und die Oxford Vegetarians) sowie eine deutsche, die Heidelberger Vegetarier Studie. Alle fünf gingen der Frage nach, ob Vegetarier im Vergleich zu gesundheitsbewußten Gemischtköstlern länger leben. Die Daten der insgesamt 76 000 Teilnehmer wurden in einer Meta-Analyse zusammengefaßt und neu berechnet. Das Resultat: Vegetarier sterben seltener an Herzinfarkt als Nichtvegetarier; im Schnitt gab's 24 Prozent weniger Infarkttote! Bei den übrigen Todesursachen kommt die Meta-Analyse zu dem Resümee: »Es gab keine signifikanten Unterschiede zwischen Vegetariern und Nichtvegetariern in der Sterblichkeit durch Schlaganfall, Magen-, Dickdarm-, Lungen-, Brust- und Prostatakrebs – sowie bei der Gesamtsterblichkeit.« Ein klares und erfreuliches Resultat. Offenbar bringt der Verzicht auf Fleisch auch keine Nachteile.

Spätestens beim zweiten Lesen fällt auf, daß hier irgend etwas nicht stimmen kann. Denn wenn der durchaus häufige Herzinfarkt um stolze 24 Prozent abnimmt, sich aber gleichzeitig die Gesamtsterblichkeit nicht ändert, dann müssen die Vegetarier um eben diese »24 Prozent« häufiger an etwas anderem gestorben sein. Aber woran? Leider findet der Mitteilungsdrang der Ernährungsforscher bei dieser entscheidenden Frage sein abruptes Ende.

Da hilft nur eins: die einzelnen Studien analysieren. Und die erbrachten ziemlich widersprüchliche Ergebnisse, die sich natürlich durch die Meta-Analyse elegant verschleiern lassen: Bei den kalifornischen Sieben-Tags-Adventisten, einer besonderen Religionsgemeinschaft, lag die Gesamtsterblichkeit der Vegetarier tatsächlich um 17 bzw. 20 Prozent niedriger. Damit haben kalifornische Sieben-Tags-Adventisten eine deutlich höhere Lebenserwartung. Anders in Europa: Die Mitglieder der britischen Vegetariergesellschaft, die an der Oxford Vegetarian teilnahmen, lebten nicht länger als ihre Freunde, die gerne Hamburger aßen. Bei der zweiten britischen Studie, die besonders gesundheitsbewußte Vegetarier (Health Food Shoppers) untersuchte, lag die Sterblichkeit sogar um 11 Prozent höher als bei den Freunden von Lammkeule in Minzsoße.

Höchst aufschlußreich ist die deutsche Studie, die regelmäßig als Beweis für die Vorteile einer fleischlosen Kost durch unsere Medien geht: Die Heidelberger Vegetarier starben im Schnitt *früher* als die Nichtvegetarier. Ihre Sterblichkeit war 17 Prozent höher! Sie hatten zwar eine sehr niedrige Herzinfarktrate (– 55 Prozent), dafür aber 69 Prozent mehr Schlaganfälle. Außerdem starben sie etwa doppelt so oft an Magen- und Prostatakrebs. Dazu kommen nicht näher bezeichnete »andere Todesursachen«, die bei ihnen ebenfalls häufiger sind.

Vegetarier leben also nicht automatisch länger als Nichtvegetarier. Und es ist – entgegen der bisherigen Praxis – nicht zulässig, die günstigen Ergebnisse kalifornischer Religionsgemeinschaften auf unsere Müslifraktion zu übertragen. Hierzulande gilt: Vegetarier »beißen eher ins Gras«, eher als Nichtvegetarier. Ob das allerdings mit dem Verzicht auf Fleisch zusammenhängt oder völlig andere Gründe hat, muß offenbleiben. Angesichts des recht niedrigen Durchschnittsgewichts (BMI Männer 21,3, Frauen 20,9) könnte sich in dieser Gruppe ein erhöhter Anteil an Eßgestörten befinden. Jedenfalls liegt der Verdacht zum Greifen nah, daß auch Gesundheitsbewußtsein im Übermaß mehr schadet als nutzt.

→ **Ballaststoffe** sind unschädliche Abführmittel
→ **Magersucht** ist die Folge von sexuellem Mißbrauch
→ **Schlanke** leben länger

Literatur:
T.J. Key et al.: Mortality in vegetarians and nonvegetarians: detailed findings from a collaborative analysis of 5 prospective studies. American Journal of Clinical Nutrition 1999/70/S.516S

Vitamine
Alle Vitamine sind lebenswichtig

Der Begriff »Vitamin« wurde 1912 von Casimir Funk, einem amerikanischen Biochemiker, geprägt. Das Wort setzt sich zusammen aus lateinisch »vita« (»Leben«) und »Amin«, einer chemischen Stoffklasse; es bedeutet also »lebenswichtiges Amin«. Damit meinte Funk seinerzeit das Thiamin oder Vitamin B_1. Später bezeichnete man dann alle Stoffe, denen eine vergleichbare Bedeutung beigemessen wurde, als »Vitamine« – selbst wenn sie chemisch ganz anders aufgebaut waren.

In einem gängigen Lehrbuch der Biochemie finden wir heute folgende Definition: »Vitamine sind organische Nahrungsstoffe, die für eine Vielzahl biochemischer Funktionen in kleinen Mengen benötigt werden. Der Organismus kann die Vitamine nicht oder nicht in ausreichender Menge bilden und muß sie deshalb mit der Nahrung zugeführt bekommen. Von den anderen essentiellen Nahrungsbestandteilen (Aminosäuren, Fettsäuren, Mineralstoffen) unterscheiden sich die Vitamine vor allem durch ihre katalytische Funktion im Stoffwechsel. Vitamine werden deshalb nur in sehr kleinen Mengen benötigt ...«

Die Definition der Vitamine wurde im Laufe der Jahrzehnte immer wieder geändert, damit die einmal als »Vitamine« etablierten Stoffe auch weiterhin im Rennen blieben. Sonst hätten beispielsweise die als Vitamin D und E deklarierten Substanzen längst ihren Vitaminstatus eingebüßt. Als besonders geschickter Schachzug erwies sich die Einfügung des Halbsatzes, daß Stoffe, die der Körper »nicht in ausreichender Menge bilden« könne, ebenfalls Vitamine seien. Aus biologischer Sicht ist diese Auffassung eher merkwürdig: Sobald ein Organismus erst einmal über Synthesewege für einen Stoff verfügt, wäre es für ihn ein Leichtes, die Produktion zu erhöhen. Um so mehr, wenn er für ihn lebenswichtig ist.

Für die Experten ergibt sich aus diesem Definitionszusatz ein weites Betätigungsfeld: Denn nun hängt es von ihnen ab, was sie als »ausreichend« betrachten. Ihre Bedarfsschätzungen werden damit zur Meßlatte, an der sich die Natur des Menschen zu orientieren hat. Damit haben weitere Stoffe im Körper berechtigte Hoffnung, eines Tages ebenfalls zu Vitaminen ernannt zu werden. Das B-Vitamin Niacin zeigt beispielhaft die Beliebigkeit des Begriffs: Der Körper stellt Niacin selbst aus dem reichlich vorhandenen Eiweiß her. Damit ist es – egal, welche Definition zur Anwendung gelangt – kein Vitamin. Mittlerweile verzichten

Lehrbücher für das Studium der Ernährungswissenschaft auf eine Definition der »Vitamine«. Vielleicht um schlafende Studenten nicht zu wecken?

Skeptisch macht auch der Tatbestand, daß die Lieblingstiere der Vitaminforscher vor allem Tauben, Hühner, Kaninchen und Meerschweinchen sind und nicht Lebewesen, deren Ernährung und Verdauungstrakt dem Menschen ähneln. Es liegt auf der Hand, daß Federvieh oder reine Pflanzenfresser wie Kaninchen andere Ernährungsbedürfnisse haben als Allesfresser wie Ratten, Schweine oder Menschen. Deshalb bestehen ernste Zweifel an der Übertragbarkeit solcher Versuche auf den Menschen – und damit jede Menge Zweifel am Vitaminstatus einiger »Vitamine«.

Literatur:
P. Karlson et al.: Kurzes Lehrbuch der Biochemie. Stuttgart 1994
H. Kasper: Ernährungsmedizin und Diätetik. München 1996
M.L. Brown (Ed.): Present knowledge in nutrition. Washington 1990

Wasserlösliche Vitamine kann man nicht überdosieren

Fettlösliche Vitamine reichern sich im Fettgewebe an und sind deshalb potentiell gefährlich. Wasserlösliche Vitamine werden mit dem Urin aus dem Körper entfernt und können daher nicht überdosiert werden. Das ist die Faustregel, mit der Millionen eifriger Vitaminschlucker in Sicherheit gewiegt werden. Bereits eine einfache Überlegung weist diese Behauptung als Trugschluß aus: Auch viele starke Gifte – wie zum Beispiel Zyankali – sind wasserlöslich. Ob ein Stoff wasserlöslich ist oder nicht, sagt nichts über seine Gefährlichkeit aus. Wenn dem so wäre, dürfte es beispielsweise keine Fischsterben geben.

Natürlich gibt es auch Belege für die Risiken der angeblich harmlosen wasserlöslichen Vitamine, wenn sie zu hoch dosiert werden. Bekanntester Vertreter ist Vitamin C (Ascorbinsäure). In Megadosen (ab einem Gramm pro Tag) treten Durchfälle, teilweise mit Koliken, auf. Vitamin C verändert eine Reihe von Hormonspiegeln im Blut, unter anderem die von Östrogen, Schilddrüsenhormonen oder Insulin. Es zerstört Vitamin B_{12}; dabei entstehen analytisch nur schwer von diesem unterscheidbare, aber wirkungslose Abbauprodukte. Es erhöht die Aufnahme von Aluminium, das Knochen und Gehirn schädigen kann, es fördert die Bildung von Nierensteinen, Gicht, Osteoporose, und es verfälscht die Labordiagnostik bei Bestimmung von Blutzucker, Harnsäure, Kreatinin, Transaminasen, LDH (Lactatdehydrogenase), Bilirubin und okkultem Blut im Stuhl. In der Fachpresse wurden als Folge von Megadosen sogar Todesfälle bei jungen Sportlern beschrieben. Sie hatten, ohne es zu wissen, erhöhte Eisenwerte im Blut. Vitamin C ist in der Lage, dieses Eisen in einen aggressiven Radikalbildner zu verwandeln und damit Kardiomyopathien, das heißt schwere bis tödliche Herzmuskelschäden, zu verursachen.

Vitamin B_6 – gerne empfohlen bei Depressionen, Regelbeschwerden und in der Schwangerschaft – ruft in Megadosen sogenannte sensorische Neuropathien hervor, Brennen, Stechen, Kribbeln, Taubheit und Lähmungserscheinungen vor allem in Händen und Füßen. Die neurologischen Störungen können so ausgeprägt sein, daß in den USA nach der Einführung eines amtlichen Monitoringsystems (ARMS) eine Welle von Vitamin-B_6-Vergiftungen aufgedeckt wurde: Die behandelnden Ärzten hatten sie bis dahin fälschlich als Multiple Sklerose diagnostiziert. Die neurologischen Symptome erinnern auch an die Nebenwirkungen des Schlafmittels Contergan. Um so beunruhigender die Tatsache, daß Fälle von mißgebildeten Kindern bekannt wurden, deren Mütter während der Schwangerschaft hohe Dosen Vitamin B_6 (Pyridoxin) eingenommen hatten. Da Stoffe mit neurotoxischen Effekten häufig auch Unfruchtbarkeit verursachen, ging man diesem Verdacht in Tierversuchen nach – und stellte schwere Schädigungen von Hoden und Prostata fest.

Ebenfalls zur Vitamin-B-Gruppe gehört das Niacin (eine Kombination aus Nicotinsäure und Nicotinsäureamid, die beide nichts mit dem Nikotin im Tabak zu tun haben). Medizinisch findet es beispielsweise bei der Behandlung von Schizophrenie und zum Senken des Cholesterinspiegels Anwendung. Aber Sie können auch in Kantinen und Hamburger-Restaurants über Niacin stolpern: Dort wurde es schon unerlaubterweise zum Fleischröten verwendet. Und wenn Ihre Frühstücksflocken bei der Vitaminanreicherung in der Fabrik nicht richtig umgerührt wurden, kommen Sie unter Umständen ebenfalls in den zweifelhaften Genuß einer Überdosis Niacin. Die Folgen: Ähnlich wie bei einer Allergie rötet sich die Haut im Gesicht und am Körper, Hitzegefühle und Juckreiz treten auf, es kommt zu Quaddelbildung. Menschen, die über längere Zeit hochdosiertes Niacin einnahmen, erkrankten an Gelbsucht und Leberschäden.

Vitamine sind – ob wasserlöslich oder nicht – keine harmlosen Pülverchen, die sich jedermann unbeschadet nach der Methode »Viel hilft viel« einverleiben kann. Auch für sie gilt die alte Regel des Paracelsus: Die Dosis macht das Gift.

→ Viele Menschen leiden heutzutage **Mangel im Überfluß**

Literatur:

C.D.H. Evans, J.H. Lacey: Toxicity of vitamins: complications of a health movement. British Medical Journal 1986/292/S.509

V. Herbert et al.: Vitamin C-driven free radical generation from iron. Journal of Nutrition 1996/126/S.1213S

J.L. Schwartz: The dual roles of nutrients as antioxidants and prooxidants: their effects on tumor cell growth. Journal of Nutrition 1996/126/S.1221S

C.W. Marshall: Vitamin E supplementation. American Journal of Clinical Nutrition 1989/49/S.718

V. Herbert: Staging vitamin B-12 (cobalamin) status in vegetarians. American Journal of Clinical Nutrition 1994/59/S.1213S

J.N. Hathcock, J.I. Rader: Micronutrient safety. Annals of the New York Academy of Sciences 1990/587/S.257

L.Y. Gardner et al.: Phocomelia in infant whose mother took large doses of pyridoxine during pregnancy. Lancet 1985/I/S.636

K. Dalton: Pyridoxine overdose in premenstrual syndrome. Lancet 1985/I/S.1168

E.M. Gross et al.: Multiple outbreaks of niacin (nicotinic acid) intoxication due to addition of meat »enhancer« to products by two different meat processors. Journal of Food Protection 1992/55/S.116

K. Mori et al.: Effects of megadoses of pyridoxine on spermatogenesis and male reproductive organs in rats. Archives of Toxicology 1992/66/S.198

K. Michaelsson et al.: Diet and hip fracture risk: a case-control study. International Journal of Epidemiology 1995/24/S.771

H. Glatzel: Sinn und Unsinn der Vitamine. Stuttgart 1987

R.S. Rivlin: The clinical significance of micronutrient in relation to immune functions. Annals of the New York Academy of Sciences 1990/587/S.55

N. Einstein et al.: Jaundice due to nicotinic acid therapy: American Journal of Digestive Diseases 1975/20/S.282

L.R. Mosher: Nicotinic acid side effects and toxicity: a review. American Journal of Psychiatry 1970/126/S.124

V. Herbert, G. Drivas: Spirulina and Vitamin B12. Journal of the American Medical Association 1982/248/S.3096

S. Takenaka et al.: Effects of carnosine and anserine on the destruction of vitamin B12 with vitamin C in the presence of copper. Bioscience, Biotechnology, and Biochemistry 1997/61/S.2137

E. Degkwitz: Neue Aspekte der Biochemie des Vitamin C. Zeitschrift für Ernährungswissenschaft 1985/24/S.219

Vitamin B_1
Vitamin B_1 ist Balsam für die Nerven

Sein Ruf als »Nervenvitamin«, das bei Hexenschuß, Nervenentzündungen und Nervenschmerzen aller Art hilfreich sein soll, ist so alt wie die Entdeckung des Vitamins. Die ersten Versuchstiere waren Hühner, die mit gekochtem Reis gefüttert worden waren. Von diesem eher zweifelhaften Hühnerfutter sollen sie wackelige Beine bekommen haben. Die Forscher interpretierten die Symptome als »Polyneuritis«, als Nervenentzündung. Diese wiederum führten sie später auf einen Mangel an Vitamin B_1 zurück.

Allerdings war diese Zuordnung des Vitamins B_1 von Anfang an von Zweifeln begleitet. Untersuchungen an Vitamin-B_1-frei ernährten Tieren und Menschen konnten keinen Nachweis für Nervenentzündungen erbringen. Dafür beobachteten die Experimentatoren beim Menschen zumindest Antriebsschwäche, Appetitlosigkeit und Reizbarkeit. Diese psychischen Effekte sind für die Ernährungsforscher bis heute ein klarer Beleg dafür, daß Thiamin, so der wissenschaftliche Name des Vitamins, für ein stabiles Nervenkostüm unverzichtbar ist.

Professor Hans Glatzel vom ehemaligen Max-Planck-Institut für Ernährungsphysiologie in Dortmund vermochte darüber nur den Kopf zu schütteln. Es stimme zwar, meint er, daß »mit thiaminarmer Ernährung alle Versuchspersonen über Appetitlosigkeit, Mattigkeit und Schwäche [klagten]. Diese Symptome bestanden während der ganzen Dauer der Versuchsperiode mit thiaminarmer Kost – und sie bestanden in unverminderter Stärke weiter, wenn ohne Wissen der Versuchspersonen 1,8 Milligramm Thiamin der Kost zugelegt wurden. Alle Beschwerden verschwanden aber schlagartig, wenn eine Normalkost mit weniger als 1,8 Milligramm Thiamin gegeben wurde.« Ein klarer Fall. Die Unpäßlichkeiten sind Teil des bei solchen Versuchen regelmäßig auftretenden »Laborkollers«, der unter anderem auf die monotone Verpflegung zurückzuführen ist.

Sein Kollege Professor Werner Droese bestätigt das: »Nach unseren Beobachtungen an Versuchspersonen, die nahezu B_1-frei ernährt wurden, sind die in der Literatur beschriebenen Erscheinungen nicht ohne weiteres als Zeichen einer B_1-Verarmung anzusehen, da sie ... auf Zusatz von großen Mengen synthetischen Vitamin B_1 nicht schwinden. Die Klagen bessern sich rasch, wenn man die Versuchspersonen von der auch bei Anwendung aller küchentechnischen Geschicklichkeit auf die Dauer eintönigen und wenig appetitanregenden Kost auf eine Gesamtkost umstellt, selbst wenn diese weniger B_1 enthält als die mit B_1 versetzte Versuchsnahrung.«

Glatzel, seines Zeichens Internist, hat für diese Art von Ernährungsmedizin nur noch Spott übrig: »Das Wissen um die Möglichkeit psychogener Effekte ist bei vielen Ernährungsforschern gering; manchen fehlt es überhaupt.« Doch das stört offenbar wenig, solange sich aus dem guten Ruf, der dem Vitamin B_1 in seinen Anfangstagen angehängt wurde, in Form von Vitaminspritzen Kapital schlagen läßt – selbst wenn in Hinblick auf »die Nerven« bisher allenfalls ein Placeboeffekt gesichert werden konnte. Viel plausibler, aber kaum untersucht ist eine Schutzwirkung gegenüber Schimmelpilzgiften: Vitamin B_1 unterstützt wahrscheinlich die Leber beim Entgiften.

Seine populärste Phase hatte das vorgebliche Nervenvitamin in den vierziger und fünfziger Jahren des 20. Jahrhunderts. Damals handelten sich viele Menschen mit zu hoch dosiertem Thiamin Kopfschmerzen, Nervosität, Schlaflosigkeit und Schwächezustände ein. Heute nennt das »Arzneimittelkursbuch« an gelegentlichen Nebenwirkungen bei hoher Dosierung: Lungenödeme, Bradykardie (verzögerter Herzschlag), Magen-Darm-Blutungen, Übelkeit, Erbrechen und Mundgeruch. Die Verschiebungen bei den Nebenwirkungen hängen wahrscheinlich mit den unterschiedlichen Verunreinigungen des Vitamins mit Rückständen aus der Synthese zusammen.

Behalten Sie also die Nerven, wenn Sie wieder einmal mit Werbung für Vitamin-B-Tabletten belästigt werden.

→ **Weißer Reis** ist schuld an der Beriberi-Krankheit

Literatur:

R. Macrae et al. (Eds.): Encyclopedia of food science, food technology, and nutrition, London 1993

H. Kalm: Klinik und Pathologie der neurologischen Störungen bei tierexperimenteller B1-Avitaminose. Deutsche Zeitschrift für Nervenheilkunde 1952/167/S.334

H. Glatzel: Wege und Irrwege moderner Ernährung. Stuttgart 1982

H. Glatzel: Sinn und Unsinn der Vitamine. Stuttgart 1987

AVI: Arzneimittelkursbuch 2007/08. Berlin 2007

Vitamin C
Vitamin C schützt vor Erkältungen

Die hartnäckigste aller Vitamin-Legenden. Vermutlich wäre sie längst vergessen oder überhaupt nie so populär geworden, hätte sie nicht ein leibhaftiger Nobelpreisträger propagiert. Linus Pauling, der 1954 den Nobelpreis für Chemie und 1962 den Friedensnobelpreis erhielt, wandte sich in den sechziger Jahren der Vitaminforschung zu und begründete eine neue Disziplin, die sogenannte orthomolekulare Medizin.

In seinem Buch »Das Vitamin-Programm« erklärte Pauling: »Substanzen wie das Vitamin C und die meisten anderen Vitamine zeichnen sich durch ihre geringe Toxizität und dadurch aus, daß sie keine Nebenwirkungen aufweisen, wenn sie in größeren als in der normalen Ernährung enthaltenen Mengen aufgenommen werden.« Und er behauptete, mit großen Mengen, sogenannten Megadosen, von Vitamin C außer Grippe und Schnupfen auch Hepatitis, Schizophrenie und Krebs behandeln zu können.

Seine Therapieempfehlungen sind denkbar simpel und für jedermann zu jeder Zeit geeignet. Pauling riet, »immer ein paar 500-Milligramm-Tabletten dabeizuhaben. Bei den ersten Anzeichen einer Erkältung – einem leichten Kratzen im Hals, dem Auftreten von Schleim in der Nase, Muskelschmerzen oder allgemeinem Unwohlsein – sollte man mit der Behandlung beginnen. Schlukken Sie sofort ein oder zwei 500-Milligramm-Tabletten und dann nehmen Sie für mehrere Stunden stündlich ein bis zwei Tabletten.« Pauling selbst nahm jeden Tag 12 Gramm (!) Vitamin C zu sich. Sobald er die ersten Symptome einer Erkältung zu entdecken glaubte, steigerte er die Dosis auf 40 Gramm.

Wenn bereits Schnodder in der Nase zum Signal wird, eine orthomolekulare Therapie einzuleiten, dann handelt es sich wohl eher um eine Form der Hypochondrie als um Prophylaxe. Ein wenig erinnern solche Empfehlungen an einstige Ratschläge zur Benutzung des Weihwasserfläschchens, wann immer der Satan nahen könnte. Da »erste Anzeichen« von Unpäßlichkeiten der genannten Art alltäglich sind, ohne daß gleich eine Krankheit ausbricht, stellt sich beim ängstlichen Anwender schnell das Gefühl von Erfolg ein. Andererseits verwundert es nicht, wenn wissenschaftliche Überprüfungen des Sachverhalts enttäuschend ausfallen. Denn auch in sorgfältig durchgeführten Studien konnte Paulings Behauptung, Vitamin C schütze vor Erkältung, nicht bestätigt werden. Allenfalls fand man ein wenig abgemilderte Symptome oder einen etwas kürzeren Krankheitsverlauf. Aber selbst diese geringfügigen Verbesserungen ließen sich nicht eindeutig vom reinen Placeboeffekt trennen.

Aufgrund der enttäuschenden Datenlage rät das Food and Nutrition Board, das die amerikanischen Nährwertempfehlungen (DRI) erarbeitet, von einer vorbeugenden Einnahme ab: »Mehrere Gutachter kamen zu dem Ergebnis, daß der Nutzen von hohen Dosen Ascorbinsäure bei diesen Erkrankungen zu gering ist, um der gesamten Bevölkerung die regelmäßige Einnahme großer Mengen zu empfehlen.« Auch wenn viele Personen gewohnheitsmäßig ein Gramm und mehr einnähmen, »ohne Anzeichen einer Vergiftung zu zeigen«, so würde dennoch »über eine Reihe von Nebenwirkungen berichtet«. Das Food and Nutrition Board weiter: »Es ist nicht bekannt, welches Risiko mit der langfristigen Einnahme so großer Mengen einhergeht. Aus diesen Gründen kann die regelmäßige Einnahme hoher Dosen Ascorbinsäure nicht empfohlen werden.«

Linus Pauling starb 1994 im Alter von 93 Jahren an Prostatakrebs. Wie sehr er selbst an das Vitamin C glaubte, belegt seine Aussage, durch die Einnahme der Substanz habe er den Ausbruch seiner Krebserkrankung um 20 Jahre hinauszögern können. Als wissenschaftlicher Beweis taugt diese Meinungsäußerung leider nicht. Der läßt bis heute auf sich warten.

→ **Antioxidanzien:** Antioxidative Vitamine schützen vor Krebs
→ Wasserlösliche **Vitamine** kann man nicht überdosieren

Literatur:
Subcommittee on the Tenth Edition of the RDAs, Food and Nutrition Board, Commission of Life Sciences, National Research Council: Recommended dietary allowances. Washington 1989
S. Barrett, V. Herbert: The vitamin pushers. How the »health food« industry is selling America a bill of goods. Amherst 1994
G.F. Combs: The Vitamins. Fundamental aspects in nutrition and health. San Diego 1992
L. Pauling: Das Vitamin-Programm. Topfit bis ins hohe Alter. München 1992
L. Pauling: Vitamin C and the common cold. San Francisco 1970
H. Glatzel: Wege und Irrwege moderner Ernährung. Stuttgart 1982

Vitamin E
Vitamin E hilft bei Rheuma und Arthrose

Bei Rheumapatienten soll Vitamin E die entzündlichen Reaktionen abklingen lassen und dadurch die Schmerzen lindern. Wenn es gelänge, auf diese Weise den Einsatz von Schmerzmitteln zu verringern, wäre dies für die Patienten ein immenser Vorteil. Deshalb hat das Bundesinstitut für Arzneimittel und Medizinprodukte (die Nachfolgeeinrichtung für das frühere Bundesgesundheitsamt) die verfügbare wissenschaftliche Literatur überprüft. Zum Leidwesen der Patienten konnte es allerdings keinerlei stichhaltige Belege für die behauptete Wirkung entdecken.

»Zusammenfassend«, urteilt die Behörde, »sind die vorliegenden klinischen Studien zu Vitamin E bei rheumatischen Erkrankungen nicht geeignet, die klinische Wirksamkeit zu belegen und die vorgesehene hohe Dosierung sowie eine Langzeitanwendung von Vitamin E ausreichend zu begründen.« Damit bestätigt sie die Beurteilung durch die Deutsche Gesellschaft für Rheumatologie. Angesichts der möglichen Nebenwirkungen von hochdosiertem Vitamin E rät die oberste Arzneimittelbehörde Rheumatikern sogar von Vitamin-E-Pillen ab.

→ Milch schützt vor **Osteoporose**
→ **Karotten** sind gut für die Augen

Literatur:

S. Reiter: Anwendung von Vitamin E bei rheumatischen Erkrankungen? Bundesgesundheitsblatt 1998/41/S.438

Vitaminmangel
Vitaminmangel ist in Überflußgesellschaften unbekannt

Sollte man eigentlich annehmen. Doch es gibt eine wichtige Ausnahme, und zwar ausgerechnet eine Personengruppe, die sich besonders gesund ernähren will: die Veganer. Veganer verzichten auf *alle* von Tieren stammenden Lebensmittel, also nicht nur auf Fleisch und Fisch, Eier und Käse, sondern sogar auf Honig. Damit entgeht ihnen das für Blutbildung und Nerven äußerst wichtige Vitamin B_{12}. Weil es nur von der Darmflora von Tieren, aber nicht von Pflanzen hergestellt wird, besteht bei extremen Vegetariern die Gefahr einer Unterversorgung. Im Gegensatz zu vielen Tieren können Menschen ihr Vitamin B_{12} nämlich nicht direkt von den darmbewohnenden Untermietern übernehmen. Andere Tiere, darunter beispielsweise Gorillas, pflegen hingegen regelmäßig ihre eigenen Fäkalien zu verzehren, wohl auch um damit ihren Vitamin-B_{12}-Bedarf zu decken.

In jenen Gegenden des Iran, wo vegane Ernährung seit langem Bestandteil der Kultur ist, düngen die Menschen das Gemüse mit ihren eigenen Fäkalien und waschen es vor dem Verzehr nicht mehr. Dadurch stellen sie ihre B_{12}-Versorgung sicher. Veganer, die nach Europa auswandern, entwickeln nicht selten im Laufe der Jahre einen Mangel, da hier nur gewaschenes Gemüse und Obst zum Kauf angeboten wird. Aufgrund der großen Bedeutung des Stoffes für den Organismus unterhält dieser in der Leber ein Vitamin-B_{12}-Depot, aus dem der Bedarf noch jahrelang gedeckt werden kann. Kritisch wird die Situation für Kinder von Veganerinnen. Da die Mütter selbst meist über keine Reserven mehr verfügen, gebären sie ihren Nachwuchs mit einem weitgehend leeren B_{12}-Depot. Deshalb wird bei Kindern von Veganerinnen immer wieder ein akuter Mangel festgestellt, der mit schweren Entwicklungsstörungen verbunden ist und zum Tode führen kann.

Wer partout keine tierischen Produkte verzehren mag und auch Vitamintabletten ablehnt, hat kaum Möglichkeiten, das nötige B_{12} zu ergattern. Algen, wie zum Beispiel Nori oder Spirulina, die vielfach als B_{12}-Lieferanten verkauft werden, enthalten jedoch in erster Linie strukturell ähnliche, aber als Vitamine wirkungslose Stoffe. Fachleute befürchten sogar, daß diese verwandten Substanzen das echte Vitamin B_{12} verdrängen und einen vorhandenen Mangel noch verstärken.

→ Viele Menschen leiden heutzutage **Mangel im Überfluß**
→ **Vegetarier** leben länger
→ **Vegetarier** essen aus ethischen Gründen kein Fleisch

Literatur:
V. Herbert: Vitamin B-12: plant sources, requirements, and assay. American Journal of Clinical Nutrition 1988/48/S.852
V. Herbert: Staging vitamin B-12 (cobalamin) status in vegetarians. American Journal of Clinical Nutrition 1994/59/S.1213S
P.C. Dagnelie et al.: Vitamin B-12 from algae appears not to be bioavailable. American Journal of Clinical Nutrition 1991/53/S.695
T. Kühne et al.: Maternal vegan diet causing a serious infantile neurological disorder due to vitamin B12 deficiency. European Journal of Pediatrics 1991/150/S.205
D. Milea et al.: Blindness in a strict vegan. New England Journal of Medicine 2000/342/S.897
V. Herbert, G. Drivas: Spirulina and vitamin B_{12}. Journal of the American Medical Association 1982/248/S.3096
W. Hampf et al.: Bildung von Vitamin B_{12} und Abbau von a-Galactosiden während der Tempe-Fermentation. Lebensmittelchemie 2000/54/S.12

Vogelgrippe
Die Vogelgrippe wird von Zugvögeln verbreitet

Ein kurzer Rückblick: 1997 wurden in einer Wildente in Hongkong Antikörper des inzwischen berüchtigten Virus-Subtyps H5N1 entdeckt, der die Vogelgrippe, veterinärmedizinisch »aviäre Influenza«, auslöst. Der Subtyp H5N1 war erstmals 1959 isoliert worden, hatte in der Zwischenzeit aber nur relativ selten zu Ausbrüchen unter Hausgeflügel geführt. Vielleicht hat es auch nur niemand gemerkt, weil die betroffenen Länder noch keine Möglichkeit besaßen, den Erreger zu identifizieren. Mit einer großangelegten Notschlachtung schienen die Hongkonger Behörden die Geflügelpest rasch in den Griff zu bekommen. Menschen galten als nicht gefährdet, bis im Mai 1997 ein kleiner Junge starb, bei dem der Subtyp H5N1 nachgewiesen wurde – der Erreger war offenbar auch für den Menschen pathogen.

Jahre später. Als im Februar 2006 vom Friedrich-Löffler-Institut bei zwei Schwänen auf Rügen das Vogelgrippevirus nachgewiesen wurde, war die Aufregung groß. Wie war der Erreger nach Deutschland gelangt? Aus den Medien mußte man den Eindruck gewinnen, die Fachleute seien sich einig, daß Zugvögel das H5N1-Virus verbreitet hätten. Offensichtlich kann man heute im Fernsehen unwidersprochen verbreiten, daß mitten im Januar todkrankes Federvieh im fernen Osten aufbricht, um durch die eisigen Lüfte zur Insel Rügen zu segeln. Und dann tun auch noch alle so, als sei das Allgemeinwissen. Dabei stimmten weder behauptete Zugrouten noch Jahreszeit.

Auch in Asien passen die Flugrouten der Zugvögel überhaupt nicht zum Ausbreitungsmuster der Epidemie, wie Ornithologen immer wieder betonen: Es gibt keine Zugvogelart, die von Ost nach West zieht. Wohl aber folgt eine Ausbreitungslinie der Vogelgrippe erstaunlich genau dem Verlauf der Transsibirischen Eisenbahn. Demnach wäre die Ausbreitung durch den Transport von Nutzgeflügel entlang der Schienen, also durch eine ganz spezielle Art von »Zugvögeln«, erfolgt. Auch andere Ausbrüche, zum Beispiel in Ägypten und Nigeria, lassen sich nicht mit dem Vogelzug, aber sehr wohl mit erkrankten, aus der Türkei stammenden Geflügelimporten erklären.

Und in Deutschland? Wie sich die standorttreuen Höckerschwäne auf Rügen angesteckt haben sollen, ist völlig schleierhaft. Glücklicherweise experimentiert das Friedrich-Löffler-Institut auf der Nachbarinsel Riems mit Tierseuchen und sucht nach Impfstoffen; es arbeitet auch schon seit längerem mit Vogelgrippeviren, darunter der Subtyp H5N1. Ein seltsamer Zufall? Oder menschliches bzw. technisches Versagen? Das Institut liegt nicht umsonst auf einer Insel am Ende der Republik. Da um 1900 die Versuche des namensgebenden Wissenschaftlers Friedrich Löffler mehrfach zum Ausbruch der Maul- und Klauenseuche in der Nähe von Greifswald geführt hatten, mußte er seinerzeit mit seinem Institut auf die Insel Riems umziehen.

→ **BSE:** Der Rinderwahn wurde durch infiziertes Fleischmehl verursacht
→ Der **Rinderwahn**sinn kommt aus England

Literatur:

M. Davis: Vogelgrippe: Zur gesellschaftlichen Produktion von Epidemien. Berlin 2005

M. Niehaus: Vogelgrippe: springende Viren – sprudelnde Gewinne. EU.L.E.nspiegel – Wissenschaftlicher Informationsdienst des Europäischen Institutes für Lebensmittel- und Ernährungswissenschaften e.V. 2006/12/H.5/S.17

Grain Infobrief: Fowl play – Falsches Spiel: Die zentrale Rolle der Geflügelindustrie in der Vogelgrippekrise. Stand November 2006, www.grain.org/go/birdflu

D. Lingenhöhl: Zugvögel unter Verdacht. Spektrum der Wissenschaft 2006/H.4/S.32

Vollkornbrot
Vollkornbrot erkennt man an seiner dunklen Farbe

Die Brotfarbe sagt leider nichts über den Vollkornanteil aus. Sie hängt von der Backtechnik und – vor allem – von den zugesetzten Färbemitteln ab. Es wäre durchaus möglich, auch mit Vollkorn ein recht helles Brot zu backen. Die Vorstellung, daß Vollkornbrot dunkel ist, rührt daher, daß traditionell nur Roggenbrot als Vollkorn angeboten wurde. Dazu bedurfte es des Natursauers und einer Backtechnik, die gemeinsam zur dunklen Farbe beitrugen. Um einen hohen Vollkornanteil vorzutäuschen, oder wenn der Bäcker seinen Sauerteig nicht beherrscht, genügen ein paar Gramm Färbemittel, und schon werden Brot und Brötchen schön braun. Zwar ist der Farbstoff Zuckerkulör (E 150) inzwischen dafür verboten, aber auch mit Spezialprodukten aus Malz – nach dem Vorbild Muckefuck – läßt sich effektvoll »natürliche Bräunung« erzielen. Dazu noch ein paar »Dekorflocken« aufgestreut und ein paar Sonnenblumenkerne eingerührt, und fertig ist das (Pseudo-)Vollkornbrot.

→ **Zuckerkulör** ist ein natürlicher Farbstoff
→ **Muckefuck** heißt soviel wie »falscher Mokka«

Literatur:
Ireks-Arkady GmbH: Verfahren zur Herstellung eines dunklen, zum Färben geeigneten Lebensmittels und dessen Verwendung. Europäische Patentanmeldung 372 243 vom 8.11.1989
W. Seibel, J.M. Brümmer: Über die Verwendung von Bräunungsmitteln bei der Herstellung von Brot und Kleingebäck. Deutsche Lebensmittel-Rundschau 1987/83/S.171

Beim Brot sollte man auf jeden Fall Vollkorn kaufen

Vollkorn allein garantiert noch keinen gesundheitlichen Vorteil, von der abführenden Wirkung der Ballaststoffe einmal abgesehen. Wie im Stichwort »Frischkornbrei« ausführlich dargestellt, bedarf es der Fermentation, der Sauerteiggärung, um die Randschichten des Roggenkorns für unseren Verdauungsapparat aufzuschließen und nutzbar zu machen. Das Wesentliche dabei ist die Tätigkeit der Mikroorganismen im sogenannten Natursauer.

Für das produzierende Gewerbe hat der Natursauer – eben wegen der beteiligten Kleinstlebewesen – den Nachteil, störungsanfällig und zudem zeitaufwendig zu sein: Die Teigbereitung mit Natursauer braucht Erfahrung, Fingerspitzengefühl und eine »Gehzeit« von gut 20 Stunden. Deshalb wurde der Kunstsauer erfunden, eine Mixtur aus Salzen der Zitronensäure und der Milchsäure, Emulgatoren, Phosphaten, Calciumsulfat (Gips) und Natriumdiacetat (ein Konservierungsmittel). Er ersetzt die Fermentation und verkürzt die Gehzeit auf zwei, drei Stunden. Das Ergebnis sieht zwar aus wie ein Natursauerbrot, es schmeckt auch so ähnlich, aber für den Verdauungsapparat ist es etwas ganz anderes.

Denn der Kunstsauer vermag die unerwünschten Abwehrstoffe in den Randschichten des Roggenkorns nicht so wirksam zu beseitigen wie der Natursauer. Nur ein traditionell geführter Natursauerteig baut das Phytin im Roggenmehl zu 80–90 Prozent ab. In den modernen Bäckereien ist es mittlerweile üblich, den Vollkornanteil nicht zu fermentieren, sondern dem Teig als sogenanntes »Brühstück« zuzusetzen. Dazu wird das Getreide einfach mit heißem Wasser übergossen und vorgequollen, damit der Verbraucher nicht auf harte Körner beißt. Bei dieser Technik bleiben die Abwehrstoffe unverändert, und der Kunde erhält eine Art gehobenes Abführmittel.

Leider funktioniert der Sauerteig beim Weizen nicht so gut wie beim Roggen. Ein Blick in die Geschichte zeigt, daß vor allem Roggenmehl gesäuert wurde, während Weizen, wenn möglich, als helles Mehl zum Einsatz kam. Auch die Hefe ist gegenüber den meisten Abwehrstoffen machtlos. Deshalb verursacht Vollkornbrot aus Weizen Verdauungsprobleme. Nicht nur unverdaute Stärke, die bis in den Enddarm gelangt und von der Darmflora zu Traubenzukker aufgespalten und vergoren wird, führt zu schmerzhaften Blähungen. Auch das Lektin im Keimling des Weizens gilt als problematisch, weil es im Tierversuch die Darmschleimhaut durchlässig macht. Nachgewiesen wurde außerdem, daß es die Bauchspeicheldrüse vergrößert und die Reaktion des Immunsystems auf mit der Nahrung aufgenommene Allergene beeinträchtigt.

Egal ob Phytin, Pentosane, Arabinoxylane, toxische Eiweiße, Enzyminhibitoren oder Lektine, jede Getreideart hat ihre Abwehrstoffe, mit der sie sich vor naschhaften Mäulern schützt. Aufgrund dieser biologischen Unterschiede nahe verwandter Getreidearten hat der Mensch für jede eine besondere Verarbeitungstechnik entwickelt und kultiviert: Er nutzt den Sauerteig für den (Vollkorn-) Roggen, entfernt beim Weizen die Kleie, verbraut Gerste zu Bier und kocht aus Hafer Brei. Interessanterweise sind diese Verarbeitungstechniken bei vielen Kulturen – soweit Berichte vorliegen – über lange Zeiträume bis heute gleichgeblieben. Offenbar war dem Menschen nie die Eigenschaft »Vollkorn« wichtig, sondern eine Verarbeitungstechnik, die ein Höchstmaß an Bekömmlichkeit garantierte.

→ Der **Frischkornbrei** ist die natürliche Nahrung des Menschen
→ **Weißmehl** ist eine Erfindung moderner Großmühlen
→ **Krebs:** Ballaststoffe schützen vor Darmkrebs

Literatur:

F. Meuser, U. Meissner: Verfahrenstechnische Maßnahmen zur Verbesserung des Phytatabbaus bei der Vollkornbrotherstellung. Ernährung/Nutrition 1987/11/S.102

R. Lasztity, L. Lasztity: Phytic acid in cereal technology. Advances in Cereal Science and Technology 1990/10/S.309

A. Winata, K. Lorenz: Effects of fermentation and baking of whole wheat and whole rye sourdough breads on cereal alkylresocinols. Cereal Chemistry 1997/74/S.284

L. Cara et al.: Milling and processing of wheat and other cereals affect their capacity to inhibit pancreatic lipase in vitro. Journal of Food Science 1992/57/S.466

A. Pusztai et al.: Antinutritive effects of wheat-germ agglutinin and other N-acetylglucosamine-specific lectins. British Journal of Nutrition 1993/70/S.313

M. Choct, G. Annison: The inhibition of nutrient digestion by wheat pentosans. British Journal of Nutrition 1992/67/S.123

N. Zhang et al.: Purification and characterization of a new class of insect α-amylase inhibitors from barley. Cereal Chemistry 1997/74/S.119

G. Spicher, H. Stephan: Handbuch Sauerteig. Biologie, Biochemie, Technologie. Hamburg 1993

Uldo-Backmittel GmbH: Trockenmischung als Zusatz bei der Herstellung von Brötchenteig. Deutsche Patentschrift 3708 622 vom 5.4.1990

B. Watzl et al.: Dietary wheat germ agglutinin modulates ovalbumin-induced immune responses in Brown Norway rats. British Journal of Nutrition 2001/85/S.483

Vollwerternährung

Vollwerternährung ist ein modernes Ernährungskonzept für jedermann

Es muß wohl an der romantischen Ader der Deutschen liegen, daß sich eine Ernährungsform wie die Vollwertkost etablieren konnte. Galten die Pioniere dieser Ernährungsweise ihren Zeitgenossen Anfang des 20. Jahrhunderts noch als Idealisten oder Sonderlinge, kamen Müslis, Getreidebratlinge und Rohkostplatten im Gefolge der Ökologiebewegung der siebziger und achtziger Jahre schwer in Mode. Im Kampf gegen die Zivilisationskrankheiten Bluthochdruck, Herzinfarkt, Diabetes und Tumoren aller Art sollten Vollkorn, Rohkostsalate und Obst die heilsamen Kräfte der Natur zum Einsatz bringen: Vitamine, Spurenelemente, Vitalstoffe, Mineralien und Ballaststoffe. Die Empfehlung lautete, wenigstens die Hälfte der täglichen Nahrungsmenge roh zu verzehren, besser noch zwei Drittel – möglichst in Form von Körnern bei gleichzeitiger Beschränkung von Fleisch und Verzicht auf »Industrie«-Zucker.

Inzwischen läßt der Enthusiasmus nach – allen Vollwertbackkursen, aufklärerischen Gesundheitssendungen, Krankenkassenkampagnen, Ernährungsratgebern und Vollwertkochbüchern zum Trotz. Bäcker klagen, daß ihre Vollkornbrötchen anfangs zwar bereitwillig gekauft werden, der Absatz aber nach einigen Monaten nachläßt und auch mit Werbung nicht mehr gesteigert werden kann. Getreidebratlinge, Vollkornnudeln und Rohkost finden immer weniger Abnehmer. Warum? Eigentlich hätte sich eine Ernährungsform mit so vielen gesundheitlichen Vorteilen doch ausbreiten müssen wie ein Lauffeuer. Aber selbst Frischkornfans der ersten Stunde geben zu, daß ihnen die Körner schon lange widerstehen. Meist entschuldigen sie es damit, daß sie mit der gesunden Ernährung »zu spät« angefangen hätten.

Trotz wagemutiger Hypothesen, warum die Vollwerternährung so außerordentlich gesund sein muß, haperte es bisher mit dem Beweis: Selbst ihre Befürworter waren bisher nicht in der Lage, den versprochenen Nutzen auch mit klinischen Studien zu belegen. Während in Einzelfällen, vor allem bei chronisch Kranken, auf diese Kostform eine vorübergehende Besserung eintritt, leiden die meisten anderen von Anfang an unter heftigen Verdauungsbeschwerden. Sie klagen über starke, schmerzhafte Blähungen und ungeformte, stinkende Stühle. Für die Beschwerden sind bakterielle Zersetzungsprozesse im Darm verantwortlich, bei denen aus nicht oder schlecht verdauter ballaststoffreicher Kost toxische Gärungsalkohole und biogene Amine entstehen. Diese schädigen auf lange Sicht die Darmschleimhaut und auch den im Darm beheimateten Teil des Immunsystems. Deshalb ist diese Ernährungsform für die meisten Menschen auf Dauer ungeeignet oder gar schädlich.

Für die, die diese Ernährungsform im Namen der Gesundheit mit zusammengebissenen Zähnen beibehalten, kommt das eigentliche böse Erwachen Jahre später. Der Internist und Rheumatologe Professor Karl Pirlet, einer der ersten, die mit dieser Form der Ernährung experimentierten, beschreibt seine Erfahrungen mit Vollwertköstlern: »Nach Jahren, eventuell erst nach 10 bis 20 Jahren, kommt dann der gesundheitliche Zusammenbruch. Oft ein überraschend früh einsetzender Alterungsprozeß, etwa am arteriellen System, am Gelenksystem. Völlig verfahrene Zustände. Ich erlebe sie Tag für Tag in meiner Praxis. Natürlich will niemand dann wahrhaben, daß die doch so gesunde Ernährungsweise vergangener Jahre verantwortlich sein soll für das jetzt in Erscheinung tretende gesundheitliche Fiasko.«

Das Problem sieht Professor Pirlet nicht in der naturbelassenen Nahrung an sich, sondern in den individuell verschiedenen Fähigkeiten, solche Nahrung zu verdauen. Entsprechend scharf kritisiert er diejenigen, die die Vollwertkost als ideale Ernährung für alle anpreisen: »Als diätetischer Therapeut muß ich die komplexen Zusammenhänge zwischen dem Nahrungsmittel einerseits und dem verdauenden, stoffwechselnden Menschen andererseits kennen. Ich muß um die immer wieder andere individuelle Konstellation wissen, die ich bei meinen Kranken antreffe. Wer einen diätetischen Rat geben will, sich aber nur an der Vollwertigkeit der zugeführten Nahrung orientiert, der handelt einäugig, der handelt präventiv und therapeutisch unvernünftig. Hier wird das Konzept der Vollwerternährung zur Ideologie.«

Seine Empfehlung lautet: »Wer Vollwertkost nachweislich verträgt, nachweislich einwandfrei verdaut (!), der soll meinetwegen dabei bleiben. Wer mit Vollwertkost aber nicht zurechtkommt, wer dyspeptische [Verdauungs-]Beschwerden entwickelt, auch diskreter Art ..., der soll um Gottes Willen damit aufhören.«

→ Der **Frischkornbrei** ist die natürliche Nahrung des Menschen
→ Beim Brot sollte man auf jeden Fall **Vollkorn** kaufen
→ **Kochen:** Vergiß den Kochtopf! Gekochtes ist wertlos

Literatur:
K. von Koerber, T. Männle, C. Leitzmann: Vollwerternährung. Heidelberg 1993
K. Pirlet: Zur Problematik der Vollwerternährung. Erfahrungsheilkunde 1992, Heft 5, S.345
U. Pollmer et al.: Prost Mahlzeit – Krank durch gesunde Ernährung. Köln 2001

Vollwertkost
Vollwertkost teilt Lebensmittel nach dem Verarbeitungsgrad ein

Die Bibel der Vollwertköstler paßt in Kurzfassung auf eine DIN-A4-Seite. Nach dem Begründer dieser Ernährungsphilosophie heißt sie auch manchmal »Kollath-Tabelle«, selbst wenn das Original inzwischen vielfache Veränderung erfahren hat. Aus dieser Tabelle kann ein jeder statt der Kalorien die »Wertigkeit« seiner Nahrung ablesen. Professor Werner Kollath teilte die Nahrung in sogenannte »Wert-Gruppen« ein: Alles, was unverändert (naturbelassen), mechanisch zerkleinert oder fermentativ aufgeschlossen ist, darf sich »lebendige Nahrung« oder »Lebensmittel« nennen. Alles, was erhitzt, konserviert, zerteilt oder präpariert (stark verarbeitet) ist, bezeichnet er als »tote Nahrung« oder »Nahrungsmittel«.

Weil aber das Leben und die Lebensmittelherstellung (Lebensmittel nun im allgemein gebräuchlichen Sinn) leider nicht so einfach sind wie Kollaths Rubriken, stößt man bei genauerer Betrachtung auf eine Menge Ungereimtheiten. In seinem Standardwerk »Die Ordnung unserer Nahrung« (6. Aufl. 1977, S. 33) lesen wir: »Nur tote Substanz läßt sich durch Fermente [d.h. Enzyme, d. Autoren] zersetzen = verdauen oder anderweitig in ihre Bestandteile zerlegen, lebende nicht.« Wenig vorher heißt es von den »lebendigen Nahrungsmitteln«: »[Sie] sind entweder noch ›lebend‹ oder zeigen Fermentreaktionen des Lebendigen.« Sollte das heißen, daß es sich bei fermentierter Nahrung um lebende Tote handelt? Uns befällt leichtes Grauen, aber wir lesen weiter.

Getreideflocken firmieren in der Tabelle als »gequetschte Vollkornprodukte« unter der Rubrik »fermentativ verändert«. Sollte damit die Oxidation mit Luftsauerstoff gemeint sein? Das hätte mit Fermentation aber rein gar nichts zu tun. Auch Pflanzenkäse (Tofu) ist angeblich ein fermentativ verändertes Lebensmittel, obwohl man dafür das Sojaeiweiß mit ätzenden Magnesiumsalzen und durch Hitzebehandlung denaturiert. Tofu hätte in der Tabelle konsequenterweise unter »Präparat« eingeordnet werden müssen.

Oliven hält Kollath für »natürliche Samen«, die seiner Meinung nach roh gegessen werden. Frisch gepflückte Oliven sind absolut ungenießbar. Damit man sie essen kann, müssen sie erst aufwendig entbittert werden – meist auf chemischem Wege durch wiederholtes Einlegen in Natronlauge mit anschließendem Auswaschen mit Salzsäure. Muscheln finden wir in der Rubrik »mechanisch veränderte« Lebensmittel. Warum Muscheln mechanisch verändert sein sollen, bleibt das Geheimnis des Meisters. Bezieht sich die mechanische Veränderung auf das Öffnen der Schale, würden wir auch Nüsse in dieser Spalte suchen. Vergebens. Oder müssen wir die Nüsse mit Schale essen?

Fischrogen stuft Kollath als »natürlich« ein. Das kann aber nur für die Fischzucht im Vorgartenteich gelten. Da Rogen (zum Beispiel Kaviar) schnell verdirbt, kommt er gewöhnlich in konservierter Form in den Handel. Schabefleisch (Hackfleisch) wird den fermentierten statt den mechanisch veränderten Lebensmitteln zugeschlagen. Ob der Erfinder der Tabelle hier wohl an die Lebenstätigkeit der Salmonellen dachte?

Eine Salami würde als fermentierte Rohwurst sehr wohl in diese Rubrik fallen, so man sie nicht den rohen oder mechanisch veränderten Lebensmitteln zuordnen will. Bei Kollath gehört sie zu den wertgeminderten »Tier-Konserven« auf einer Stufe mit »Kunstwein«, »Chemikalien« und »Weißbrot«. Knochen wiederum gelten im Gegensatz zu Fisch und Fleisch bei Kollath als vollwertig, schließlich sind sie aus seiner Sicht der Dinge nur »mechanisch verändert«.

Inzwischen wurde das Tabellenwerk mehrfach überarbeitet und erweitert (die bekannteste Überarbeitung stammt von Ernährungswissenschaftlern der Universität Gießen), doch in seinen Grundsätzen ist es sich treu geblieben, und in den neuen Einträgen geht es auch nicht logischer zu als vorher. Tatsächlich haben sich die Oliven als »nicht/gering verarbeitetes Lebensmittel« über die Jahrzehnte hinweg und allen Überarbeitungen durch die Elite der Ernährungswissenschaft zum Trotz in der Tabelle gehalten.

Ein paar Kostproben aus neuerer Zeit gefällig? Jodiertes Meer- und Kochsalz gilt als »sehr empfehlenswert«, weil »mäßig verarbeitet«. Simples Meer- und Kochsalz ohne diesen chemischen Zusatzstoff steht unter »stark verarbeitet« und ist »weniger empfehlenswert«. Pommes frites werden als »übertrieben verarbeitete« Lebensmittel gebrandmarkt, während sich Fertigmischungen für Knödel eine Wertstufe höher einsortiert finden. Es darf gerätselt werden, warum nach allen Regeln der Kunst pulverisierte Erdäpfel höherwertig sein sollen als geschnittene und fritierte Knollen. Wäre das Fett das Problem, dürften die Bratlingsmischungen nicht besser beurteilt werden als Pommes frites oder eine Butterstulle. Und wohin gehören eigentlich Bratkartoffeln?

Lange Rede, kurzer Sinn: Außer den Kalorien-, Nährwert- und Fettaugentabellen können Sie auch die Vollwerttabellen bedenkenlos dem Altpapier anvertrauen. Ihr Körper wird es Ihnen danken.

→ **Nährwertempfehlungen** sind wissenschaftlich begründet
→ **Rohkost** ist gesünder als »Totgekochtes«

Literatur:
W. Kollath: Die Ordnung unserer Nahrung. Heidelberg 1977
K. von Koerber, T. Männle, C. Leitzmann: Vollwerternährung. Heidelberg 1993

Wein
Nur Wein ist gut fürs Herz

Die frohe Kunde, daß nicht alles, was Promille enthält, zwangsläufig der Gesundheit schaden muß, stieß in der Bevölkerung auf ungeteilte Begeisterung. Nachdem die Mediziner zähneknirschend eingestehen mußten, daß sich die niedrige Herzinfarktrate in Frankreich (das »französische Paradox«) noch am besten mit dem regelmäßigen Konsum von Wein erklären läßt, durfte man wenigstens seinen Roten guten Gewissens genießen.

Die populärste Theorie schreibt die günstigen Wirkungen vor allem den Phenolen des Weines zu. Weil sie im Reagenzglas antioxidativ wirken, wird spekuliert, würden sie im Blut des Rotweintrinkers den Körper vor Oxidation und damit vor Schaden bewahren. Ganz besondere Beachtung findet dabei das Resveratrol, das schließlich auch in einigen asiatischen Naturheilmitteln enthalten ist. Die Traube bildet den Stoff als Schutz gegen Pilzerkrankungen, vor allem gegen den Grauschimmel.

Doch wenn die Antioxidanzien im Wein das Geheimnis der Gesundheit darstellen, so fragt man sich, warum nicht das wichtigste Antioxidans im Wein, der Schwefel (Sulfit) als besonders gesund hervorgehoben wird? Nicht einmal in der Weinflasche selbst reichen die natürlichen Phenole aus, um seine Farbe und sein Aroma vor einer Oxidation zu schützen. Deshalb braucht jeder Wein für die Lagerung und den Transport etwas Schwefel. Würde die Antioxidanzientheorie stimmen, wäre der Schwefel ein unvergleichlicher Born der Gesundheit, der sogar noch die Vitamine in den Schatten stellt. Leider steht er in dem üblen und nicht völlig unbegründeten Ruf, die Ursache heftiger Kopfschmerzen nach ausgiebigem Weingenuß zu sein.

Schweizer Wissenschaftler von der ETH Zürich neigen jedoch zur Auffassung, daß weniger der Schwefel, sondern gerade jene Phenole am Kopfschmerz durch Wein schuld sind, von denen deutsche Ernährungsmediziner glauben, sie seien für die »gesunden« Wirkungen des Weins verantwortlich. Der natürliche Phenolgehalt im Rotwein legt im Darm mancher Menschen ein Enzym namens Phenolsulfotransferase lahm, das schädliche Stoffe wie biogene Amine entgiften sollte. Diese gelangen so bis ins Gehirn, wo sie zu Kopfschmerzen führen. Betroffen sind davon allerdings nur Personen, die zu wenig von diesem Enzym besitzen. Weil die Phenole bei altem Wein als fester Niederschlag am Flaschenboden kleben bleiben, ist er für diese Liebhaber eines guten Tropfens bekömmlicher als junger.

Diese Widersprüche waren Anlaß zu prüfen, ob die günstigen Wirkungen auf die Gesundheit des Herzens vielleicht doch auch bei anderen alkoholischen Getränken auftreten. Und in der Tat zeigte sich bald, daß offenbar jede Art von Promille im statistischen Mittel die Herzinfarktrate senkt. Beispielsweise fand eine tschechische Forschergruppe, daß reine Biertrinker – verglichen mit Abstinenzlern – seltener einen Herzinfarkt erleiden. Der Effekt machte sich in ihrer Untersuchung bereits bei einer Halben pro Woche bemerkbar. Am stärksten war er, wenn die Männer fünf bis sechs Liter pro Woche tranken! Allerdings durfte der Gerstensaft nicht auf einmal konsumiert werden. Die Ergebnisse waren am besten, wenn man sich die helle Freude (fast) täglich gönnte.

Noch mehr staunte die Fachwelt, als sie feststellen mußte, daß Alkohol – gleich welcher Art – mit einer erhöhten Lebenserwartung einhergeht, sofern er nach dem Motto »mäßig, aber regelmäßig« insbesondere zum oder nach dem Essen konsumiert wird. Damit können die verschiedenen Begleitstoffe der einzelnen Getränke die Wirkung zwar beeinflussen, aber die Hauptaufgabe fällt offenbar dem Alkohol selbst zu.

→ **Alkohol** ist noch immer eines der größten Gesundheitsrisiken
→ Gegen den **Kater** ist kein Kraut gewachsen

Literatur:

E.B. Rimm et al.: Review of moderate alcohol consumption and reduced risk of coronary heart disease: is the effect due to beer, wine, or spirits? British Medical Journal 1996/312/S.731

E.B. Rimm: Alcohol consumption and coronary heart disease: good habits may be more important than just good wine. American Journal of Epidemiology 1996/143/S.1094

E.B. Rimm et al.: Moderate alcohol intake and lower risk of coronary heart disease: meta-analysis of effects on lipids and haemostatic factors. British Medical Journal 1999/319/S.1523

H. Böhm: Das Französische Paradoxon – Gesundheit durch Phenole des Weins? Ernährungs-Umschau 2000/47/S.92

M. Bobak et al.: Effect of beer drinking on risk of myocardial infarction: population based case-control study. British Medical Journal 2000/320/S.1378

E. Fernández-Jarne et al.: Type of Alcoholic Beverage and First Acute Myocardial Infarction: A Case-Control Study in a Mediterranean Country. Clinical Cardiology 2003/26/S.313

Weißer Reis
Weißer Reis ist schuld an der Beriberi-Krankheit

Essen Sie auch brav Ihren Vollkornreis – obwohl Ihnen der weiße eigentlich viel besser schmeckt? Aber der steht bekanntlich auf dem Index der Ernährungsexperten, denn er ist leider poliert. Dadurch hat er sein Silberhäutchen mit dem wertvollen Vitamin B_1 verloren. Deshalb erkrankten vor der Entdeckung der Vitamine jedes Jahr unzählige Reisesser an einer grausamen Mangelkrankheit. Sie heißt Beriberi und hatte viele Gesichter: Manche Patienten bekamen ganz dünne ausgezehrte Glieder, bei anderen schwollen durch Wasseransammlungen (Ödeme) die Beine dick an, mal gehörte Verstopfung zum Krankheitsbild, mal Durchfall, manchmal standen Lähmungen im Vordergrund, manchmal Herzprobleme. In schweren Fällen führte die Krankheit nach einer Reismahlzeit innerhalb weniger Tage zum Tod.

Schuld hatten die Reismühlen. Im Rahmen der Industrialisierung war man in Asien dazu übergegangen, den Vollkornreis zu schälen, so wie in Europa die Kleie vom Weißmehl abgetrennt wurde. Um die Jahrhundertwende gelang es dem Holländer Christiaan Eijkman, durch Fütterungsexperimente mit Hühnern zu zeigen, daß im Silberhäutchen des Reises eine schützende Substanz steckt; diese erhielt später den Namen Vitamin B_1. Eijkmann wurde für seine Entdeckung 1929 mit dem Nobelpreis geehrt. Seither ist die Beriberi so gut wie verschwunden. So etwa wird in unseren Schul- und Lehrbüchern die Geschichte der Entdeckung des ersten Vitamins kolportiert – und daher stammt die Empfehlung, Vollkornreis zu essen.

Ziemlich unbeeindruckt von diesen Erkenntnissen bevorzugen die Asiaten weiterhin den polierten Weißreis – allerdings erkranken sie nicht mehr an Beriberi. Bei genauerem Hinsehen tauchen weitere Ungereimtheiten auf: Im Weißmehl ist genausowenig Vitamin B_1 enthalten wie im polierten Reis. Noch ärmer an B_1 ist die Muttermilch. Folglich müßte auch in westlichen Gesellschaften wenigstens hin und wieder Beriberi vorkommen. Das ist jedoch nicht der Fall. Außerdem wurde in Asien vielerorts weißer Reis gegessen, Beriberi-Ausbrüche kamen aber meist nur lokal begrenzt vor. Wie aber kann ein genereller Vitaminmangel einzelne Landstriche wie eine Seuche heimsuchen, andere aber unberührt lassen?

Der Überraschungen nicht genug: Es stellte sich heraus, daß die Krankheit nicht erst mit der Einführung der Reismühlen auftrat, sondern bereits seit über tausend Jahren bekannt war. Die erste detaillierte Beschreibung findet sich in dem 30bändigen Werk des Chinesen Chao-yünan-fang aus dem Jahre 601. Außerdem erkrankten an Beriberi nicht nur Menschen, die weißen Reis aßen, sondern auch solche, die Vollkornreis verzehrten. Die Professoren G. Shibayama und S. Miyamoto erklärten 1911 vor dem japanischen Beriberi-Studien-Komitee, daß beispielsweise die Bergarbeiter auf Banka, einer Sunda-Insel, »seit zwei Jahren mit ungeschältem Reis« ernährt würden, und dennoch kämen »viele Beriberi-Fälle« vor. In manchen Minen »traten sie sogar häufiger auf als in den Minen, wo geschälter Reis gegeben wurde«. Selbst dort, wo man zum polierten Reis reichlich Vitamin-B_1-haltige Lebensmittel wie Fleisch und Kartoffeln reichte, gab es wie zum Hohn Beriberi-Fälle.

Mittlerweile haben japanische Forscher mit modernen Analyseverfahren die Ursache aufgespürt: Schuld ist ein Schimmelpilz, der das Nervengift Citreoviridin bildet. Da je nach Witterung andere Schimmelpilzgesellschaften die Reiskörner besiedeln und wechselnde Mixturen von Giftstoffen produzieren, lassen sich die unterschiedlichen Formen der Beriberi endlich erklären: Je nach Giftcocktail treten andere Krankheitsbilder auf.

Ein spezifischer Vitaminmangel kann schwerlich mehrere Krankheiten hervorrufen. Noch weniger kann er beim Gesunden innerhalb weniger Tage zum Tode führen. Dennoch scheint ein Zusammenhang mit dem Vitamin B_1 zu bestehen: B_1 ist offenbar ein spezifisches Gegengift gegen Schimmelgifte wie Citreoviridin, so wie auch bei anderen Mykotoxinvergiftungen einzelne B-Vitamine wirksam Abhilfe schaffen. Im Falle einer Reisvergiftung helfen massive B_1-Gaben sofort. Das erklärt auch, warum Extrakte aus dem B1-haltigen Silberhäutchen in manchen Tierversuchen eine schützende Wirkung entfalteten. Wie gut es half, hing von der im Reis vorhandenen Giftmenge ab. Deshalb trat bei Vollkornreis die Beriberi etwas seltener auf.

Und warum hat das niemand gemerkt? Nachdem die Vitamintheorie bereits Eingang in die Schulbücher gefunden hatte, verhallten die neuen Ergebnisse in Sachen Gifte ungehört. Der Rummel um den Nobelpreis verstellte den Experten den Blick für die wissenschaftliche Realität. Wir wissen heute, daß Eijkman sie gekannt hat: Sein Schüler Professor H.A. Oomen teilte später mit, dies sei der Grund, warum Eijkman nicht zur Nobelpreisverleihung gefahren sei. Er hat die Vitaminmangeltheorie selbst nicht geglaubt; er vermutete – zu Recht – ein Nervengift.

Und warum ist dann die Beriberi inzwischen beinahe völlig verschwunden? Ganz einfach: Ende des 19. Jahrhunderts wurden überall in den britischen Kolonien in Asien für die Reismühlen die Qualitätsstandards der Armee eingeführt. Diese verlangten, daß die für die Verarbeitung vorgesehenen Reiskörner frisch, trocken und sauber zu sein hatten – eben nicht verschimmelt. Damit verschwand die Beriberi auf Nimmerwiedersehen – egal, ob der Reis mit oder ohne Silberhäutchen gegessen wurde.

→ Alle **Vitamine** sind lebenswichtig
→ **Vitamin B_1** ist Balsam für die Nerven

Literatur:
Mitteilungen der Beriberi-Studien-Kommission, Tokyo 1911
A.R. Tainsh: Beriberi and mycotoxicosis: An historical account. Nutrition and Health 1984/3/S.189
R. Macrae et al. (Eds.): Encyclopedia of food science, food technology, and nutrition. London 1993
Y. Ueno: The toxicology of mycotoxins. Critical Reviews in Toxicology 1985/14/S.99
R.P. Sharma, D.K. Salunke: Mycotoxins and phytoalexins. Boca Raton 1991
C. Eijkman: Polyneuritis in chicks, or the origin of vitamin research. Hoffmann-La Roche (Ed.) ohne Ort, 1990

Weißmehl
Weißmehl ist eine Erfindung moderner Großmühlen

Mit dem Mahlen zu Weißmehl wollten die Mühlen, behauptet das Gros der Ernährungswissenschaftler, die Haltbarkeit des Mehles erhöhen. Denn der Keimling enthält etwas Fett, und das wird während der Lagerung leicht ranzig. Müllereitechnologen und Historiker können darüber nur den Kopf schütteln. Schließlich ist die Herstellung von hellem Mehl uralt.

Die Verwendung von Weißmehl läßt sich bereits im alten Ägypten nachweisen. Die Beamten des Mittleren Reiches erhielten als Salär neben Bier und anderen Naturalien täglich auch zwei bis drei Weißbrote. Grobes Gerstenbrot war hingegen die Speise der Sklaven und der Armen. Der griechische Arzt Hippokrates (460–375 v. Chr.) hielt nicht viel von Vollkorn. Er lehrte, daß »Vollkornbrot den Darm reinigt und ihn als Exkrement wieder verläßt«, während das nahrhafte Weißbrot verdaut würde. Der Universalgelehrte Aristoteles (384–322 v. Chr.) beobachtete, daß die Menschen, die sich von grober Gerste ernährten, schwächlich wirkten, während diejenigen, welche Weizengebäck aßen, kräftig seien. Im alten Rom war Weißmehl eine Standardsorte, das allerfeinste Brot hieß »panis candidus« zu deutsch: Weißbrot. Ja, es gab sogar eine eigene Innung der Weißmehlbäcker. Plinius beschreibt ein Verfahren, um die ungenießbaren äußeren Schalenbestandteile vor dem Vermahlen abzutrennen. Der Arzt Galen (129–199 n. Chr.) glaubte ebenso wie Hippokrates, daß der Wert des Brotes sinkt, je mehr Kleie es enthält.

Die Idee, Vollkornbrot sei besonders gesund, wurde hierzulande vor allem im Dritten Reich popularisiert. Doch schon 1937 kritisierte Professor Felix Günther in einer detaillierten Analyse die damalige Auffassung, »ein kleiereiches, dunkles Vollkornbrot sei annähernd zweitausend Jahre die ausschließliche Brotnahrung des deutschen Volkes gewesen«. Nach seiner Kenntnis sei »dieses von der ›Zurück-zur-Natur‹-Bewegung gepriesene, nicht aus Roggen, sondern aus Weizen gebackene Vollkornbrot alles andere als ein Idealbrot«. Wer solches propagiere, beweise damit nur seine »Unwissenheit auf dem Gebiete der Frühgeschichte unseres Brotes«.

Günther stützt sich bei seiner Auffassung nicht nur auf Urkunden oder literarische Zeugnisse wie die Edda, in der ausdrücklich Weißbrot gereicht wurde, sondern auch auf den Sprachgebrauch. Hätte man die Kleie nicht vom Mehlkern getrennt, gäbe es das Wort »Kleie« erst gar nicht. »Die Kleie wurde ausdrücklich und wiederholt in lateinischen Urkunden als ›clia‹, in mittelhochdeutschen Schriftstücken als ›chliwa‹ oder ›chlivva‹ oder ›chlien‹« bezeichnet. Im Mittelalter konnte der Kunde sein Korn jederzeit zu hellem Mehl vermahlen lassen und die Kleie getrennt mitnehmen. »Schon aus Rücksicht auf die Viehhaltung wurde das Korn niemals 100prozentig ausgemahlen.« Die Kleie war für die Schweine – deshalb mußten die Müller neben Brot vor allem Schweine als Steuer an die Fürsten abliefern.

Um die Kleie vom Mehl zu trennen, verwendete man ursprünglich Handsiebe. Doch wenn feines weißes Mehl gewünscht wurde, waren diese zu grobmaschig. Deshalb gingen die Müller im 13. Jahrhundert dazu über, das Mehl zu »beuteln«. Anfänglich noch Handarbeit – der »Beutler« war ein eigener Beruf – wurde diese Aufgabe im 16. Jahrhundert von einem Schüttelapparat übernommen. Das Beuteln war nichts anderes als das Sieben durch ein gewebtes Tuch, wobei über die Feinheit des Gewebes die Feinheit des Mehls geregelt werden konnte. Mit dem 13er Beutel erhielt man ein Mehl, bei dem nur die gröberen Kleieanteile entfernt worden waren. Daraus wurde vor allem das billige Kommißbrot der Soldaten gebacken. Der 15er Beutel war für feines Weizen- und Roggenmehl bestimmt. Das allerfeinste Weißmehl lieferten jedoch die exquisiten holländischen Seidenbeutel.

Daß es neben dem Weizen- auch Roggen-Auszugsmehl gegeben hat, ist einwandfrei belegt, unter anderem durch die Urkunde des Stiftes Falkenhorst vom Jahre 1090. Dazu Günther: »Beide mittelalterlichen Auszugsmehle, sowohl das Weizen- wie das Roggenauszugsmehl, haben sich nach allem, was uns darüber berichtet wird, von den Auszugsmehlen der Neuzeit nicht wesentlich unterschieden.« Vollkornbrot war sicher nicht die Alltagsspeise der Menschen, sondern wurde in der Not gegessen. Der Mensch »aß die Kleie nicht, weil Vitamine drinstecken, sondern weil die Not ihn dazu zwang«. Das übliche Bauernbrot war oftmals dunkel – aber nicht weil es Weizenvollkornbrot gewesen wäre, sondern weil es sich um ein Roggenbrot mit Sauerteig gehandelt hat. Die dunkle Farbe ist das Ergebnis der Backtechnik und der Verwendung spezieller Nachmehle – aber nicht von Kleie.

Alle Kulturen, die Weizen zum Brotbacken verwendeten, haben ihn (wenn nicht gerade Hunger herrschte) zu Weißmehl ausgemahlen, mit Hefe oder Sauerteig angesetzt und dann abgebacken. Das Wort »Semmel« legt beredt Zeugnis von der enormen Bedeutung des Weißmehls ab. Es entwickelte sich über das althochdeutsche »simula« aus dem lateinischen »simila«, das heißt »Weißmehl«. Die lateinische Bezeichnung stammt wie das entsprechende griechische Wort »semidalis« aus den orientalischen Sprachen wie dem assyrischen »samidu« für »feines Mehl«. Sogar das deutsche Wort »Weizen« unterstreicht diese Auffassung: Es leitet sich nach Angaben der Etymologen vom Wort »weiß« ab: »Das Getreide verdankt seinen Namen der weißen Farbe des daraus gewonnenen Mehls«, heißt es einhellig. Offenbar eine Eigenschaft, die sich besonderer Wertschätzung erfreute – und die nur dann Sinn ergibt, wenn man daraus auch das »helle« Mehl für Weißbrot gewinnt.

Sichtlich empört beklagt Günther die »Antiweißbrotpropaganda der letzten Jahre«: »Da nicht wenige der Wortführer akademische Titel tragen, fanden sie gläubige Hörer in der Menge, die … nicht auf den Gedanken kamen, daß diejenigen, die solche Behauptungen aufgestellt hatten, vom Brote der deutschen Vergangenheit genauso wenig wußten wie sie selbst.« Wohlgemerkt, das war vor über 70 Jahren.

→ Beim Brot sollte man auf jeden Fall **Vollkorn** kaufen

Literatur:
G. Drosdowski et al.: Duden Etymologie. Das Herkunftswörterbuch der deutschen Sprache. Mannheim 1963
W. Pfeifer: Etymologisches Wörterbuch des Deutschen. Berlin 1993
R. Macrae et al. (Eds.): Encyclopedia of food science, food technology, and nutrition. London 1993
F. Günther: Mehl und Brot der deutschen Vergangenheit im Lichte der Gegenwart. Leipzig 1937
Lichtenfelt: Die Geschichte der Ernährung. Berlin 1913
E. Horn: Bayern tafelt: Vom Essen und Trinken in Altbayern, Franken und Schwaben. München 1980
P. Brothwell, D.R. Brothwell: Manna und Hirse. Eine Kulturgeschichte der Ernährung. Mainz 1984
C. Plinius Secundus [Plinius der Ältere]: Naturalis Historia. Hrsg. D. Detlefsen. Berlin 1868, Buch XVIII, 23

Zimt
Zimtsterne fördern Krebs

2006 war ein Jahr des Schreckens für Zeitungsleser und Fernsehkonsumenten. Erst zog die Vogelgrippe durch die Medien, dann jagte ein Gammelfleischskan dal den anderen, und kaum war das alles verdaut, da hielt mit dem süßen Duft zuckriger Zimtsterne ein Hauch von vorweihnachtlichem Horror Einzug in die Haushalte. Hinter jeder Zacke lauerte jetzt »krebserregendes« Cumarin. Dabei ist Cumarin sogar ein natürlicher Inhaltsstoff des chinesischen Cassiazimtes. Also kein Grund zur Aufregung? Auf den ersten Blick schon, denn der früher übliche Ceylonzimt (Kaneel) war praktisch frei davon. Da diese edlere Sorte aber knapp war und die Chinaware zudem backtechnisch günstiger ist, orderten die Unternehmen die leicht dosierbaren Cassia-Extrakte.

Der Ruf des Cumarins ist schon länger dahin: Als vor Jahrzehnten im Westen zaghafte Kritik an der chemischen Industrie, insbesondere an ihrem unbekümmerten Einsatz von Pestiziden, laut wurde, präsentierten deren Fürsprecher der Öffentlichkeit den damals sehr beliebten Waldmeister als »natürliche« Gesundheitsgefahr aus Feld, Wald und Wiese. Er enthalte – so die Experten – krebserregendes Cumarin. Der Wunsch der chemischen Industrie nach einem medienwirksamen Verbot des brandgefährlichen Naturstoffes verhallte nicht ungehört. Es war das Ende von Maibowle, Berliner Weiße mit (grünem) Schuß, Waldmeistereis und Waldmeisterbrause.

Doch das Verbot mußte schon wenige Jahre später gelockert und durch einen Grenzwert ersetzt werden – nicht zuletzt, weil natürliches Cumarin alsbald nicht nur in Waldmeister, sondern in ziemlich vielen pflanzlichen Produkten nachgewiesen werden konnte, unter anderem in Datteln, Brombeeren, Pfefferminze, Erdbeeren oder Kirschen. Selbst die Verfütterung von Gras oder Klee an Nutzvieh wäre »bedenklich« gewesen, zumal bereits der Duft frisch gemähten Heus vor allem auf seinem Gehalt an Cumarin beruht. So rächte und rächt sich die Propaganda früherer Jahre.

Wie riskant ist der Verzehr von cumarinhaltigem Cassiazimt nun aber wirklich? Es stimmt schon: Cumarin wirkt in hoher Dosis krebserregend – bei der Ratte, nicht aber beim Menschen. Damit verhält es sich mit Cumarin im Zimtplätzchen ähnlich wie mit Acrylamid in Bratkartoffeln. Außerdem ist bekannt, daß die lebertoxischen Wirkungen, die im Tierversuch an Nagern beobachtet wurden, auf der Bildung eines Stoffwechselprodukts beruhen, das beim *Homo sapiens* gewöhnlich nur in geringer Menge entsteht. Insofern ist auch die geplante Aufhebung der Höchstmenge durch die EU durchaus plausibel. Doch das deutsche Bundesinstitut für Risikoforschung machte eine Lücke in der Sicherheitsbewertung aus: Es verwies auf Probleme bei der Verwendung von Cumarin als Medikament. In Frankreich waren bei einigen Krebspatienten Leberprobleme beobachtet worden. Anscheinend gibt es einzelne Personen – offenkundig mit vorgeschädigter Leber – die empfindlich auf Cumarin reagieren.

Und was bedeutet das für unseren Zimtkonsum? Herzlich wenig. Wenn wir all das nicht essen dürfen, was irgendjemandem auf dieser Welt schaden könnte, blieben uns zum Leben wohl bald nur noch Verzehrsempfehlungen und Verwaltungsvorschriften. Warum bitte werden aus Ländern, in denen Tag für Tag weitaus höhere Mengen Cassia verspeist werden, nicht massenhaft Leberprobleme gemeldet? Eine Antwort könnte lauten: Beim Verzehr als Nahrungsmittel gibt es eine Rückkopplung über Geschmack und Appetit. Wer ein Lebensmittel nicht verträgt, mag es meistens nach kurzer Zeit nicht mehr. Bei der Einnahme von Zimtpillen oder Cumarintabletten wäre eine derartige Rückkopplung mangels Verzehrseindruck unmöglich. So gesehen wären die Risiken saisonaler Zimtplätzchen oder von Milchreis unbedeutend im Vergleich zu Pillen, die Tag für Tag hochdosiert zur Nahrungsergänzung oder als Medikament vertilgt werden, ohne daß der Körper Widerwillen entwickeln könnte.

Die meisten Stoffe haben in der Regel nicht nur »positive« oder nur »negative« Wirkungen. Auf welche Seite sich die Waage neigt, hängt insbesondere von der Stoffwechselausstattung des Individuums ab. Nicht umsonst wird Cumarin von Onkologen als Medikament gegen bestimmte Krebsarten vorgeschlagen, auch und gerade bei Leberkrebs. Daneben soll Zimt schmerzlindernd, blutzuckersenkend und antibakteriell wirken.

Eine Risikobewertung von Nahrungsmitteln, die den potentiellen Nutzen nicht erfaßt, ist ebenso einseitig wie eine Risikobewertung, die darauf verzichtet, auf mögliche Risiken der als »Alternative« empfohlenen Ersatzstoffe einzugehen. Denn auch der früher übliche Ceylonzimt enthält allerlei, das für sich allein betrachtet als »Risiko« gebrandmarkt werden könnte: Er bietet statt Cumarin das aus der Kunststoffindustrie bekannte Styrol sowie Eugenol, ein in der Zahnheilkunde populäres Betäubungsmittel in Füllungen. Beide Stoffe firmieren auf dem Papier ebenfalls als »krebserregend«. Auch Safrol, das bei Ratten Leberkrebs hervorruft, ist in der edlen Zimtsorte enthalten. Und nicht zu vergessen das Benzylbenzoat, ein Pestizid zur Bekämpfung von Milben. Deshalb gibt es für Ceylonzimt im Grunde nur ein wirklich objektives Argument: Er schmeckt einfach besser.

→ **Acrylamid** in Pommes fördert Krebs
→ **Grillen** schadet Ihrer Gesundheit
→ **Hamburger** sind ungesund

Literatur:

M. Andrejal et al.: French pharmacovigilance survey evaluating the hepatic toxicity of cumarin. Pharmacoepidemiology and Drug Safety 1998/7/Sp1/S.S45

BfR: Verbraucher, die viel Zimt verzehren, sind derzeit zu hoch mit Cumarin belastet. BfR Nr. 043/2006

A.J. Draper et al.: Inhibition of coumarin 7-hydroxylase activity in human liver microsomes. Archives of Biochemistry and Biophysics 1997/341/S.47

C.M. Elinos-Báez et al.: Effects of coumarin and 7OH-coumarin on bcl-2 and Bax expression in two human lung cancer cell lines in vitro. Cell Biology International 2005/29/S.703

Foodwatch: Cumarin in Zimt: Rechtsbruch von Amts wegen. www.foodwatch.de, Stand Dezember 2006

C. Fragnière et al.: A short study on the formation of styrene in cinnamon. Mitteilungen aus Lebensmitteluntersuchung und Hygiene 2003/94/S.609

A.T.K. Harju et al.: The efficiacy of benzyl benzoate sprays in killing the storage mite Tyrophagus putrescentiae. Annals of Agriculture and Environmental Medicine 2004/11/S.115

S.M.F. Jeurissen et al.: Human cytochrome P450 enzymes of importance for the bioactivation of methyleugenol to the proximate carcinogen 1-hydroxymethyleugenol. Chemical Research in Toxicology 2006/19/S.111

B.G. Lake: Coumarin metabolism, toxicity and carcinogenicity: relevance for human risk assessment. Food and Chemical Toxicology 1999/37/S.423
U. Pollmer: Krieg der Zimtsterne: Cumarin, Cassia und Cinnamon. EU.L.En-Spiegel – Wissenschaftlicher Informationsdienst des Europäischen Institutes für Lebensmittel- und Ernährungswissenschaften e.V. 2006/12/H.6/S.3
H.J. Schmeck-Lindenau et al.: Safety aspects of coumarin-troxerutin combination regarding liver function in a double-blind placebo-controlled study. International Journal of Clinical Pharmacology and Therapeutics 2003/41/S.193
K.K. Vijayan, R.V. Ajithan Thampuran: Pharmacology and toxicology of cinnamon and cassia. In: P.N. Ravindran et al. (Eds.): Cinnamon and Cassia. The genus Cinnamomum. Boca Raton, 2004/S.259
U.S. Weber et al.: Antitumor-activities of coumarin, 7-hydroxy-coumarin and its glucuronide in several human tumor cell lines. Research Communications in Molecular Pathology and Pharmacology 1998/99/S.193

Zucker
Brauner Zucker ist vollwertiger als weißer

Schließlich fehlen dem weißen all die wertvollen Spurenstoffe, die im Zuckerrohr vorhanden sind. Nach einer verbreiteten Marketing-Mär sollen die Indianervölker, die das Zuckerrohr kultivierten, kerngesunde und strahlendweiße Zähne besessen haben. Bis die weißen Eroberer kamen und den Zucker raffinierten. Dann erst habe er die Gebisse der Menschen ruiniert. Mediziner, die bei sogenannten Naturvölkern tätig waren, berichten jedoch, daß das Ziehen kranker Zähne zur täglichen Routine gehörte – eine Folge des Kauens von Zuckerrohr, das sicherlich im Einklang mit der Natur angebaut worden war.

Bei den handelsüblichen braunen Zuckersorten gibt es drei verschiedene Produkte, die für den Endverbraucher aber nur schwer zu unterscheiden sind. Die einfachste Methode, braunen Zucker herzustellen, besteht darin, unseren weißen Rübenzucker mit braunem Farbstoff oder ganz wenig brauner Zuckerrohrmelasse zu überziehen. (Die Verwendung der Zuckerrohrmelasse wird gewöhnlich auf dem Etikett so deutlich hervorgehoben, daß der Eindruck entsteht, das ganze Produkt bestünde daraus. Daran ist es in der Regel auch für den Verbraucher zu erkennen.)

Methode zwei nimmt Zucker, bei dem auf einen Teil der Raffination verzichtet wurde. Er enthält dann noch geringfügige Verunreinigungen, die für die braune Farbe verantwortlich sind. Hier gibt es unterschiedliche Abstufungen. Von nennenswerten Gehalten an wertvollen Spurenstoffen kann oft keine Rede mehr sein. Erhöhte Gehalte an Calcium oder Eisen sind auch ein Hinweis auf Rückstände aus der Produktion, wie rostige Anlagen oder den Zusatz von Kalk zum Klären.

Eine dritte Produktgruppe geht vom abgepreßten Zuckerrohrsaft aus: Er wird auf heißen Stahlbändern getrocknet, so daß zumindest die im Saft enthaltenen Mineralstoffe und Spurenelemente erhalten bleiben. Ob er dadurch gesünder ist als weißer Zucker, muß offenbleiben. Aber zumindest handelt es sich dabei um ein faires Angebot.

→ Braune **Eier** sind besser als weiße

Literatur:
N.L. Pennington, C.W. Baker: Sugar. A users guide to sucrose. New York 1990
Pfeifer & Langen: Naturbelassener Vollrohrzucker und Verfahren zu seiner Herstellung. Deutsche Offenlegungsschrift 3407 364 vom 29.8.1985

Zuckerkrankheit
Die Zuckerkrankheit kommt von zuviel Zucker

So wie die Kinder früher wußten, daß sie der Storch gebracht hat, so wissen die aufgeklärten Kids von heute, daß Naschhaftigkeit mit der Zuckerkrankheit bestraft wird. Es ist nicht schwer, die trüben Gedanken zu erahnen, die ihre Eltern und Großeltern plagen: Wer sich mit Eßsünden befleckt, wird krank. Nein, nicht mehr der Rückenmarksverlust bedroht den Frommen, der sich in Enthaltsamkeit üben sollte, sondern der Diabetes. Schon das Wort Zuckerkrankheit klingt bedrohlich nach Sündenbabel. Während sich die Älteren von den Verlockungen der Konditoreien ins Verderben ziehen lassen, werden die Jüngeren von süßwarengesättigten Schulkiosken um ihre Gesundheit gebracht. So oder so ähnlich muß dieses Vorurteil entstanden sein.

Denn für die weitaus häufigste Form, den Altersdiabetes (Diabetes Typ 2), deuten die prospektiven Studien gerade nicht auf einen »süßen Zahn« hin. Drei von sieben Untersuchungen, je eine aus den USA, Israel und Holland, fanden überhaupt keinen Zusammenhang zwischen Nahrungsfaktoren und dem Auftreten der Zuckerkrankheit. Von drei weiteren erbrachte jede etwas anderes: In einer stieg das Risiko mit zunehmendem Fleischverzehr, aber nur bei Männern, bei der zweiten erwies sich paradoxerweise eine kalorienarme Ernährung als schädlich. Die dritte errechnete wiederum ein *sinkendes* Risiko mit *steigender* Zufuhr an Alkohol und Pflanzenfett. Keiner einzigen gelang es, den immer wieder behaupteten Einfluß von »zuviel Zucker« oder »Mangel an Ballaststoffen« zu belegen. Im Gegenteil: Nummer sieben, die jüngste prospektive Studie aus Australien mit über 36 000 Teilnehmern, fand zu allem Überfluß, daß der Diabetes mit zunehmendem Konsum von Zuckern aller Art abnahm. Rein statistisch. Dumm gelaufen …

Während die Versuche, einzelne Nahrungsmittel als Ursache dingfest zu machen, völlig erratische Ergebnisse liefern, zeichnen sich am Horizont sogar kulinarische Schutzfaktoren ab, Schutzfaktoren, die jedoch nicht in das Weltbild unserer Moralisten passen: Zahlreiche Untersuchungen zeigen, daß die Insulinsensitivität durch Alkohol verbessert wird und daß er das Risiko für Altersdiabetes mindert. Noch wirksamer ist Kaffee. Hier gilt sogar – ganz im Gegensatz zum Alkohol – je mehr, desto besser. Demnach verursacht solcherart »falsche Ernährung« keineswegs Diabetes, sondern schützt im Gegenteil davor. Schon wieder dumm gelaufen.

Natürlich spielt die genetische Veranlagung eine wichtige Rolle, ob Altersdiabetes auftritt oder nicht, denn bei eineiigen Zwillingen erkranken meist beide an Diabetes. Aber wie paßt das mit der angeblich epidemieartigen Zunahme des Altersdiabetes zusammen? Ganz einfach: Die Grenzwerte für Diabetes wurden immer wieder gesenkt. Auf diesem Wege kann man die Zahl der behandlungsbedürftigen Mitmenschen nach Belieben erhöhen – und damit natürlich auch die Einnahmen. So wächst die Zahl der Patienten nach dem Bedarf von Krankenkassen (auch dort würde »Sparen« nur die Arbeitsplätze gefährden), Ärzteorganisationen und Pharmafirmen. Werden die Daten mit gleicher Elle gemessen – so, wie es beispielsweise das dafür zuständige Robert-Koch-Institut getan hat – löst sich die allseits beschworene Zunahme in Luft auf. Wenn überhaupt, nimmt der Diabetes sogar leicht ab.

Neben den genetischen Faktoren kristallisiert sich inzwischen eine weitere zentrale Ursache heraus: Ärger, Kummer und Verzweiflung. Menschen, die über längere Zeit unter Druck stehen, erkranken häufig an Diabetes. Streß sorgt für die Ausschüttung von Streßhormonen, namentlich von Cortisol. Das ist zunächst einmal ein ganz normaler und wenig beunruhigender Vorgang. Wenn der Ärger jedoch anhält, dann kann es passieren, daß der Cortisolspiegel nach überstandener »Gefahr« nicht wieder sinkt, sondern »oben« bleibt. Dauerhaft erhöhte Cortisolspiegel sorgen einerseits für eine Gewichtszunahme – vor allem am Bauch, ähnlich wie beim Cushingsyndrom – und andererseits für eine massive Insulinausschüttung. Die meisten Diabetiker kennen das: Wenn sie unter Druck sind, kriegen sie ihre Blutzuckerwerte nur schwer unter Kontrolle. Das hängt damit zusammen, daß Cortisol einen viel stärkeren Einfluß auf die Bauchspeicheldrüse ausübt als beispielsweise Zucker. Aus diesem Grund kommt es bei Diabetikern um so häufiger zu Blutzuckerkrisen, je restriktiver ihre Ernährungsempfehlungen sind. Inzwischen macht sich die Einsicht breit, daß es sinnvoller ist, den Diabetiker auf seine Ernährung einzustellen und nicht die Ernährung auf den Diabetiker.

Ein wenig anders liegen die Dinge beim selteneren Typ-1-Diabetes, an dem Kinder und Jugendliche erkranken können: Hier produziert die Bauchspeicheldrüse schon in jungen Jahren immer weniger und schließlich gar kein Insulin mehr, weshalb sich die Betroffenen das Hormon regelmäßig per Injektion zuführen müssen. Als Ursache für die Zerstörung der insulinproduzierenden Zellen kommen verschiedene Faktoren in Frage. Viele Studien fanden eine Verbindung zu Viruserkrankungen in der Kindheit. Allerdings ist das Bild sehr gemischt. Manche fördern den Ausbruch der Krankheit, andere verhindern sie.

Dafür gibt es beim Diabetes Typ 1 erkennbar einen Zusammenhang mit der Ernährung – allerdings einer, der wieder nicht zum Moralisieren taugt: Je kürzer die Stilldauer, desto häufiger wird später Typ-1-Diabetes beobachtet. Vor allem Flaschenkinder sind von der Krankheit betroffen. Zunächst glaubte man, die Muttermilch enthalte einen Schutzfaktor. Inzwischen deutet vieles auf die Flaschennahrung: Ein Eiweiß aus der Kuhmilch provoziert bei dazu veranlagten Kindern die Bildung von Antikörpern, die zufällig auch mit den insulinproduzierenden Zellen reagieren und sie zerstören können.

Eine andere Linie der Erkenntnis hat die Gemüsebreie für Babys im Visier, insbesondere Karotten und Kartoffeln. Das Gemüse selbst ist aber offenbar unschuldig. Das Problem sind Mikroorganismen, genauer gesagt Streptomyceten, die das Gemüse schon auf dem Feld befallen können. Streptomyceten sind wiederum von der Pharmaindustrie sehr geschätzt, denn sie produzieren in Fermentern viele der Antibiotika, die therapeutisch genutzt werden. Leider bilden sie in freier Wildbahn auch zahlreiche Stoffe, die so toxisch sind, daß eine Verwendung als Medikament ausscheidet. Eine solche Gruppe hochtoxischer Stoffe (die Bafilomycine) entsteht an den fauligen Stellen von Gemüse. Bafilomycin A_1 verursacht im Tierversuch bereits in Nanogramm-Mengen (das sind Millionstel Milligramm) Glucoseintoleranz und schädigt die Langerhansschen Inseln der Bauchspeicheldrüse. Minimale Mengen an Bafilomycin B1 führten bei trächtigen Mäusen zu einer Zunahme von Diabetes 1 beim Nachwuchs. Ähnliche Ergebnisse lieferte das verwandte Concanamycin A.

Was im ersten Moment ziemlich absurd anmuten mag, wird schnell einsichtig, wenn man bedenkt, daß ein verwandter Stoff aus Streptomyceten seit jeher verwendet wird, um im Tierversuch Diabetes zu erzeugen. Der Fachmann spricht vom Streptotocin-Modell. Doch bis vor wenigen Jahren kam niemand auf die Idee, einfach mal zu prüfen, ob das, was beim Tier wirkt, auch für den Menschen gefährlich ist. Offenbar hatte der Begriff »Zucker«-Krankheit auch den Experten den Blick verstellt.

→ **Übergewicht:** Kummerspeck kommt von Schokolade
→ **Kaffee** schadet der Gesundheit

Literatur:

R.D.G. Leslie (Ed.): Causes of diabetes. Genetic and environmental factors. Chichester 1993

K.G.M.M. Alberti et al. (Eds.): International Textbook of diabetes mellitus. Chichester 1992

S. Yaari, U. Goldbourt: Voluntary and involuntary weight loss: associations with long term mortality in 9228 middle-aged and elderly men. American Journal of Epidemiology 1998/148/S.546

S. Robinson, D.G. Johnston: Advantage of diabetes? Nature 1995/375/S.640

A.M. Hadge et al.: Glycemic Index and Dietary Fiber and the Risk of Type 2 Diabetes. Diabetes Care 2004/27/S.2701

M.A. Myers et al.: Dietary microbial toxins and Type 1 diabetes – a new meaning for seed and soil. Diabetologia 2001/44/S.1199

K.D. Hettiarachchi et al.: The effects of repeated exposure to sub-toxic doses of plecomacrolide antibiotics on the endocrine pancreas. Food and Chemical Toxicology 2006/44/S.1966

S. Kiechl et al.: Active and Passive Smoking, Chronic Infections, and the Risk of Carotid Atherosclerosis. British Medical Journal 1996/313/S.1040

N. Nakanishi et al.: Alcohol Consumption and Risk for Development of Impaired Fasting Glucose or Type 2 Diabetes in Middle-Aged Japanese Men. Diabetes Care 2003/26/S.48

G. Valsamakis et al.: 11ß-Hydroxysteroid Dehydrogenase Type 1 Activity in Lean and Obese Males with Type 2 Diabetes Mellitus

P.P. Vitaliano: A Path Model of Chronic Stress, the Metabolic Syndrome, and Coronary Heart Disease. Psychosomatic Medicine 2002/64/S.418

A. Icks et al.: Diabetes mellitus. Gesundheitsberichtserstattung des Bundes 2005, Heft 24

Zuckerkulör
Zuckerkulör ist ein natürlicher Farbstoff

Der Farbstoff Zuckerkulör (E 150) wird nur in den Schriften zur Verbraucheraufklärung mit dem allseits beliebten Karamel, also in der Pfanne gebräuntem Zucker, gleichgesetzt. Tatsächlich handelt es sich um ein echtes Chemieprodukt. Zur Gewinnung läßt man Glucosesirup mit Sulfit, Ammoniak oder Ammoniumbisulfit reagieren, bis die Mischung in der Hitze zu einem braunen Produkt polymerisiert.

Doch trotz seiner chemischen Synthese ordnete der Gesetzgeber Zuckerkulör den »natürlichen« Farbstoffen zu. Von dieser Imageverbesserung profitierten natürlich die Unternehmen am meisten, die den größten Verbrauch haben: zum Beispiel die Hersteller von Cola. Denn ohne diesen »natürlichen« Farbstoff schauten ihre geheimnisumwitterten Brausen so wasserklar aus der Flasche wie Zitronenlimonade. Weitere Verwendung findet E 150 in Essig, Fleischbrühwürfeln, Braten- und Worcestersoße – und unerlaubterweise auch schon mal in Bier, Rotwein oder »Vollkornbrot«.

→ **Vollkornbrot** erkennt man an seiner dunklen Farbe

Literatur:

B. Bertram: Farbstoffe in Lebensmitteln und Arzneimitteln. Eine Farbstoffübersicht mit toxikologischer Bewertung. Stuttgart 1989

Zufuhrempfehlungen
Die Zufuhrempfehlungen für Vitamine geben die Mindestmenge an, die wir brauchen

Nach einer Definition der Weltgesundheitsorganisation WHO ist der Bedarf »die kleinste Nährstoffmenge, die zugeführt werden muß, um Mangelerscheinungen zu vermeiden, die durch klinische Zeichen und/oder Meßwerte für chemische oder physiologische Funktionen nachgewiesen werden können«. Oder kurz: Bedarf ist das, was Mangelerscheinungen – auch auf subtiler biochemischer Ebene – verhindert.

Mit dieser Definition sollte es möglich sein, den Vitaminbedarf für den *Homo sapiens* nachvollziehbar zu bestimmen. Ein Blick in die gängigen Nährstoffempfehlungen der Nationalstaaten zeigt aber: Der Bedarf hängt anscheinend weniger von Alter und Geschlecht, von Tätigkeit und Umweltfaktoren als vielmehr vom Paß ab: Beim Vitamin D beispielsweise soll sich ein Kanadier mit 2,5 Mikrogramm pro Tag begnügen, einem Deutschen werden fünf, einem Franzosen gar zehn Mikrogramm anempfohlen. Genauso kunterbunt geht es bei den übrigen Vitaminen zu. Der höchste Wert beträgt gewöhnlich ein Vielfaches des niedrigsten. Offensichtlich hat jeder Staat seine eigenen Vorstellungen, was seinen Bürgern frommt. Da fragt sich der verwunderte Laie zu Recht: Ja, werden die Zahlen denn mit dem Glücksrad ermittelt?

Weil es unethisch ist, mit Menschen Experimente durchzuführen, die zu einem Mangel führen, ist der tatsächliche Mindestbedarf nur in seltenen Fällen bekannt. Deshalb greift man zu biochemischen Untersuchungen und verfolgt gewöhnlich die Aktivität von Enzymen im Stoffwechsel. Manche von ihnen arbeiten um so schneller, je mehr Vitamin vorhanden ist – zum Beispiel, um es wieder auszuscheiden. Nun lautet die Arbeitshypothese, daß es für die Gesundheit des Menschen um so besser ist, je höher die Aktivität seiner Enzyme. Um ein beliebtes Bild zu verwenden, das den menschlichen Körper mit einem Motor vergleicht: Das würde bedeuten, daß der Motor sogar im Leerlauf in den höchsten Touren drehen sollte. Und natürlich müssen auch die Vitaminspeicher immer randvoll sein – als ob ein Motor nur mit randvollem Tank liefe.

Aus solchen Mengenbestimmungen wird mit Sicherheitszuschlägen, die mögliche Ungenauigkeiten, schlechte Bioverfügbarkeit oder einen individuell erhöhten Bedarf ausgleichen sollen, der »Bedarf« oder eine »Zufuhrempfehlung« für die tägliche Aufnahme abgeschätzt, die bei jedem Menschen einer Gesell-

Empfehlung	Mindestbedarf	Durchschnittlicher Bedarf	Bevölkerungsreferenzwert
Vitamin C für Erwachsene pro Tag			
USA	ca. 10 mg	–	60 mg
EU	12 mg	30 mg	45 mg
DGE	–	–	100 mg
Folsäure für Erwachsene pro Tag			
USA	–	–	200 µg
EU	85 µg	140 µg	200 µg
DGE	–	–	400 µg

Abkürzungen: *mg = Milligramm = Tausendstel Gramm*
µg = Mikrogramm = Millionstel Gramm
DGE = Deutsche Gesellschaft für Ernährung

schaft eine ausreichende Versorgung sicherstellen soll. Im Autovergleich hieße das, sicherheitshalber noch einmal 50 Liter Benzin extra in und über das Auto zu gießen, um ja keinen Treibstoffmangel zu erleiden.

Nun gibt es nicht nur die *Mindestzufuhr* und die höheren *Zufuhrempfehlungen,* sondern auch noch die sogenannte *Bevölkerungsreferenzzufuhr* (BRZ). Letztere gehört zu den großen Geheimnissen der Branche und wird deshalb meistens nicht beim Namen genannt. Die BRZ ist jene Zahl, die in der Öffentlichkeit fälschlich als »Bedarf« oder »Nährwertempfehlung« bezeichnet wird. Was steckt hinter diesen Begriffen? – Ganz einfach: Jeder Mensch ißt etwas anderes. Die Folge: Seine Vitaminversorgung weicht von der seines Nachbarn ab. Wenn die Menschen eines Landes im Durchschnitt die empfohlene Dosis verzehren, dann bedeutet das rein statistisch, daß die eine Hälfte der Bürger mehr und die andere Hälfte weniger bekommt. Damit auch die Menschen mit etwas ausgefalleneren Ernährungsgewohnheiten ausreichend Vitamine speisen, wird die Meßlatte für den durchschnittlichen Bedarf der *Bevölkerung* einfach heraufgesetzt. Deshalb liegen die Werte für die *Bevölkerungsreferenzzufuhr* um ein Vielfaches höher als der tatsächliche Bedarf.

In versteckter Form wird gewöhnlich im Vorwort oder der Einleitung von Tabellenwerken zu Vitaminen und Nährstoffen darauf hingewiesen, daß die Empfehlungen gerade *nicht* den Bedarf des *einzelnen Menschen* beschreiben. So heißt es in den neuesten Empfehlungen der Deutschen Gesellschaft für Ernährung (DGE) etwas verschlüsselt: »Mit dem Anspruch der absoluten Richtigkeit ist die Planung einer bedarfsdeckenden Ernährung von Einzelpersonen mit den Referenzwerten nicht möglich, da der individuelle Bedarf nicht bekannt ist. Für die individuelle Ernährungsberatung können die Referenzwerte jedoch als Orientierung verwendet werden.« Das heißt, wenn man schon nicht weiß, was der Mensch braucht, füllt man die Wissenslücke mit willkürlichen Empfehlungen.

Die Empfehlungen des Wissenschaftlichen Lebensmittelausschusses der EU haben auf dieses Versteckspiel verzichtet. Sie trennen strikt zwischen *Mindestbedarf, Zufuhrempfehlung* und *Bevölkerungsreferenzzufuhr (BRZ)*. Damit wird ausgeschlossen, daß die BRZ als Maßstab für die Ernährungsberatung mißbraucht wird. In Deutschland spricht die Fachwelt zwar von »Zufuhrempfehlung«, meint aber die Bevölkerungsreferenzzufuhr. Durch dieses Bäumchen-wechsle-dich-Spiel gelingt es ihr, bei vielen Menschen eine »Mangelversorgung« zu errechnen. Zusätzlich lassen sich durch Änderung der statistischen Verfahren die vermeintlichen Bedarfswerte schrittweise erhöhen, bis – rein statistisch – alle unter einem Mangel leiden.

→ Alle **Vitamine** sind lebenswichtig
→ Viele Menschen leiden heutzutage **Mangel im Überfluß**
→ Wasserlösliche **Vitamine** kann man nicht überdosieren
→ **Nährwertempfehlungen** sind wissenschaftlich begründet

Literatur:
Deutsche Gesellschaft für Ernährung: Referenzwerte für die Nährstoffzufuhr. Frankfurt a.M. 2000
Standing Committee on the Scientific Evaluation of Dietary Reference Intakes, Food and Nutrition Board, Institute of Medicine: Dietary reference intakes for calcium, phosphorus, magnesium, vitamin D and fluoride. Washington 1997
Europäische Kommission: Berichte des Wissenschaftlichen Lebensmittelausschusses, 31.Folge. Luxemburg 1993
H. Glatzel: Sinn und Unsinn der Vitamine. Stuttgart 1987

Zusatzstoffe
Zusatzstoffe sind gesundheitlich unbedenklich

Juristisch ist diese Aussage absolut korrekt. In der Realität liegen die Dinge natürlich etwas diffiziler. Zunächst: Die Forderung, Zusatzstoffe vor einer Zulassung auf ihre gesundheitliche Unbedenklichkeit zu prüfen, gilt zunächst nur für Zusatzstoffe, nicht aber für die sogenannten Nichtzusatzstoffe. Dazu zählen insbesondere alle natürlichen und naturidentischen Aromen, aber auch die Technischen Hilfsstoffe. Naturidentisch heißt in der Fachsprache soviel wie »synthetisch« – es handelt sich also um Stoffe, die einem natürlichen Vorbild im Labor nachgebaut wurden. Immerhin kann der Aromenwirtschaft bescheinigt werden, daß sie sich seit einigen Jahren bemüht, die erforderlichen toxikologischen Daten zusammenzutragen. Allerdings ist das angesichts der Fülle an Stoffen eine Sisyphusarbeit.

Zusammengenommen machen die Nichtzusatzstoffe den weitaus größten Teil der Additive oder auch Feinchemikalien aus, die unserer Nahrung zugesetzt werden. Mit diesem und einigen anderen Kunstgriffen gelang es den Verantwortlichen, einen Fundus von Tausenden legaler Zusätze auf rund 300 »anerkannte« Zusatzstoffe gesundzuschrumpfen.

Gleichermaßen befreit von der Prüfungspflicht sind die zahlreichen Enzyme, ohne die unsere moderne Lebensmittelherstellung praktisch undenkbar ist. Enzyme sind im Lebensmittelrecht (LFGB §6 Abs.2) pauschal zugelassen – einschließlich der gentechnisch hergestellten und all derer, die man dereinst noch entdecken oder entwickeln wird. Das bedeutet nicht zwingend, daß alle diese Stoffe ohne jeden Gesundheitstest auf den Markt kommen – allein es bleibt dem Hersteller überlassen, in welchem Umfang er im Rahmen seiner Sorgfaltspflicht bereit ist, seine Produkte auf Herz und Nieren zu prüfen.

Ebenso gravierend ist eine ganz andere Lücke: Niemand weiß so recht, was beispielsweise mit einem Backmittel, das nicht selten aus einem halben Dutzend Additiven besteht, bei 200 Grad im Backofen passiert. Bei solchen Temperaturen darf man mit zahlreichen und kaum kalkulierbaren chemischen Umsetzungen rechnen. Auch die meisten anderen Zusatzstoffe werden verarbeitet und sind dabei erheblichen Belastungen, wie Extrudieren oder Sterilisieren, ausgesetzt. Dennoch läßt sie der Gesetzgeber als Einzelsubstanzen in unveränderter Form an gesunden Ratten testen. Niemand weiß, was passiert, wenn die Nager statt optimalem Futter und laborfrischen Zusatzstoffen Dosenravioli,

Cola und Gummibärchen in den Futternapf bekämen. Aber vielleicht will das auch niemand so genau wissen.

→ Natürliche **Aromen** stammen aus der Frucht, nach der sie schmecken
→ **Enzyme**

Literatur:

Lebensmittel-, Bedarfsgegenstände- und Futtermittelgesetzbuch (Lebensmittel- und Futtermittelgesetzbuch – LFGB) vom 26. 4. 2006 (BGBl I S.945)
U. Pollmer, M. Niehaus: Food-Design: Panschen erlaubt. Stuttgart 2007

Register